Elly van Haaren (Red.)
Marjo van Hal
Anke Jeroense
Joke Leemhuis
Jasmijn Pronk
Marijke Wigboldus
Rachel van Wijngaarden

Maatschappelijke gezondheidszorg

Elly van Haaren (Red.)
Marjo van Hal
Anke Jeroense
Joke Leemhuis
Jasmijn Pronk
Marijke Wigboldus
Rachel van Wijngaarden

Maatschappelijke gezondheidszorg

Niveau 5

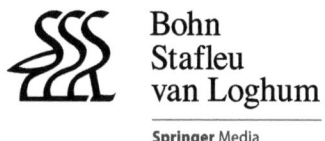

Houten 2015

ISBN 978-90-368-0593-3

© 2015 Bohn Stafleu van Loghum, onderdeel van Springer Media BV
Alle rechten voorbehouden. Niets uit deze uitgave mag worden verveelvoudigd, opgeslagen in een geautomatiseerd gegevensbestand, of openbaar gemaakt, in enige vorm of op enige wijze, hetzij elektronisch, mechanisch, door fotokopieën of opnamen, hetzij op enige andere manier, zonder voorafgaande schriftelijke toestemming van de uitgever.

Voor zover het maken van kopieën uit deze uitgave is toegestaan op grond van artikel 16b Auteurswet j° het Besluit van 20 juni 1974, Stb. 351, zoals gewijzigd bij het Besluit van 23 augustus 1985, Stb. 471 en artikel 17 Auteurswet, dient men de daarvoor wettelijk verschuldigde vergoedingen te voldoen aan de Stichting Reprorecht (Postbus 3060, 2130 KB Hoofddorp). Voor het overnemen van (een) gedeelte(n) uit deze uitgave in bloemlezingen, readers en andere compilatiewerken (artikel 16 Auteurswet) dient men zich tot de uitgever te wenden.

Samensteller(s) en uitgever zijn zich volledig bewust van hun taak een betrouwbare uitgave te verzorgen. Niettemin kunnen zij geen aansprakelijkheid aanvaarden voor drukfouten en andere onjuistheden die eventueel in deze uitgave voorkomen.

Automatische opmaak: Crest Premedia Solutions (P) Ltd., Pune, India

Bohn Stafleu van Loghum
Het Spoor 2
Postbus 246
3990 GA Houten

www.bsl.nl

Inhoud

1	**Schets van de maatschappelijke gezondheidszorg**............................	1
	Elly van Haaren en Marijke Wigboldus	
1.1	Geschiedenis van de MGZ..	2
1.2	Plaats van de MGZ binnen de Nederlandse gezondheidszorg........................	4
1.3	Kenmerken van de MGZ...	6
1.4	Verschuivingen in de zorg..	8
	Literatuur..	10
2	**Organisatie van de maatschappelijke gezondheidszorg**........................	11
	Anke Jeroense en Rachel van Wijngaarden	
2.1	Organisatie van de publieke gezondheidszorg.......................................	13
2.2	De organisatie van de eerstelijnszorg..	18
2.3	De organisatie van thuiszorg...	24
2.4	Organisatie van de transmurale zorg..	28
2.5	Organisatie van de arbozorg...	34
	Literatuur..	40
3	**Verpleegkundige functies in de maatschappelijke gezondheidszorg**........	43
	Joke Leemhuis, Marijke Wigboldus en Rachel van Wijngaarden	
3.1	Inleiding..	45
3.2	Sociaal-verpleegkundige...	46
3.3	Praktijkverpleegkundige...	51
3.4	De wijkverpleegkundige...	57
3.5	Transferverpleegkundige..	61
3.6	Arboverpleegkundige..	64
	Literatuur..	66
4	**Ontwikkelingen binnen de verschillende sectoren**............................	69
	Joke Leemhuis en Rachel van Wijngaarden	
4.1	Inleiding..	70
4.2	Ontwikkelingen in de publieke gezondheidszorg...................................	71
4.3	Ontwikkelingen in de eerste lijn..	73
4.4	Ontwikkelingen in de thuiszorg..	78
4.5	Ontwikkelingen in de transmurale zorg...	80
4.6	Ontwikkelingen in de palliatieve terminale zorg.....................................	82
	Literatuur..	85
5	**Wetten**..	89
	Marijke Wigboldus	
5.1	Inleiding..	91
5.2	Wetgeving binnen het stelsel van Zorg en Welzijn..................................	91
5.3	Wetgeving in het primaire proces van de zorg.......................................	95
5.4	Wetgeving met betrekking tot de beroepsuitoefening...............................	100
	Literatuur..	101

6	**Gezondheid en ziekte in maatschappelijk perspectief**	103
	Jasmijn Pronk	
6.1	Determinanten van gezondheid en ziekte en gezondheidszorggebruik	105
6.2	Gezondheid en gezondheidsproblemen rond leeftijdsfasen	112
6.3	Lichamelijke, psychische en sociale problematiek zijn met elkaar verstrengeld – bijdrage van de gezondheidszorg aan de volksgezondheid	123
6.4	De verzorgingsstaat in ontwikkeling	127
6.5	Medicalisering van de samenleving	134
6.6	Van ziekte en zorg naar gezondheid en gedrag (van ZZ naar GG)	137
6.7	Culturele invloeden op ziekte, gezondheid en gezondheidszorg	140
6.8	Klachten van patiënten vanuit een sociaal-cultureel perspectief	145
6.9	Informele zorg	148
	Literatuur	152
7	**Principes en methoden**	155
	Marjo van Hal	
7.1	Gebruik van classificatiesystemen	157
7.2	Wijkgericht werken	164
7.3	Vraaggericht werken	170
7.4	Strategieën voor psychosociale zorg	178
7.5	Zorgconcepten: casemanagement, diseasemanagement, Chronic Care Model en zelfmanagement	184
7.6	Transities	193
7.7	Risicomanagement en risicosignalering	198
7.8	Preventie en voorlichting	204
	Literatuur	211
8	**De verschillende patiënten-/cliëntenpopulaties in de MGZ**	217
	Elly van Haaren, Anke Jeroense, Rachel van Wijngaarden	
8.1	Kwetsbare ouderen met multipathologie	219
8.2	Mensen die lijden aan een dementiesyndroom	220
8.3	Chronisch zieken	223
8.4	Terminale patiënten	225
8.5	Patiënten die 'ziekenhuisverplaatste' zorg ontvangen	228
8.6	Kern van de zorg door de wijkverpleegkundige	229
8.7	OGGZ-cliënten	231
8.8	GGZ-cliënten	234
8.9	Werkgevers en werknemers	236
	Literatuur	238
9	**Kwaliteitsontwikkeling in de MGZ**	241
	Jasmijn Pronk	
9.1	Kwaliteit van de organisatie	243
9.2	Permanente educatie	249
9.3	Reflecteren als kwaliteitsinstrument	251
9.4	Competentiemanagement en competentiebespreking	255
9.5	Professioneel werken	259
	Literatuur	265
	Register	267

Inleiding

De maatschappelijke gezondheidszorg bestrijkt een aantal gebieden binnen de Nederlandse gezondheidszorg: eerstelijnszorg, thuiszorg, transmurale zorg, publieke gezondheidszorg en arbozorg. Deze sectoren worden belangrijker nu mensen zolang mogelijk thuis moeten blijven wonen en preventie een steeds grotere plaats in gaat nemen om de bevolking gezond te houden. De overheid probeert zo de kosten in de hand te houden. Taken worden van de landelijke overheid naar gemeenten en zorgverzekeraars verschoven. Op het moment van schrijven (2014) van dit boek is nog niet alles uitgekristalliseerd. De ontwikkelingen worden geschetst, maar raadpleeg zeker ook de genoemde websites om op de hoogte te blijven van de actuele stand van zaken.

Dit basiswerk, de *Maatschappelijke gezondheidszorg*, is bestemd voor studenten hbo-v met uitstroomdifferentiatie Maatschappelijke Gezondheidszorg.

De jeugdgezondheidszorg maakt ook onderdeel uit van de MGZ, maar is niet een onderwerp in dit boek. Jeugdgezondheidszorg vraagt specifieke deskundigheid van verpleegkundigen en wordt elders beschreven.

In ▶ H. 1 bespreken we de geschiedenis en de positionering van de maatschappelijke gezondheidszorg. Daarna komt de organisatie van de verschillende settings aan bod (▶ H. 2), maar ook wat dit vraagt van de verpleegkundige die hier gaat werken (▶ H. 3).

De kosten voor de gezondheidszorg rijzen de pan uit en de overheid doet er alles aan om ze in de hand te houden. Mensen moeten steeds langer thuis blijven wonen en er wordt een groter beroep gedaan op mantelzorg. De ontwikkelingen worden beschreven en in de literatuurlijst staan websites die de student kan raadplegen voor de laatste stand van zaken (▶ H. 4).

Alle nieuwe ontwikkelingen hebben gevolgen voor de wetgeving. De AWBZ gaat verdwijnen. Een deel van de taken wordt overgeheveld naar de Zorgverzekeringswet en de Wmo; het resterende deel komt in de nieuwe Wet langdurige zorg. In ▶ H. 5 komen deze wetten aan de orde.

In ▶ H. 6 worden de begrippen ziekte en gezondheid uitgewerkt vanuit een maatschappelijk perspectief. Hoe wordt tegen deze begrippen aangekeken? Welke invloed hebben cultuur en politiek op de gezondheidszorg? Hoe groot is het gezondheidszorggebruik in Nederland?

De verpleegkundige in de maatschappelijke gezondheidszorg heeft specifieke methoden en hulpmiddelen tot haar beschikking. Deze worden in ▶ H. 7 behandeld. Het gaat onder andere over het gebruik van classificatiesystemen, zorgconcepten, manieren van werken (zoals vraaggericht werken), risicomanagement en preventiemodellen.

De maatschappelijke gezondheidszorg is een breed terrein en de doelgroepen verschillen dan ook nogal van elkaar. Kwetsbare ouderen, chronisch zieken, dementerenden, maar ook werkgevers en werknemers zijn groepen waarmee de MGZ-verpleegkundige te maken kan krijgen. Ze komen in ▶ H. 8 aan bod.

Tot slot beschrijft ▶ H. 9 de kwaliteitsontwikkeling van de MGZ, zowel de kwaliteit van de zorgverlening als de professionele kwaliteit en de kwaliteit van de organisatie. Landelijke kwaliteitskaders en -systemen, maar ook zorgstandaarden, evidence-based werken en reflecteren dragen bij aan het verhogen van de kwaliteit van de zorgverlening.

De student hbo-verpleegkunde met de uitstroomdifferentiatie Maatschappelijke Gezondheidszorg kan zich met dit basiswerk verdiepen in de verschillende sectoren van de maatschappelijke gezondheidszorg en in de methodieken en hulpmiddelen die voorhanden zijn.

We spreken in dit boek over cliënt of patiënt, afhankelijk van wat gangbaar is binnen de beschreven sector. Hiervoor gebruiken we de hij-vorm; voor de verpleegkundige hanteren we de zij-vorm. Beide vormen kunnen respectievelijk als zij of hij gelezen worden.

Elly van Haaren (redactie)
Marjo van Hal
Anke Jeroense
Joke Leemhuis
Jasmijn Pronk
Marijke Wigboldus
Rachel van Wijngaarden

Dankwoord

Dit boek is tot stand gekomen met medewerking van deskundigen uit de maatschappelijke gezondheidszorg. Zij hebben meegelezen of we hebben hen geïnterviewd over de verschillende doelgroepen in de MGZ. Hun inbreng is voor ons van grote waarde geweest. Zo hebben we praktijkkennis en casuïstiek kunnen toevoegen aan ons boek en de laatste stand van zaken juist weer kunnen geven.

We willen dan ook iedereen die een bijdrage heeft geleverd heel hartelijk danken:
- Mariska de Bont, beleidsadviseur V&VN
- Hella Duivenvoorden, OGGZ-verpleegkundige GGD Hollands Midden
- Silvia van den Ham, dialyseverpleegkundige UMC Utrecht
- Annemien Haveman-Nies, epidemioloog bij GGD Noord- en Oost-Gelderland en Universitair Docent bij Wageningen Universiteit. Coördinator van Academische werkplaats AGORA
- Wendel van der Heijden, wijkverpleegkundige Buurtzorg Nederland
- Jocelyn Krusemeijer, Florence Nightingale Instituut
- Wenny Läkamp, arbo-adviseur Aafje thuiszorg huizen zorghotels
- Monique Leijen, sociaal verpleegkundige GGD Kennemerland en voorzitter V&VN Verpleegkundigen Openbare Gezondheidszorg
- Gerard Michorius, arboverpleegkundige ministerie van Defensie en voorzitter V&VN Arboverpleegkundigen
- Eta Mulder, bestuurssecretaris RIBW-alliantie
- Siny Oude Nijhuis, arboverpleegkundige MaetisArdyn
- Huub Sibbing, docent Haagse Hogeschool
- Nannie Wiegman, directeur Florence Nightingale Instituut

Over de auteurs

Elly van Haaren (▶ www.ellyvanhaaren.nl) werkt sinds 2012 als zelfstandige en houdt zich bezig met zorgadvies, schrijfwerk en scholing. Ze werkt als projectleider, adviseert zorgorganisaties, geeft scholing, en schrijft en redigeert teksten voor de gezondheidszorg en het onderwijs. Ze heeft hbo-v en Gezondheidswetenschappen gestudeerd en werkt sinds 1985 in de zorg. Eerst een aantal jaren als wijkverpleegkundige, daarna bijna twintig jaar als staffunctionaris en beleidsmedewerker in verschillende organisaties (V&V, thuiszorg en GGZ). Voordat ze als zelfstandige aan de slag ging, was ze werkzaam bij Vilans, kenniscentrum in de langdurige zorg.

Marjo van Hal (▶ www.gezondeleefstijlcompany.nl) is werkzaam in diverse gebieden van de gezondheidszorg. Ze is opgeleid aan de Hogeschool van Utrecht en al meer dan dertig jaar als fysiotherapeut werkzaam in het IJsselland Ziekenhuis in Capelle aan den IJssel. In 2010 heeft ze de master Zorgmanagement behaald aan het instituut Beleid en Management in de Gezondheidszorg (iBMG, Erasmus Universiteit Rotterdam). Daarna is ze als adviseur voor de eerste lijn gaan werken bij ZorgImpuls in Rotterdam met als belangrijkste aandachtsgebieden leefstijlvraagstukken en beweegprogramma's. In 2014 is ze mede-eigenaar geworden van de Gezonde Leefstijl Company met de doelstelling om met de leefstijlinterventie Samen Sportief Afvallen mensen letterlijk en figuurlijk in beweging te krijgen.

Anke Jeroense werkt als opleidingsadviseur bij een grote VV&T-organisatie. Ze studeerde hbo-v en Verplegingswetenschappen en werkt sinds 1986 in de zorg. Eerst in het algemeen ziekenhuis, later als wijkverpleegkundige, leidinggevende, beleidsmedewerker in de thuiszorg en als beleidsadviseur op het gebied van kwaliteit, veiligheid en inhoud van zorg in de VV&T-sector. Daarnaast is zij betrokken bij de (door)ontwikkeling van een set verpleegkundige gegevens te gebruiken voor digitale overdracht (E-overdracht).

Joke Leemhuis (▶ www.jokeleemhuis.nl) heeft als IC/CCU-verpleegkundige praktijkervaring in algemene ziekenhuizen en heeft daarna bij Per Saldo, vereniging van mensen met een PGB, kennis opgedaan over de AWBZ en de Wmo. Zij heeft bij Vilans, kenniscentrum in de langdurige zorg, protocollen voor de VV&T geschreven en heeft inhoudelijke en praktische kennis over de eerstelijnszorg en de kwaliteitseisen waarmee de eerste lijn te maken heeft. Daarnaast heeft zij ook ervaring met het schrijven van vakinhoudelijke teksten voor websites in gezondheidszorg en welzijn.

Jasmijn Pronk (▶ www.jasmijnpronk.nl) werkt sinds 2014 als zelfstandige op het gebied van maatschappelijke projecten, advies en schrijfwerk. Ze is projectleider, maakt projecten startklaar (doen van vooronderzoek, verwerven van benodigde middelen, partners bijeenbrengen), schrijft rapporten en beleidsstukken. Ze heeft na de opleiding Culturele en Maatschappelijke Vorming en bijna tien jaar werk in het Amsterdamse (jeugd)welzijnswerk, de overstap gemaakt naar een projectleiders- en adviesfunctie in het middelbaar beroepsonderwijs. De laatste functie vóór het zelfstandig ondernemerschap was die van bedrijfsadviseur arbeidsmarktvraagstukken bij Calibris, kenniscentrum voor praktijkleren in zorg, welzijn en sport.

Marijke Wigboldus, verplegingswetenschapper, werkt als adviseur en beleidsmedewerker Kwaliteit en Veiligheid in de langdurige zorg. Zij startte in 1983 in de zorg als A-verpleegkundige. Na het volgen van de MGZ-opleiding werkte zij jaren als wijkverpleegkundige, indicatieadviseur en kwaliteitsmedewerker in de Amsterdamse Thuiszorg. Bij Vilans, het kenniscentrum in de langdurige zorg, was zij projectleider van de Zorg voor Beter-trajecten Medicatieveiligheid en begeleidde zij veel organisaties (V&V, Thuiszorg en VG) bij verbeter- en implementatietrajecten. In opdracht van en in samenwerking met V&VN schreven Elly van Haaren en Marijke in 2012 mee aan het Expertisegebied Wijkverpleegkundige.

Rachel van Wijngaarden (▶ www.rachelvanwijngaarden.nl) werkt sinds 2011 als zelfstandig journalist, (eind)redacteur en auteur. Ze voelt zich vooral thuis in teksten over gezondheid, zorg, onderwijs en opvoeding. Van 1998 tot 2003 studeerde ze Voeding en Gezondheid aan Wageningen Universiteit. Vervolgens werkte ze ruim zeven jaar bij verschillende GGD'en, in Rotterdam, Leiden en Gouda. Daar hield ze zich bezig met lokaal gezondheidsbeleid, gezondheidsbevordering en de Gezonde School-methode in het bijzonder. In 2010 en 2011 volgde ze een postacademische opleiding journalistiek aan de Hogeschool van Utrecht. Daarna heeft ze van schrijven haar beroep gemaakt. Ze publiceerde onder meer in dagblad *Trouw* en in verschillende vakbladen. Binnen haar vakgebied is ze als eindredacteur en auteur betrokken bij verschillende onderwijsmethoden, voor zowel het voortgezet als het hoger onderwijs.

Schets van de maatschappelijke gezondheidszorg

Elly van Haaren en Marijke Wigboldus

Samenvatting

De maatschappelijke gezondheidszorg (MGZ) is een belangrijk onderdeel van de Nederlandse gezondheidszorg. De thuiszorg, eerstelijnszorg, transmurale zorg, publieke gezondheidszorg en de bedrijfsgezondheidszorg behoren hiertoe. Het zwaartepunt in de MGZ ligt op care-activiteiten, gezondheidsbevordering en preventie.

In dit hoofdstuk geven we een schets van de MGZ: hoe is de MGZ ontstaan, welke plaats heeft de MGZ in de gezondheidszorg, wat is kenmerkend voor de MGZ en wat zijn de consequenties van de verschuivingen in de zorg voor de MGZ?

1.1	**Geschiedenis van de MGZ** – 2	
1.1.1	De ontstaansgeschiedenis van de wijkverpleging in vogelvlucht – 2	
1.1.2	Oprichting van de Gemeentelijke Geneeskundige- en Gezondheidsdienst – 3	
1.1.3	Na de Tweede Wereldoorlog – 3	
1.1.4	Ontwikkeling van (erkende) diploma's in het MGZ-veld – 4	
1.2	**Plaats van de MGZ binnen de Nederlandse gezondheidszorg** – 4	
1.3	**Kenmerken van de MGZ** – 6	
1.4	**Verschuivingen in de zorg** – 8	
1.4.1	Consequenties van de verschuivingen voor de MGZ – 8	
	Literatuur – 10	

1.1 Geschiedenis van de MGZ

Verpleegkundigen in de maatschappelijke gezondheidszorg werken in verschillende settings en hebben uiteenlopende functies. In dit boek spreken we over de sociaal-verpleegkundige, de praktijkverpleegkundige, de wijkverpleegkundige, de transferverpleegkundige en de arboverpleegkundige. De te onderscheiden functies binnen de huidige MGZ zijn eigenlijk allemaal ontstaan uit de traditionele functie van wijkverpleegster, vindt Nannie Wiegman, historicus, verpleegkundige (niet praktiserend) en directeur van het Florence Nightingale Instituut. Zij zegt:

» 'De MGZ-verpleegkundige lijkt anders dan de wijkverpleegster van vroeger. Maar het verschilt ook weer niet zoveel. De soort ziektes en problemen waar de wijkverpleegster oude stijl mee te maken kreeg (TBC, verwaarloosde gezinnen, eenvoudige operatiepatiënten) en de context waarbinnen ze werkte was 100 jaar geleden natuurlijk anders. Maar net als nu stond die wijkverpleegster midden in de samenleving en in het gezin en was zij de sparringpartner van de huisarts. Ze had, net als nu, een belangrijke spilfunctie. De basis is nog steeds hetzelfde: mobiel zijn, zorg bij de patiënt thuis, creatief zijn, invoelend vermogen hebben en een grote mate van zelfstandigheid.' «

De geschiedenis van de MGZ-verpleegkundige heeft dan ook haar wortels in de geschiedenis van de wijkverpleegkundige.

1.1.1 De ontstaansgeschiedenis van de wijkverpleging in vogelvlucht

Tot ver in de 19^e eeuw was de gezondheidszorg een zaak van particuliere organisaties. In zogenoemde gasthuizen boden deze organisaties een vorm van armenzorg; zorg geboden door oppassers en zaalmeiden. De beter gesitueerden kregen medische zorg, verpleging en verzorging thuis. Met de industriële revolutie (vanaf 1850) trad een vermaatschappelijking op: taken die door het gezin werden uitgevoerd, werden uit de privésfeer naar de openbare sfeer gehaald. Er vond meer arbeidsverdeling plaats. Mensen hadden hulp van buiten het gezin nodig om alle taken binnen hun woon- en leefgemeenschap te kunnen vervullen en religieuze organisaties gingen hierin een rol spelen. Verpleging stond in deze periode in het teken van naastenliefde, het verzachten van lijden door liefdevolle verzorging. In Utrecht bijvoorbeeld gingen wijkdiaconessen vanuit het Diaconessenhuis (het ziekenhuis) de wijk in om zieken te verplegen. Al in 1845 startte dit ziekenhuis een opleiding voor wijkdiaconessen. In veel grote steden kwamen er later ook diaconessenhuizen, die vanuit de moederhuizen wijkverpleging boden, ook in de dorpen in de omgeving (Stolk-van Delen, 1986).

Geleidelijk aan vond er een concentratie van mensen in steden plaats. De armoede nam toe door lage lonen en slechte leefomstandigheden. Er dreigden epidemieën door onhygiënische toestanden. De overheid ging zich meer met de gezondheidszorg bemoeien. In 1865 komt de Wet op de Uitoefening der Geneeskunst tot stand en in 1872 komt er een wet op de besmettelijke ziekten. Gemeenten werden verantwoordelijk voor de bestrijding van epidemieën, maar zij bleven vaak in gebreke (Van Boot & Knapen, 2005; Stolk-van Delen, 1986). Enkele inspecteurs van het Staatstoezicht (de voorloper van de Inspectie voor de Gezondheidszorg) legden zich hier niet bij neer en een van hen, Jacobus Penn, richtte in 1875 de eerste kruisorganisatie op: *de Noord-Hollandsche Vereeniging 'Het Witte Kruis'*, naar analogie van het iets eerder door Henri Dunant opgerichte Rode Kruis (opgericht tegen oorlogsleed). Het doel van deze vereniging (het Witte Kruis) was: 'Samenwerking: tot het afweren en beteugelen van besmettelijke ziekten; tot het verlenen van hulp bij epidemieën en gewone ziektegevallen, en tot het helpen bevorderen der algemeene gezondheidsbelangen.' (Stolk-van Delen, 1986). Het Witte Kruis startte een verpleegstersopleiding, eerst gericht op het ziekenhuis en later ook op de verpleging thuis. Verpleegsters werden zowel in ziekenhuizen als thuis ingezet.

Vanaf 1900 ontstonden er meer kruisverenigingen: het Groene Kruis, het katholieke Wit-Gele Kruis en het protestants-christelijke Oranje-Groene Kruis. Mensen werden lid van de vereniging en betaalden contributie, waardoor de zorg voor leden gratis was. De kruisverenigingen namen wijkverpleegsters in dienst voor de verpleging thuis. Het werk van wijkverpleegsters bestond uit het verzorgen van zieken thuis, het helpen en informeren van de huisarts en het geven van gezondheidsvoorlichting. Zij zagen preventie als hun taak: voorlichting geven over hygiëne en het voorkomen van besmettelijke ziekten. De eerste wijkverpleegsters hadden het druk met de verzorging van tuberculosepatiënten en met speciale consultatiebureaus voor tuberculose. Daarnaast gaf de wijkverpleegster cursussen over zindelijkheidstraining, moederschap of gezonde voeding. Zij organiseerde samen met de arts in kruisgebouwen consultatiebureaus, en vanuit dit gebouw werden er hulpmiddelen als bedklossen, windringen en ondersteken uitgeleend. De wijkverpleegster was, naast de geestelijke en de dokter, de spil in een buurt of een wijk. Zij had groot aanzien en maakte zorg bereikbaar voor iedereen.

1.1.2 Oprichting van de Gemeentelijke Geneeskundige- en Gezondheidsdienst

In 1919 werd de Wet op de openbare gezondheidszorg van kracht waarin bepaald werd dat elke grote stad een eigen gezondheidsdienst moest hebben: de Gemeentelijke Geneeskundige- en Gezondheidsdienst (GG&GD, ook wel GGD genoemd). Deze diensten zetten een eigen wijkverpleging op voor on- en minvermogenden.

Hoofdtaken van de GG&GD waren destijds (► www.ggdwestbrabant.nl):
- bestrijding van besmettelijke ziekten, zoals tbc en geslachtsziekten;
- preventie: werkliedenzorg en schoolhygiënisch toezicht, armenzorg en hygiënevoorlichting;
- gewonden- en ziekenvervoer (vanaf 1923), eerst met de rijwielbrancard, en vanaf 1925 met een ziekenauto.

De GG&GD wordt samenwerkingspartner en concurrent van de wijkverpleegster van de kruisverenigingen.

1.1.3 Na de Tweede Wereldoorlog

Door de oorlog heerste er grote woningnood en de economie lag stil, maar na de Tweede Wereldoorlog begon de wederopbouw. Dit was een periode van hard werken. Heel Nederland werd weer opgebouwd en de economie groeide (► www.tweedewereldoorlog.nl). De welvaart nam toe en de leefomstandigheden verbeterden. Het aantal tuberculosebesmettingen nam – mede door de komst van medicatie – af, de consultatiebureaus voor tuberculose werden opgeheven en de bestrijding van tuberculose is sindsdien een taak van de GG&GD. De kruisverenigingen bleven populair, vooral op het platteland. In de grote steden was de zorg meer versnipperd en werd de GG&GD ook actief in de zorg aan huis (Stichting Else, 2013).

Het beroep van wijkverpleegkundige professionaliseert: er komen beroepsverenigingen, het kruiswerk organiseert zich, er worden eisen gesteld aan de opleiding en er komt wetgeving op het terrein van de gezondheidszorg (Nouws, 2010).

1.1.4 Ontwikkeling van (erkende) diploma's in het MGZ-veld

Rond 1900 waren er verschillende opleidingen voor wijkverpleegsters; er was nog geen sprake van eenheid hierin. Particuliere en kerkelijke organisaties hielden zich bezig met het opleiden van verpleegsters en er waren veel verschillende diploma's in omloop. Zowel de Centrale Gezondheidsraad (opgericht in 1902) als de Nederlandsche Bond voor Ziekenverpleging (opgericht in 1893) streden voor een erkend diploma. In 1921 resulteerde dit in de Wet tot Wettelijke Bescherming van het Diploma voor Ziekenverpleging waarin opleiding, examen, diploma en de titelbescherming voor A- en B-verpleegsters geregeld werden. Er kwam een overheidsinsigne voor verpleegsters. Vanaf de jaren zestig verschijnen meer mannen in de verpleging. Dit was in 1966 mede aanleiding om de naam verpleegster te veranderen in verpleegkundige (Boog, De Jong & Kerstens, 2002). In 1977 wijzigde de wet en werd de titel 'Verpleegkundige' de enige wettelijk beschermde titel.

De wet van 1921 maakte het mogelijk om aantekeningen op het verpleegstersdiploma (het A-diploma) in te stellen die door het ministerie erkend moesten worden. Vanaf 1928 konden verpleegsters met een A-diploma voor de wijkverpleging een aantekening halen (▶ www.fni.nl). Dit was een aantekening waardoor het werk in de wijk meer erkenning kreeg. Het was meer dan het werk van de toevallige algemeen verpleegster die in de wijk kwam. De wijkaantekening werd op het insigne kenbaar gemaakt.

In 1970 startte de MGZ-opleiding, een hbo-opleiding als vervolgopleiding voor de A-verpleegkundige in de maatschappelijke gezondheidszorg. Het was een brede opleiding voor iedereen die als verpleegkundige buiten het ziekenhuis werkte. Ook de verpleegkundigen in de Jeugdgezondheidszorg en de sociaal-verpleegkundige volgden de MGZ-opleiding.

Twee jaar later startte de hbo-v waarin de MGZ een plaats kreeg. De ervaring van organisaties in de maatschappelijke gezondheidszorg was echter dat er te weinig aandacht was voor het brede veld van die maatschappelijke gezondheidszorg. Er ontstonden post-hbo-opleidingen, rond 1980 voor de Jeugdgezondheidszorg en de sociaal-verpleegkundigen. Midden jaren negentig van de vorige eeuw ontstonden er nieuwe functies en nieuwe post-hbo-opleidingen voor de arboverpleegkundige, de praktijkverpleegkundige en de transferverpleegkundige. Opnieuw is er een situatie ontstaan waarin opleidingstrajecten voor de onderscheiden functies heel diffuus zijn.

1.2 Plaats van de MGZ binnen de Nederlandse gezondheidszorg

De gezondheidszorg in Nederland kan op verschillende manieren worden ingedeeld:
- nulde, eerste, tweede en derde lijn;
- intra- versus extramuraal;
- preventie, cure en care;
- MGZ, AGZ en GGZ.

De maatschappelijke gezondheidszorg loopt dwars door deze indeling heen.

1.2 • Plaats van de MGZ binnen de Nederlandse gezondheidszorg

- **Definitie nulde, eerste, tweede en derde lijn**
- Nulde lijn = zorg die grotendeels door niet-professionals wordt verleend. Voorbeelden: zelfhulpgroep, zelfzorg, mantelzorg.
- Eerste lijn = het geheel van gezondheids- en welzijnsvoorzieningen in Nederland dat als integrale organisatie tot doel heeft rechtstreeks, zonder verwijzing, zorg te verstrekken aan de zorgconsument. Voorbeelden: extramurale dienstverlening van een nog algemeen medische, niet-gespecialiseerde aard door huisarts, eerstelijnsverpleegkundige (thuiszorgverpleegkunde, wijkverpleegkundige), fysiotherapeut en eerstelijnspsycholoog.
- Tweede lijn = organisatielaag in de gezondheidszorg in Nederland die wordt gevormd door zorgverleners die slechts na verwijzing kunnen worden geconsulteerd. Voorbeelden: specialist naar wie de huisarts doorverwijst, therapeut-psycholoog op verwijzing van een consultatiebureau.
- Derde lijn = sterk gespecialiseerde zorg zoals in Nederland verleend in bijvoorbeeld academisch medische centra nadat zorg in tweedelijns-, eerstelijns- en nuldelijnsgezondheidszorg ontoereikend is gebleken.
(*Pinkhof Geneeskundig woordenboek*, 2012).

- **Definitie intra- en extramuraal**
- Intramuraal = binnen de muren (van het ziekenhuis). Voorbeeld: intramurale gezondheidszorg.
- Extramuraal = buiten de muren van een instelling, zoals ziekenhuis of verpleeghuis. Voorbeeld: extramuraal wonende mensen met een verstandelijke handicap.
(*Pinkhof Geneeskundig woordenboek*, 2012).

- **Definitie preventie, cure en care**

Traditioneel onderscheidt men sinds de jaren zeventig van de 20e eeuw *care* (Engels voor zorg), *cure* (Engels voor genezing) en preventie. Het grootste deel van het leven van een patiënt is care, gericht op welbevinden in de normale leefomgeving, onder andere door zo veel mogelijk zorg aan huis of in de buurt. Verzorgingstehuizen hebben bij voorkeur een lokale functie. Care is feitelijk gericht op zorg voor een optimaal leefklimaat en een maximale beperking van de nadelen van ziekte/stoornis/beperking; bijbehorende activiteiten zijn verpleging, begeleiding en verzorging. Het tijdsbestek is (vaak) chronisch en langdurig.
- Care = langdurige (medische) zorg.
- Cure = behandeling, therapie. De term wordt vaak gebruikt als tegenstelling van care.
- Preventie = sociale geneeskunde, epidemiologie, geheel van maatregelen gericht op het terugdringen van risico's op ongevallen en ziekten en daarmee het voorkomen of beperken van gevolgen daarvan. Naast het onderscheid in primaire, secundaire en tertiaire preventie is er tegenwoordig een meer gebruikelijke indeling in universele preventie, selectieve preventie, geïndiceerde preventie en zorggerelateerde preventie; de eerste twee vormen richten zich op groepen mensen (mensen met en zonder risicofactoren), de laatste twee vormen op het individu.
(*Pinkhof Geneeskundig woordenboek*, 2012).

- **Definitie AGZ, GGZ en MGZ**
- AGZ = algemene gezondheidszorg; bijvoorbeeld ziekenhuiszorg.
- GGZ = geestelijke gezondheidszorg; zowel ambulant als klinisch.
- MGZ = maatschappelijke gezondheidszorg; onder andere thuiszorg, eerstelijnszorg, transmurale zorg, publieke gezondheidszorg, bedrijfsgezondheidszorg en jeugdgezondheidszorg.

- **Plaats van de maatschappelijke gezondheidszorg**

De maatschappelijke gezondheidszorg loopt dwars door de verschillende sectoren heen. De zorg speelt zich voor het grootste deel af in de eerste lijn, maar heeft zeker ook van doen met de nulde en tweede lijn. Dit laatste geldt met name voor de transmurale zorg die zich zowel in eerste als tweede lijn begeeft. De maatschappelijke gezondheidszorg bevindt zich buiten de muren van zorginstellingen en is daarmee extramuraal. De pijlers waarop de MGZ drijft zijn care en preventie.

1.3 Kenmerken van de MGZ

De MGZ heeft een aantal specifieke kenmerken. Zo is de patiënt in de MGZ niet opgenomen in een instelling, maar woont thuis. Hij moet voor zichzelf kunnen zorgen, al dan niet met ondersteuning van informele of professionele zorg. Het hebben van een sociaal netwerk is onontbeerlijk voor mensen die zorg nodig hebben. Naast zorg speelt voorlichting en instructie een belangrijke rol in de MGZ. In het navolgende gaan we in op deze kenmerken.

- **Te gast bij de patiënt**

De patiënt in de MGZ woont thuis. Wanneer hij zorg thuis ontvangt, is de zorgverlener te gast bij de patiënt en dit vergt enige terughoudendheid en inlevingsvermogen. In zijn eigen huis neemt de patiënt zo veel mogelijk zelf de regie.

De woonomgeving kan beperkingen opleggen en dit doet een appel op de inventiviteit van de zorgverlener. Ook vereist leefstijl of culturele achtergrond van de patiënt soms een andere aanpak.

- **Zelfredzaamheid**

Zelfredzaamheid is een belangrijke voorwaarde voor een patiënt om zo lang mogelijk thuis te kunnen blijven wonen. Zelfredzaamheid is het vermogen van mensen om zichzelf te redden, zowel fysiek als mentaal, met zo min mogelijk professionele zorg. Door het stimuleren van de zelfredzaamheid kunnen intensievere vormen van zorg worden uitgesteld. Dit kan op verschillende manieren, afhankelijk van de situatie van de patiënt:
- De MGZ-verpleegkundige informeert de patiënt over zijn ziekte/aandoening, leefregels, behandelvormen en medicatie. Het toepassen van de juiste leefregels kan verergering van de ziekte voorkomen.
- Door het stimuleren van fysieke zelfredzaamheid, onder het motto 'rust roest', zeker bij ouderen. Spieren die niet gebruikt worden, functioneren op den duur minder goed. De MGZ-verpleegkundige stimuleert de patiënt zo veel mogelijk zelf te blijven doen.
- De MGZ-verpleegkundige biedt de patiënt psychische ondersteuning en begeleidt hem bij (acceptatie van) zijn ziekte en de eventuele consequenties daarvan.
- Hulpmiddelen en aanpassingen kunnen de zelfredzaamheid thuis vergroten. Een inloopdouche, geen drempels, beugels bij het toilet, een hooglaagbed of een tillift ondersteunen de patiënt bij zijn zelfzorg. De MGZ-verpleegkundige kan de patiënt helpen bij de aanvraag van deze hulpmiddelen.
- Door het inzetten van domotica, eHealth en zorg op afstand. Deze technologie kan behulpzaam zijn bij het zo lang mogelijk zelfstandig blijven functioneren. Er is veel ondersteunende technologie beschikbaar, zoals licht dat automatisch aangaat, en toezichthoudende technologie, zoals camera's, sensoren en een mobiel alarmsysteem. Daarnaast

neemt telemonitoring toe. Daarmee kan de zorgverlener op afstand controles uitvoeren en de patiënt begeleiden, bijvoorbeeld bij chronisch hartfalen.

- **Samenredzaamheid**

Informele zorg bestaat uit mantelzorg van familie, buren en vrienden en vrijwilligerswerk door onbetaalde onbekenden. Dit is het sociale netwerk van een patiënt. Het inzetten van dit netwerk wordt ook wel samenredzaamheid genoemd.

Professionele zorg wordt pas ingezet als de informele zorg ontoereikend is, maar voorkomen moet worden dat mantelzorgers overbelast raken. Een partner van een oudere patiënt is zelf vaak ook op leeftijd en een dochter heeft misschien werk en kinderen waar ze voor moet zorgen. De zorgverlener houdt rekening met de draagkracht en draaglast van de mantelzorg, signaleert overbelasting en ondersteunt de mantelzorger.

- **Risicosignalering**

Patiënten zijn zich niet altijd bewust van de risico's die zij lopen in hun woonomgeving of als gevolg van hun ziekte. Zo is de kans op vallen bij ouderen groot: hun spieren worden stijver, het reactievermogen gaat achteruit en ze slikken veel medicijnen. Veel ouderen hebben dit zelf niet zo in de gaten omdat het een geleidelijk proces is. Bovendien is hun woonomgeving al jaren hetzelfde. Losse kleedjes, de instap bij de douche – ze zijn heel gewoon geworden, maar kunnen wel gevaar opleveren. Ondervoeding kan een risico zijn, zeker als de patiënt niet meer in staat is zelf te koken of boodschappen te doen. Eenzaamheid kan leiden tot depressieve gevoelens en apathie. De zorgverlener signaleert deze risico's tijdig en onderneemt actie.

- **Preventie**

Preventie is een belangrijk kenmerk van de MGZ. Preventie kan zowel collectief als individueel worden aangeboden. De publieke gezondheidszorg houdt zich bezig met gezondheidsbevordering en ziektepreventie. In collectief verband gaat het om de algemene bevolking en om risicogroepen. Denk daarbij aan voorlichting over geslachtsziekten bij jongeren. In individueel verband gaat het om ziektepreventie bij het individu. Denk daarbij aan vaccinatie van kinderen (BMR, DKTP) of reizigers of onderzoek naar tuberculose.

Maar ook in de thuiszorg, eerste lijn, transmurale zorg en arbozorg speelt preventie een belangrijke rol. Het voorkomen van (verergering van) ziekten is een duidelijke taak van de zorgverlener in de MGZ. De zorgverlener geeft voorlichting en advies en leert patiënt en mantelzorg de juiste vaardigheden, zoals het leren injecteren bij diabetes of het druppelen van de ogen na een staaroperatie. Vaak is er sprake van een combinatie van zorg en preventie.

- **Publiek belang**

Een onderdeel van de maatschappelijke gezondheidszorg is de publieke gezondheidszorg. Deze levert een belangrijke bijdrage aan de volksgezondheid en heeft het collectief belang van burgers als uitgangspunt. Ze bevordert een gezond leefklimaat dat mensen stimuleert tot gezond gedrag. Zo zal in een school het frisdrankgebruik afnemen als er geen frisdrankautomaten meer staan en in een wijk met veel trap- en speelveldjes bewegen kinderen meer als de juiste voorzieningen aanwezig zijn.

- **Politieke invloed**

De politiek heeft invloed op de MGZ. De landelijke overheid stuurt dit door wetgeving en de gemeente heeft invloed op de zorg bij de uitvoering van de Wet maatschappelijke ondersteuning (WMO) en de Wet publieke gezondheidszorg. In dat laatste geval is er een nauwe relatie tussen GGD en lokale overheid. De GGD voert namelijk het gemeentelijk beleid uit op het terrein van de publieke gezondheidszorg. Het gemeentelijk beleid is afhankelijk van politieke voorkeuren en daarmee is het werk van de GGD politiek gevoelig. Ideeën en voorkeuren van wethouders bepalen de richting. Na gemeenteraadsverkiezingen kan door de komst van een nieuw college het gezondheidsbeleid van de gemeente veranderen en dit heeft direct gevolgen voor de GGD.

1.4 Verschuivingen in de zorg

De zorg in Nederland verandert ingrijpend. De zorgvraag wordt complexer en de zorgkosten stijgen fors. De overheid doet er alles aan om de kwaliteit van de zorg op peil te houden en de kosten terug te dringen, met als gevolg verschuivingen in de zorg. Verderop in het boek komen we daar regelmatig op terug. In deze paragraaf behandelen we twee modellen die inzicht bieden in die verschuiving:
1. het model van het Jan van Es-instituut;
2. het model Triple Aim.

■ 1 - Model van het Jan van Es-instituut

De overheid wil dat de zorg zo veel mogelijk in de thuissituatie plaatsvindt. Ziekenhuizen voeren medische behandelingen alleen uit als dit strikt noodzakelijk is en alleen mensen voor wie 24 uur per dag intensieve zorg nodig is, worden opgenomen in een instelling. De patiënt is zo veel mogelijk zelfredzaam met behulp van zijn eigen sociale netwerk en wordt gestimuleerd te blijven participeren in de maatschappij. Professionele zorg wordt pas ingeschakeld als het netwerk niet zelf kan voorzien in hulp. De zorg dient zo laag mogelijk in de keten te worden georganiseerd.

Dit alles heeft een grote verschuiving tot gevolg van de taken, verantwoordelijkheden en werkwijzen van alle betrokkenen. In ◘ figuur 1.1 geeft het model van het Jan van Es-instituut de verschuiving weer in een piramide.

■ 2 - Model Triple Aim

Het Institute voor Healthcare Improvement (IHI) geeft de verschuiving weer in het Framework Triple Aim for Populations (zie ◘ figuur 1.2).

Doelstelling is:
– verbeteren van de zorg;
– een betere gezondheid van het individu;
– tegen lagere kosten per persoon.

Het kenmerk van Triple Aim is het *gelijktijdig* werken aan de drie genoemde doelstellingen door *alle* partijen: patiënt, zorgaanbieder én zorgverzekeraar.

1.4.1 Consequenties van de verschuivingen voor de MGZ

De nadruk verschuift van medische handelingen en verrichtingen (ziekte en zorg) naar gezondheid en gedrag (van ZZ naar GG). Mensen willen gezond blijven en meedoen in de samenleving. Dit vraagt om een ander aanbod en om meer eigen verantwoordelijkheid van de burger. Preventie moet een prominentere plaats krijgen in het beleid; publieke gezondheid en

1.4 · Verschuivingen in de zorg

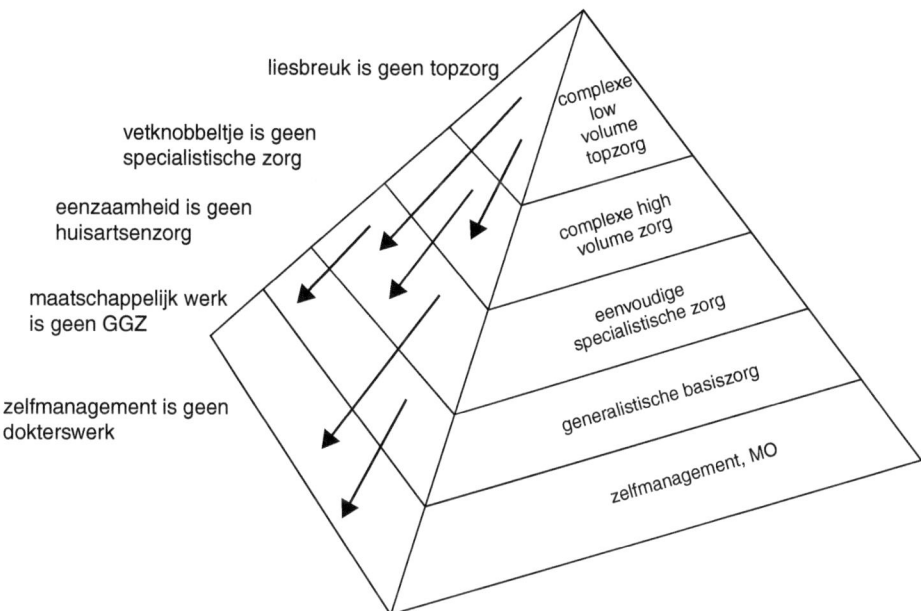

◘ **Figuur 1.1** Verschuiving van de zorg (bron: Jan van Es-instituut).

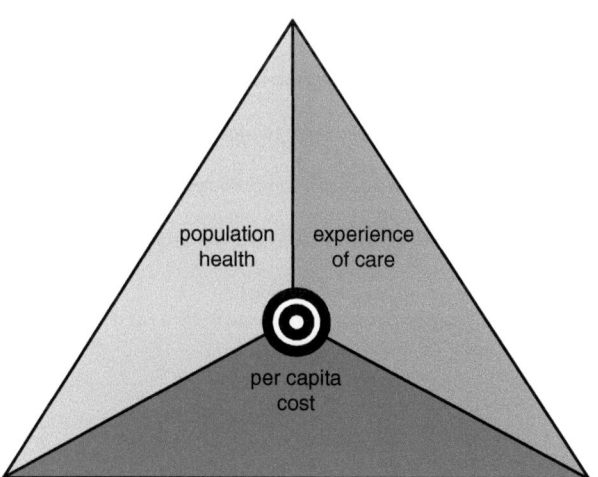

◘ **Figuur 1.2** Framework Triple Aim for Populations (bron: IHI).

curatieve zorg moeten niet langer als aparte domeinen gezien worden (Raad voor de Volksgezondheid en Zorg, 2010).

Door de verschuivingen in de zorg komen meer taken te liggen bij de zorgverleners in de MGZ. Medische handelingen worden waar mogelijk uitgevoerd in de thuissituatie. Dit betekent in eerste instantie een enorme taakverzwaring voor de huisartsen, waardoor een goede samenwerking met wijkverpleegkundigen en andere zorgverleners urgent is.

De samenwerking tussen zorgverleners vindt veel meer dan voorheen plaats in netwerken op buurt- of wijkniveau. Deze zorgverleners moeten over de grenzen van de zorg heen kijken en samenwerken met instellingen buiten de zorg zoals de gemeente, welzijn, scholen, re-integratie en sportaanbod. Ook werken ze samen met mantelzorgers en vrijwilligers uit het sociale netwerk van de patiënt. Professionals spelen een belangrijke rol in het ondersteunen van deze groep. De wijkverpleegkundige heeft een belangrijke rol in het netwerk en zorgt voor samenhang tussen preventie, zorg, welzijn en wonen.

Literatuur

Bergh-Braam, A.H.M. van den, Kooij, C.H. van der, & Pasch A.E.W.M. van de (red.) (1990). *Honderd jaar verplegen.* Lochem: De Tijdstroom.

Boog, W., Jong, de J.H.J., & Kerstens, J.A.M. (2002). *Inleiding in de verpleegkunde en aspecten van de verpleegkundige beroepsuitoefening.* Houten/Diegem: Bohn Stafleu van Loghum.

Boot, van J.M., & Knapen, M.H.J.M. (2005). *De Nederlandse gezondheidszorg (hoofdstuk 13: Historische ontwikkelingen van het stelsel van de gezondheidszorg.)* Houten/Diegem: Bohn Stafleu van Loghum.

Everdingen, J. van, & Eerenbeemt, A. van den (red.) (2012). *Pinkhof Geneeskundig woordenboek* (twaalfde, herziene en uitgebreide druk). Houten: Bohn Stafleu van Loghum.

Florence Nightingale Instituut (FNI) (2009). *Zoevende zusters.* Zetten: FNI.

Jamin, H. (1999). *125 jaar Thuiszorg. Oude tradities en nieuwe ambities.* Tirion: Baarn.

Jong, I. de, & Kwak, M. (2010). *Termen in de gezondheidszorg; 1412 termen uitgebreid verklaard.* Alphen aan den Rijn: Kluwer.

Kolk-Kousemaker, M. J. van der (2005). *Het beleid van Het Witte Kruis, Het Groene Kruis en Het Wit-Gele Kruis over de periode 1875-1945* (proefschrift). Utrecht: Labor Grafmedia BV.

Mackenbach, J.P., & Stronks, K. (red.) (zesde, geheel herziene druk, 2012). *Volksgezondheid en gezondheidszorg.* Amsterdam: Reed Business.

Nouws, H. (2010). *De Wijkverpleegkundige in de eerste lijn. Nieuwe inzichten, nieuwe initiatieven.* Utrecht: ActiZ en STOOM.

Raad voor de Volksgezondheid en Zorg (2010). *Zorg voor je gezondheid! Gedrag en gezondheid: de nieuwe ordening.* Den Haag: Raad voor de Volksgezondheid en Zorg.

Scherpenisse, A.M.C., & Verbeek, G. (red.) (2002). *Introductie in de gezondheidszorg.* Houten/Diegem: Bohn Stafleu Van Loghum.

Schrijvers, A.J.P. (red.) (2001). *Een kathedraal van zorg. Een inleiding over het functioneren van de gezondheidszorg.* Maarssen: Elsevier Gezondheidszorg.

Stichting Else (2013). *Zusters over de vloer – Thuiszorg, toen en nu.* Bunnik: Stichting Else.

Stolk-van Delen, H.W. (1986). *Wijkverpleging in historisch perspectief: ontstaan en ontwikkeling van de wijkverpleging (1890-ca.1930).* Amsterdam: Rodopi.

Websites

▶ www.fni.nl
▶ www.ggdwestbrabant.nl
▶ www.stichting-else.nl

Organisatie van de maatschappelijke gezondheidszorg

Anke Jeroense en Rachel van Wijngaarden

Samenvatting

De maatschappelijke gezondheidszorg bestaat uit verschillende sectoren die allemaal hun eigen organisatievorm, wetgeving en financiering kennen. In dit hoofdstuk beschrijven we wat de publieke gezondheidszorg, eerstelijnszorg, thuiszorg, transmurale zorg en arbozorg inhouden, wat hun kenmerken zijn, hoe de zorg wordt verleend en welke professionals er werken. De overeenkomst tussen deze sectoren is het belang van samenwerking, want overal wordt samengewerkt met zorgverleners binnen en buiten de eigen organisatie.

2.1	**Organisatie van de publieke gezondheidszorg – 13**
2.1.1	Gericht op een gezonde samenleving – 13
2.1.2	Wat is publieke gezondheidszorg? – 13
2.1.3	Kenmerken van de publieke gezondheidszorg in Nederland – 14
2.1.4	Hoe werkt de publieke gezondheidszorg? – 14
2.1.5	Preventiecyclus als basis voor het gezondheidsbeleid – 16
2.1.6	Wie werken er binnen de publieke gezondheidszorg? – 17
2.2	**De organisatie van de eerstelijnszorg – 18**
2.2.1	Positionering eerstelijnszorg – 18
2.2.2	Organisatievormen – 19
2.2.3	Zorgvormen – 20
2.3	**De organisatie van thuiszorg – 24**
2.3.1	Verpleging en verzorging – 25
2.3.2	Persoonlijke verzorging, huishoudelijke verzorging, (gespecialiseerde) begeleiding – 26

2.3.3	Volledig Pakket Thuis en PGB – 26	
2.3.4	De zorgorganisaties – 27	
2.4	**Organisatie van de transmurale zorg – 28**	
2.4.1	Transmurale zorg, ketenzorg en diseasemanagement – 28	
2.4.2	Zorgketens, zorggroepen, zorgprogramma's – 32	
2.4.3	Sociale wijkteams – 32	
2.5	**Organisatie van de arbozorg – 34**	
2.5.1	Het arbostelsel in Nederland – 35	
2.5.2	De zorgvragende partij – 35	
2.5.3	De zorgaanbieder – 36	
2.5.4	Beroepsbeoefenaren – 37	
2.5.5	De verzekeraar – 39	
2.5.6	Knelpunten in de arbozorg – 39	

Literatuur – 40

2.1 Organisatie van de publieke gezondheidszorg

Gezondheid en ziekte zijn niet alleen zaken van het individu. Ieder mens maakt deel uit van een groter geheel: van een familie, van een school of bedrijf, van een dorp of een stad en een land. De omgeving waarin mensen leven vormt een ingang voor het voorkómen van gezondheidsproblemen. Het vakgebied dat zich bezighoudt met de volksgezondheid en collectieve maatregelen om de volksgezondheid te bevorderen, wordt aangeduid met de term publieke gezondheidszorg.

2.1.1 Gericht op een gezonde samenleving

De publieke gezondheidszorg richt zich op de zorg voor de gezondheid van de samenleving. Het is als het ware de collectieve tegenhanger van de individuele, reguliere patiëntenzorg, die met name gericht is op genezing (cure) en verzorging (care) van individuele patiënten op het moment dat hun gezondheid geschaad is. Binnen de publieke gezondheidszorg speelt preventieve zorg dan ook een belangrijke rol, met name de universele en selectieve preventie. De samenwerking tussen preventieve en curatieve zorg is daarbij een belangrijk aandachtspunt.

In Nederland vormen de GGD'en van oudsher de spil van de publieke gezondheidszorg op lokaal niveau (de afkorting GGD staat voor gemeentelijke of gemeenschappelijke gezondheidsdienst). Daarom focust deze paragraaf zich met name op het werk van GGD'en. Hun werk wordt, naast publieke gezondheidszorg, ook wel aangeduid met de term openbare gezondheidszorg. Het werk vindt plaats op het grensvlak van (preventieve) zorg en samenleving. MGZ-verpleegkundigen zijn daarin volop vertegenwoordigd, vooral als sociaal-verpleegkundigen.

2.1.2 Wat is publieke gezondheidszorg?

Publieke gezondheidszorg kan gekarakteriseerd worden als zorg die:
- collectief door de overheid wordt georganiseerd;
- actief en deels ongevraagd wordt aangeboden (dat wil zeggen: zonder voorafgaande individuele hulp- of zorgvraag);
- een sterk accent legt op preventie.

Dit is een ruime definitie die weergeeft wat fundamentele aspecten zijn van publieke gezondheidszorg (ATF, 2013). In de Wet publieke gezondheid (Wpg) staat publieke gezondheidszorg omschreven als: 'de gezondheidsbeschermende en gezondheidsbevorderende maatregelen voor de bevolking of specifieke groepen daaruit, waaronder begrepen het voorkómen en het vroegtijdig opsporen van ziekten'. Op basis hiervan wordt ook wel gesproken van de drie kerntaken (functies) van de publieke gezondheidszorg: beschermen, bewaken en bevorderen.

Lambroes et al. (2014) pleitten recent voor een nieuwe definitie van publieke gezondheidszorg in Nederland. Genoemde beschrijving uit de Wet publieke gezondheid omvat weliswaar de elementen 'populatiegerichtheid' en 'preventie', maar het element van de collectieve grondslag ontbreekt nog. Daarnaast stellen Lambroes et al. voor om – in navolging van andere landen – ook het terugdringen van gezondheidsachterstanden expliciet te benoemen. Zij introduceerden daarom de volgende definitie van publieke gezondheidszorg:

>> 'Het bevorderen van de volksgezondheid en gelijke kansen op gezondheid, door collectieve interventies gericht op gezondheidsbescherming, gezondheidsbevordering of ziektepreventie.' (Lambroes et al., 2014) <<

Naast deze definitie hebben Lambroes et al. ook tien kerntaken van de publieke gezondheidszorg geformuleerd. Zij beogen hiermee het debat over de uitdagingen in de volksgezondheid en het zorgstelsel te ontdoen van professionele en institutionele domeingrenzen. De taken binnen de publieke gezondheidszorg worden immers door verschillende organisaties uitgevoerd, waarbij verschillende beroepsgroepen betrokken zijn. Denk naast GGD'en bijvoorbeeld ook aan gemeenten, arbodiensten en de landelijke kennisinstituten.

2.1.3 Kenmerken van de publieke gezondheidszorg in Nederland

Kenmerkend voor de publieke gezondheidszorg is dat er vooral sprake is van een maatschappelijke hulpvraag: aan de activiteiten ligt in principe geen individuele hulpvraag ten grondslag. Een ander kenmerk is dat de aanleiding om in actie te komen niet alleen in de problematiek zelf ligt, maar ook in zichtbare of voelbare gevolgen van deze problemen voor de samenleving (Boot, 2013). Denk bijvoorbeeld aan overlast door drugs- en/of alcoholgebruik, een grootschalige uitbraak van een infectieziekte of aan (ongewenste) tienerzwangerschappen als gevolg van onveilig vrijen. Voor een gezonde samenleving is er in al die gevallen wél actie geboden. Het is dan ook de overheid die de publieke gezondheidszorg aan de burger aanbiedt. Kwetsbaren in de samenleving en specifieke risicogroepen krijgen daarbij extra aandacht, bijvoorbeeld kinderen uit kwetsbare milieus, jongeren met risicovol gedrag (bijvoorbeeld alcoholmisbruik) of volwassenen met verhoogde kans op chronische ziekten. Daarnaast zijn er specifieke groepen waarbij de overheid een extra verantwoordelijkheid voor de gezondheid draagt, zoals arrestanten en asielzoekers.

Bijzonder voor de publieke gezondheidszorg in Nederland is dat de lokale overheid er zo'n belangrijke rol in speelt. In de meeste Europese landen is dat niet het geval. Alleen in enkele Scandinavische landen hebben gemeenten ook een taak en verantwoordelijkheid die enigszins vergelijkbaar is met de situatie in Nederland. Verder hebben veel landen in vergelijking met Nederland een minder strikte scheiding tussen de curatieve en preventieve zorg (Mackenbach & Stronks, 2012). Het ziet er wel naar uit dat ook in ons land deze scheiding in de toekomst minder strikt zal zijn. In het streven naar optimale volksgezondheid en een vol te houden zorgsysteem, krijgt preventie in verschillende beleidsadviezen een belangrijke rol toegedicht: er wordt steeds vaker gepleit voor een verschuiving van de aandacht van 'ziekte en zorg' naar 'gezondheid en gedrag'. De recent verschenen toekomstvisies van curatief georiënteerde artsen (medisch specialisten en huisartsen) sluiten hierbij aan en bevatten ook een pleidooi voor een grotere rol voor preventie in de zorg (Jambroes et al., 2014).

2.1.4 Hoe werkt de publieke gezondheidszorg?

Publieke gezondheidszorg is op grond van de Wet publieke gezondheid (Wpg) een gezamenlijke verantwoordelijkheid van gemeenten en landelijke overheid. De landelijke overheid heeft vanuit de grondwet (artikel 22) de taak om maatregelen te treffen ter bevordering van de volksgezondheid. De minister van Volksgezondheid, Welzijn en Sport (VWS) is verantwoordelijk voor het formuleren van beleidsdoelen en het inzetten van instrumenten en actoren om deze te bereiken. Ook is de minister verantwoordelijk voor een doelgerichte, effectieve en doelmatige uitvoering van taken.

De Wpg stelt gemeenten bestuurlijk verantwoordelijk voor de totstandkoming en continuïteit van de publieke gezondheidszorg, voor de samenwerking tussen preventieve en curatieve zorg en voor de Geneeskundige Hulp bij Ongevallen en Rampen (GHOR). Gemeenten zijn wettelijk verplicht hiervoor een GGD in stand te houden.

Sommige GGD'en werken voor één gemeente, maar in de meeste gevallen is een GGD werkzaam voor meerdere gemeenten in de regio. De GGD maakt deel uit van de gemeentelijke organisatie en is formeel dus geen externe partner. Het bestuur van een GGD bestaat uit vertegenwoordigers van de deelnemende gemeenten, meestal leden van de colleges van Burgemeester en Wethouders.

Na vele fusies is het aantal GGD'en de laatste jaren sterk gedaald, tot 25 in 2014. De schaalvergroting van de GGD'en hangt samen met ontwikkelingen op het terrein van de veiligheidsregio's. In deze veiligheidsregio's werken politie (de 'blauwe kolom'), brandweer (de 'rode kolom') en GGD, GHOR en ambulancedienst (de 'witte kolom') multidisciplinair samen om de hulpverlening aan de burger te coördineren en om crises of rampen goed het hoofd te kunnen bieden. In de Wpg werd vastgelegd dat de GGD-regio's volledig moeten samenvallen met de GHOR-regio's en dat er één directeur Publieke Gezondheid is van GGD en GHOR samen. Deze directeur Publieke Gezondheid geeft tijdens een ramp leiding aan de 'witte kolom'.

- **Taken van GGD'en**

De taken van de GGD zijn preventief van aard en staan vastgelegd in de Wpg. Iedere GGD voert minimaal de taken uit die in deze wet omschreven staan. Het gaat om de volgende taken:
- de uitvoering van de infectieziektebestrijding;
- de uitvoering van de jeugdgezondheidszorg (sommige gemeenten laten de jeugdgezondheidszorg niet door de GGD maar door een private instelling uitvoeren, bijvoorbeeld een thuiszorgorganisatie of stichting);
- de uitvoering van de ouderengezondheidszorg;
- algemene bevorderingstaken, waaronder:
  - epidemiologie: verwerven van inzicht in de gezondheidssituatie van de bevolking;
  - adviesfunctie: bewaken van gezondheidsaspecten in bestuurlijke beslissingen;
  - elke vier jaar opstellen van een gemeentelijke nota volksgezondheid, en voorafgaand daaraan: op landelijk gelijkvormige wijze verzamelen en analyseren van gegevens over de gezondheidssituatie van de bevolking;
  - gezondheidsbevordering: bijdragen tot de opzet, uitvoering en afstemming van preventieprogramma's;
  - bevorderen van de technische hygiënezorg;
  - bevorderen van medisch-milieukundige zorg;
  - bieden van psychosociale hulp bij ongevallen en rampen;
  - geven van prenatale voorlichting aan aanstaande ouders.

De beleidsvrijheid die de gemeente binnen de Wpg heeft, verschilt per taak. De taken op het gebied van infectieziektebestrijding en de jeugdgezondheidszorg zijn duidelijk omschreven; op deze terreinen hebben gemeenten weinig ruimte voor eigen beleid. Voor de algemene bevorderingstaken en de ouderengezondheidszorg geeft de Wpg alleen de kaders aan; op die terreinen is meer gemeentelijke beleidsvrijheid (Mackenbach & Stronks, 2012). In ▶ par. 3.2 worden de taken van de sociaal-verpleegkundigen binnen de GGD nader toegelicht.

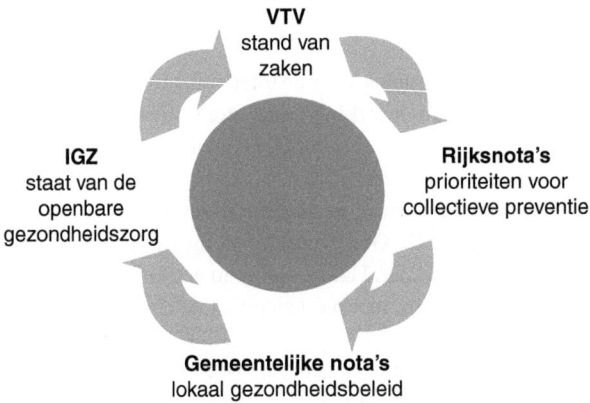

□ **Figuur 2.1** De vierjarige preventiecyclus voor het Nederlands gezondheidsbeleid (bron: ▶ www. s.nl).

- **Lokaal maatwerk door GGD'en**

Naast genoemde collectieve preventietaken die iedere GGD verplicht is uit te voeren, kunnen GGD'en voor hun gemeenten ook andere opdrachten uitvoeren. Voorbeelden van dit lokale maatwerk zijn de ambulancezorg, de sociaalmedische indicatiestelling en advisering, forensische geneeskunde en de Openbare Geestelijke Gezondheidszorg (OGGZ). Deze taken kunnen gemeenten echter ook onderbrengen bij andere instanties, ze hoeven niet per se door de GGD uitgevoerd te worden. Iedere regio maakt daarin eigen keuzes.

Zo is de gemeentelijke taak op het terrein van de OGGZ een taak uit de Wet maatschappelijke ondersteuning (Wmo). Deze taak omvat de zorg voor de geestelijke gezondheid van kwetsbare personen en risicogroepen zoals dak- en thuislozen, harddrugsverslaafden en mensen die reden tot zorg geven omdat zij zichzelf of hun woning verwaarlozen en laten vervuilen. GGD'en die deze Wmo-taak uitvoeren, hebben bijvoorbeeld een 'Vangnet Zorg en Advies' of een 'Meldpunt Zorg en Overlast' en een 'Meldpunt Huiselijk Geweld' of 'Advies- en Steunpunt Huiselijk Geweld'. In ▶ par. 8.7 wordt dieper ingegaan op de OGGZ.

2.1.5 Preventiecyclus als basis voor het gezondheidsbeleid

De basis voor het Nederlandse gezondheidsbeleid is de preventiecyclus, zie □ figuur 2.1. Dit is een vierjarige beleidscyclus die is vastgelegd in de Wpg. Gemeenten moeten – net als de landelijke overheid – elke vier jaar een nota gezondheidsbeleid vaststellen. Daarbij is het van belang om factoren die van invloed zijn op gezondheid in samenhang aan te pakken. Die samenhangende aanpak wordt ook wel integraal gezondheidsbeleid genoemd. Gezondheid wordt immers beïnvloed door veel verschillende determinanten, zoals leefstijl en de fysieke en sociale omgeving. In de praktijk werkt de beleidssector volksgezondheid vooral samen met sociale beleidssectoren als jeugd, onderwijs en sport.

De preventiecyclus vormt de basis voor het Nederlandse gezondheidsbeleid:
- Het Rijksinstituut voor Volksgezondheid en Milieu (RIVM) brengt elke vier jaar de Volksgezondheid Toekomst Verkenning (VTV) uit.
- Aan de hand daarvan stelt de minister van VWS een landelijke nota gezondheidsbeleid vast, met de landelijke prioriteiten op het gebied van de collectieve preventie: de Rijksnota.

- Ook gemeenten dienen elke vier jaar een (lokale) nota gezondheidsbeleid vast te stellen. Dat gebeurt vaak na advies van de GGD, mede op basis van lokale epidemiologische gegevens. Gemeenten kunnen de landelijke speerpunten als uitgangspunt nemen, maar ze zijn dit niet verplicht.
- De Inspectie voor de Gezondheidszorg houdt toezicht op de vormgeving van het gezondheidsbeleid en publiceert de Staat van de Openbare Gezondheidszorg.

Het ministerie van VWS is bestuurlijk verantwoordelijk voor preventie in Nederland. Bij onderdelen van het preventiebeleid spelen ook andere ministeries een belangrijke rol (Mackenbach & Stronks, 2012). Zo speelt het ministerie van Sociale Zaken en Werkgelegenheid (SZW) een belangrijke rol bij het beschermen en bevorderen van de gezondheid van de werkende bevolking. Het ministerie van Infrastructuur en Milieu (I&M) is mede verantwoordelijk voor milieugerelateerde gezondheidsproblemen en de verkeersveiligheid, en het ministerie van Economische Zaken, Landbouw en Innovatie (ELI) is mede verantwoordelijk voor de voedselveiligheid.

2.1.6 Wie werken er binnen de publieke gezondheidszorg?

- **Professionals bij GGD'en**

Volgens de Wpg moet een GGD in elk geval beschikken over deskundigen op het gebied van de volgende terreinen:
- sociale geneeskunde;
- epidemiologie;
- sociale verpleegkunde;
- gezondheidsbevordering en gedragswetenschappen.

Verpleegkundigen binnen de GGD zijn voornamelijk werkzaam als sociaal-verpleegkundige of als jeugdverpleegkundige in de Jeugdgezondheidszorg (JGZ). Sociaal-verpleegkundigen kunnen zich specialiseren in verschillende taakgebieden: algemene infectieziektebestrijding, tuberculosebestrijding, soa-aids-bestrijding, reizigersadvisering, sociaal-medische advisering, technische hygiënezorg, medische milieukunde en de Openbare Geestelijke Gezondheidszorg (OGGZ), zoals dak- en thuislozenzorg of verslavingszorg. Deze specialisaties worden in ▶ par. 3.2 nader toegelicht.

GGD-artsen staan vaak geregistreerd als sociaal-geneeskundige, met als specialisatie maatschappij en gezondheid. Daaronder vallen verschillende profielen: jeugdgezondheidszorg, infectieziektebestrijding, tuberculosebestrijding, medische milieukunde, forensische geneeskunde, sociaal-medische indicatiestelling en advisering, en beleidsadvisering.

Naast artsen, doktersassistenten en verpleegkundigen zijn er bij GGD'en ook academici als gezondheidswetenschappers, gedragswetenschappers en epidemiologen werkzaam. Sommige GGD'en hebben gespecialiseerde mondhygiënisten in dienst voor de preventieve tandzorg.

De activiteiten van de GGD vinden plaats in verschillende settings: wijk, school, zorg en soms ook werk. De GGD werkt dan ook samen met verschillende lokale en regionale organisaties, zoals scholen, thuiszorgorganisaties, sportverenigingen en (eerstelijns)zorgaanbieders.

- **Landelijke coördinatie collectieve preventie door RIVM**

De coördinatie van bepaalde collectieve preventietaken heeft de landelijke overheid neergelegd bij het RIVM (Meijer & Hamberg-Van Reenen, 2011). Zo ondersteunt het Centrum Gezond

Leven (CGL) van het RIVM professionals en beleidsmakers die lokaal werken aan gezondheidsbevordering en het gemeentelijk gezondheidsbeleid. Het Centrum Infectieziektebestrijding (CIb) van het RIVM ondersteunt de infectieziektebestrijding en het Centrum Bevolkingsonderzoek coördineert de screening op onder meer borstkanker en baarmoederhalskanker. Tot 2010 was er voor de jeugdgezondheidszorg ook een Centrum Jeugdgezondheid bij het RIVM. Dat Centrum is in 2010 als stichting Nederlands Centrum Jeugdgezondheid (NCJ) zelfstandig verder gegaan.

- **Ondersteuning vanuit landelijke thema-instituten en kenniscentra**

Verschillende landelijke thema-instituten en kenniscentra ondersteunen de inhoud van het werk. Ze houden zich bezig met voorlichting en advies, interventieontwikkeling, onderzoek en deskundigheidsbevordering. Hiervoor ontvangen ze (gedeeltelijk) overheidssubsidie, rechtstreeks of via ZonMw.

Thema-instituten voor specifieke leefstijlfactoren zijn het Voedingscentrum, het Nationaal Instituut voor Sport en Bewegen (NISB), VeiligheidNL, SOA Aids Nederland, Rutgers WPF (kenniscentrum seksualiteit) en het Trimbos-instituut (kennisinstituut geestelijke gezondheid, mentale veerkracht en verslaving). Daarnaast zijn er nog twee thema-instituten voor specifieke doelgroepen: de Schorer Stichting (homoseksualiteit en transgenders) en Pharos (gezondheid bij migranten). Het Centrum Gezond Leven van het RIVM heeft als doel samen met deze gezondheidsbevorderende thema-instituten de lokale gezondheidsbevordering te versterken. Een samenhangende en effectieve aanpak staat daarbij voorop.

Voorbeelden van kenniscentra zijn de universiteiten die onderzoek doen naar de ontwikkeling van nieuwe preventiemethoden en de effectiviteit van preventie. Naast universiteiten richten ook verschillende grote buitenuniversitaire instituten zich op het ontwikkelen van nieuwe kennis. Bijvoorbeeld TNO, dat een grote afdeling heeft die gericht is op de preventie van gezondheidsproblemen en op de evaluatie van de toegepaste programma's, het Nederlands Jeugdinstituut (NJi), een kennisinstituut voor jeugd- en opvoedingsvraagstukken, en Movisie, een kennisinstituut voor sociale vraagstukken.

Naast de thema-instituten en kenniscentra zetten ook landelijke stichtingen en verenigingen zich actief in voor preventie. Bijvoorbeeld de Hartstichting, KWF Kankerbestrijding, KNCV Tuberculosefonds en Diabetesvereniging Nederland.

- **Belangenbehartiging van instellingen en professionals**

Tot slot zijn er organisaties die de belangen behartigen van instellingen en professionals binnen de publieke gezondheidszorg. Zo behartigt GGD GHOR Nederland (Vereniging voor Publieke Gezondheid en Veiligheid) de belangen van alle GGD'en. Ze onderhoudt daarvoor contact met het ministerie van VWS en organiseert bijvoorbeeld platforms waarbij professionals kennis uitwisselen. Daarnaast zijn er beroepsorganisaties van professionals. Vrijwel elke groep professionals van enige omvang binnen de publieke gezondheidszorg heeft een eigen beroepsvereniging.

2.2 De organisatie van de eerstelijnszorg

2.2.1 Positionering eerstelijnszorg

De eerstelijnszorg is het eerste aanspreekpunt voor mensen die een probleem hebben met hun gezondheid. Alle eerstelijnszorg is vrij toegankelijk; er is dus geen verwijsbrief van een arts noodzakelijk om te kunnen worden geholpen. Het gaat om basisgezondheidszorg die bij mensen in hun eigen leefomgeving, in de buurt of bij hen thuis wordt geleverd.

Tabel 2.1 Verschil tussen eerstelijns en tweedelijnszorg.

Eerstelijnszorg	Tweedelijnszorg	Derdelijnszorg
generalistische zorg	specialistische zorg	hoog specialistische (topklinische en/of topreferente) zorg
vrij toegankelijk	verwijzing van (tand)arts, verloskundige of GZ-psycholoog noodzakelijk	verwijzing van (tand)arts, verloskundige of GZ-psycholoog noodzakelijk
zorg geboden in eigen leefomgeving	zorg kan niet in eigen leefomgeving worden geboden	zorg kan niet in eigen leefomgeving worden geboden, soms niet binnen eigen regio
zorg wordt binnen eigen (woon) regio geboden	zorg kan veelal binnen eigen (woon) regio geboden worden	zorg kan niet altijd binnen de eigen (woon) regio geboden worden
ambulant; geen verblijf mogelijk	verblijf mogelijk	verblijf mogelijk
relatief goedkoop	relatief duur	duur

Bron: Anke Jeroense

Veel problemen op gezondheidsgebied kunnen door een eerstelijnshulpverlener worden opgelost; een blaasontsteking wordt door de huisarts behandeld met antibiotica, een korfballer revalideert na een verstuiking bij de fysiotherapeut. Bestaat het vermoeden dat ook de nierfunctie is aangedaan of blijken de enkelbanden afgescheurd, dan is specialistischer zorg noodzakelijk en zal de huisarts doorverwijzen naar de tweede lijn (in dit geval het algemeen ziekenhuis). Kan ook de tweede lijn niet de juiste behandeling bieden dan wordt iemand doorgestuurd naar de derde lijn voor hoog specialistische (topklinische of topreferente) zorg. Topklinische zorg is zorg waarvoor dure, gespecialiseerde voorzieningen noodzakelijk zijn (bijvoorbeeld hartchirurgie, IVF). Bij topreferente zorg gaat het om moeilijke, dure of zeer weinig voorkomende diagnostiek of behandeling waarvoor zeer specialistische kennis vereist is. Topklinische zorg kan worden geleverd in een categoraal ziekenhuis (bijvoorbeeld het Antonie van Leeuwenhoekziekenhuis voor de behandeling van kanker), in een academisch ziekenhuis of een algemeen ziekenhuis met STZ-erkenning (Samenwerkende Topklinische opleidingsZiekenhuizen die moeten voldoen aan kwaliteitscriteria en hierop elke twee jaar worden gevisiteerd). Topreferente zorg wordt alleen in een academisch ziekenhuis geleverd.

Goede zorg in de eerste lijn kan voorkómen dat mensen een onnodig beroep doen op de veel duurdere tweede of zelfs derde lijn. Ongeveer 9% van het totale zorgbudget wordt besteed aan eerstelijnszorg; de eerste lijn is dus relatief goedkoop. Vandaar dat de overheid een kwalitatief goede, laagdrempelige eerstelijnszorg stimuleert. Zie tabel 2.1.

2.2.2 Organisatievormen

De eerste lijn is op verschillende manieren georganiseerd:
- Veel ondernemingen in de eerste lijn zijn beroepsmatig en monodisciplinair (dus per discipline) georganiseerd, bijvoorbeeld een huisarts-, tandarts- of fysiotherapiepraktijk. Met

één of met meerdere professionals uit dezelfde beroepsgroep, al dan niet in loondienst, op één of meerdere locaties gevestigd en in alle mogelijke rechtsvormen (bijvoorbeeld maatschap, stichting, BV). Om de patiënt optimaal te kunnen helpen is overleg en samenwerking tussen de verschillende disciplines noodzakelijk. In een gezondheidscentrum of eerstelijnscentrum is deze samenwerking het meest gestructureerd. Hier bieden ten minste drie verschillende zorgvormen (bijvoorbeeld een huisarts, fysiotherapeut en de thuiszorg) onder één dak een multidisciplinair aanbod.

– Daarnaast bestaan er allerlei koepelorganisaties (bijvoorbeeld SAN (Samenwerkende Artsen laboratoria Nederland), LHV (Landelijke Huisartsen Vereniging), lokale samenwerkingsverbanden (bijvoorbeeld van fysio-, ergo- en oefentherapeuten), plaatselijke zorgoverleggen (bijvoorbeeld wijkgericht overleg waarin politie, woningbouwcorporaties, welzijnswerk, wijkverpleging en huisartsen zijn vertegenwoordigd) en fora met als doel samenwerking en geïntegreerde zorg in de eerste lijn te bevorderen.

2.2.3 Zorgvormen

In de eerste lijn vind je de volgende zorgvormen:
– huisartsgeneeskundige zorg;
– verloskundige zorg of geboortezorg;
– farmaceutische zorg;
– tandheelkundige zorg;
– paramedische zorg (fysiotherapie, ergotherapie, logopedie, diëtetiek);
– psychologische zorg;
– maatschappelijke zorg;
– thuiszorg;
– jeugdgezondheidszorg;
– diagnostiek.

Deze vormen worden hierna uitgewerkt.

■ **Huisartsgeneeskundige zorg**

Huisartsgeneeskundige zorg omvat inventarisatie, diagnostiek, advies, behandeling, begeleiding en preventie bij iedereen met klachten, problemen of vragen over hun gezondheid, los van hun geaardheid, sekse of levensbeschouwing en in welke fase van hun leven dan ook. De huisarts heeft een spilfunctie in de eerste lijn en fungeert als de poortwachter van de gezondheidszorg: wanneer de eerste lijn onvoldoende oplossing biedt kan de huisarts de patiënt doorverwijzen naar de specialist. Een klein deel van de Nederlandse huisartsen is 'apotheekhoudend'. Gemiddeld was er in 2012 in Nederland één (fulltime werkende) huisarts per 2397 inwoners. Huisartsenzorg is 24 uur per dag, zeven dagen per week voor iedereen toegankelijk.

Huisartsgeneeskundige zorg wordt geleverd vanuit zelfstandige praktijken, gezondheidscentra en/of eerstelijnscentra. Bijzondere samenwerkingsvormen zijn de HAGRO (Huis Artsen GROep: samenwerkingsverband van zelfstandig werkende huisartsen die op verschillende locaties werken waarbinnen de continuïteit van zorg tijdens vakantie en/of ziekte wordt geregeld) en de HOED (Huisarts Onder Eén Dak: een samenwerkingsverband van huisartsenpraktijken gevestigd op één locatie).

Bijna alle huisartsen zijn tegenwoordig aangesloten bij een huisartsenpost (HAP, ook wel huisartsdienstenstructuur genoemd): een samenwerkingsverband waarbij aangesloten huisartsen gezamenlijk de waarneming buiten kantoortijden, inclusief huisartsenspoedzorg, regelen. In 2012 waren er 122 huisartsenposten actief. Huisartsen die niet zijn aangesloten bij een HAP moeten hun bereikbaarheid en beschikbaarheid zelf regelen.

In de huisartsenpraktijk werken naast de huisarts (al dan niet in opleiding) en/of HIDHA (Huisarts In Dienst van een HuisArts) verschillende disciplines:
- De praktijkondersteuner (POH); de POH somatiek verzorgt de begeleiding van patiënten met een somatische aandoening, vooral op het gebied van diabetes mellitus, astma/COPD, hart- en vaatziekten(cardiovasculair risicomanagement) en biedt algemene ouderenzorg. De POH GGZ ondersteunt en begeleidt patiënten met psychische klachten. Ze biedt, na diagnose door de huisarts, zelfstandig zorg aan deze patiëntengroepen op voorwaarde dat deze zorg vastligt in protocollen. Eind 2012 bleek uit onderzoek (NIVEL) dat er nog grote verschillen zijn in opleidingsniveau, competenties en taken en bevoegdheden van POH'ers.
- De praktijk- of doktersassistente. Deze wordt ingezet voor logistieke en administratieve ondersteuning en heeft daarnaast gedelegeerde zorginhoudelijke taken (bijvoorbeeld het maken van uitstrijkjes, het uitspuiten van oren of het geven van injecties).
- De Verpleegkundig Specialist (VS); een ervaren verpleegkundige die een aanvullende masteropleiding tot Verpleegkundig Specialist heeft gevolgd. Deze mag bepaalde medische taken (bijvoorbeeld medicatie voorschrijven) zelfstandig uitvoeren. De precieze taken zijn afhankelijk van de afspraken die gemaakt zijn met de arts en het specifieke deelgebied van de (geneeskundige) zorg waarin zij zijn opgeleid, bijvoorbeeld de chronische zorg of de preventieve zorg.
- De Physician Assistant (PA); een medische professional op HBO-niveau die onder supervisie van een arts een aantal specifieke, routinematige werkzaamheden op medisch gebied van de huisarts overneemt. Ook de PA is een zelfstandig behandelaar. De precieze taken zijn ook hier afhankelijk van de afspraken die gemaakt zijn met de arts en het specifieke gebied van de geneeskunde waarin de PA is opgeleid.

■ **Verloskundige zorg of geboortezorg**

Verloskundige zorg of geboortezorg bestaat uit:
- prenatale zorg (begeleiding en controle van de zwangere tot aan de bevalling);
- natale zorg (de begeleiding van de bevalling);
- postnatale zorg (de controle en begeleiding van de kraamvrouw en de baby in de eerste periode na de bevalling).

Normaal verlopende zwangerschappen en bevallingen kunnen in de eerste lijn worden begeleid, waarbij een inschatting wordt gemaakt van het risico op complicaties tijdens zwangerschap, bevalling of kraambed. Is specialistische zorg nodig dan verwijst de verloskundige door naar de tweede lijn.

Verloskundige zorg of geboortezorg wordt voornamelijk geleverd vanuit zelfstandige praktijken, een eerstelijns geboortecentrum of gezondheidscentrum. Kraamverzorgenden worden vooral ingezet bij de kraamvrouw thuis, meestal via een kraamcentrum. Bij verloskundige zorg of geboortezorg kunnen de volgende disciplines betrokken zijn:
- de eerstelijnsverloskundige;
- de huisarts (naar schatting 200 tot 400 huisartsen begeleiden zelf zwangerschap en bevalling);
- de kraamverzorgende; zij assisteert de verloskundige bij de bevalling, verzorgt en controleert de kraamvrouw en de baby, geeft advies en voorlichting hierover en verzorgt eventuele huisgenoten tijdens de kraamperiode.

▪ Farmaceutische zorg

Geneesmiddelen die in de eerste lijn worden voorgeschreven worden geleverd door 'apotheekhoudenden': de openbare apotheek of de apotheekhoudende huisarts. De apotheekhoudende is verantwoordelijk voor de aflevering van het juiste geneesmiddel in de juiste samenstelling bij de juiste patiënt, met de juiste gebruiksaanwijzing en zo nodig de juiste waarschuwingen.

De apotheekhoudende controleert of het geneesmiddel aan de juiste patiënt is voorgeschreven (door controle van naam, geslacht, geboortedatum en BSN (burgerservice)-nummer) en zal, tenzij de arts een specifiek geneesmiddel heeft voorgeschreven, de patiënt zo mogelijk een medicijn uitleveren dat door de verzekeraar wordt vergoed. Daarbij wordt bijvoorbeeld ook rekening gehouden met de leeftijd van de patiënt, de eventuele andere medicijnen die de patiënt gebruikt (is er kans op interactie?) of bekendheid van de patiënt met allergieën. Daarnaast bewaakt de apotheekhoudende het medicatiegebruik (klopt de dosering van het medicijn met de gebruikelijke (norm)dosering, wordt het herhaalrecept, gelet op het aantal doseringen per dag, binnen de juiste termijn ingeleverd) en checkt veranderingen in de situatie van de patiënt (bijvoorbeeld een zwangerschap).

Worden de geneesmiddelen eenmaal afgeleverd dan is de apotheekhoudende verplicht een recente bijsluiter, specifieke toedieningsvoorschriften en -instructies en een aftekenlijst (als medicatie door de verpleegkundige wordt gegeven) bij te leveren. Zo nodig wordt de patiënt hierover ook mondeling geïnformeerd.

Eerstelijns farmaceutische zorg wordt geleverd in een openbare apotheek, een dienstapotheek (openbare apotheek die alleen buiten kantoortijden geopend is) of een internetapotheek (openbare apotheek waar mensen via de website geneesmiddelen kunnen bestellen óf een apotheek zonder reguliere vestiging, waar alleen via internet besteld kan worden). Wanneer apotheken samenwerken volgens een bepaald concept (meestal herkenbaar aan een gezamenlijk logo en design) wordt gesproken van 'formule apotheken'. Een voorbeeld daarvan zijn de Mediq apotheken. Per apotheek kunnen meerdere apothekers werkzaam zijn. Bij farmaceutische zorg zijn de volgende disciplines betrokken:
- de apotheker;
- de apotheekhoudend huisarts: nog geen tien procent van het totaal aantal zelfstandig gevestigde huisartsen is apotheekhoudend;
- apothekersassistenten; zij assisteren bij de bereiding van geneesmiddelen, geven advies en voorlichting bij de uitgifte van geneesmiddelen en zijn vaak verantwoordelijk voor het beheer van de voorraad.

▪ Tandheelkundige zorg

Tandheelkundige zorg houdt zich bezig met het voorkomen en behandelen van ziekten of afwijkingen van het gebit en het tandvlees, de slijmvliezen in de mondholte en het kaakgewricht. Tandheelkundige zorg wordt geleverd in zelfstandige praktijken, gezondheidscentra en eerstelijnscentra. Bij tandheelkundige zorg zijn de volgende disciplines betrokken:
- de tandarts;
- de tandartsassistent; deze regelt organisatorische en administratieve zaken en assisteert bij de behandeling. Ze mag een aantal handelingen (bijvoorbeeld het maken van gipsafdrukken, polijsten van prothesen) uitvoeren in opdracht van de tandarts.
- de preventieassistent; dit is een tandartsassistent met een aanvullende opleiding op het gebied van mondverzorging; geeft advies en voorlichting over gebitsreiniging en mondverzorging.
- de mondhygiënist; dit is een hbo-opgeleide paramedicus; geeft advies met betrekking tot mondverzorging en houdt zich bezig met preventie en bestrijding van tandvleesaan-

doeningen en tandbederf. De mondhygiënist mag in opdracht bepaalde handelingen, bijvoorbeeld tandsteenverwijdering, zelfstandig uitvoeren en is ingeschreven in het BIG-register.
- de tandprotheticus; dit is een hbo-opgeleide paramedicus; maakt en repareert prothesen (bijvoorbeeld een kunstgebit).
- de tandtechnicus; deze maakt en repareert hulpmiddelen die het gebit ondersteunen, corrigeren of vervangen (beugels, kronen et cetera).

- **Paramedische zorg**

Paramedische zorg is zorg die gericht is op 'het verminderen van de functionele gevolgen van een ziekte of aandoening' (▶ www.kiesbeter.nl). Dat kan gaan om de gevolgen voor de huid, het bewegingsapparaat, de houding en beweging, het kunnen uitvoeren van dagelijkse handelingen, de spraak- en taalontwikkeling of de voeding.

Paramedici zijn werkzaam in zelfstandige praktijken, gezondheidscentra en eerstelijnscentra. Binnen paramedische zorg in de eerste lijn werken de volgende disciplines:
- de huidtherapeut voor behandeling van zieke of beschadigde huid, bijvoorbeeld littekens, acne;
- de fysiotherapeut voor behandeling van het bewegingsapparaat;
- de ergotherapeut voor behandeling van problemen bij het uitvoeren van dagelijkse activiteiten, zoals het zelf snijden van een boterham, het aantrekken van kleding of het zelf weer kunnen autorijden;
- de logopedist voor behandeling van problemen met spraak- en taalontwikkeling en slik-, stem- en gehoorstoornissen;
- de oefentherapeut (bijvoorbeeld Cesar, Mensendieck) voor verbetering van houdings- en bewegingsgewoonten;
- de podotherapeut voor behandeling van voetklachten en klachten aan het bewegingsapparaat door niet goed functionerende voeten;
- de mondhygiënist en tandprotheticus (zie bij tandheelkundige zorg).

- **Psychologische zorg**

De eerstelijnspsycholoog levert preventie en behandeling van veelvoorkomende acute, kortdurende psychische klachten. Bij langdurige klachten kan de psycholoog, net als de huisarts, doorverwijzen naar de tweede lijn. De eerstelijnspsycholoog is werkzaam in een zelfstandige praktijk, gezondheidscentrum of eerstelijnscentrum. Bij psychologische zorg in de eerste lijn werkt:
- de eerstelijnspsycholoog: een psycholoog met aanvullende opleiding voor eerstelijnspsychologie.

- **Maatschappelijke zorg**

Het Algemeen Maatschappelijk Werk (AMW) helpt mensen bij het omgaan met problemen in hun sociaal functioneren (hun functioneren in relatie tot of met hun omgeving) zodat ze weer volwaardig mee kunnen doen in de maatschappij. Met deze begeleiding probeert het AMW te voorkomen dat mensen behandeld of opgenomen moeten worden in de tweede lijn. Ook worden mensen die eerder in de tweede lijn zijn behandeld door het AMW ondersteund bij het functioneren thuis.

Maatschappelijke zorg wordt geleverd vanuit zelfstandige AMW-instellingen, gezondheidscentra of eerstelijnscentra; in de laatste twee vaak op detacheringsbasis. Bij maatschappelijke zorg werken de volgende disciplines:
- de maatschappelijk werker;
- de sociaal-maatschappelijk dienstverlener.

■ **Thuiszorg**
De thuiszorg levert verzorging en verpleging bij mensen thuis die tijdelijk of blijvend zorg nodig hebben. Als gevolg van een (chronische) ziekte of handicap, na een behandeling in het ziekenhuis of vanwege ouderdom. Hoe en door wie staat beschreven in ▶ par. 2.3.

■ **Jeugdgezondheidszorg**
Jeugdgezondheidszorg (JGZ) ondersteunt en begeleidt ouders van kinderen bij groei, ontwikkeling, verzorging en opvoeding. Meer informatie vind je in ▶ par 3.2.

■ **Diagnostiek**
Een eerstelijns diagnostisch centrum (EDC) of artsenlaboratorium verzorgt medische diagnostiek voor en op aanvraag van huisartsen en verloskundigen, bijvoorbeeld door het uitvoeren van bloedonderzoek of het afnemen van functietesten (bijvoorbeeld ECG, EEG).

Een EDC of artsenlaboratorium werkt als zelfstandige organisatie, al dan niet als lid van een overkoepelend verband. In een EDC of artsenlaboratorium kunnen de volgende functionarissen werkzaam zijn:
- de laborant;
- de doktersassistent;
- de klinisch chemicus: een laboratoriumspecialist die zich bezighoudt met de analyse van bloed en/of ander lichaamsvocht;
- de biochemicus: iemand die zich bezighoudt met de chemische processen in levende organismen (bijvoorbeeld welk effect medicijnen hebben op bacteriën);
- de arts-microbioloog: een specialist op gebied van virussen en bacteriën en hoe deze te bestrijden;
- de medisch immunoloog: een specialist op gebied (ziekten en afwijkingen) van het immuunsysteem.

2.3 De organisatie van thuiszorg

Met thuiszorg wordt, precies zoals het woord eigenlijk al aangeeft, zorg bedoeld die thuis, extramuraal (zonder verblijf in een instelling) wordt geleverd. In het verleden werden ook de kraamzorg, jeugdgezondheidszorg en voedings- en dieetadvisering tot thuiszorg gerekend. Hoewel ook thuis geleverd, worden deze tegenwoordig gezien als zelfstandige zorgsoorten in de eerstelijnszorg en in dit boek buiten beschouwing gelaten. Thuiszorg gaat in deze paragraaf over verpleging en verzorging van mensen die thuis, tijdelijk of blijvend, niet of niet volledig voor zichzelf kunnen zorgen. Dat kan gaan om mensen met ouderdomsklachten, gehandicapten, mensen met een (chronische) ziekte of mensen die na een ziekenhuisopname hulp nodig hebben.

Belangrijk doel van thuiszorg is het bevorderen van gezondheid en het voorkomen van ziekte. Door een goede verzorging en begeleiding in de thuissituatie kan een opname in het ziekenhuis of verpleeghuis mogelijk worden voorkomen. De cliënt wordt daarbij gestimuleerd

2.3 · De organisatie van thuiszorg

zo veel mogelijk zelf te doen of via zijn familie en kennissenkring te regelen. Zowel de cliënt als zijn mantelzorgers (buren, kennissen, vrienden en/of familieleden die onbetaald voor mensen zorgen) worden daarbij ondersteund: door een vrijwilliger, door een professional die de zorg (tijdelijk) overneemt of door het geven van advies en voorlichting, bijvoorbeeld met betrekking tot de inzet van een tillift bij persoonlijke verzorging. Zorg thuis kan bestaan uit verschillende 'producten':

- verpleging: bijvoorbeeld het verbinden van een wond, het toedienen van een injectie;
- persoonlijke verzorging: bijvoorbeeld hulp bij wassen en aankleden;
- huishoudelijke verzorging: hulp bij het schoonhouden van de woning en leefomgeving;
- begeleiding: bijvoorbeeld hulp bij organisatie van het huishouden, administratie
- gespecialiseerde verzorging: bijvoorbeeld bij cliënten met psychosociale problematiek, stervensbegeleiding.

Hoe het proces van aanvraag tot daadwerkelijke levering van thuiszorg verloopt, is afhankelijk van de zorgsoort die iemand nodig heeft en de wijze waarop deze zorg wordt vergoed. Om voor zorg in aanmerking te komen is een indicatie noodzakelijk, tenzij de cliënt de zorg particulier inkoopt.

Per 1 januari 2015 zijn de regelingen en de financiering van de langdurige zorg en ondersteuning (= verpleging en verzorging van ouderen, gehandicapten en, deels, de geestelijke gezondheidszorg; ▶ www.zorgatlas.nl) in Nederland herzien. Te veel zaken die mensen ook zelf zouden kunnen regelen waren in de loop van de jaren ondergebracht bij de AWBZ, oorspronkelijk bedoeld voor dekking van medische kosten die niet door de ziektekostenverzekeraar gedekt werden. Met de hervormingsoperatie beoogt de overheid niet alleen de langdurige zorg en ondersteuning betaalbaar te houden, maar ook de kwaliteit van ondersteuning en zorg te verbeteren en de betrokkenheid in de samenleving te vergroten.

2.3.1 Verpleging en verzorging

De 'zorg zoals verpleegkundigen die plegen te bieden' (concept Besluit zorgverzekering in verband met de wijziging van het zorgpakket Zvw 2015, artikel 2.10) is sinds 2015 opgenomen in het basispakket Zorgverzekeringswet (Zvw). Daarbij gaat het om verpleegkundige handelingen, maar ook om taken als coördineren, signaleren, coachen en/of instrueren van bijvoorbeeld mantelzorgers, preventie en casemanagement. Ook verzorgende handelingen zoals wassen en aankleden, kunnen onderdeel uitmaken van verpleegkundige zorg. Om aanspraak te kunnen maken moet deze zorg noodzakelijk zijn in verband met geneeskundige zorg, gericht zijn op genezing (bijvoorbeeld na een ziekenhuisopname) of op het behoud van lichamelijke en geestelijke functies. Daarnaast kan iemand ook aanspraak maken wanneer er sprake is van een verhoogd risico op (gebruikmaking van) geneeskundige zorg, bijvoorbeeld bij de groep kwetsbare ouderen.

Voor verpleegkundige zorg is volgens de wet geen verwijzing van een arts noodzakelijk. De zorgverzekeraar kan dit wel als aanvullende voorwaarde in zijn polis opnemen. Iedere burger kan rechtstreeks met een wijkverpleegkundige contact opnemen wanneer hij denkt dat er zorg nodig is. Zij zal, in een gesprek met de cliënt en zijn omgeving, een verpleegkundige diagnose stellen: welke zorg heeft deze cliënt nodig (zowel qua aard als inhoud van zorg), hoeveel en hoe lang. Dit gebeurt aan de hand van landelijke, door de beroepsgroep zelf opgestelde richtlijnen. Niet alle taken van de wijkverpleegkundige zijn toe te wijzen aan een cliënt (bijvoorbeeld preventie). Dit wordt 'niet toewijsbare zorg' of 'zorg uit het eerste segment' genoemd.

2.3.2 Persoonlijke verzorging, huishoudelijke verzorging, (gespecialiseerde) begeleiding

Wanneer verzorgende handelingen (bijvoorbeeld iemand wassen en aankleden) geen onderdeel uitmaken van de verpleging van een cliënt, dan wordt dit vergoedt vanuit de Wet maatschappelijke ondersteuning (wmo, zie hoofdstuk 5). Ook huishoudelijke verzorging en (gespecialiseerde) begeleiding worden via deze wet vergoed.

Iedere gemeente heeft de opdracht zorg te dragen voor de maatschappelijke ondersteuning van haar burgers. Het doel is te bevorderen dat de burger zo lang mogelijk in zijn eigen leefomgeving kan blijven. De gemeente is vrij om haar beleid op dit gebied zelf op te stellen, mits vooraf is bepaald aan welke criteria voldaan moet worden om bijvoorbeeld voor ondersteuning of begeleiding in aanmerking te komen. Voordat zorg kan worden toegekend is de gemeente wel verplicht 'de nodige kennis te vergaren over de relevante feiten en de af te wegen belangen' (toelichting concept wetsvoorstel Wmo, augustus 2013). Dit kan zij zelf doen of iemand hiervoor inhuren (bijvoorbeeld het Centrum Indicatiestelling Zorg (ciz)). Is er eenmaal een indicatie afgegeven dan kan de cliënt hiermee naar een zorgaanbieder die met de gemeente leveringsafspraken heeft gemaakt.

2.3.3 Volledig Pakket Thuis en PGB

De Wet langdurige zorg (Wlz) kent geen aanspraak op extramurale zorg via losse functies en/of klassen (bijvoorbeeld een indicatie voor verpleging) maar alleen via Volledig Pakket Thuis (vpt) of pgb. Het Centrum Indicatiestelling Zorg (ciz) stelt de indicatie voor toegang tot zorg op basis van de Wlz en kijkt welk zorgprofiel het beste bij de cliënt past. Wanneer een cliënt ondanks een indicatie voor zorg met verblijf (opname in een intramurale instelling) toch thuis wil blijven wonen, kan hij een aanvraag indienen voor vpt. Hierbij is vooral van belang dat de zorg thuis op een verantwoorde manier geleverd kan worden en dat de kosten niet hoger zijn dan bij verblijf in een instelling.

De cliënt kan zelf kiezen door wie hij de zorg wil laten verlenen. Wie een indicatie krijgt voor zorg, kan een keus maken tussen zorg in natura (zin, cliënt neemt diensten af van bijvoorbeeld een thuiszorgorganisatie zonder tussenkomst van geld) en een Persoons Gebonden Budget (pgb). In geval van zorg in natura wordt de cliënt aangemeld bij de zorgaanbieder die de inzet van zorg en de financiële administratie hiervan voor de cliënt regelt. Wanneer een cliënt kiest voor het pgb is er sprake van een budget waarmee de cliënt zelf de zorg, begeleiding en eventuele hulpmiddelen die hij nodig heeft kan inkopen. De cliënt sluit zelf een zorgovereenkomst met hulpverleners en/of begeleiders die hij zelf kiest en bepaalt zelf, binnen de kaders van de indicatie, waar het geld aan uitgegeven wordt. De cliënt is in dit geval werkgever en moet dus ook zorg dragen voor administratie en financiële afhandeling. Met ingang van 2015 ligt het beheer van het budget niet bij de cliënt zelf maar bij de Sociale Verzekeringsbank (SVB). De SVB betaalt, in opdracht van de cliënt, de hulpverlener uit op basis van een declaratie, mits er sprake is van een zorgovereenkomst tussen hulpverlener en cliënt. Zowel voor zorg vanuit de Wmo als vanuit de Zvw en Wlz kan een PGB worden aangevraagd. Elke wet heeft eigen voorwaarden om hiervoor in aanmerking te komen. Deze voorwaarden en de vergoeding hangen bij de Zvw ook af van de ziektekostenpolis van de cliënt. Een belangrijke voorwaarde is dat de cliënt in staat moet zijn als werkgever op te treden voor de zorgprofessionals die hij inhuurt. Soms is ook een combinatie van zin en pgb mogelijk.

2.3.4 De zorgorganisaties

Zorgorganisaties die zorg willen aanbieden op grond van de Zvw of Wlz hebben hiervoor een toelating nodig, dus ook thuiszorgorganisaties. Aan welke eisen een organisatie moet voldoen is vastgelegd in de Wet Toelating Zorginstellingen (WTZi). Inmiddels zijn er in Nederland meer dan 1100 organisaties met een toelating voor thuiszorg. De grootte van de organisatie en de samenstelling van het personeel (qua functie) is divers, net als de manier waarop zij de zorg leveren. In veel organisaties zijn de zorgsoorten 'verpleging en verzorging' en 'huishoudelijke verzorging' apart georganiseerd in afzonderlijke teams.

- **Wijkteams, zelfsturende teams, specialistische teams**

Om zorg zo efficiënt mogelijk in te kunnen zetten is het werkgebied van veel thuiszorgorganisaties opgedeeld in wijken en/of buurten waar een team van verpleegkundigen en verzorgenden de thuiszorg levert. In zo'n buurt werken zij samen met andere zorgdisciplines en -professionals, maar ook met professionals en instelling buiten de zorg zoals de wijkagent, welzijnsorganisaties en woningbouwverenigingen, om te komen tot een integraal aanbod voor de bewoners op het snijvlak van wonen, zorg en welzijn.

Teams binnen thuiszorgorganisaties zijn steeds vaker zelfsturend. Dat betekent dat zij zo veel mogelijk zelf verantwoordelijk zijn voor aanbod, planning, uitvoering en kwaliteit van de geleverde zorg. De mate van zelfsturing kan per organisatie en per team variëren.

De complexiteit van zorg neemt ook in de thuiszorg toe; cliënten worden steeds ouder, er is vaker sprake van comorbiditeit en cliënten blijven zo lang mogelijk thuis wonen. Om kennis en kunde zo efficiënt mogelijk in te zetten en bekwaamheid in complexe zorg te garanderen, hebben veel thuiszorgorganisaties een apart team opgezet voor het uitvoeren van complexe medisch-verpleegtechnische handelingen (thuiszorgtechnologie). Zij worden meestal over meerdere wijken ingezet. Afhankelijk van de organisatie komen zij soms alleen bij cliënt thuis voor het uitvoeren van specifieke verpleegtechnische handelingen. De overige verpleging en verzorging (bijvoorbeeld de lichamelijke verzorging) wordt dan geleverd door een 'regulier' thuiszorgteam. Soms neemt een dergelijk team naast de verpleegtechnische handelingen ook alle overige geïndiceerde verpleging en verzorging voor haar rekening.

- **De functionarissen**

Het aantal functies (met bijbehorend opleidingsniveau) in de thuiszorg is divers. Afhankelijk van de organisatie kan ook de benaming van de functies verschillen. Over het algemeen gezien werken in de thuiszorg wijkverpleegkundigen, verpleegkundigen in de wijk, specialistisch verpleegkundigen, verzorgenden en helpenden. Afhankelijk van het soort zorg dat een organisatie verleent en de wijze waarop zij die zorg georganiseerd heeft kun je in een thuiszorgorganisatie ook nog andere zorgverleners tegenkomen.

- - **Wijkverpleegkundigen, verpleegkundigen en specialistisch verpleegkundigen**

De inhoud van de wijkverpleegkundige functie staat beschreven in ▶ par. 3.4. De verpleegkundige in de wijk is opgeleid tot verpleegkundige niveau 4 maar heeft geen aanvullend opleiding Maatschappelijke Gezondheidszorg (MGZ) gevolgd.

Veel thuiszorgorganisaties hebben specialistisch verpleegkundigen in dienst. Dit zijn (wijk) verpleegkundigen met een aanvullende, vakinhoudelijke opleiding in een deelgebied van de verpleegkunde. Een voorbeeld hiervan zijn diabetesverpleegkundigen, CVA-verpleegkundigen, wondverpleegkundigen, wondconsulenten, longverpleegkundigen et cetera. Vaak zijn deze specialistisch verpleegkundigen gepositioneerd in een specialistisch team.

▪▪ Verzorgenden

Nederland kent veel zorggerelateerde opleidingen die de afgelopen jaren regelmatig qua inhoud en naam zijn veranderd. 'Verzorgende' is een verzamelnaam voor zorgmedewerkers die op niveau 3 zijn opgeleid. Verzorgenden Individuele Gezondheidszorg (de zogenoemde 'Viggers') hebben tijdens hun opleiding ook een aantal verpleegtechnische handelingen (bijvoorbeeld injecteren) geleerd.

▪▪ Helpenden

Helpenden zijn op niveau 2 opgeleid. Zij verrichten voornamelijk huishoudelijke en/of licht verzorgende taken en hebben een signalerende functie: gaat het slecht met mijn cliënt, is er iets aan de hand? Helpenden kunnen dan, in overleg met hun leidinggevende, de wijkverpleegkundige inschakelen.

2.4 Organisatie van de transmurale zorg

2.4.1 Transmurale zorg, ketenzorg en diseasemanagement

Eind jaren zeventig, begin jaren tachtig van de vorige eeuw is de Nederlandse gezondheidszorg strak georganiseerd in echelons (een hiërarchische verdeling in eerste-, tweede- en derdelijnsvoorzieningen) met een strikte scheiding tussen intra- en extramurale zorg. Door de noodzaak tot kostenbeheersing, de verkorting van de ligduur in ziekenhuizen (en dus snellere doorstroom naar een ander echelon of andere hulpverleners) en tegelijkertijd het voorkómen van (onnodige) heropnames, ontstaat een behoefte aan goede samenwerking tussen eerste en tweede lijn. De patiënt wordt steeds mondiger en vraagt zorg specifiek voor zijn situatie, het liefst in de eigen omgeving.

Door de medische vooruitgang worden ziekten sneller opgespoord en (beter) behandeld, blijven mensen langer in leven en krijgen bepaalde, vroeger (acuut) dodelijke, ziekten nu een chronisch verloop. De leefstijl ten aanzien van beweging en voeding is veranderd in negatieve zin: mensen bewegen te weinig en eten te veel en ongezond. Een toenemend aantal mensen krijgt daardoor te maken met één of meer chronische aandoeningen. Om deze mensen de juiste zorg te kunnen (blijven) bieden wordt het belang van afstemming en samenwerking tussen aanbieders van zorg steeds groter.

▪ Transmurale zorg

Een samenhangend pakket van zorg waarbij verschillende medewerkers uit verschillende instellingen met elkaar samenwerken om op die manier de vraag van de patiënt zo goed mogelijk te kunnen beantwoorden, wordt transmurale zorg genoemd (► www.kiesbeter.nl). Transmurale zorg staat voor de verbinding van de generalistische zorg in de eerste lijn met de (hoog-) specialistische zorg in de tweede of derde lijn en vice versa.

> **Voorbeeld transmurale zorg**
>
> Meneer Van Dam, 75 jaar, heeft sinds enkele maanden in toenemende mate last van kortademigheid en benauwdheidsklachten. De huisarts heeft enkele jaren terug al eens besproken dat er mogelijk sprake is van COPD maar meneer wil hier niets van weten. Na een valpartij op straat waarbij hij buiten bewustzijn raakt, wordt meneer opgenomen in het ziekenhuis waar een hersenschudding en COPD in een redelijk gevorderd stadium worden geconstateerd.

Hoewel hij alleenstaand is, kan hij met ontslag, mits er hulp thuis bij ADL kan worden geregeld. Meneer Van Dam krijgt het advies te stoppen met roken, wat af te vallen en zijn conditie te verbeteren door meer te gaan bewegen. De longverpleegkundige heeft vóór ontslag een aantal zaken met meneer doorgesproken. De transmuraal verpleegkundige van het ziekenhuis regelt in overleg met meneer thuiszorg en verzorgt de overdracht naar huisarts en thuiszorg. Meneer Van Dam krijgt folders mee van de cursus Stoppen met roken. De COPD-controle wordt na een afsluitend polibezoek zes weken na ontslag overgedragen aan de huisarts.

Ketenzorg

Het begrip ketenzorg omvat meer dan transmurale zorg. Waar transmurale zorg vooral gaat over samenwerking tussen eerste en tweede of derde lijn verstaan we onder ketenzorg de integrale samenwerking tussen verschillende aanbieders van zorg, welzijn en wonen tussen eerste, tweede en derde lijn, maar ook binnen die verschillende echelons. Alle hierbij betrokken zorgverleners stemmen de zorg af op de behoeften van de patiënt, werken samen in de uitvoering van die zorg en brengen hierin samenhang, zonder dat de patiënt hinder ondervindt van de 'muren' tussen organisaties en de belangen die de verschillende organisaties (kunnen) hebben. Op die manier is er sprake van een sluitende keten of het nu gaat om vroege opsporing, preventie, diagnostiek of behandeling; organisaties en professionals weten elkaar op het juiste moment te vinden. De patiënt staat daarbij centraal en heeft de regie zo veel mogelijk in eigen hand.

Voorbeeld ketenzorg

Mevrouw De Waard blijkt, na een periode van klachten, diabetes mellitus type 2 te hebben. De huisarts geeft haar informatie over dit ziektebeeld en brengt samen met haar de mogelijke risico's in kaart. Besloten wordt te starten met orale therapie. Bij de eerste controle bespreekt de praktijkondersteuner huisarts (POH) de leefstijl van mevrouw De Waard. Daarbij wordt ook het belang van voldoende bewegen voor een diabetespatiënt uitgelegd. Ze wordt, volgens de ketenafspraken, voor voedings- en dieetadvies doorgestuurd naar de diëtiste. Na verloop van tijd blijkt dat de vastgestelde streefwaarden niet worden bereikt en wordt besloten mevrouw De Waard in te stellen op insuline. Voor het juist instellen, de instructie van het injecteren en de ondersteuning daarbij wordt ze doorverwezen naar de diabetesverpleegkundige. Voor eventuele aanpassing van voedings- en dieetadvies blijft de diëtiste achter de hand. Mevrouw De Waard en haar man krijgen een aanbod voor een groepsbijeenkomst over leven met diabetes mellitus, gegeven door een diabetesverpleegkundige, een POH en een diëtiste. Wanneer de streefwaarden zijn bereikt en stabiel blijven, blijft ze onder controle van de diabetesverpleegkundige. Zodra ontregeling of complicaties dreigen, wordt contact opgenomen met de huisarts.

In de afgelopen jaren zijn er drie basismodellen ontwikkeld om ketenzorg te organiseren. De keus voor het model is vooral afhankelijk van de doelgroep en het doel van de zorg. Zo zijn er het dienstenmodel, het transfermodel en het kluwenmodel (zie ◘ tabel 2.2).

Dienstenmodel
Bij het dienstenmodel heeft de patiënt gelijktijdig met verschillende zorgverleners contact. Een van deze zorgverleners is de hoofdbehandelaar. Deze is eindverantwoordelijk en bepaalt welke hulpverlener wanneer wordt ingeschakeld. Door zelfmanagement bij de patiënt

◘ Tabel 2.2 Modellen voor ketenzorg.

Dienstenmodel	Transfermodel	Kluwenmodel
Het behoud van lichaamsfuncties of het minimaal vertragen van teruggang en het aanleren van zelfmanagement staat centraal.	Herstel van de patiënt tot een zo normaal mogelijk leven staat centraal.	Compensatie van het toenemende zelfzorgtekort staat centraal.
Patiënt heeft gelijktijdig contact met verschillende zorgverleners (langdurige zorg).	Patiënt heeft achtereenvolgens steeds minder of lichtere vormen van zorgverlening nodig (revalidatiezorg). Bij transfers wordt zowel de zorg als de behandelverantwoordelijkheid overgedragen.	Patiënt heeft achtereenvolgens opvolgende contact met steeds meer of zwaardere vormen van zorgverlening nodig.
De hoofdbehandelaar is eindverantwoordelijk en bepaalt welke zorgverlener wanneer wordt ingeschakeld.	Er is geen hoofdbehandelaar, iedere schakel is zelf verantwoordelijk. Er bestaat tussen de verschillende zorgverleners een wederzijdse afhankelijkheid bij het bereiken van het eindresultaat.	Er is geen hoofdbehandelaar. Zorgverleners schakelen elkaar vanuit hun eigen verantwoordelijkheid in.
Beloop van het traject is redelijk voorspelbaar; behandeling en de begeleiding is goed te protocolleren, programmeren en plannen.	Beloop van het traject is redelijk voorspelbaar met vaste evaluatiemomenten. Behandeling en begeleiding zijn goed te protocolleren, maar minder goed planbaar en programmeerbaar.	Beloop van het individuele traject is onduidelijk. Behandeling en begeleiding zijn onvoorspelbaar maar redelijk tot goed protocolleerbaar. Er is veelal sprake van zowel planbare als onplanbare zorg
Samenwerking gericht op de uitvoering van het zorgprogramma.	Samenwerking is gericht op goede patiënten doorstroom en adequate overdrachten	Samenwerking gericht op het verkennen en oplossen van het probleem (zoveel mogelijk kennis en kunde samenbrengen)
Voorbeeld: diabetesketen.	Voorbeeld: CVA-keten	Voorbeeld: dementieketen of keten palliatieve zorg.

Bron: Anke Jeroense

aan te leren en/of te stimuleren kan deze een zo normaal en stabiel mogelijk leven leiden. Het dienstenmodel wordt gebruikt bij aandoeningen waarvan het beloop redelijk voorspelbaar is, bijvoorbeeld diabetes mellitus of COPD. Dat maakt de zorg redelijk te programmeren en te protocolleren. Kenmerkend voor dit model is dat geen van de samenwerkende partners het eindresultaat – de patiënt leidt een zo normaal en stabiel mogelijk leven – *alleen* kan bereiken. Er is dus sprake van wederzijdse afhankelijkheid. De zorgverleners maken prestatieafspraken op het niveau van de aandoening, bijvoorbeeld zo weinig mogelijk medicatie voor de patiënt.

Transfermodel
Bij het transfermodel staat het herstel van de patiënt centraal, bijvoorbeeld na een CVA of een ongeval. Gedurende de behandeling van de verschillende zorgverleners wint de

2.4 · Organisatie van de transmurale zorg

patiënt aan zelfstandigheid en worden steeds lichtere zorgvormen ingezet. Het uiteindelijke doel is optimale zelfstandigheid voor de patiënt.

Ook bij dit model gaat het om redelijk te programmeren en te protocolleren zorgverlening al is het beloop minder makkelijk te voorspellen dan bij het dienstenmodel. Er is tussen de verschillende zorgverleners sprake van wederzijdse afhankelijkheid ten aanzien van het eindresultaat, maar iedere zorgvorm draagt zelf de verantwoordelijkheid. Bij elke overgang naar een andere zorgvorm wordt de zorg met de bijbehorende behandelverantwoordelijkheid overgedragen. Anders dan bij het dienstenmodel zijn de samenwerkingsafspraken niet zozeer gericht op het uiteindelijke eindresultaat voor de patiënt maar meer op de logistiek van het proces, bijvoorbeeld een goede patiëntendoorstroom met adequate overdracht.

Kluwenmodel

Patiënten die in de loop van de tijd steeds minder voor zichzelf kunnen zorgen, bijvoorbeeld in geval van dementie of bij palliatieve zorg, kunnen het beste worden geholpen in een keten volgens het kluwenmodel. De patiënt heeft steeds meer of steeds zwaardere zorg nodig van een toenemend aantal zorgverleners en is steeds minder in staat zelf de regie te houden. Het is dus vooral van belang de zorgverlening binnen de keten goed te coördineren. Door zo veel mogelijk kennis en kunde samen te brengen kunnen problemen snel worden erkend en waar mogelijk opgelost. In dit model wordt daarvoor vaak gebruikgemaakt van een casemanager (bijvoorbeeld de wijkverpleegkundige of huisarts); er is geen hoofdbehandelaar. Zorg en behandeling richten zich op symptoombestrijding en zingeving met als prestatie-indicator de mate waarin de patiënt en zijn mantelzorgers zich gesteund voelen en de waardering die zij hebben voor de coördinatie van het zorgproces.

- **Diseasemanagement**

Een andere term die vaak gebruikt wordt in relatie met transmurale zorg en ketenzorg is diseasemanagement, een term afkomstig uit Engeland. Hierbij gaat het om een programmatische en systematische aanpak, gericht op patiënten met een specifieke chronische ziekte. In ▶ par. 7.5 gaan we hier dieper op in. Bij diseasemanagement is er sprake van ketenzorg en dus van transmurale zorg. Andersom geldt deze regel niet altijd; niet alle transmurale zorg is ketenzorg, niet alle ketenzorg is diseasemanagement.

Voorbeeld diseasemanagement

Maarten van der Spek meldt zich bij de huisarts met aanhoudende lichte depressieve klachten. Deze stelt in overleg met Maarten voor niet door te sturen naar de tweede lijn maar hem in de eigen praktijk te behandelen en schakelt de praktijkverpleegkundige GGZ in. Deze inventariseert de 'lijdensdruk' door middel van een gevalideerde vragenlijst (BDI 2). Aan de hand van de uitkomsten van de vragenlijst neemt de praktijkverpleegkundige met Maarten door welke klachten hij ervaart en waar hij het liefste iets aan zou willen doen. Daarbij wordt besproken wat de verschillende mogelijkheden zijn, zoals medicatie, een beweegkuur, mindfulness of therapie via internet. De informatie over deze mogelijkheden wordt ook op schrift uitgereikt. Samen met de praktijkverpleegkundige kiest hij welke therapie het beste bij hem past. Maarten geeft aan het plezierig te vinden zelf een keus te kunnen maken en zo de regie over zijn herstel in eigen hand te hebben. De uiteindelijke

> keus voor een beweegkuur wordt vastgelegd in een persoonlijk zorgplan waarbij tevens de verantwoordelijkheden van Maarten, de praktijkverpleegkundige en de huisarts worden vastgelegd. Met afgesproken regelmaat koppelt hij terug naar de praktijkverpleegkundige hoe het met hem gaat. Hij maakt daarbij gebruik van een zelfmanagementmethode waarbij onder andere een dagboek wordt bijgehouden. Enkele tips en trucs, opgedaan tijdens lotgenotencontact, neemt hij op in zijn persoonlijke zorgplan.

2.4.2 Zorgketens, zorggroepen, zorgprogramma's

Een zorgketen ontstaat wanneer ongelijksoortige instellingen (bijvoorbeeld een thuiszorgorganisatie, een verzorgingshuis en een verpleeghuis) geheel of gedeeltelijk fuseren tot één organisatie om bepaalde patiëntencategorieën een meer integraal zorgaanbod te kunnen bieden en om samenwerking op het niveau van management, ondersteunende diensten en zorgprocessen beter te kunnen faciliteren (Boot, 2010). Er bestaan in Nederland bijvoorbeeld organisaties die zowel thuiszorg, verzorgings- en verpleeghuiszorg, (algemene) ziekenhuiszorg als GGZ-zorg leveren.

Een zorggroep levert ketenzorg aan chronische patiënten. In Nederland zijn er ruim 100 zorggroepen werkzaam. Een zorggroep is verantwoordelijk voor de organisatie en levering van de, voor een bepaalde groep chronische patiënten, gecontracteerde zorg in een bepaalde regio. Dit gebeurt op basis van de landelijke zorgstandaarden; de zorg wordt uitgevoerd door middel van een zorgprogramma.

In een zorgprogramma wordt een zorgstandaard vertaald naar de praktijksituatie op lokaal of regionaal niveau. Per doelgroep patiënten wordt systematisch vastgelegd hoe de behandeling en de zorg wordt aangepakt. Het programma is erop gericht mensen leren omgaan met hun ziekte en de eventuele beperkingen daardoor. Door verergering van ziekte en complicaties te voorkomen of uit te stellen wordt geprobeerd de kwaliteit van leven zo lang mogelijk te behouden. In elk zorgprogramma is ondersteuning van het zelfmanagement van de patiënt een belangrijk onderdeel; patiënten moeten zo lang mogelijk de regie over hun eigen leven (en gezondheid) hebben en houden. Zie voor een voorbeeld van een zorgprogramma ◘ figuur 2.2. Ook wanneer er nog geen landelijk vastgestelde zorgstandaard is, kunnen zorgverleners samen een lokaal/regionaal zorgprogramma ontwikkelen. Gebruik van een uitgewerkt zorgprogramma kan door een zorgketen of zorggroep ook worden ingezet bij onderhandelingen met zorgverzekeraar en/of zorgkantoor. Omdat zorgprogramma's erg van elkaar kunnen verschillen (zowel qua inhoud, structurering als aantal activiteiten) is nader onderzoek nodig voordat de effectiviteit van het werken met programma's definitief kan worden aangetoond.

2.4.3 Sociale wijkteams

Sociale wijkteams worden gezien als instrument om een nieuw stelsel van maatschappelijke ondersteuning vorm te geven. In zo'n team werken professionals vanuit zorg (bijvoorbeeld een wijkverpleegkundige), wonen (bijvoorbeeld medewerkers van een woningbouwcorporatie) en welzijn (bijvoorbeeld maatschappelijk werkers, buurtwerkers) samen om de leefbaarheid in een wijk te vergroten. De nadruk ligt daarbij op de eigen regie en regelkracht van de burger. Het sociale wijkteam bemiddelt, ondersteunt, faciliteert en verwijst, maar maakt eerst zo veel mogelijk gebruik van 'de eigen kracht'. De medewerkers van het sociale wijkteam worden

2.4 · Organisatie van de transmurale zorg

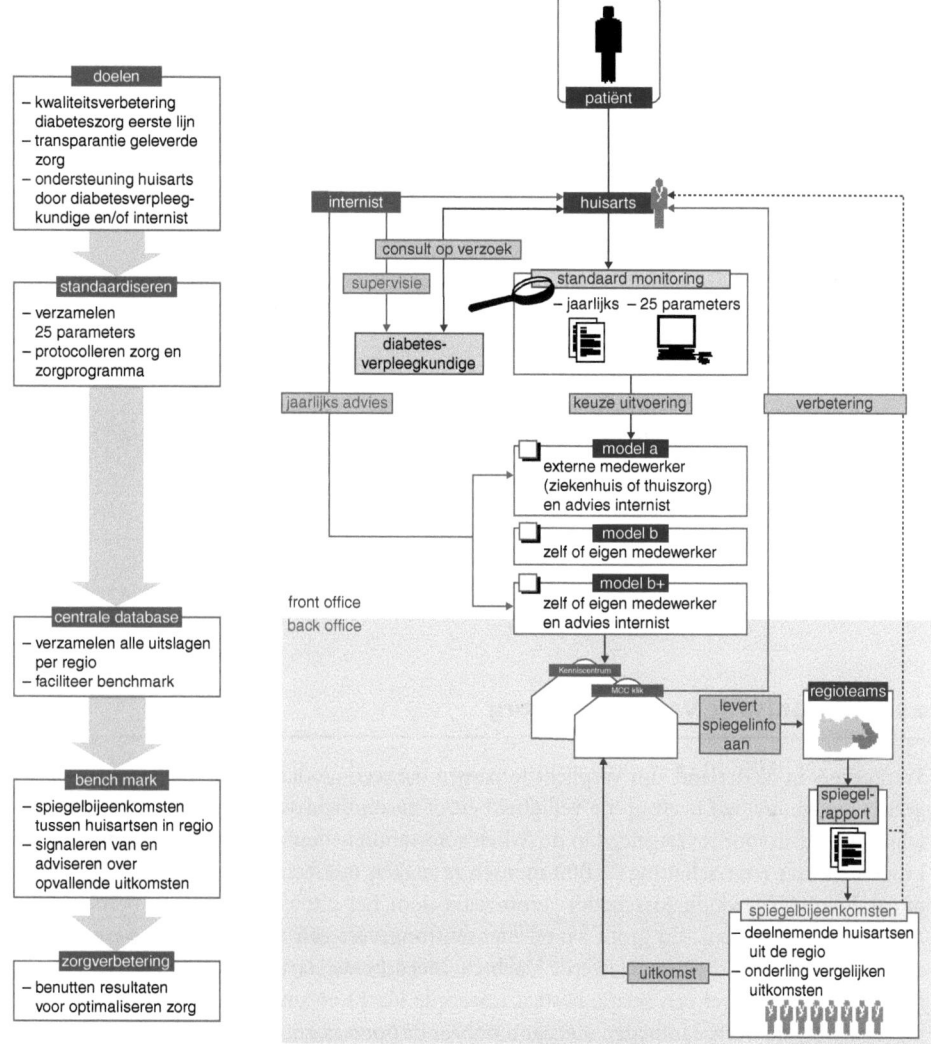

Figuur 2.2 Werkwijze Diabeteszorg (bron: ▶ www.diabeteszorgbeter.nl).

ingezet als generalisten, met daarnaast een specifieke deskundigheid (bijvoorbeeld zorg of schuldhulpverlening). Welke professionals er werkzaam zijn, de grootte van het werkgebied en de werkwijze van het team kan per gemeente en zelfs per wijk verschillen.

De komende jaren zal de werkwijze van sociale wijkteams zich verder uitkristalliseren. Zie ook ▶ par. 4.4.

■ **Effecten van ketenzorg**

De overheid verwacht positieve effecten van ketenzorg en stimuleert dit daarom. Er worden diverse subsidieprogramma's in het leven geroepen om de vorming van zorgketens, zorggroepen, zorgstandaarden en zorgprogramma's te stimuleren en te faciliteren. Onder andere met betrekking tot dementie, palliatieve zorg, diabetes mellitus en ouderenzorg is hiermee ervaring opgedaan.

◘ Tabel 2.3 Relatie tussen arbeid en gezondheidsklachten.

	Definitie	Voorbeeld
Arbeidsrelevante klachten	Klachten die niet (deels) veroorzaakt worden door het werk maar die de productiviteit en/of inzetbaarheid van de werknemer wel beïnvloeden of waarbij het werk invloed heeft op de klachten (Boot, 2010).	Een medewerker met concentratieproblemen door een hersenschudding kan zijn werkzaamheden op de salarisadministratie tijdelijk niet uitvoeren.
Arbeidsgerelateerde klachten	Klachten die geheel of gedeeltelijk door het werk zijn veroorzaakt.	Alle beroepsziekten. RSI bij beeldschermwerkers. Polsklachten bij thuiszorgmedewerkers die steunkousen aantrekken.
Beroepsziekte	Een ziekte of aandoening veroorzaakt door het uitoefenen van een beroep en/of arbeid (► www.beroepsziekten.nl).	Mesothelioom, asbestose bij werknemers die op een scheepswerf asbest hebben verwerkt. Bakkersastma door langdurige blootstelling aan allergenen in meel en/of broodverbetermiddelen.

Bron: Anke Jeroense.

2.5 Organisatie van de arbozorg

Werkgevers in Nederland zijn verplicht te zorgen dat werk zodanig georganiseerd is dat het geen nadelige invloed heeft op de veiligheid en/of gezondheid van de werknemer. Het wettelijk kader daarvoor is vastgelegd in de Arbeidsomstandighedenwet (ook wel Arbowet). Toch krijgen elk jaar naar schatting 20.000 mensen te maken met een beroepsziekte – een ziekte of aandoening (gezondheidsschade) veroorzaakt door het uitoefenen van een beroep en/of arbeid Daarnaast heeft een groot aantal mensen (ongeveer een zesde van alle werknemers) arbeidsrelevante of arbeidsgerelateerde klachten. Met arbeidsrelevante klachten worden klachten bedoeld waarbij er een relatie bestaat tussen de klacht en uit te voeren werkzaamheden maar waarbij die werkzaamheden niet aantoonbaar de oorzaak zijn. Onder arbeidsgerelateerde klachten worden klachten verstaan die geheel of gedeeltelijk door het werk worden veroorzaakt. Zie ◘ tabel 2.3.

Het loont zeer zeker de moeite om iets te doen aan preventie en optimale behandeling van beroepsziekten en arbeidsgerelateerde- en arbeidsrelevante klachten. In het onderzoek Arbeid & Gezondheidszorg van KPMG Plexus, TNO en de Universiteit Maastricht (2013) worden de totale kosten per jaar geschat op bijna 26 miljard euro. Hieronder vallen de kosten van verzuim en verminderde arbeidsproductiviteit, de kosten vanuit de WIA/WAO en de kosten van de reguliere gezondheidszorg.

In de Arbowet is vastgelegd dat de werkgever een verantwoordelijkheid heeft voor goede arbeidsomstandigheden en arbozorg voor zijn medewerkers. Hieronder verstaan we 'het voorkomen c.q. behandelen van arbeidsrelevante of arbeidsgerelateerde klachten en ziekten van de werknemer, inclusief re-integratie, met als doel behoud c.q. herstel van duurzame inzetbaarheid van de werknemer in het belang van de werknemer zelf en de maatschappij waarin hij leeft, alsook de organisatie waarin de werknemer werkt.' (KPMG Plexus, 2013).

Een deel van die zorg wordt geboden door reguliere zorgaanbieders in de eerste of tweede lijn. Daarnaast kennen we in Nederland bedrijfsgezondheidszorg of arbozorg – de zorg die wordt geboden door onder andere bedrijfsartsen, arboartsen, arbodeskundigen, arboverpleegkundigen en re-integratiespecialisten (zie ook verder).

2.5.1 Het arbostelsel in Nederland

Binnen een organisatie zijn zowel de werkgever als de werknemer ervoor verantwoordelijk dat een medewerker zijn werk kan doen zonder daarbij geestelijke of lichamelijke problemen op te lopen. Zij maken samen afspraken over de werksituatie en de gevolgen daarvan voor de veiligheid, de gezondheid en het welzijn van de werknemers. Daarbij wordt gekeken naar gezondheidsrisico's op de korte en langere termijn en naar psychische belasting van werknemers door bijvoorbeeld werkdruk. Bij grote bedrijven worden deze afspraken gemaakt tussen directie en de ondernemingsraad (OR).

Vakbonden en brancheorganisaties leggen afspraken met betrekking tot arbeidsomstandigheden op brancheniveau vast in een arbocatalogus een verzameling maatregelen en oplossingen om te kunnen voldoen aan de regels. Bedrijven maken hieruit een keus hoe (met welke maatregelen/of oplossing) zij aan de regels willen voldoen. Eenmaal een keus gemaakt, worden werkgevers én werknemers verantwoordelijk gehouden voor de uitvoering daarvan. Een overzicht van alle bestaande arbocatalogi is te vinden op ▶ www.arboportaal.nl.

Om ook Europese regelgeving en informatie met betrekking tot arbo toepasbaar te maken heeft elk land een 'Focal Point'. De overheid werkt hier samen met vertegenwoordigers van zowel werkgevers als werknemersorganisaties. Het Focal Point wordt in Nederland uitgevoerd door TNO Kwaliteit van Leven.

Preventieve taken binnen de arbozorg moeten volgens Europese richtlijn binnen de organisatie zelf worden uitgevoerd. Ook hierbij zijn de Arbowet en de voor de betreffende branche gemaakte arbocatalogus leidend. Elk bedrijf met meer dan 25 medewerkers moet hiervoor een preventiemedewerker in dienst hebben. Een aantal andere taken op gebied van arbo (bijvoorbeeld het houden van spreekuren voor arbeidsgezondheidskundige problemen) kunnen worden ingehuurd/ingekocht bij een externe partij als een Arbodienst of een re-integratiebedrijf. Steeds geldt dat hierover overeenstemming moet zijn tussen de werkgever en (vertegenwoordigers van) de werknemers.

2.5.2 De zorgvragende partij

Anders dan bij de reguliere gezondheidszorg, waar de zorgvraag bij de patiënt ligt, zijn er in de arbozorg meerdere spelers in het spel. Niet alleen de werknemer maar ook de werkgever is in de arbozorg de zorgvragende partij. Zie ◘ figuur 2.3.

De werkgever is wettelijk verplicht de arborisico's in kaart te brengen door middel van een risico-inventarisatie & -evaluatie (RI&E). Naar aanleiding daarvan wordt een verbeterplan opgesteld. Van de werkgever wordt verwacht dat hij zijn werknemers voorlicht en instrueert over de risico's en eventueel te nemen maatregelen. De werkgever kan de RI&E volledig zelf uitvoeren of hierbij hulp inschakelen. Deze hulp kan worden ingekocht bij een arbodienst of bij een zelfstandig gevestigde arbodeskundige. De RI&E moet altijd worden getoetst door een gecertificeerde arbodeskundige.

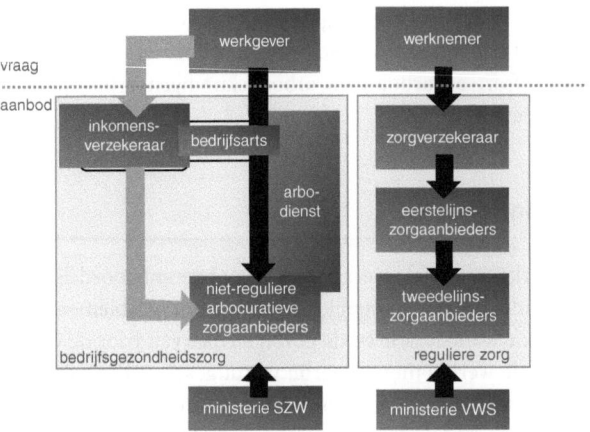

■ **Figuur 2.3** Schematische weergave vraag- en aanbodzijde arbeidsgerelateerde zorg (bron: KPMG Plexus, 2013).

De werknemer heeft zelf de verantwoordelijkheid om de door de werkgever aangegeven veiligheidsinstructies ook inderdaad op te volgen en voorgeschreven beschermingsmiddelen te gebruiken. Daarnaast wordt van de werknemer verwacht dat hij zich inzet voor en meewerkt aan een snelle re-integratie. Een zieke werknemer betekent voor een werkgever relatief hoge kosten (verzuimkosten en kosten van loondoorbetaling). Dit is een prikkel om ziekte bij werknemers te voorkómen, te zorgen voor een goed verzuim- en arbobeleid en verzuim zo kort mogelijk te houden.

Ook de werknemer heeft een financiële prikkel: wie onvoldoende meewerkt, loopt het risico op stopzetting van loondoorbetaling en/of een korting op de WIA- of WW-uitkering (na twee jaar).

De termijn waarop een zieke werknemer zich moet melden bij de bedrijfsarts ligt wettelijk vast (wet Verbetering Poortwachter) en in het verzuimbeleid van een organisatie. De toegang tot de bedrijfsarts, zo nodig buiten de in het verzuimbeleid vastgelegde momenten om, is bij wet geregeld.

2.5.3 De zorgaanbieder

De zorg voor mensen met arbeidsgerelateerde klachten wordt niet alleen door de arbozorg geleverd, maar ook door reguliere zorgaanbieders zoals huisartsen, medisch specialisten en psychologen.

Binnen de arbozorg wordt de zorg geleverd door een interne arbodienst, organisaties die zich richten op arbeidsgerelateerde zorg (arbodiensten en re-integratiebedrijven) of door vrijgevestigde, (gecertificeerde) beroepsbeoefenaren zoals arbodeskundigen (bedrijfsarts, arbeids- en organisatiedeskundige (A&O-deskundige, arbeidshygiënist en veiligheidsdeskundige) en arboverpleegkundigen.

Organisaties die zich richten op arbeidsgerelateerde zorg:
— arbodienst (extern); arbodiensten kunnen werkgevers ondersteunen bij een goede uitvoering van verzuim- en arbobeleid. Hier werken bedrijfsartsen en/of andere arbodeskundigen, arboverpleegkundigen, ergonomen et cetera.

— re-integratiebedrijf; een re-integratiebedrijf richt zich op de zorg voor de zieke werknemer zodat terugkeer naar werk (al dan niet binnen de eigen organisatie) zo snel mogelijk kan plaatsvinden. Deze bedrijven kunnen worden gecontracteerd door werkgevers, arbodiensten maar ook door zorgverzekeraars.

2.5.4 Beroepsbeoefenaren

- **Arbodeskundige**

De inzet van een gecertificeerd arbodeskundige is verplicht voor bedrijven in Nederland. Dit kan een bedrijfsarts zijn (inzet van ten minste één gecertificeerd bedrijfsarts is verplicht) maar ook een arbeidshygiënist, een veiligheidsdeskundige of een arbeids- en organisatiedeskundige. Deze vier deskundigen worden ook wel de kerndeskundigen genoemd. Deze deskundigheid kan worden ingehuurd (bijvoorbeeld via een arbodienst) maar mag ook door het bedrijf zelf worden georganiseerd. In dat laatste geval moet de OR (of een andere vorm van personeelsvertegenwoordiging) instemmen met de manier waarop de arbodeskundige taak binnen het bedrijf wordt georganiseerd. Ook eigen medewerkers kunnen worden opgeleid tot arbodeskundige. Daarvoor is wel instemming van de vakbonden en/of personeelsvertegenwoordiging vereist.

De vier genoemde kerndeskundigen hebben elk hun eigen deskundigheidsgebied. Veel taken binnen de arbozorg kunnen echter door meerdere kerndeskundigen worden uitgevoerd zoals het toetsen van de RI&E, verzuimbegeleiding en periodiek arbeidsgezondheidskundig onderzoek (PAGO).

- **Bedrijfsarts**

'Bedrijfsarts' is een beschermde titel voor sociaal-geneeskundige specialisten die een vierjarige specialisatie hebben gevolgd na hun artsexamen. Ze moeten zich elke vijf jaar herregistreren en hebben daarvoor verplichtingen ten aan zien van nascholing, visitatie en kwaliteitsborging (▶ www.nvab.artsennet.nl). Alleen een bedrijfsarts (en dus geen van de andere kerndeskundigen) kan bepalen of een werknemer (medisch gezien) echt ziek is. Uiteindelijk is het de werkgever die, vaak in overleg met de bedrijfsarts, beslist of de medewerker met deze klachten al dan niet kan komen werken. Een bedrijfsarts houdt zich niet, zoals een huisarts, in de eerste plaats bezig met genezing, maar kijkt vooral of de werknemer met zijn klachten nog kan werken in zijn functie. De bedrijfsarts is onafhankelijk en brengt een advies uit dat in het belang is van de gezondheid van de werknemer.

Daarnaast wordt de bedrijfsarts ingeschakeld bij:
— verzuimbegeleiding en re-integratie van werknemers;
— aanstellingskeuringen (alleen bij specifieke functies en onder strikte voorwaarden);
— periodiek arbeidsgezondheidskundig onderzoek.

Afhankelijk van het contract dat een organisatie heeft afgesloten kunnen ook taken op gebied van preventie en advisering tot het pakket horen (▶ www.arboportaal.nl).

Net als bij artsen in de reguliere gezondheidszorg heeft de bedrijfsarts zich te houden aan de privacywetgeving. Zonder duidelijk aantoonbare toestemming van de werknemer mag informatie over medische of privégegevens niet worden doorgegeven aan de werkgever. Een bedrijfsarts kan de werkgever wel advies geven met betrekking tot de belastbaarheid van de werknemer of aanpassing van werkzaamheden.

Wanneer een WIA-uitkering moet worden aangevraagd, speelt de bedrijfsarts een rol bij het opstellen van het hiervoor noodzakelijke re-integratieverslag.

De bedrijfsarts kan doorverwijzen naar andere zorgverleners in de eerste of tweede lijn. Overleg met de huisarts of medisch specialist kan alleen als de werknemer daarvoor toestemming geeft. Net als in de reguliere zorg, heeft de werknemer altijd recht op inzage in zijn medische dossier.

- **Arboarts**

Hoewel de termen vaak door elkaar worden gebruikt is een arboarts niet hetzelfde als een bedrijfsarts. Een arboarts is een basisarts die werkt bij een arbodienst en daar werkzaamheden uitvoert die vergelijkbaar zijn met die van een bedrijfsarts. De arboarts heeft geen vervolgopleiding op het gebied van arbeid en gezondheid gevolgd, is geen medisch specialist en is niet gecertificeerd als arbodeskundige.

- **Arbeidshygiënist**

Een arbeidshygiënist bestudeert fysische, chemische en biologische (risico)factoren op de werkplek. Voorbeelden hiervan zijn gevaarlijke stoffen, geluid, klimaat, zwaar werk, maar ook blootstelling aan virussen en bacteriën. Arbeidshygiënisten werken bij arbodiensten, maar ook bij de overheid, onderwijs- en onderzoeksinstellingen, specifieke adviesbureaus en gespecialiseerde laboratoria (▶ www.arbeidshygiene.nl). Een arbeidshygiënist wordt onder andere ingeschakeld als uit een RI&E of een werkplekbezoek blijkt dat nader onderzoek nodig is naar aanleiding van klachten over het binnenklimaat, het geluid, de verlichting, gassen en dampen, stof en/of het gebruik van gevaarlijke stoffen (▶ www.angelfire.com).

- **Veiligheidskundige**

De veiligheidskundige richt zich op het voorkomen en beheersen van de arbeidsomstandighedenrisico's binnen de hele bedrijfsvoering en kan werkzaam zijn in alle bedrijfstakken. De deskundige kan gespecialiseerd zijn in arbeidshygiëne, straling of brandveiligheid en een rol spelen in de uitvoering van de RI&E, het opstellen van een arbeidsveiligheidsrapport, voorlichting en onderricht over hoe je om moet gaan met gevaarlijke stoffen en ondersteuning bij het opstellen van het arbojaarplan (▶ www.angelfire.com).

- **Arbeids- & Organisatiedeskundige**

De Arbeids- en Organisatiedeskundige is de deskundige op het gebied van sociaal-organisatorische oplossingen met betrekking tot ziekteverzuim (▶ www.kiwapersoonscertificering.nl).

Het takenpakket bestaat onder andere uit:
— het passend maken van werkomgeving of werkzaamheden zodat de werknemer zijn functie kan blijven uitoefenen;
— het herplaatsen van een (deels) arbeidsongeschikte werknemer op een andere werkplek of met aangepast werk;
— ondersteuning op het terrein van het ziekteverzuim, arbozorg en integrale aanpak van arboknelpunten.

- **Arboverpleegkundige**

Arboverpleegkundigen worden vaak ingezet bij het uitvoerende werk van risico-inventarisatie en werkplekonderzoek, ziekteverzuimcontrole en/of ziekteverzuimbegeleiding. Soms werken arboverpleegkundigen binnen een organisatie als preventiemedewerker.

- **Ergonoom**

Een ergonoom houdt zich met name bezig met mensgericht ontwerpen: het aanpassen van werkplekken en machines zodat deze geen belasting vormen voor de werknemer. Ergonomen werken bij een arbodienst, re-integratiebedrijf of (arbo)gespecialiseerd bedrijf, bij een werkgever of als vrijgevestigd beroepsbeoefenaar.

- **Preventiemedewerker**

Een organisatie is verplicht een preventiemedewerker in dienst te hebben. Dit is een werknemer uit de eigen organisatie die de werkgever ondersteunt bij zijn taak om te zorgen voor veilige en gezonde werkomstandigheden. Alleen als dit echt niet mogelijk is (onderbouwd met een zwaarwegende motivatie) mag externe ondersteuning worden aangevraagd. Soms wordt de preventiemedewerker ook wel 'arbo-coördinator' genoemd (▶ www.fnvbondgenoten.nl). De arbowet stelt het volgen van een specifieke scholing voor deze functie niet verplicht.

De preventiemedewerker heeft drie wettelijke taken:
— meewerken aan uitvoeren en opstellen van de RI&E;
— adviseren en nauw samenwerken met de OR of personeelsvertegenwoordiging met betrekking tot te nemen maatregelen voor een optimaal arbobeleid;
— helpen bij het uitvoeren van maatregelen om te komen tot een optimaal arbobeleid.

De preventiemedewerker kan vraagbaak zijn voor werknemers op gebied van arbo en/of voorlichting en instructie geven op dit gebied.

De werkgever blijft altijd eindverantwoordelijk voor veiligheid en gezondheid op het werk.

2.5.5 De verzekeraar

- **De zorgverzekeraar**

Werkgevers kunnen bij zorgverzekeraars een collectieve zorgverzekering afsluiten voor hun werknemers. Zij maken met de zorgverzekeraar afspraken over de inhoud van de verzekering en kunnen zo aspecten die zij belangrijk vinden voor verzuim en arbobeleid op laten nemen in het pakket. Voor het basispakket zijn die mogelijkheden beperkt, op het aanvullend pakket heeft de werkgever meer invloed. Werknemers zijn overigens niet verplicht deel te nemen aan een collectieve verzekering.

- **De inkomensverzekeraar**

Daarnaast kunnen werkgevers zich bij inkomensverzekeraars verzekeren tegen het financiële risico van zieke werknemers. Omdat deze verzekeraar het risico draagt van de kosten bij ziekte heeft deze een direct financieel belang bij het beperken van verzuim en het bevorderen van re-integratie.

2.5.6 Knelpunten in de arbozorg

Zowel overheid als werkgevers zijn niet tevreden met manier waarop de huidige bedrijfsgezondheidszorg is georganiseerd. Uit diverse onderzoeken komen knelpunten naar voren:
— Niet alle werkenden hebben altijd toegang tot arbozorg (zzp'ers, tijdelijke krachten).
— Er is onvoldoende verbinding en afstemming tussen arbozorg en de reguliere gezondheidszorg. Beide kennen een ander bekostigingssysteem met andere prikkels en prioriteiten. Bedrijfsarts en huisarts of specialist weten elkaar maar matig te vinden.

- De reguliere zorg bekijkt nog onvoldoende hoe iemand met gezondheidsklachten op het werk functioneert. Doordat dit aspect niet automatisch wordt meegenomen in de anamnese zijn diagnose en ingestelde behandeling soms onvolledig (medisch herstel is niet altijd gelijk aan functioneel herstel). Dit kan een snelle terugkeer op de werkvloer belemmeren.
- De organisatie van de reguliere zorg is weinig afgestemd op de werkende mens. Er is beperkt tot geen spreekuur buiten kantoortijden, niet altijd alle onderzoeken en bezoeken zijn op één dag(deel) mogelijk en er zijn wachttijden en wachtlijsten.
- De rol van de bedrijfsarts is bij reguliere zorgverleners, werknemers en werkgevers niet altijd duidelijk. De bedrijfsarts is onafhankelijk maar wordt bijvoorbeeld wel door de werkgever betaald. Werknemers hebben vaak maar een beperkte vertrouwensrelatie met de bedrijfsarts en twijfelen daardoor aan de mate waarin deze voor hun belangen zal opkomen. De rolonduidelijkheid maakt het voor de bedrijfsarts lastig een regiefunctie in het hele proces van diagnose tot terugkeer naar werk uit te voeren.
- Werkgevers bieden nog onvoldoende preventie en/of ondersteuning aan hun werknemers.
- Er is te weinig informatie beschikbaar over aanbieders van arbozorg; welke producten zijn leverbaar, met welke kwaliteit, welke kosten en eventuele wachttijden. Om een goede keus te kunnen maken moet deze informatie beschikbaar zijn.
- Verzekeraars doen nog te weinig aan verzuimpreventie en verzuimreductie.

Beide betrokken ministeries (ministerie van Sociale Zaken en Werkgelegenheid en ministerie van Volksgezondheidszorg, Welzijn en Sport) onderzoeken verschillende toekomstscenario's om hier verbetering in te brengen.

Literatuur

Anderson Elffers Felix, adviesbureau voor maatschappelijke vraagstukken (2013). *Eindrapport. Borging van de publieke gezondheid en de positie van de GGD.* Utrecht: AEF.

Bakker, D.H., de, Dorsman, S., Dulmen, A.M., van, Heiligers, P.J.M., Hingstman, L., Korevaar, J.C., & Noordman, J. (2012). *Kennisvraag. Praktijkondersteuners in de huisartspraktijk (POH's) klaar voor de toekomst?* Utrecht: NIVEL.

Batenburg, R.S., Hassel, van, D., & Lee, van der, I. (2012). *Knelpunten in de arbocurative samenwerking tussen bedrijfsartsen en de eerstelijnszorg.* Utrecht: NIVEL.

Batenburg, R.S., & Kalf, R.R.J. (2010). *Zorgaanbod, organisatie en strategie van gezondheidscentra in Nederland Verschillen, trends en bekostiging.* Utrecht: NIVEL.

Batenburg, R.S., & Lee, I. van der (2012). *De eerstelijns mondzorg door consumenten opnieuw bekeken.* Utrecht: Nivel.

Beroepsprofiel Physician Assistant, Nederlandse Associatie van Physician Assistants, januari 2012.

Bolman, C., Lechner, L., & Mesters, I., (2010). *Gezondheidspsychologie bij patiënten.* Assen: Koninklijke van Gorcum BV.

Boot, J.M.D. (2010). *Organisatie van de gezondheidszorg* (2e herziene druk). Assen: Koninklijke Van Gorcum BV.

Boot, J.M.D. (2013). *Organisatie van de gezondheidszorg (12e druk).* Houten: Bohn Stafleu van Loghum.

Bruijnzeels, M. (2011). Vijf sleutelbegrippen. *DE EERSTELIJNS, 4*, 35.

Desain, E.J.P., Houkes, A., & Koning, C.C. (2009). *Eindevaluatie landelijke Dementie Programma.* Den Haag: ZonMw.

Donkers, E.C.M.M., Bras A., & Dingenen E.C.M. van (2008). Ketens met karakter, drie basismodellen helpen bij de opzet van zorgketens, *Medisch Contact, 63*(19), 822–824.

Gezondheidsraad (2008). publicatienr. 2008/01. *Ouderdom komt met gebreken.* Den Haag: Gezondheidsraad.

GGD GHOR Nederland (2012). *Publieke gezondheid en veiligheid verbonden.* Visiestuk. Utrecht: GGD GHOR Nederland.

Literatuur

Groothuis, J. (2010). *Kennis over ketenzorg voor aanbieders van zorg thuis in de eerste lijn. Een analyse van kansen en bedreigingen voor ketensamenwerking.* Utrecht: ActiZ/STOOM.
Hassel, D.T.P. van, & Kenens, R.J. (2013). *Cijfers uit de registratie van oefentherapeuten: peiling 1 januari 2012.* Utrecht: NIVEL.
Hoek, M, van den (2013). *Plan van aanpak sociale wijkteams/ wijknetwerken West.* Dordrecht WIP:
Jan van Es-Instituut (2011). *De unieke bouwstenen van geïntegreerde eerstelijnszorg.* DE EERSTELIJNS, 3, 34.
KPMG PLEXUS (2013). *Scenariostudie arbeidsgerelateerde zorg.* Eindrapport. Breukelen: KPMG PLEXUS, februari 2013.
Kunst, C., & Venneman, B. (2008). *Functieprofiel Praktijk Ondersteuner Huisartsenzorg (POH)-GGZ*, publieksversie. Utrecht, op initiatief van V & VN–SPV
Lambroes, M. et al. (2014). De Nederlandse publieke gezondheidszorg:10 kerntaken en een nieuwe definitie. *Nederlands Tijdschrift voor Geneeskunde,158*(A6), 195.
LHV (2010). *Praktijkondersteuner, competentieprofiel en eindtermen.* Utrecht: Landelijke Huisartsen Vereniging.
Mackenbach, J.P., & Stronks, K. (red.) (2012). *Volksgezondheid en gezondheidszorg (6e, geheel herziene druk)*, Amsterdam: Reed Business.
Meijer, S., & Hamberg-van Reenen, H.H. (2011). Preventie: Wie doet wat? In: *Volksgezondheid Toekomst Verkenning, Nationaal Kompas Volksgezondheid.* Bilthoven: RIVM.
Miltenburg, I. (red.), (2012). Diseasemanagement chronisch zieken in 22 praktijkprojecten (2012). *Mediator, 23*(2), april 2012.
Nederlandse Diabetesvereniging. *Diabetes in actie, verantwoording van het nationaal actieprogramma diabetes 2009-2013.* Utrecht/Zeist: Nederlandse Diabetesvereniging.
Nza (2012). *Marktscan Zorg rondom zwangerschap en geboorte; Weergave van de markt 2007-2012.* Utrecht: NZa.
NZa (2012). *Marktscan Huisartsenzorg; Weergave van de markt tot en met 2011.* Utrecht: NZa.
NZa NMA (2010). *Richtsnoeren Zorggroepen augustus 2010.* Utrecht: NZa NMA.
Presentatie Wijkverpleging klankbordgroep indicatiestelling, 19 maart 2014. Utrecht: Actiz.
Putter, I.D., de, Francke, A.L., Veer, A.J.E. de, & Rademakers, J.J.D.J.M. (2014). *Kennissynthese De wijkverpleegkundige van vandaag en morgen. Rollen, samenwerking en deskundigheid van wijkverpleegkundigen.* Utrecht: NIVEL.
Rijn, M.J. van (2014). Brief, kenmerk 188415-115983-Z, maart 2014. Den Haag: Ministerie VWS.
Rijn, M.J. van (2014). *Kamerstuk nader-rapport-over-wet-maatschappelijke-ondersteuning-2015*, kenmerk 185027-115646-WJZ, januari 2014 Den Haag: Ministerie VWS.
Rijn, M.J. van (2014). *Memorie van toelichting wet maatschappelijke ondersteuning 2015.* Januari 2014. Den Haag: Ministerie VWS.
Schippers, E.I., & Rijn, M.J. van (2014). Brief, kenmerk 354129-119004-Z inclusief bijlage 1, *Uitgangspunten en inhoud van Zvw-pgb.* Maart 2014. Den Haag: Ministerie VWS.
Schippers, E.I. (2014). *Conceptversie besluit van houdende wijzigingen van het Besluit zorgverzekering in verband met wijziging van het zorgpakket Zvw, 2015.* Februari 2014. Den Haag: Ministerie VWS.
SER (2012). *Stelsel voor gezond en veilig werken (advies 12/8).* Den Haag: SER.
Veldhuijzen van Zanten-Hyllner, M.L.L.E., *Kamerbrief 13 januari 2011.* Kenmerk DLZ/KZ+U+ 3034766. Januari 2011. Den Haag: Ministerie VWS). *Visiedocument Eerstelijns verloskundige zorg, Een advies over vrije prijsvorming (november 2009).* Utrecht: NZa.
VNG (2013). *Sociale wijkteams in ontwikkeling Inrichting, aansturing en bekostiging.* Den Haag: VNG (verantwoordelijke directeuren van het sociaal domein in Eindhoven, Enschede, Leeuwarden, Utrecht en Zaanstad).
Werkgroep transmurale zorg, Directoraat-generaal Organisatorie Gezondheidszorgvoorzieningen (2011). *Conceptnota Transmurale Zorg* (juni 2011). Brussel: Dienst Acute, Chronische Zorg en Ouderenzorg.
Wiebusch, M., & Moulijn, M. (2013). *Van verzorgingsstaat naar participatiesamenleving? Een zoektocht naar een andere rolverdeling tussen overheid, burgers, zorg- en welzijnsinstellingen.* Literatuurstudie ten behoeve van de Wmo-battle die op 27 juni 2013 georganiseerd is door Stichting Arcon. Borne: Arcon.

Websites
- www.actieprogrammadiabetes.nl
- www.agora.nl
- www.allesoverhetgebit.nl
- www.angelfire.com
- www.arbeidenzorg.com
- www.arbeidshygiene.nl
- www.arboportaal.nl

- www.arborom.nl
- www.arboverpleegkunde.nl
- www.arbovitale.nl
- www.bvaa.nl
- www.caransscoop.nl
- www.cbs.nl
- www.cvz.nl
- www.eerstelijns.nl
- www.etop.nl
- www.fnvbondgenoten.nl
- www.handreikingketenzorg.nl
- www.huisvoordezorg.nl
- www.insituutgak.nl
- www.invoorzorg.nl
- www.lhv.artsennet.nl
- www.napa.nl
- www.nationaalkompas.nl
- www.nationaalprogrammaouderenzorg.nl
- www.netwerkpalliatievezorg.nl
- www.nfu.nl
- www.nivel.nl
- www.nza.nl
- www.osha.europa.eu/nl
- www.poh-ggz.nl
- www.preventiemedewerker.net
- www.rijksoverheid.nl
- www.samenwerkeneerstelijnszorg.nl
- www.stz.nl
- www.thesauruszorgenwelzijn.nl
- www.tno.nl
- www.veiligheidskunde.nl
- www.venvn.nl
- www.vws.nl
- www.wetten.overheid.nl
- www.wmotogo.nl
- www.wtzi.nl
- www.zelfmanagement.com
- www.zonmw.nl
- www.zorgatlas.nl
- www.zorggegevens.nl
- www.zorgkantoor-zorgenzekerheid.nl

Verpleegkundige functies in de maatschappelijke gezondheidszorg

Joke Leemhuis, Marijke Wigboldus en Rachel van Wijngaarden

Samenvatting

De verpleegkundige vervult een belangrijke rol binnen de maatschappelijke gezondheidszorg. Ze verleent kwalitatief hoogwaardige zorg, coördineert de zorg en werkt samen met andere disciplines. Dit vereist meerdere competenties die gebaseerd zijn op de deskundigheid van de verpleegkundige, zoals beschreven in de wet BIG. In de inleiding komt dit deel van de wet BIG aan de orde en beschrijven we de rollen en competenties volgens de CanMeds-systematiek. De CanMeds vormen ook het uitgangspunt voor beroepsverenigingen bij het maken van de beroepsprofielen.

Elke sector binnen de MGZ heeft zijn eigen verpleegkundige. In dit hoofdstuk komen die aan bod: de sociaal-verpleegkundige in de publieke gezondheidszorg; de praktijkverpleegkundige in de eerste lijn, de wijkverpleegkundige in de thuiszorg, de transferverpleegkundige in de transmurale zorg en de arboverpleegkundige in de arbozorg.

3.1 Inleiding – 45

3.2 Sociaal-verpleegkundige – 46
3.2.1 Werkcontext – 46
3.2.2 Inhoud van de functie – 47
3.2.3 Competenties – 51

3.3 Praktijkverpleegkundige – 51
3.3.1 Werkcontext – 51
3.3.2 Inhoud van de functie – 54

3.3.3	Samenwerking – 55	

3.4 De wijkverpleegkundige – 57
- 3.4.1 Werkcontext – 57
- 3.4.2 Inhoud van de functie – 58
- 3.4.3 Generalist met een breed takenpakket – 59
- 3.4.4 Verwachte ontwikkelingen – 60

3.5 Transferverpleegkundige – 61
- 3.5.1 Werkcontext – 62
- 3.5.2 Inhoud van de functie – 63
- 3.5.3 Competenties – 64

3.6 Arboverpleegkundige – 64
- 3.6.1 Inhoud van de functie – 65
- 3.6.2 Competenties – 66

Literatuur – 66

3.1 Inleiding

Tot de deskundigheid van de verpleegkundige wordt volgens artikel 33 van de Wet BIG gerekend:
a) het verrichten van handelingen op het gebied van observatie, begeleiding, verpleging en verzorging;
b) het ingevolge opdracht van een beroepsbeoefenaar op het gebied van de individuele gezondheidszorg verrichten van handelingen in aansluiting op diens diagnostische en therapeutische werkzaamheden.

In het 'Besluit opleidingseisen verpleegkundigen 2011' is in artikel 3 het deskundigheidsgebied uit artikel 33 verder uitgewerkt. Hierbij worden de volgende competenties en vaardigheden onderkend (VWS, januari 2013):
1. het afnemen van een anamnese;
2. het onderkennen van dreigende of bestaande gezondheidsproblemen;
3. het opstellen van een verpleegplan;
4. het uitvoeren van de verpleegkundige zorg;
5. het evalueren en vastleggen van de verpleegkundige zorg;
6. de professionele ontwikkeling;
7. het samenwerken met andere beroepsgroepen in de zorg;
8. het bieden van goede kwaliteit van zorg.

De verpleegkundig is deskundig op drie domeinen: zorg, organisatie en beroep.

CanMeds staat voor *Canadian Medical Education Directives for Specialists*. Het zijn zeven algemene competenties, ontwikkeld door het Royal College of Physicians and Surgeons of Canada. Zie ◘ Figuur 3.1. Per beroepsgroep worden de rollen in de CanMeds gespecificeerd in een beroepsprofiel of expertisegebied (► www.venvn.nl). We geven hier de *algemene* competenties voor de verpleegkundige weer.

De zeven competenties zijn:
1. Vakinhoudelijk handelen: kennis over de zorgverlening. Voorbeelden: anatomie/fysiologie, ziektebeelden en beperkingen, verpleegkundige diagnostiek, farmacologie, psychologie en psychiatrie, zelfmanagement, ondersteuning en begeleiding, preventie, interventies, voorbehouden en risicovolle handelingen, zorgleefplan, hulp- en ondersteuningsmiddelen, verpleegtechnieken.
2. Communicatie: communicatie met patiënten/cliënten. Voorbeelden: gesprekstechnieken, theoretische communicatie, gedragsbeïnvloeding, motivatie, empowerment, gebruik van ICT en sociale media.
3. Samenwerking: samenwerken met zorgontvangers, zorgverleners en zorginstellingen. Voorbeelden: ketenzorg, verslaglegging en overdracht, ondersteuning mantelzorg, multidisciplinaire samenwerking, groepsdynamica.
4. Kennis en wetenschap: reflecteren op eigen deskundigheid en onderbouwen van het eigen handelen. Voorbeelden: onderzoeksmethodiek, toepassing van wetenschap, evidence-based practice, feedback.
5. Maatschappelijk handelen: maatschappelijke context en het bevorderen van gezondheid. Voorbeelden: epidemiologie, preventie, culturele achtergronden, sociale netwerken, leefstijlbevordering, voorlichting, bemoeizorg.

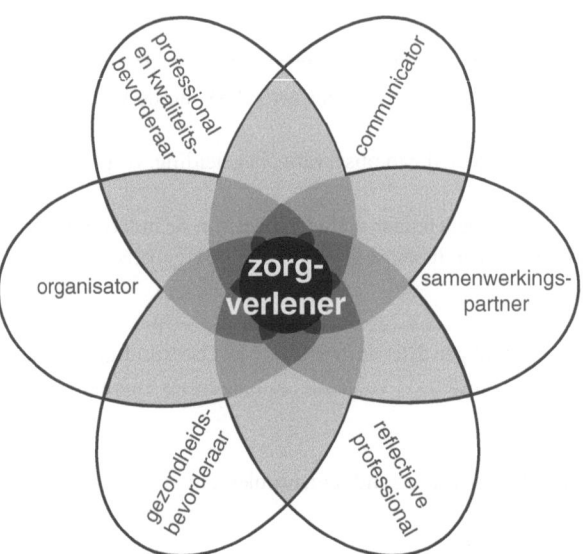

■ Figuur 3.1   De competentiegebieden volgens CanMeds (bron: Royal College of Physicians and Surgeons of Canada).

6. Organisatie: de wijze waarop zorg kan worden georganiseerd. Voorbeelden: organisatiekunde, kleinschalige woonvormen, betaalbaarheid van de zorg, coördinatie en continuïteit, indicatiestelling, zorg op afstand, patiëntveiligheid, werkklimaat
7. Professionaliteit en kwaliteit: professionele standaarden en kwaliteitsborging. Voorbeelden: wet- en regelgeving, beroepscode, beroepsprofielen, standaarden en richtlijnen, protocollen, beroepsvereniging, beroepsimago, kwaliteitsregistratie, kwaliteitssystemen et cetera. (Bron: tekst gebaseerd op website Kwaliteitsregister van V&V.)

3.2 Sociaal-verpleegkundige

3.2.1 Werkcontext

Sociaal-verpleegkundigen zijn voornamelijk werkzaam bij GGD'en, daarnaast ook bij bureaus voor reizigersvaccinatie. Hun werk is gericht op het beschermen, behouden en bevorderen van de volksgezondheid. Daarbij zetten zij preventieve interventies in, zowel op individueel als op collectief niveau.

Binnen de GGD bestaan er verschillende taakgebieden waarin een sociaal-verpleegkundige zich kan specialiseren: infectieziektebestrijding, tbc-bestrijding, soa-aids-bestrijding, technische hygiënezorg, reizigersadvisering, medische milieukunde en de Openbare Geestelijke Gezondheidszorg (OGGZ). Wanneer sociaal-verpleegkundigen werkzaam zijn voor de doelgroep jeugd – binnen de Jeugdgezondheidszorg – worden ze ook wel 'jeugdverpleegkundige' genoemd.

Kenmerkend voor het beroep van sociaal-verpleegkundige is dat voor het aanbieden van diensten geen directe zorgvraag hoeft te bestaan. De diensten kunnen zowel gevraagd als ongevraagd worden aangeboden. Er is ook geen sprake van één vastomlijnde doelgroep, iedere burger kan immers een (potentiële) cliënt of zorgvrager zijn. In hun werk kunnen sociaal-verpleegkundigen uiteraard wel te maken hebben met specifieke doelgroepen die in te delen zijn naar leeftijd, gezondheidsrisico of leefsituatie.

3.2.2 Inhoud van de functie

In hoofdstuk 2 zijn de taken van de GGD al kort genoemd. De taken waarbij de sociaal-verpleegkundige een belangrijke rol speelt, worden nader toegelicht. In deze opsomming wordt de overkoepelende taak 'gezondheidsbevordering' (bijdragen tot de opzet, uitvoering en afstemming van preventieprogramma's) niet apart toegelicht. Deze taak is immers verweven met al het handelen van de sociaal-verpleegkundige. Anders gezegd: gezondheidsbevordering maakt deel uit van alle ondergenoemde taken.

- **Infectieziektebestrijding algemeen**

Infectieziekten worden veroorzaakt door virussen, bacteriën, parasieten of schimmels. Ernstige infectieziekten zoals legionella, hepatitis B en tuberculose vragen om een goede medische behandeling. Iedere GGD heeft een gespecialiseerd team van artsen en verpleegkundigen om op regionaal niveau infectieziekten op te sporen, te bestrijden en te voorkomen. De sociaal-verpleegkundige infectieziektebestrijding houdt zich vooral bezig met:

- voorlichting en advies over de preventie en risico's van infectieziekten;
- bron- en contactopsporing door na te gaan met wie een cliënt in contact is geweest;
- maatregelen zoals hygiënische adviezen en het aanraden van medicijnen of vaccinaties;
- outbreakmanagement: opereren in crisissituaties om een uitbraak van een infectieziekte onder controle te krijgen;
- surveillance: bijhouden hoe en welke infectieziekten zich ontwikkelen door voortdurend infectieziektegegevens te verzamelen, analyseren en interpreteren;
- onderzoek naar meldingsplichtige en andere infectieziekten die de volksgezondheid kunnen bedreigen.

Artsen en medisch-microbiologische laboratoria zijn volgens de Wet Publieke Gezondheid (Wpg) verplicht bepaalde infectieziekten te melden aan de GGD. De GGD spoort de bron van de infectie op en gaat ook na of mensen uit de omgeving van de patiënt risico lopen. Daarna neemt de GGD maatregelen om verdere besmetting en verspreiding van de ziekte te voorkomen. Ook instellingen waar kwetsbare personen verblijven hebben een meldingsplicht. Denk aan kinderopvangcentra, verzorgingshuizen en instellingen voor gehandicapten. Het hoofd van zo'n instelling moet de GGD inlichten als er een ongewoon aantal zieken is met besmettelijke klachten als diarree, geelzucht of huiduitslag.

De landelijke coördinatie van de infectieziektebestrijding is in handen van het Centrum Infectieziektebestrijding (CIb) van het Rijksinstituut voor Volksgezondheid en Milieu (RIVM). Het CIb coördineert bij een dreiging of bestrijding van een landelijke uitbraak, bijvoorbeeld van Q-koorts, vogelgriep of MERS. Ook voert het CIb de landelijke surveillance van infectieziekten. Daarnaast adviseert het CIb de minister van VWS en professionals in de praktijk over het gewenste preventie- en bestrijdingsbeleid. Zo stelt het CIb handboeken en protocollen op voor de regionale GGD'en.

Als onderdeel van de infectieziektebestrijding bieden de meeste GGD'en ook reizigersspreekuren en reizigersvaccinaties aan. Dit is geen wettelijke taak, maar een 'markttaak'; reizigers betalen voor deze dienstverlening en er zijn in het land ook andere deskundige vaccinatiebureaus waar zij terecht kunnen. Sociaal-verpleegkundigen nemen de intake af, geven de reiziger informatie en advies, vaccineren indien nodig en/of schrijven malariaprofylaxe voor. Ook zorgen ze voor de administratieve afhandeling.

▪▪ Tbc-bestrijding

De bestrijding van tuberculose (tbc) neemt binnen de infectieziektebestrijding een bijzonder plaats in. Anders dan bij andere infectieziekten, heeft de GGD hierin niet alleen een preventieve maar ook een curatieve taak. De sociaal-verpleegkundige tuberculosebestrijding is gespecialiseerd in de zorg voor patiënten met tuberculose.

Groepen met een verhoogd risico van besmetting worden systematisch gescreend. Het gaat dan bijvoorbeeld om mensen afkomstig uit een land met een hoge prevalentie van tbc die zich voor langere tijd in Nederland willen vestigen. Ook zeevarenden, drugsverslaafden, dak- en thuislozen en gedetineerden hebben een verhoogd risico. Screening gebeurt in veel gevallen met een mantouxtest (huidtest) of röntgenfoto. Tuberculose heeft een besmettelijke en een niet-besmettelijke vorm. De besmettelijke vorm heet open longtuberculose. Deze is goed te behandelen met een langdurige, zware medicijnkuur. De sociaal-verpleegkundige volgt de behandeling en begeleidt de patiënt tijdens deze kuur. De GGD probeert door middel van bronopsporing zo snel mogelijk te achterhalen door wie de patiënt is besmet. Daarnaast inventariseert de GGD bij open tuberculose de contacten van de patiënt. Zij worden voorgelicht over de risico's van een eventuele besmetting en zo nodig onderzocht op tuberculose. Dit onderzoek bestaat uit de mantouxtest of een röntgenfoto van de longen of bloedonderzoek of een combinatie van deze drie.

Ook voor tbc geldt een wettelijke meldingsplicht. Door registratie van alle aangiften ontstaat een overzicht van besmettingshaarden en van het aantal patiënten per jaar en kan de GGD direct actie ondernemen om verspreiding van de ziekte tegen te gaan. Het volgen van de patiëntenstromen vanuit bepaalde landen is van groot belang voor de tuberculosebestrijding. Wat betekent bijvoorbeeld de toetreding van nieuwe landen binnen de Europese unie voor de mogelijke verspreiding van tuberculose? Hoe is de zorg voor tuberculosepatiënten geregeld in de opvangcentra voor asielzoekers? En hoe kan transmissie van de ziekte voorkomen worden bij met name kwetsbare of risicogroepen (Mast, 2004)?

▪▪ Soa-bestrijding en seksuele gezondheid

Sociaal-verpleegkundigen hebben een rol in zowel de preventie als in de behandeling van seksueel overdraagbare aandoeningen (soa) zoals hiv, chlamydia, gonorroe, syfilis en hepatitis B. Preventie van seksueel risicogedrag via het bevorderen van veilig vrijen, heeft tot doel hiv-infecties en ongewenste zwangerschappen te voorkomen en het risico op andere seksueel overdraagbare aandoeningen te verminderen. Sociaal-verpleegkundigen met dit specialisme zijn vanuit de GGD betrokken bij verschillende activiteiten op het terrein van soa-preventie, zoals:

- Uitvoeren van preventieprogramma's gericht op homo- en biseksuele mannen, jongeren, vakantiegangers, scholieren, druggebruikers en prostituees en hun klanten.
- Organiseren van spreekuren waarbij mensen anoniem vragen kunnen stellen over soa en een soa/hiv -test kunnen laten doen. Voor jongeren zijn er de Sense-spreekuren (▶ www.sense.info).
- Bron- en contactopsporing en partnerwaarschuwing.
- Deelname aan surveillance om ontwikkelingen op soa-terrein in de gaten te houden.

Binnen de soa-bestrijding voeren sociaal-verpleegkundigen veel counselingsgesprekken, gebaseerd op de methodiek van motiverende gespreksvoering. Dit gespreksmodel biedt een handvat voor het stimuleren van gezond seksueel gedrag.

Naast de preventieve activiteiten, bieden GGD'en ook laagdrempelige soa-zorg aan hoogrisicogroepen. Voor deze aanvullende curatieve soa-zorg zijn er in Nederland acht zogenoemde soa-centra. Ieder centrum bestaat uit een coördinerende GGD met een aantal soa-poliklinieken bij andere GGD'en of een ziekenhuispolikliniek waarmee een GGD samenwerkt. De algehele aansturing, landelijke registratie en surveillance vindt ook voor de soa/hiv-bestrijding plaats vanuit het Centrum Infectieziektebestrijding (CIb).

- **Technische hygiënezorg**

Met een goede hygiëne zijn infectieziekten veelal te voorkomen. De technische hygiënezorg binnen de GGD houdt zich bezig met alle mogelijke bedrijfsmatige hygiëne-aspecten binnen onder andere de kinderopvang, peuterspeelzalen, scholen, tattoo- en piercingshops, seksinrichtingen, dak- en thuislozenopvang en bij grote publieksevenementen. De sociaal-verpleegkundige adviseert deze instellingen, bedrijven en ondernemers om infectieziekten te voorkomen. Ze bezoekt instellingen en evenementen en brengt potentiële gezondheidsrisico's in kaart aan de hand van risicoprofielen, richtlijnen en checklisten en geeft dan advies hoe om te gaan met deze risico's. Het advies gaat in op het hygiënisch gedrag van individuen, de voorwaardenscheppende omstandigheden (tijd, deskundigheid van personeel) en het gebruik van materialen en middelen (Hoondert & Oostendorp, 2008).

Naast de rol van 'adviseur' heeft de GGD in sommige gevallen ook de rol van 'inspecteur'. Gemeenten zijn immers wettelijk verplicht een aantal instellingen te inspecteren, waaronder kindercentra, tattooshops en seksinrichtingen. Toezicht en inspectie kunnen ze uitbesteden aan de GGD. De GGD beoordeelt dan of er gewerkt wordt volgens de wettelijke hygiënerichtlijn. Aan de hand daarvan verleent een gemeente wel of geen vergunning.

Ook organisatoren van publieksevenementen hebben een vergunning nodig van de gemeente. De Geneeskundige Hulpverleningsorganisatie in de Regio (GHOR) vraagt de GGD dan om advies als er verhoogde gezondheidsrisico's zijn. Bijvoorbeeld over het sanitair, de afvalverwerking, tijdelijke voorzieningen en legionellapreventie. Ook tijdens de evenementen voert de GGD controles uit.

- **Medische milieukunde**

Medische milieukunde richt zich op het realiseren van een zo gezond mogelijke leefomgeving en speelt zich af op het raakvlak van milieu en gezondheid. Het belangrijkste doel is het beschermen en bevorderen van de gezondheid van burgers door het contact met schadelijke milieufactoren te voorkomen of te beperken. Dan gaat het bijvoorbeeld om verontreinigingen in de bodem of het water, de binnenlucht van huizen, de buitenlucht en om verstoring van de leefomgeving door onder meer stankhinder, geluidhinder en straling. Een ander belangrijk onderwerp binnen de medische milieukunde is leefbaarheid. Dan gaat het om duurzaam bouwen, gezonde steden en ruimtelijke ordening.

De sociaal-verpleegkundige medische milieukunde maakt deel uit van een multidisciplinair team waarin bijvoorbeeld ook een medisch milieukundige, milieu gezondheidskundige of toxicoloog werkt. De taken zijn vastgelegd in de Wet Publieke Gezondheid en bestaan uit:
— het signaleren van ongewenste situaties;
— het adviseren over risico's, in het bijzonder bij rampen of dreiging van rampen;
— het beantwoorden van vragen uit de bevolking;
— het geven van voorlichting;
— het doen van onderzoek.

Gemeenten kunnen de GGD inschakelen als er vragen zijn over bepaalde milieuonderwerpen, of als men advies wil over risico's bij incidenten met gevaarlijke stoffen. GGD'en kunnen gemeenten op elk moment, gevraagd én ongevraagd adviseren, bijvoorbeeld als er plannen zijn voor een nieuw bedrijventerrein of een woonwijk (Hoondert & Oostendorp, 2008).

- **Openbare Geestelijke Gezondheidszorg (OGGZ)**

De OGGZ omvat preventieve zorg voor de gehele bevolking, preventieve zorg voor risicogroepen en zorg voor kwetsbare personen die zelf geen hulp zoeken, zoals dak- en thuislozen en zorgschuw geworden mensen (de zogenoemde zorgwekkende 'zorgmijders'). Deze laatste groep, de sociaal kwetsbaren, vormen de primaire OGGZ-doelgroep. Zij leiden veelal een gemarginaliseerd bestaan en zijn onvoldoende in staat zijn om in de eigen bestaansvoorwaarden te voorzien. Daarnaast is er veelal sprake van meervoudige problematiek (zoals schulden, verwaarlozing, sociaal isolement). Ze stellen zelf geen reguliere hulpvraag. Anderen, zoals familie en buren, vragen meestal om hulp waardoor vaak sprake is van bemoeizorg (▶ www.toolkitvtv.nl). In ▶ par. 8.7 wordt dieper ingegaan op de OGGZ.

De sociaal-verpleegkundige binnen de OGGZ houdt zich vooral bezig met:
- het signaleren en bestrijden van risicofactoren op het gebied van de OGGZ;
- het bereiken en begeleiden van kwetsbare personen en risicogroepen;
- het functioneren als meldpunt voor signalen van crisis of dreiging van crisis bij kwetsbare groepen en risicogroepen;
- het bieden van psychosociale hulp bij rampen;
- het tot stand brengen van afspraken tussen betrokken organisaties over de uitvoering van de Openbare Geestelijke Gezondheidszorg.

- **Jeugdgezondheidszorg**

Sociaal-verpleegkundigen binnen de Jeugdgezondheidszorg (JGZ) worden ook wel jeugdverpleegkundigen genoemd. Zij ondersteunen en begeleiden ouders bij groei, ontwikkeling, verzorging en opvoeding. Deze zorg richt zich op het gezond en veilig opgroeien van kinderen van 0 tot 19. Daarvoor worden kinderen en jongeren tot hun 19^e levensjaar op vastgestelde momenten door de JGZ gezien. De JGZ volgt zo hun fysieke, psychische, sociale en cognitieve ontwikkeling.

Verpleegkundigen binnen de JGZ werken samen in een team met een jeugdarts/consultatiebureauarts, doktersassistent en soms ook met pedagogisch ondersteuners. De organisatie van de JGZ verschilt per gemeente. Jeugdgezondheidszorg kan worden geboden door een thuiszorgorganisatie, de GGD, een samenwerkingsverband tussen GGD en thuiszorg of door een zelfstandige Jeugdgezondheidszorgorganisatie.

Vanaf 2015 is een nieuw Basispakket JGZ van kracht. Vaccineren, monitoren, signaleren en screenen vormen daarvan nog steeds de kern. Kindermishandeling, overgewicht, internetgebruik en contactmoment adolescenten kregen al langer aandacht, maar zijn vanaf dan ook wettelijk vastgelegd in het basispakket. Hetzelfde geldt voor voorlichting, begeleiding, en toeleiding naar zorg. Nieuw in het Basispakket JGZ zijn beleidsadvisering en schoolverzuim (▶ www.ncj.nl).

Gemeenten zijn sinds een aantal jaar verplicht een Centrum voor Jeugd en Gezin (CJG) op te zetten. Dat zijn organisaties waarin zowel de jeugdgezondheidszorg als het maatschappelijk werk en de jeugdzorg onder één dak werken voor kinderen van 0-19 jaar. Het doel van het CJG is snel, goed en gecoördineerd advies en hulp op maat geven. Eén gezin, één plan, is het motto. Wanneer gemeenten vanaf 2015 ook verantwoordelijk zijn voor de Jeugdzorg (op grond van de nieuwe Jeugdwet), is het de bedoeling dat de Centra voor Jeugd en Gezin het loket voor alle vormen van ondersteuning, hulp en zorg aan kinderen, jongeren en opvoeders worden. Hoe het CJG vorm krijgt is de beleidsvrijheid van de gemeente. Het 'etiket' CJG wordt niet wettelijk verplicht (▶ www.nji.nl).

3.2.3 Competenties

Om sociaal-verpleegkundige te worden, volgt een verpleegkundige (niveau 5) een specialistische post-hbo-opleiding. Deze vervolgopleiding wordt in deeltijd verzorgd door de Netherlands School of Public & Occupational Health (NSPOH) en duurt anderhalf jaar. De NSPOH maakt daarbij onderscheid tussen de opleiding sociaal-verpleegkundige in de AGZ (algemene gezondheidszorg) en de opleiding jeugdverpleegkundige in de JGZ (jeugdgezondheidszorg).

De sociaal-verpleegkundige heeft een brede blik en achtergrond: zij weet kennis vanuit de sociologie, sociale psychologie, geneeskunde en verpleegkunde te combineren om de juiste zorg te kunnen verlenen. Ook is zij in staat individuele zorgvragen te vertalen naar de betekenis daarvan voor de gehele volksgezondheid en vice versa.

In aanvulling op het *Beroepsprofiel verpleegkundige* dat de beroepsvereniging V&VN in 2012 uitbracht, verscheen in 2014 het document *Expertisegebied verpleegkundige openbare gezondheidszorg*. Hierin heeft de afdeling VOGZ (verpleegkundigen openbare gezondheidszorg) van de beroepsvereniging V&VN de kennis en kunde van de verpleegkundige openbare gezondheidszorg beschreven. Het expertisegebied is uitgewerkt in zeven rollen met competenties, gebaseerd op de systematiek van CanMeds.

3.3 Praktijkverpleegkundige

De praktijkverpleegkundige is een gespecialiseerde verpleegkundige die zich richt op chronisch zieken en werkzaam is binnen de eerstelijnszorg en in zorginstellingen.

Er bestaat onduidelijkheid over de naamgeving van de praktijkverpleegkundige. Men heeft het over de praktijkverpleegkundige (PVK) en de praktijkondersteuner (POH). De praktijkverpleegkundige is een BIG-geregistreerde en hbo-opgeleide verpleegkundige, terwijl de praktijkondersteuner mbo-opgeleid is (vaak doktersassistente) met een tweejarige aanvullende opleiding op hbo-niveau. Daarnaast gebruikt men de term praktijkondersteuner ook overkoepelend voor alle ondersteuners van de arts, bestaande uit een praktijkverpleegkundige en een doktersassistente of praktijkassistente. Als het gaat om de hbo-opgeleide en BIG-geregistreerde verpleegkundig ondersteuner gebruiken we in dit hoofdstuk steeds de term praktijkverpleegkundige.

Sinds de introductie van de praktijkverpleegkundige in de huisartspraktijk (eind jaren negentig) heeft de functie zich verder ontwikkeld en heeft bijna tachtig procent van de huisartspraktijken een praktijkverpleegkundige in dienst.

3.3.1 Werkcontext

Praktijkverpleegkundigen zijn werkzaam bij huisartsenpraktijken, gezondheidscentra, verpleeghuizen, verstandelijk gehandicaptenzorg, kleinschalige woonvormen en asielzoekerscentra.

De praktijkverpleegkundige in de huisartsenpraktijk

In de huisartsenpraktijk zijn praktijkverpleegkundigen Somatiek en praktijkverpleegkundigen geestelijke gezondheidszorg (GGZ) werkzaam.

De praktijkverpleegkundige Somatiek begeleidt cliënten met een lichamelijke chronische aandoening zoals diabetes mellitus, COPD en hart- en vaatziekten. De praktijkverpleegkundige geeft voorlichting over het ziektebeeld, begeleidt de cliënt bij medicatiegebruik en veranderingen in de leefstijl en voert controleonderzoeken uit. De nadruk ligt op het signaleren van knelpunten, het herkennen van kwetsbaarheid, richting geven aan het zorgproces (casemanagement), het monitoren van chronisch zieken en complexe zorg zoals bij dementie en na een CVA.

Praktijkverpleegkundigen beschikken meestal over een eigen werkruimte binnen de huisartsenpraktijk, waarin zij zelfstandig cliënten behandelen. Een praktijkverpleegkundige heeft een eigen spreekuur en bezoekt cliënten ook thuis. Ze is niet bevoegd om nieuwe medicatie voor te schrijven en diagnoses te stellen. Wel kan een praktijkverpleegkundige een andere discipline consulteren en in overleg met de huisarts iemand op laten nemen in het ziekenhuis, als gevolg van achteruitgang of verergering van de gezondheidsklachten.

De praktijkverpleegkundige werkt in principe voor de huisartsen en er is meestal een arbeidsrelatie, maar een detachering via een aparte stichting, de thuiszorg of GGZ-instelling komt ook voor.

Sinds 2007 zijn er in de huisartsenpraktijk ook praktijkverpleegkundigen GGZ aanwezig. Dit zal steeds vaker voorkomen, omdat het landelijke beleid erop is gericht de GGZ meer vanuit de huisartsenpraktijk te organiseren. De praktijkverpleegkundige GGZ heeft een aanvullende opleiding gevolgd. Deze opleiding kan worden gevolgd door sociaal-psychiatrisch verpleegkundigen, verpleegkundigen met ervaring in de GGZ, maatschappelijk werkers en praktijkverpleegkundigen Somatiek. De zorg door de praktijkverpleegkundige GGZ is vooral gericht op psychosociale problemen zoals: relatieproblemen, stress, angst, depressie.

Taken van de praktijkverpleegkundige GGZ:
- signaleren van klachten en symptomen;
- bepalen of er sprake is van een sociaal probleem, een tijdelijke inzinking die vanzelf overgaat of een psychische stoornis die behandeld moet worden;
- stellen van een diagnose;
- kortdurend begeleiden en ondersteunen bij psychische problemen in samenwerking met de huisarts;
- indien nodig doorverwijzen naar een andere behandelaar, zoals het algemeen maatschappelijk werk of een eerstelijnspsycholoog;
- voorlichten en adviseren, ook gericht op preventie;
- doorverwijzen naar een GGZ-instelling in overleg met de huisarts, als er langdurend behandeld moet worden of bij ernstige psychische stoornissen.

De praktijkverpleegkundige in de ouderenzorg en de verstandelijk gehandicaptenzorg

Het takenpakket van de praktijkverpleegkundige in de ouderenzorg of bij verstandelijk gehandicapten is gericht op het verlenen van gedelegeerde medische en specialistische verpleegkundige zorg binnen een zorgorganisatie. Vanaf de eerste opvang bij klachten, symptomen en gevolgen die samenhangen met gezondheid of ziekte tot en met de afhandeling hiervan. Het uitgangspunt van de zorg is het welbevinden en de gezondheid van de ouderen en verstandelijk gehandicapten.

3.3 · Praktijkverpleegkundige

De zorgorganisaties waarbinnen de praktijkverpleegkundige Ouderenzorg of verstandelijk gehandicapten deze zorg leveren zijn: de huisartsenpraktijk, gezondheidscentrum, verpleeghuis en kleinschalige woonvormen. De praktijkverpleegkundige is het aanspreekpunt voor:
- de cliënt;
- mantelzorg en familie;
- huisarts/specialist ouderengeneeskunde;
- andere praktijkverpleegkundigen, verzorgenden, wijkverpleegkundigen, geriatrisch verpleegkundigen, GGZ-verpleegkundigen en afdelingsverpleegkundigen;
- andere professionals, zoals fysiotherapeuten/diëtisten.

De praktijkverpleegkundige houdt spreekuur, brengt de specifieke zorgvraag in kaart en zet gestructureerde zorg in gang na overleg met de arts. Als de arts de diagnose heeft gesteld, wordt overgegaan op behandeling, advisering en voorlichting, begeleiding en preventie.

De praktijkverpleegkundige is de zogenoemde 'spin in het web'. Zij is binnen haar werksetting verantwoordelijk voor coördinatie en afstemming van zorg door de verschillende disciplines en het overnemen van bepaalde taken van de arts. Zij stelt zich op als diseasemanager (de cliënt staat centraal en de zorg is gericht op ketenzorg) of als casemanager (de centrale zorgverlener) van de cliënt (Telgenhof, Van den Berg & Verschuur, 2010).

Kerntaak van de praktijkverpleegkundige is vertrouwen en veiligheid creëren, passend bij het tempo en de benodigde tijd van de individuele cliënt, en hem te laten ervaren waar zijn krachten en mogelijkheden liggen. In het multidisciplinair overleg heeft de praktijkverpleegkundige de belangrijke rol de zorg op de behoefte van de cliënt af te stemmen. Door het frequente contact met de cliënt herkent zij sneller veranderingen en anticipeert hierop (Telgenhof, Van den Berg & Verschuur, 2010).

De praktijkverpleegkundige speelt een belangrijke rol in het begeleiden van complexe zorgvragen van de oudere of verstandelijk gehandicapte en zijn naasten. In de ouderenzorg speelt de comorbiditeit een grote rol. De praktijkverpleegkundige heeft een coachende rol ten opzichte van de cliënt, mantelzorg en betrokken zorgverleners. Zij coacht hen op het gebied van zelfmanagement (medicijngebruik, therapietrouw, sociale contacten, veiligheid), het leren omgaan met en het hanteren van de gevolgen van het ouder worden/de aandoening en het invoeren en onderhouden van gezonde leefregels op het gebied van lichaamsbeweging, voeding, verzorging en slapen. De praktijkverpleegkundige observeert, adviseert en begeleidt groepsprocessen binnen de woonvormen volgens landelijke zorgstandaarden.

De praktijkverpleegkundige stemt af met en koppelt terug naar de arts en andere betrokkenen in de eerste en tweede lijn. Zij speelt ook een rol bij transities van zorg, zoals het aanpassen van de zorg bij verandering van omgeving, bij het veranderen van omgeving of in verband met een andere zorgbehoefte.

▪ De praktijkverpleegkundige in asielzoekerscentra

Op een Gezondheidscentrum Asielzoekers (GCA-locatie) werken huisartsen samen met praktijkverpleegkundigen huisartsenzorg asielzoekers (POHA's) en doktersassistenten. De praktijkverpleegkundige houdt inloopspreekuren op of vlakbij de locatie waar de asielzoeker verblijft. De huisarts, praktijkverpleegkundige en doktersassistent worden indien nodig per direct telefonisch bijgestaan door een tolk.

Vanaf 2010 maakt ook een consulent GGZ eerste lijn (sociaal-psychiatrisch verpleegkundige) of praktijkverpleegkundige GGZ onderdeel uit van het team op een Gezondheidscentrum Asielzoekers. De consulent ondersteunt de huisarts en de praktijkverpleegkundige bij het verlenen van zorg aan asielzoekers met psychische en/of psychosociale problemen. Op een Gezondheidscentrum Asielzoekers is de huisarts eindverantwoordelijk voor de zorg.

3.3.2 Inhoud van de functie

De praktijkverpleegkundige richt zich met name op chronisch zieke cliënten met bijvoorbeeld COPD, diabetes mellitus of hart- en vaatziekten. Praktijkverpleegkundigen bieden zelfstandig geneeskundige zorg aan specifieke groepen chronisch zieken, ouderen, verstandelijk gehandicapten en asielzoekers. Zij zijn in staat specialistische taken te verrichten, als aanvulling op de (huis)artsenzorg, op basis van verworven kennis en ervaring.

De praktijkverpleegkundige:
- stelt op basis van de medische diagnose de verpleegkundige diagnose op, volgens de verpleegkundige methodiek. Deze methodiek is probleemgeoriënteerd. Het hanteren van de verpleegkundige methodiek houdt in dat de praktijkverpleegkundige op basis van verkregen objectieve en subjectieve gegevens een verpleegkundige diagnose stelt en het beoogde resultaat aangeeft (Telgenhof, Van den Berg & Verschuur, 2010);
- verricht aanvullend een heteroanamnese (informatie van familie en mantelzorg) als de situatie onduidelijk blijft na de anamnese van de cliënt. Zij gebruikt hierbij relevante meetinstrumenten om de gezondheid van de cliënt in kaart te brengen;
- inventariseert klachten, betekenis en gevolgen voor de cliënt wat betreft ziekte en ziekteverloop, het functioneren van de cliënt en zijn netwerk;
- stelt de prognose, de te verwachten tijdsduur en de behoefte aan noodzakelijke zorg vast en beslist of er andere disciplines ingeschakeld worden;
- bespreekt met de cliënt het gehele zorgtraject met het uiteindelijke doel en legt dit vast;
- plant de zorg in samenwerking met de cliënt, mantelzorg, familie, arts en andere disciplines;
- voert de geplande interventies uit op medisch, begeleidend, adviserend en uitvoerend gebied en gericht op de verpleegkundige diagnose, met als resultaat het oplossen, verminderen of verzachten van het probleem van de cliënt (Telgenhof, Van den Berg & Verschuur, 2010);
- voert lichamelijk onderzoek en controles uit, zoals longfunctieonderzoek, controle bloedglucose, ambulante bloeddrukmeting, ECG en dergelijke;
- geeft voorlichting, advies en instructie aan cliënt, mantelzorg, familie en andere disciplines;
- spoort bij specifieke groepen, zoals ouderen of verstandelijk gehandicapten, in een vroeg stadium complexe (zorg)problemen op. Hierbij kijkt zij niet alleen naar de cliënt maar neemt ze ook het sociale netwerk van de cliënt, zoals de mantelzorg en de familie, mee;
- ondersteunt de specialist ouderengeneeskunde, de arts voor verstandelijk gehandicapten (AVG-arts) of de huisarts door de voorselectie van problematiek voor hen te verrichten;
- evalueert de interventies en het behaalde resultaat.

De praktijkverpleegkundige is verantwoordelijk voor de planning, organisatie en uitvoering van de (medische en verpleegkundige) zorg rondom één of meer cliënten en/of cliëntengroepen (Telgenhof, Van den Berg & Verschuur, 2010). Dit betekent dat ze een aantal verantwoordelijkheden heeft.

3.3 · Praktijkverpleegkundige

De praktijkverpleegkundige:
- kent de grenzen van haar deskundigheid. Zij functioneert binnen de kaders van de diagnose en het behandelplan zoals is opgesteld door de arts.
- voert alle activiteiten, naar aanleiding van de door de arts gestelde diagnose en die behoren tot het verpleegkundig handelen, uit en bewaakt de effecten die van dit verpleegkundig handelen het gevolg zijn.
- organiseert haar eigen werkzaamheden en werkt zelfstandig. Zij heeft een spreekuur, verricht consulten en huisbezoeken en bevordert de deskundigheid van zorgteams. De praktijkverpleegkundige is de intermediair tussen het zorgteam en de artsen.
- werkt aan de hand van protocollen en als deze er niet zijn dan worden deze door haar ontwikkeld, zoveel mogelijk op basis van (landelijke) richtlijnen en evidence-based. Bestaande richtlijnen worden getoetst en geëvalueerd. Het ontwikkelen en verbeteren van protocollen, procedures, praktijkvoering en ketenzorg is een onderdeel van de functie, waarbij evidence-based handelen het uitgangspunt is.
- is meestal de centrale zorgverlener (casemanager) en heeft een belangrijke coördinerende functie. Cliënten met chronische aandoeningen of specifieke groepen zoals ouderen hebben vaak te maken met veel verschillende hulpverleners, zowel in de eerste als in de tweede lijn, en raken hierdoor het overzicht soms kwijt. Begeleiding door een praktijkverpleegkundige is dan nodig.
- maakt vaak onderdeel uit van ketenzorg. Ketenzorg is de multidisciplinaire samenwerking op het gebied van preventie, behandeling, nazorg en het volgen van de cliënt, waarbij de cliënt centraal staat. Er zijn en worden standaarden voor ketenzorg ontwikkeld gericht op een chronische aandoening. Voorbeelden: ouderenzorg, diabetes mellitus, depressie, COPD, hart- en vaatziekten, dementie en CVA. Ook de bekostiging van chronische aandoeningen is steeds meer ingericht op ketenzorg.
- houdt zich bezig met het opsporen en beïnvloeden van risicofactoren bij cliënten en in de zorgverlening. Hierbij hoort ook het opstellen van instellingsbrede preventieplannen.
- signaleert knelpunten in de geleverde zorg en heft deze op. Zij bewaakt de kwaliteit van zorg en levert een bijdrage aan de deskundigheidsbevordering van verzorgenden, verpleegkundigen en andere professionals. Zij zorgt voor een efficiënt zorgproces.
- is zich bewust van de kosten. Haar werkwijze is kosteneffectief.
- heeft een uitgebreid vakinhoudelijk netwerk en onderhoudt een professionele samenwerkingsrelatie met artsen, afdelingen en andere bij de zorg betrokken disciplines.
- implementeert en ontwikkelt de functie van praktijkverpleegkundige in de ouderenzorg of de verstandelijk gehandicaptenzorg.
- is volledig verantwoordelijk voor eigen handelen met in achtneming van de wettelijke regels. Het wetgevende kader voor de praktijkverpleegkundige bestaat naast de Wet op de beroepen in de individuele gezondheidszorg (Wet BIG) ook uit de Wet op de geneeskundige behandelingsovereenkomst (WGBO) en de Kwaliteitswet zorginstellingen (KWZ). De huisarts of specialist ouderengeneeskunde blijft medisch inhoudelijk (diagnose en behandeling) eindverantwoordelijk (Telgenhof, Van den Berg & Verschuur, 2010).

3.3.3 Samenwerking

De werkzaamheden van de praktijkverpleegkundige overlappen voor een deel met die van andere disciplines. Denk aan praktijkassistentes, artsen, wijkverpleegkundigen, afdelingsverpleegkundigen, GGZ-verpleegkundigen, geriatrieverpleegkundigen en Nurse Practitioners.

Allemaal houden ze zich bezig met kwetsbare cliënten, maar ieder heeft haar eigen expertise en deskundigheid. De praktijkverpleegkundige werkt vaak met hen samen.

- **Praktijkassistente**

De praktijkassistente (of doktersassistente) neemt de minder complexe zorg voor haar rekening en is vooral taakgericht bezig (injectie geven, been zwachtelen, hechtingen verwijderen, oren uitspuiten enzovoort) terwijl de praktijkverpleegkundige zich op de gehele cliënt richt. De praktijkassistente heeft daarnaast een administratieve functie. Zij organiseert oproepen en controles, maakt afspraken en houdt de cliëntenadministratie bij. Zij heeft vaak het eerste (telefonische) contact met de cliënt.

- **Huisarts/specialist ouderengeneeskunde/arts verstandelijk gehandicapten (AVG)**

De arts stelt de diagnose, bepaalt het medische beleid, verwijst door naar derden (dit kan ook de praktijkverpleegkundige zijn) en is eindverantwoordelijk. De arts richt zich primair op het individu, terwijl de praktijkverpleegkundige vooral het systeem waarbinnen het individu functioneert in ogenschouw neemt, zoals de thuissituatie en het werk (Van den Berg & De Bakker, 2003).

- **Wijkverpleegkundige**

Een wijkverpleegkundige is een verpleegkundige met een signalerende en coördinerende functie, gericht op de eigen regie van de bewoners in de wijk waarin zij werkt. En wat heel specifiek is: zij werkt bij de mensen thuis. De wijkverpleegkundige is goed op de hoogte van de sociale kaart en bouwt een netwerk op en onderhoudt dit. Daarnaast is zij breed inzetbaar en beschikt over een brede kennis. Ze legt de verbinding tussen preventie, wonen en welzijn en heeft kennis van wet- en regelgeving. In de wijkgebonden eerstelijnszorg en ketenzorg vullen de wijkverpleegkundige en de praktijkverpleegkundige elkaar aan. Om taken en verantwoordelijkheden goed op elkaar te laten aansluiten en overlap te voorkomen, maken zij hier goede afspraken over en worden deze centraal vastgelegd.

- **Afdelingsverpleegkundige**

De afdelingsverpleegkundige is een verpleegkundige werkzaam op een afdeling van een zorgorganisatie. Het is een uitvoerende functie gericht op de multidisciplinaire zorg. Zij onderhoudt contacten met de bewoners en hun relaties, met collega's en andere disciplines. Zij is verantwoordelijk voor de dagelijkse zorg en ondersteuning.

- **Sociaal-psychiatrisch verpleegkundige**

Een sociaal-psychiatrisch verpleegkundige (SPV) is een behandelaar in de ambulante geestelijke gezondheidszorg. De sociaal-psychiatrisch verpleegkundige is werkzaam in de huisartsenpraktijk, acute psychiatrie, kortdurende en langdurende psychiatrie. Naast de contacten met cliënten in de spreekkamer zal de sociaal-psychiatrisch verpleegkundige zo nodig aan huis, op het werk of elders komen. De sociaal-psychiatrisch verpleegkundige houdt zich bezig met soms complexe psychosociale en psychiatrische problematiek.

- **Geriatrieverpleegkundige**

De geriatrieverpleegkundige is een verpleegkundige die werkzaam is in een verpleeghuis en gespecialiseerd is in ouderenzorg (geriatrie). Zij heeft specifieke kennis over ouderdomsproblemen zoals kwetsbaarheid, pijn, psychogeriatrie (dementie, depressie, delier) en is bekend met de verwevenheid van somatische, psychische, sociale en functionele problemen. De geriatrieverpleegkundige heeft een aanvullende opleiding gevolgd. Het is een uitvoerende functie gericht op de ouderenzorg.

- **Nurse Practitioner/verpleegkundig specialist**

De functie Nurse Practitioner is een verpleegkundige functie die zich qua bevoegdheid bevindt tussen arts en verpleegkundige. Een Nurse Practitioner heeft zich gespecialiseerd in de psychiatrie, verpleeghuiszorg of huisartsgeneeskunde, maar kan ook werken in een ziekenhuis. Sinds eind jaren negentig komt deze functie voor in Nederland. De twee grote verschillen met de praktijkverpleegkundige:
- De Nurse Practitioner richt zich niet specifiek op chronische aandoeningen.
- De Nurse Practitioner mag diagnoses stellen.

Zij kunnen wel dezelfde deelspecialismen behandelen als de praktijkverpleegkundige.

De Nurse Practitioner neemt taken over van de huisarts en handelt veel voorkomende klachten af, zoals hoesten, oorpijn, keelpijn, huidproblemen, urineweginfecties of wonden. Ze werkt zelfstandig. De Nurse Practitioner die gespecialiseerd is in diabetes en longaandoeningen mag ook medicijnen voorschrijven.

3.4 De wijkverpleegkundige

De wijkverpleegkundige van weleer had een bijzondere status in het dorp of de wijk waar zij werkte, zij was het boegbeeld in de verpleging en verzorging thuis. Aan het eind van de 20^e eeuw verandert dit door diverse maatschappelijke en economische factoren: de wijkverpleegkundige moet efficiënter werken en krijgt steeds minder ruimte eigen invulling aan het beroep te geven. De indicatiestelling wordt centraal georganiseerd en de bekostiging wijzigt in een functiegerichte bekostiging. Het aantal wijkverpleegkundigen in de thuiszorg wordt bij veel organisaties afgebouwd ten gunste van lagere opgeleide professionals zoals de mbo-verpleegkundigen en de (wijkzieken)verzorgenden. Deze medewerkers voeren deelactiviteiten uit, dat is goedkoper, met als gevolg een verregaande versnippering van de geboden zorg. De wijkverpleegkundige praktijk wordt een 'productiegestuurde' praktijk. De wijkverpleegkundige krijgt daardoor steeds minder regelruimte en gelegenheid om te doen wat goed is voor de cliënt.

Anno nu (2014) wijzen de ontwikkelingen, de hervorming van de langdurige zorg, erop dat de meerwaarde van de wijkverpleegkundige steeds meer gezien wordt. Deze hervorming is gericht op een betere kwaliteit van zorg en ondersteuning, een meer betrokken samenleving en een houdbare financiering van de langdurige zorg. De wijkverpleegkundige krijgt weer meer de positie in de wijk als een belangrijke schakel tussen de patiënt en het ziekenhuis, de huisarts, de mantelzorg en anderen. Ze vormt de brug tussen zorg en welzijn. Vanaf 2015 gaat de wijkverpleging van de AWBZ naar de Zorgverzekeringswet. Dit betekent onder andere dat wijkverpleegkundigen zelf de indicatiestelling en de zorgtoewijzing gaan doen en zo zelf bepalen wat de cliënt in de langdurige zorg nodig heeft.

3.4.1 Werkcontext

Het document *Expertisegebied wijkverpleging* beschrijft dit als volgt: 'De unieke positie van de wijkverpleegkundige ten opzichte van andere verpleegkundigen wordt veroorzaakt door de plaats waar zij haar werk doet: buiten de muren van de zorginstellingen, binnen de muren van de woning van de cliënt of patiënt, en in de wijk' (De Bont, Van Haaren, Rosendal & Wigboldus, 2012).

De wijkverpleegkundige werkt meestal vanuit een thuiszorgorganisatie in een team met verschillende disciplines. Ze kan werken in een thuiszorgteam, avond-, nacht- of weekendteam of een specialistisch team, in wijkteams, Buurtzorgteams of zorg- en welzijnsteams. De precieze verdeling van werkzaamheden en invulling van de teams is per organisatie verschillend.

3.4.2 Inhoud van de functie

De wijkverpleegkundige werkt in de persoonlijke levenssfeer bij de cliënt thuis. Dit betekent dat zij ook rekening houdt en meebeweegt met de leefwijze van de cliënt en eventuele huisgenoten. Zij is te gast bij de cliënt en gaat vaak een langdurige relatie met hem aan. Omdat iedere cliënt en woonsituatie anders is vraagt dit flexibiliteit en creativiteit van de wijkverpleegkundige om aan te sluiten bij de specifieke zorgbehoefte van die cliënt (De Bont e.a., 2012).

- **De cliënt centraal**

De wijkverpleegkundige onderzoekt samen met de cliënt welke hulp thuis en in de omgeving nodig is, wanneer en met welke specifieke aandachtspunten. Daarnaast bekijkt ze samen met de mantelzorg of de omgeving wat kan doen. Ook tijdens de zorgverlening blijft er steeds aandacht voor de behoefte aan zorg en ondersteuning en in welke vorm dat moet plaatsvinden. Op die manier krijgt de cliënt de zorg die hij nodig heeft en die past bij zijn situatie en mogelijkheden (De Blok & Pool, 2010). De wijkverpleegkundige ondersteunt de cliënt bij (het hernemen van) zelfzorg, zelfredzaamheid en eigen regie. Zo is hij in staat met de benodigde hulp in zijn eigen omgeving te blijven (Van der Meer & Mastenbroek, 2010).

- **Werken vanuit het cliëntsysteem**

De wijkverpleegkundige helpt en coacht de cliënt de situatie weer in eigen hand te nemen waardoor de zorg kan worden afgebouwd. Daarbij mobiliseert de wijkverpleegkundige ook het sociale systeem rondom de cliënt (Nouws, 2010). De wijkverpleegkundige levert een bijdrage aan het verbeteren van de gezondheid of het voorkómen van ziekte. Zij spreekt hiervoor de mensen aan op hun 'eigen kracht' en benut daarbij ook het draagvermogen van de mantelzorgers, vrienden of familie. Zij focust op alle aspecten van zorg en gezondheid en zoekt naar een integrale oplossing voor de zorgvraag van de cliënt (Pamflet V&VN, 2013). Voor wie, ook met steun van de omgeving, niet meer zelfredzaam kan zijn, is er altijd ondersteuning en/of passende zorg die gericht is op participatie in de maatschappij (Rijksoverheid, 2013).

De wijkverpleegkundige levert zorg op maat passend bij de individuele behoefte van de cliënt. Zij doet dit op basis van een zorgleefplan. Dit plan is de uitkomst van de dialoog met de cliënt en zijn omgeving. Een zorgleefplan gaat over alle aspecten die belangrijk zijn voor kwaliteit van leven van een cliënt. Het omvat daarom vier levensdomeinen (▶ www.zorgleefplanwijzer):
1. lichamelijk welbevinden;
2. mentaal welbevinden / autonomie;
3. participatie;
4. woon- en leefomstandigheden.

3.4.3 Generalist met een breed takenpakket

De wijkverpleegkundige is een generalist die kennis heeft van care, cure, welzijn en preventie (Bolle & De Bont, 2010). Het takenpakket van de wijkverpleegkundige is breed, zij biedt basiszorg én complexe verpleegkundige handelingen, zij coördineert en regisseert de zorg, zij signaleert zorgproblemen en heeft contacten met derden.

Ze is er niet alleen voor de individuele cliënt maar ook voor de bewoners van de wijk. De wijkverpleegkundige stimuleert samenwerking tussen lokale partijen, organiseert groepsgerichte activiteiten en onderneemt cliëntgebonden activiteiten (Van der Meer & Postma, 2012). Zij richt zich op de lichamelijke gezondheid en op hun psychisch en sociaal-maatschappelijk welbevinden. Preventie in brede zin maakt een belangrijk deel uit van haar takenpakket. Preventie gericht op voorkómen van gezondheidsproblemen, vroegtijdige signalering van gezondheidsproblemen en het voorkómen van complicaties en ziekteverergering. Het bevorderen van zelfredzaamheid en de redzaamheid van het sociale systeem vallen hier nadrukkelijk onder.

De wijkverpleegkundige heeft kennis van de structuur van de gezondheidszorg en van de sociale kaart in de wijk. Zij werkt verbindend tussen de sectoren wonen, zorg en welzijn en draagt zo bij aan de mogelijkheden om langer in de eigen omgeving te kunnen blijven wonen (De Bont e.a., 2012). De wijkverpleegkundige is een cruciale schakel in de zorg. Wat de huisarts is voor de cure, is de wijkverpleegkundige voor de care. Beiden zijn generalist, beiden hebben een brede rol en coördinerende rol binnen hun domein. Huisarts en wijkverpleegkundige zijn in dat opzicht complementair (Nouws, 2010).

- **Verantwoordelijk voor het hele zorgproces**

De wijkverpleegkundige bepaalt in belangrijke mate welke zorg ingezet gaat worden, uiteraard binnen de indicatie en financieringsmogelijkheden, rekening houdend met de wensen van de cliënt, in de context van de overige hulpverlening. Hierbij handelt de wijkverpleegkundige volgens geldende normen en professionele standaarden. Zij bewaakt de uitvoering van de zorg, evalueert deze en sluit het zorgproces af. De wijkverpleegkundige zorgt voor continuïteit, overzicht, vertrouwen en regie (Nouws 2010). Hierbij werkt zij samen met teamleden met uiteenlopende deskundigheidsniveaus en de wijkverpleegkundige bewaakt de kwaliteit van de verleende zorg.

- **Solistisch en zelfstandig**

De wijkverpleegkundige werkt meestal alleen bij de cliënt. Bij de uitoefening van haar vak moet zij zelfstandig verantwoordelijkheid dragen, vaak is er niemand ter plekke om op terug te vallen. Zelfstandig handelen impliceert niet alleen dat je kennis en kunde hebt, maar dat je ook kunt beredeneren en beargumenteren wat je doet (De Bont, 2011). De wijkverpleegkundige moet goed in staat zijn risico's te signaleren en de afweging te maken of de situatie veilig is om de cliënt alleen achter te laten.

- **Competenties**

Voor de wijkverpleegkundige is het deskundigheidsgebied uitgewerkt in rollen en competenties. Op het moment van schrijven (2014) zijn de meeste wijkverpleegkundigen bekend met en opgeleid volgens de *Competentiebeschrijvingen van wijkverpleegkundigen* van Mast en Pool (2003). Hierin zijn de rollen van zorgverlener, regisseur, coach, ontwerper en beroepsbeoefenaar voor de wijkverpleegkundige uitgewerkt. In 2012 is door de beroepsvereniging Verpleegkundigen en Verzorgenden Nederland (V&VN) het *Expertisegebied wijkverpleegkundige* uitgebracht. Hierin zijn de rollen en competenties geactualiseerd en geordend in zeven rollen met competenties, gebaseerd op de systematiek van de CanMeds. Kern van de beroepsuitoefening is de verpleegkundige als zorgverlener. Alle andere bekwaamheden raken aan die centrale rol en krijgen er richting door.

3.4.4 Verwachte ontwikkelingen

- **Wijkverpleegkundige sluit aan bij sociale wijkteams**

Wijkverpleegkundigen verbinden de zorg met wonen en welzijn. Zij gaan een belangrijke rol spelen in de sociale wijkteams (De Putter e.a., 2014), waar zij de verbinding maken tussen het medisch en sociale domein (het domein van de Wet maatschappelijke ondersteuning, de Wmo). Door overheveling van taken van provincie en rijk (decentralisaties) krijgt de gemeente de regie over een groot deel van het sociale domein. Taken die overgeheveld worden zijn bijvoorbeeld de ondersteuning en begeleiding van zorgbehoevende mensen en participatie van mensen met een afstand tot de arbeidsmarkt. Er is behoefte aan een integrale aanpak en sociale wijkteams vormen daarbij een belangrijk middel (Kok, 2013). Gemeenten zijn verantwoordelijk voor de ontwikkeling van de sociale wijkteams. Het kabinet investeert in het opzetten hiervan. Op welke manier de wijkverpleegkundige participeert met de gemeenten wordt wettelijk vastgelegd. Dat betekent dat zorgverzekeraars en gemeenten afspraken moeten maken over de inzet van de wijkverpleegkundige (▶ www.rijksoverheid.nl).

- **Wijkverpleging als aanspraak in de Zorgverzekeringswet**

In 2015 wordt de aanspraak 'wijkverpleging' opgenomen in de Zorgverzekeringswet (Zvw). Het gaat hierbij om verpleging en verzorging, beschreven als 'zorg zoals verpleegkundigen die plegen te bieden, in de eigen omgeving van de verzekerde, en die noodzakelijk is in verband met geneeskundige zorg' (Van der Meer & Mastenbroek, 2013). In de Zvw is er geen centraal orgaan dat indicaties vaststelt. De indicatiestelling vindt plaats aan de hand van documenten van de beroepsgroep. Binnen de AWBZ en de toekomstige Wet langdurige intensieve zorg (Wlz) vindt de indicatie plaats door het Centrum Indicatiestelling Zorg (CIZ), de wijkverpleegkundige krijgt daarbij de opdracht om x minuten of uren zorg per cliënt te besteden. Voor de aanspraak binnen de Zvw voert de wijkverpleegkundige zelf de indicatiestelling en zorgtoewijzing uit. Indicatiestelling betekent hier: bepalen wat de cliënt nodig heeft, gezien zijn individuele situatie. Zorgtoewijzing betekent hier: bepalen wie de zorg uitvoert (▶ www.venvn.nl). De wijkverpleegkundige is hierdoor meer autonoom, krijgt meer ruimte voor de inzet van haar professionaliteit.

- **Normen voor indiceren en organiseren**

Binnen de Zvw ligt de verantwoordelijkheid voor de indicatiestelling en de organisatie van zorg bij de zorgprofessional. In samenspraak met de cliënt beschrijft de wijkverpleegkundige de aard, de omvang, de duur en het doel van de zorg. De beroepsvereniging V&VN ontwikkelde hiervoor de *Normen voor indiceren en organiseren van verplegen en verzorgen in de eigen omgeving* (V&VN, 2014). Deze normen laten zien waaraan verpleegkundigen moeten voldoen wanneer zij verpleging en verzorging in de eigen omgeving indiceren en organiseren. De normen geven duidelijkheid aan cliënten en overheid en zijn een richtinggevend kader voor professionals, zorgaanbieders en zorgverzekeraars.

Het normenkader bestaat uit de volgende zes normen:
- Indiceren en organiseren van zorg vindt plaats op basis van professionele autonomie. Professionele autonomie garandeert cliëntgerichtheid en een onafhankelijk besluit.
- Indiceren en organiseren van zorg wordt gedaan door een bachelor of master opgeleide verpleegkundige. Van deze professionals mag verwacht worden dat zij beschikken over de noodzakelijke competenties.
- Indiceren en organiseren van zorg is gericht op versterken van eigen regie en zelfredzaamheid van cliënten en het cliëntsysteem. Verpleegkundigen sluiten hiermee aan op de maatschappelijke noodzaak de zorg verantwoord uit te voeren.
- Besluitvorming rond indiceren en organiseren van zorg vindt plaats op basis van het verpleegkundig proces. De methode die verpleegkundigen daarbij hanteren is het klinisch redeneren. Dit proces bestaat uit vraagverheldering, diagnose, planning van resultaten en interventies, organisatie, uitvoer en evaluatie van zorg.
- De verslaglegging voldoet aan de V&VN-richtlijn voor verslaglegging. Sinds 2011 bestaat een richtlijn voor verpleegkundige verslaglegging waarin het doel en de onderdelen van de verslaglegging worden besproken.
- De verpleegkundige overdracht voldoet aan de V&VN-standaard voor overdracht van zorg. De standaard bestaat uit informatie over maximaal 27 items in combinatie met de keuze voor een "warme overdracht" als dat noodzakelijk is.

Ook inventariseerde V&VN informatie over huidige werkwijzen ten aanzien van indicatiestelling en organisatie van zorg. Dit overzicht van richtlijnen, hulpmiddelen, protocollen en meetinstrumenten is te vinden op de website van V&VN Eerstelijn.

■ **Impuls voor professionalisering wijkverpleegkundig beroep**
De uitvoering van de zorg geleverd vanuit de Zorgverzekeringswet stimuleert het verder ontwikkelen van het (wijk)verpleegkundig beroep omdat de beroepsgroep zelf moet aangeven wat binnen het eigen beroepsdomein valt – een ontwikkeling die tot nu toe nog onvoldoende plaats heeft gevonden. De 'zorg zoals verpleegkundigen die plegen te bieden' vraagt een uitwerking in protocollen en de verdere ontwikkeling van verpleegkundige standaarden die inhoud geven aan de te verzekeren prestatie. De verzekeraar verwacht een inzichtelijk, uniform systeem van zorgindicatie dat ten grondslag ligt aan de zorgverlening. De beroepsvereniging V&VN heeft een belangrijke rol in de ontwikkeling van instrumenten als hulpmiddel bij het vaststellen van de zorg en de zorgtoewijzing voor de verzekerde aanspraak op wijkverpleging. Zij zal zelf de indicatiestelling als onderdeel van het zorgproces gaan uitwerken in richtlijnen en standaarden. Dit betekent een verdere professionalisering van het beroep.

3.5 Transferverpleegkundige

Een transferverpleegkundige is een verpleegkundige die zich gespecialiseerd heeft in het regelen van nazorg voor patiënten die ontslagen worden uit een zorginstelling. Deze nazorg kan bestaan uit het aanvragen van (een indicatie voor) hulpmiddelen, thuiszorg of overplaatsing. De transferverpleegkundige is de schakel tussen de ene zorginstelling (ziekenhuis, revalidatiecentrum, brandwondencentrum, hospice of verpleeghuis) en de andere zorginstelling of thuiszorg. Een transferverpleegkundige is meestal een hbo-opgeleide verpleegkundige met een eenjarige aanvullende opleiding. Soms wordt deze functie vervuld door een maatschappelijk werker. Transferverpleegkundigen worden ook wel liaisonverpleegkundige, nazorgverpleegkundige, transferbemiddelaar of transferconsulent genoemd. Wij hanteren hier alleen de term transferverpleegkundige.

Het voordeel van het inschakelen van een transferverpleegkundige is een efficiënter en patiëntvriendelijker ontslagproces. Het ontslag of de overplaatsing verloopt sneller en daardoor blijven bedden niet onnodig bezet. Ook is de zorg meer op maat.

3.5.1 Werkcontext

Hoe en waar transferverpleegkundigen werken kan lokaal verschillen. Veel transferverpleegkundigen werken vanuit een Transferpunt Zorg, dit is een kenniscentrum voor het organiseren en regelen van professionele zorg na ontslag. Ze zijn werkzaam in zorginstellingen zoals ziekenhuizen, verpleeghuizen, revalidatiecentra, thuiszorginstellingen of bij huisartsen en kunnen deel uit maken van een transmuraal team. Bij een transmuraal team werken niet alleen transferverpleegkundigen, maar ook verpleegkundigen die bij ontslag naar huis de benodigde intensieve zorg thuis geven. Hierdoor kunnen patiënten eerder naar huis. Deze intensieve zorg moet aangevraagd worden via de huisarts of specialist.

Ruim negentig procent van de ziekenhuizen maakt gebruik van een transferverpleegkundige. De transferverpleegkundige wordt gefinancierd door het ziekenhuis, het CIZ (Centrum Indicatiesteling Zorg) of een andere zorginstelling; maar kan ook gefinancierd worden vanuit een samenwerkingsverband, zoals bij een Transferpunt Zorg (ook wel Transferpunt of Transferpunt Patiëntenzorg genoemd). Een Transferpunt Zorg is een samenwerking tussen het ziekenhuis, het CIZ en een andere zorgorganisatie zoals de thuiszorg of een verpleeghuis, of met gemeenten en zorgaanbieders. Een transferpunt is de verbinding tussen ziekenhuizen en zorginstellingen. Ze zijn vaak regionaal ingericht en er zijn afspraken met het Zorgkantoor of de gemeente over de werkwijze. Speciaal voor de transferpunten bestaat er sinds 2007 een administratieve applicatie genaamd POINT (Punt voor Overdracht, Informatie, Naslag Transfers) (zie kader), zodat er regionaal eenduidig gewerkt wordt; dit verbetert de kwaliteit en optimaliseert het transferproces. Het overdragen van patiënten wordt steeds meer 24/7 gedaan.

> **POINT**
> Met POINT worden alle benodigde transfergegevens slechts één keer in een centrale database vastgelegd. Deze gegevens kunnen decentraal door geautoriseerde gebruikers worden ingezien en gewijzigd. Op deze wijze wordt tijdens het transferproces een overdrachtsdossier opgebouwd, dat bestaat uit de aanvraag van de afdeling, de acties van de transfermedewerker, de indicatiestelling en de verpleegkundige overdracht. Zowel de verpleging van de afdeling, het Transferpunt Zorg, het CIZ en de zorgaanbieder van voorkeur van de patiënt kunnen deze gegevens inzien en benutten. Uit het systeem kunnen de eerdergenoemde prestatie-indicatoren en andere gegevens afgeleid worden op basis waarvan een managementrapportage kan worden opgesteld. In het systeem is ook alle relevante informatie over de procesgang ondergebracht, zoals richtlijnen, adressen, veel voorkomende vragen et cetera. Door het systeem centraal per regio in te richten kan onderhoud en applicatiebeheer centraal in de regio plaatsvinden (Van Leeuwen, 2007).

3.5.2 Inhoud van de functie

De transferverpleegkundige houdt zich bezig met het gehele ontslagproces: aanvragen van de indicatie, regelen hulpmiddelen, opname, overplaatsing of ontslag naar huis. Zij werkt samen met het CIZ, gemeenten, zorgverzekeraars en zorgaanbieders. De transferverpleegkundige levert zelf geen zorg aan de patiënt, maar organiseert het ontslag en de nazorg.

De inhoud van de functie kan per regio of zorginstelling sterk verschillen. Soms vervult ze alle volgende rollen, soms één of twee daarvan:
- de organisatorische rol; organisatie van het ontslag en de nazorg;
- de adviserende rol; adviseert de afdelingsverpleegkundige over het ontslag en de nazorg;
- de beleidsmatige rol; ontwikkelt en implementeert het ontslagproces van de zorginstelling en stelt richtlijnen op voor ontslag en nazorg.

In dit hoofdstuk richten wij ons vooral op de organisatorische rol.

De transferverpleegkundige heeft een uitgebreid takenpakket:
- In een vroeg stadium: verhelderen van de zorgvraag, doornemen van de wensen van de patiënt en informatie geven over de mogelijke zorg. De zorgvraag staat centraal. De transferverpleegkundige bespreekt de mogelijkheden van de mantelzorg, de zorgbehoefte, prognose en benodigde specialistische zorg en hulp. Dit kan ook een taak van de afdelingsverpleegkundige zijn, waarbij de transferverpleegkundige alleen het organiseren van het ontslag of de overplaatsing als taak heeft.
- Aanvragen van indicaties voor opname in een zorginstelling, overplaatsing of (thuis)zorg bij het CIZ, de zorgverzekeraars of gemeenten.
- Organiseren, aanmelden en coördineren van het ontslag of de overplaatsing.
- Informeren over en bemiddelen bij zorg- en welzijnsproducten, zoals maaltijdvoorzieningen, hulpmiddelen of vrijwillige zorg.
- Regelen van:
    - algemene thuiszorg, zoals: persoonlijke verzorging, verpleging, begeleiding, huishoudelijke hulp;
    - medisch-technische thuiszorg (gespecialiseerde verpleging en/of apparatuur, bijvoorbeeld voor beademing);
    - terminale zorg thuis of in een hospice;
    - bestellen van verpleegartikelen of hulpmiddelen (bijvoorbeeld: rollator, krukken, rolstoel, douchestoel, traplift);
    - dagopvang of dagbehandeling in een verpleeghuis of revalidatiecentrum;
    - tijdelijke of definitieve opname in een verpleeghuis;
    - een persoonsgebonden budget (Pgb);
    - maaltijdvoorziening;
    - persoonsalarmering.
- Aanspreekpunt zijn voor patiënten, familie, artsen en andere disciplines. Hen informeren over het vervolgtraject: de aanvraag, de status van het ontslag of de overplaatsing, de kosten, wat wordt er wel en wat wordt er niet vergoed en informatie over de eigen bijdrage.
- Meewerken aan de ontwikkeling en professionalisering van de transmurale zorg en de daarbij behorende zorgproducten, zoals protocollen, ketenzorg, transferpunten en samenwerkingsafspraken.
- Overdracht van de patiënt naar huis met thuiszorg of naar een (tijdelijke) zorginstelling. Dit kan ook een taak van de afdelingsverpleegkundige zijn, de transferverpleegkundige biedt dan alleen ondersteuning. Een goede overdracht bevat minstens: anamnese patiënt,

ziekteverloop, benodigde zorg, planning en tijdsduur zorg, betrokken disciplines, bijzonderheden, contactpersonen en wensen van de patiënt. Voor een goede overdracht zijn verschillende instrumenten beschikbaar zoals POINT, zie kader.
- Samenwerken met andere disciplines, zoals (huis)artsen, verpleegkundigen, apothekers, transmuraal team en vrijwilligers, bijvoorbeeld bij terminale thuiszorg. Contact leggen met andere zorginstellingen of de thuiszorg en deze contacten onderhouden.
- Wachtlijstbegeleiding.
- Controleren na het ontslag of alles volgens afspraak verloopt en goed geregeld is en het ontslagproces evalueren.
- Registratie en verslaglegging van het ontslag en de nazorg van de patiënt.
- Registratie van transfers van patiënten ten behoeve van managementinformatie en managementbeleid.

3.5.3 Competenties

Dit uitgebreide takenpakket vraag veel kennis en vaardigheden van de transferverpleegkundige.

De transferverpleegkundige:
- garandeert continuïteit van de benodigde zorg en optimaliseert de doorstroom naar vervolgtrajecten, bijvoorbeeld naar ketenzorg;
- beschikt over actuele informatie en kennis betreffende landelijke ontwikkelingen, richtlijnen, wetten, zorgaanbieders en vergoedingen;
- heeft een uitgebreid netwerk en goede contacten met het CIZ, gemeenten, zorgverzekeraars, zorgaanbieders, (huis)artsen en zorginstellingen;
- heeft inzicht in en kennis van alle aspecten van de zorg en zorgvragen van patiënten. Dit betreft de fysieke, sociale en psychische problemen, maar ook de behandelingen en gevolgen;
- heeft inzicht in en kennis van de sociale kaart zowel lokaal als regionaal, het zorgaanbod zowel intramuraal als extramuraal en de juridische en ethische aspecten;
- heeft inzicht in en kennis van zorgketens, zorggroepen en zorgprogramma's;
- moet kunnen omgaan met tegenstrijdige belangen tussen het ziekenhuis (zo kort mogelijke ligduur), de wensen van de patiënt, procedures, richtlijnen en de marktwerking;
- stelt de patiënt steeds centraal; zij is de belangenbehartiger van de patiënt;
- is oplossingsgericht, maar laat de regie bij de patiënt zelf.

■ **Samenwerking met andere disciplines**
De transferverpleegkundige werkt intensief samen met andere disciplines, zoals afdelingsverpleegkundigen, wijkverpleegkundigen, verpleegkundig specialisten, artsen, fysiotherapeuten, maatschappelijk werkers, contactpersonen van andere zorginstellingen en zorgaanbieders. Ze neemt vaak deel aan het multidisciplinair overleg.

3.6 Arboverpleegkundige

De Wet verbetering poortwachter (sinds 2002) heeft als doel het verlagen van de WIA-instroom door een efficiënte en tijdige aanpak van het ziekteverzuim en geprotocolleerde re-integratietrajecten. Werkgever, werknemer en bedrijfsarts moeten goed samenwerken en aantonen dat

3.6 · Arboverpleegkundige

alle stappen zijn genomen om uitval van de werknemer te voorkomen. De bedrijfsarts zorgt voor een compleet dossier betreffende het re-integratietraject van de werknemer. De arboverpleegkundige richt zich op het verbeteren van arbeidsomstandigheden en de gezondheid van werknemers en houdt zich bezig met preventie en re-integratie van arbeidsongeschikte werknemers.

In het verleden sprak men over de bedrijfsverpleegkundige. De bedrijfsverpleegkundige hield zich alleen bezig met ziekteverzuim en arbeidsomstandigheden van werknemers in een organisatie. Met de komst van de Arbowet en de Wet Verbetering Poortwachter hebben werkgevers meer verantwoordelijkheden gekregen voor ziekteverzuim en arbeidsongeschiktheid. De functie van bedrijfsverpleegkundige is daardoor verbreed. Zij houdt zich nu ook bezig met preventie en Arbowetgeving. De bedrijfsverpleegkundige is daardoor uitgegroeid tot verpleegkundig specialist in Arbozorg en heet tegenwoordig Arboverpleegkundige.

3.6.1 Inhoud van de functie

De arboverpleegkundige is een allround verzuimmanager en is tijdens het ziekteverzuim van een werknemer de vaste begeleider (casemanager) van deze werknemer. Zij heeft het overzicht over het dossier en het verloop van het herstel en de re-integratie; ze begeleidt de zieke werknemer en kijkt daarbij naar de mogelijkheden en beperkingen. De arboverpleegkundige richt zich vooral op het herstel en de balans tussen belasting en belastbaarheid. Hiervoor overlegt zij (of de bedrijfsarts) regelmatig met de huisarts of behandelaar betreffende het herstel van de werknemer. Soms is de arboverpleegkundige het eerste contact bij een ziekmelding en verwijst zij door naar de bedrijfsarts als het langdurig of gecompliceerd wordt.

De arboverpleegkundige is het aanspreekpunt voor werknemers, leidinggevenden en personeelsafdelingen. Zij adviseert de bedrijfsarts of uitkeringsinstantie over de beoordeling van het arbeidsverzuim en doet aanbevelingen voor een hersteltraject. Zij ondersteunt de werkgever bij het uitvoeren van de Wet Verbetering Poortwachter (WVP). Werkgever en werknemer zijn beiden verantwoordelijk voor de re-integratie. De werkgever is te allen tijde verantwoordelijk voor de kwaliteit van de re-integratie, ook al besteedt hij deze uit.

Het takenpakket van de arboverpleegkundige bestaat naast verzuimbegeleiding uit preventie, risico-inventarisatie en ontwikkeling van een gezond arbobeleid.

De arboverpleegkundige:
- verricht preventief medisch onderzoek;
- voert verzuimgesprekken;
- stelt, na advies door de bedrijfsarts, het re-integratieplan op;
- denkt mee over aangepast of passend werk en adviseert over de duur van het verzuim of de arbeidsongeschiktheid;
- onderhoudt het contact met de behandelaar(s);
- biedt begeleiding bij keuringen en beoordelingen (UWV/WIA);
- geeft advies bij aanvraag en bezwaar wat betreft arbeidsongeschiktheid en re-integratie;
- heeft de regie over het re-integratietraject van een werknemer;
- inventariseert en evalueert de risico's (RI&E);
- ondersteunt en coacht managers en personeelsafdeling;
- verricht medewerkerstevredenheidsonderzoek;
- verzorgt rapportages over arbeidsomstandigheden, ziekmeldingen en verzuimtrajecten;
- geeft voorlichting over arbobeleid aan de werkgever en werknemer;
- ontwikkelt protocollen en werkt mee aan een professioneel bedrijfsverzuimbeleid.

De arboverpleegkundige is gehouden aan het beroepsgeheim. De werkgever heeft alleen recht op de informatie die nodig is voor de beoordeling van de loondoorbetalingsverplichting en op de informatie die nodig is voor het (samen met de werknemer) opstellen van een plan van aanpak. De werknemer is verplicht deze informatie te verstrekken. Wil de werkgever meer informatie, dan mag deze alleen verstrekt worden met toestemming van de werknemer.

3.6.2 Competenties

De arboverpleegkundige is een hbo-opgeleide verpleegkundige met een aantal jaren werkervaring en een aanvullende post-hbo-opleiding. De arboverpleegkundige staat in het BIG-register geregistreerd als Verpleegkundig specialist preventieve zorg. Hierdoor is de arboverpleegkundige bevoegd medisch inhoudelijke vragen te stellen aan werknemers. Ze kan zich ook laten registreren bij KIWA en is dan KIWA-gecertificeerd (zie ▶ www.kiwapersoonscertificering.nl). Registratie in het BIG-register is verplicht, KIWA-certificering niet.

De arboverpleegkundige heeft medische kennis en is op de hoogte van relevante wetten (zoals WIA, Wet verbetering Poortwachter, Wajong, Arbowet), de arboregelgeving en daarbij behorende procedures (zoals de Arbocatalogus en het re-integratieverslag). Bovendien heeft ze kennis over en ervaring met ergonomie, human resource management, milieu, infectiepreventie, fysiotherapie en psychiatrie. Ze heeft goede sociale vaardigheden en is in staat om een professioneel verzuimbeleid vorm te geven waarin ze samenwerkt met alle belangrijke partijen die hierbij betrokken zijn.

- **Samenwerking**

Er wordt intensief samengewerkt met de bedrijfsarts, personeelsafdeling, huisartsen, behandelaars, uitkeringsinstantie, leidinggevenden en management.

Literatuur

Berg, M. van den, & Bakker, D. de (2003). *Introductie praktijkondersteuning op HBO niveau in de huisartsenpraktijk in Nederland.* Utrecht: NIVEL.
Blok J. de, & Pool, A. (2010). *Buurtzorg: menslijkheid boven bureaucratie.* Den Haag: Boom Lemma Uitgevers
Bolle, F., & Bont, M. de (2010). Op één lijn komen, Visie op de rol van verpleegkundigen in de eerstelijnszorg. *V & VN december.*
Bont, M. de, Schoonhoven, K. van, Haastert, C. van, & Zijderveld C. (2011). *Versterken van verpleging thuis. Naar een Basisvoorziening Wijkverpleging.* Utrecht: NPCF en V & VN.
Bont, M. de, Haaren, E. van, Rosendal, H., & Wigboldus M. (2012). *Expertisegebied Wijkverpleging.* Utrecht: V & VN.
Boot, J.M.D. (2013). *Organisatie van de gezondheidszorg (12e druk).* Houten: Bohn Stafleu van Loghum.
Brugge, A., Helsloot, R.S.M. ter, & Veld, C.J. in 't (2006). Ruim baan voor de praktijkverpleegkundige. *Medisch contact,* 3(61), 9.
Erkens, C.G.M. (KNCV), & Busch, M.C.M. (RIVM) (2012). Tuberculose: Hoe zijn preventie en zorg georganiseerd? In: *Volksgezondheid Toekomst Verkenning,* Nationaal Kompas Volksgezondheid. Bilthoven: RIVM.
Eysink P.E.D., & Poos M.J.J.C. (2009). Openbare geestelijke gezondheidszorg. In: *Volksgezondheid Toekomst Verkenning, Toolkit regionale VTV.* Bilthoven: RIVM.
Frans Glimmerveen Consult (2010). *Praktijkondersteuner Competentieprofiel en Eindtermen.* Utrecht: Landelijke Huisartsen Vereniging.
Gastel, N. van, Leijen, M, & Steen-Vaartjes, T. (Bestuur V & VN Verpleegkundigen Openbare Gezondheidszorg) (2014). *Expertisegebied verpleegkundige openbare gezondheidszorg.* Utrecht: V & VN.

Literatuur

Gezondheidscentrum Dr. Van Kleef (2001). *De huisarts in samenwerking met de praktijkverpleegkundige. Concept richtlijnen complexe zorg voor ouderen*. Maastricht: Project Praktijkverpleegkundige.
Hoondert K., & Oostendorp J., (red.) (2008). *Verpleegkunde in de openbare gezondheidszorg*. Baarn: HBuitgevers.
InHolland Academy (2014). *Praktijkverpleegkundige in het verpleeghuis en de verstandelijk gehandicaptenzorg*. Alkmaar: Inholland Academy.
Jansen, B. (2013). *Zelfredzaamheid, Handreiking voor wijkverpleegkundigen*. Utrecht: Vilans.
Jansen, D., Spreeuwenberg, P., & Heijmans, M. (2012). *Ontwikkelingen in de zorg voor chronisch zieken. Rapportage 2012*. Utrecht: NIVEL.
Leeuwen, F.L. van (2007). *Transferpunten Mijn Zorg <-> Jouw Zorg. Ontwikkeling en resultaten van de transferpunten in de Haagse regio*. Den Haag: Stichting Transmurale Zorg Den Haag e.o.
Mackenbach, J.P., & Stronks, K., (red.) (2012). *Volksgezondheid en gezondheidszorg (6e, geheel herziene druk)*. Amsterdam: Reed Business.
Mast, J. (2004). *Competentiebeschrijvingen voor sociaal verpleegkundigen, werkzaam in de tuberculosebestrijding*. Utrecht: Nederlands Instituut voor Zorg en Welzijn / NIZW.
Mast, J., & Pool, A. (2003). *Competentiebeschrijvingen voor wijkverpleegkundigen*. Utrecht: NIZW.
Meer, F.M. van der, & Mastenbroek, C.G (2010). *Verpleging 'in de wijk': van samenhang verzekerd*. Diemen: CVZ
Meer, F.M. van der, & Mastenbroek, C.G (2013). *Verkenning indicatiestelling als onderdeel van het verpleegkundig handelen*. Diemen: CVZ.
Meer, E.H. van der, & Postma, J.P. (2012). *De 'Zichtbare schakel'-wijkverpleegkundige: een hele zorg minder. Kostenbatenanalyse in opdracht van ZonMw*. Amersfoort: BMC.
Meiners, R. (2008). *De Transferverpleegkundige Onderzoek naar het kwaliteit en tevredenheidoordeel van patiënten over het ontslag*. Masterthesis. Amsterdam: Vrije Universiteit Amsterdam.
Nederlandse Zorgautoriteit. *Monitor Extramurale AWBZ-zorg. Analyse van de marktontwikkelingen in 2006 en 2007*. Utrecht: NZa.
Nouws, H. (2010). *De Wijkverpleegkundige in de eerste lijn. Nieuwe inzichten, nieuwe initiatieven*. Utrecht: ActiZ, STOOM.
Pamflet V & VN (2013). *Wijkverpleegkundige anno nu*.
Putter, I.D. de, Francke, A.L. Veer, A.J.E. de & Rademakers, J.J.D.J.M. (2014). *Kennissynthese de wijkverpleegkundige van vandaag en morgen: rollen, samenwerking en deskundigheid van wijkverpleegkundigen*. Utrecht: NIVEL.
Rijdt -Ven, A.H.J. van de (2007). *Samenhangende zorg in de eerste lijn. De as huisartsen- wijkverpleegkundigen*. Eindhoveven: V & VN, LHV, NHG.
Rosendal, H. (2012). *Werk maken van wijkzorg*. Openbare les. Hoge School Rotterdam, 2012
Rijksoverheid (2013). *Hervorming van de langdurige ondersteuning en zorg*. Den Haag: Rijksoverheid.
Sok, K., e.a. (2013). *Samenwerken in de wijk*. Utrecht: Movisie.
St. Jans Gasthuis (2009). De transferverpleegkundige. Weert: St. Jans Gasthuis.
Telgenhof, D., Berg, E. van den, & Verschuur, M. (2010). *Beroepsdeelprofiel en eindtermen Praktijkverpleegkundige Ouderenzorg*. Utrecht: V & VN Praktijkverpleegkundigen & Praktijkondersteuners.
Verhaak, P.F.M., Zee, D.A.A.Y. van der, Conradi, M., & Bos, R. (2012). Praktijkondersteuner-ggz maakt verwachtingen waar. *Tijdschrift voor Praktijkondersteuning, 7*(2), 41–46.
V & VN (2014). *Normen voor indiceren en organiseren van verplegen en verzorgen in de eigen omgeving*. Utrecht : V & VN.
VWS (2013). *Herregistratie BIG-register. Beoordelingskader deel 2h: Verpleegkundigen. Versie 1.0*. Den Haag: VWS.

Websites

- www.arbo.venvn.nl
- www.arboportaal.nl
- www.asz.nl
- www.bigregister.nl
- www.casemanagementbv.nl
- www.ciz.nl
- www.eerstelijn.venvn.nl
- www.gcasielzoekers.nl
- www.ggdzeeland.nl
- www.ghz.nl
- www.hagaziekenhuis.nl
- www.han.nl

- www.huisbezoeken.nl
- www.kennispleinchronischezorg.nl
- www.lcr.nl
- www.medischcontact.artsennet.nl
- www.millian.nl
- www.nationaalkompas.nl
- www.nationaleberoepengids.nl
- www.ncj.nl
- www.nji.nl
- www.nphf.nl
- www.nspoh.nl
- www.nza.nl
- www.platformouderenzorg.nl
- www.poortwachtersloket.nl
- www.professionals.hanze.nl
- www.rijksoverheid.nl
- www.sense.info
- www.tijdschriftpraktijkondersteuning.nl
- www.toolkitvtv.nl
- www.transmuralezorg.nl
- www.van-osch.com
- www.venvn.nl
- www.verzorgdeoverdracht.nl
- www.verzuimexpertisebureau.nl
- www.venvn.nl
- www.vogz.venvn.nl
- www.wetten.overheid.nl
- www.zorgbrug.nl
- www.zorgleefplanwijzer.nl
- www.zusterjansen.nl

Ontwikkelingen binnen de verschillende sectoren

Joke Leemhuis en Rachel van Wijngaarden

Samenvatting

De maatschappelijke gezondheidszorg is sterk in beweging. De overheid probeert de kosten van de gezondheidszorg in de hand te houden door een groter beroep te doen op zelfzorg en mantelzorg en door meer taken over te hevelen van de landelijke overheid naar de gemeenten.

In dit hoofdstuk beschrijven we de ontwikkelingen in de verschillende sectoren van de MGZ. Het is een weerslag van de stand van zaken op het moment van schrijven (2014). Blijf op de hoogte van de ontwikkelingen en raadpleeg de websites, genoemd in de literatuurlijst, voor de actuele stand van zaken.

4.1 Inleiding – 70

4.2 Ontwikkelingen in de publieke gezondheidszorg – 71
4.2.1 Uitdagingen op het gebied van de volksgezondheid – 72

4.3 Ontwikkelingen in de eerste lijn – 73
4.3.1 Gevolgen voor de zorgverleners – 76
4.3.2 Voorwaarden voor samenwerking – 76
4.3.3 Financiering eerste lijn – 77
4.3.4 Gevolgen van deze ontwikkelingen – 77

4.4 Ontwikkelingen in de thuiszorg – 78
4.4.1 Gevolgen van deze ontwikkelingen – 78

4.5 Ontwikkelingen in de transmurale zorg – 80
4.5.1 Gevolgen van deze ontwikkelingen – 81

4.6 Ontwikkelingen in de palliatieve terminale zorg – 82

Literatuur – 85

4.1 Inleiding

De samenleving verandert en daarmee ook de gezondheidszorg. In de relatie tussen overheid en burgers voert de eigen verantwoordelijkheid steeds meer de boventoon. Bovendien verandert de werkwijze van gemeenten fundamenteel: door decentralisaties neemt hun rol op het gebied van zorg, ondersteuning en participatie toe.

De overheid wil de komende jaren een omslag realiseren in het stelsel van voorzieningen voor het 'sociaal domein': van een verzorgingsstaat naar een participatiemaatschappij. Van burgers wordt steeds meer verwacht dat ze meedoen aan het maatschappelijk leven – in werk, vrijwilligerswerk, onderwijs of op een andere manier. Wanneer dat niet lukt, wordt er samen met hen gezocht naar vormen van ondersteuning, activering of bescherming die hen helpen om weer mee te doen, in welk vorm dan ook. Het versterken van de eigen kracht, een grotere rol voor informele zorg en het benutten van netwerken in de eigen omgeving zijn daarbij belangrijke speerpunten (AEF, 2013; GGD Nederland, 2013).

- **Nieuwe focus: van ZZ (zorg en ziekte) naar GG (gezondheid en gedrag)**

Bij deze omslag van verzorgingsstaat naar participatiemaatschappij past ook een nieuwe benadering van ziekte en gezondheid. De klassiek-medische benadering die gezondheid beschouwt als 'de afwezigheid van ziekte' voldoet niet langer. Er is een nieuwe, positieve definitie van gezondheid in opkomst. Deze gaat uit van de veerkracht en mogelijkheden van mensen, ook als zij een ziekte of aandoening hebben. Huber formuleert het als volgt:

» 'Gezondheid is het vermogen zich aan te passen en een eigen regie te voeren, in het licht van fysieke, emotionele en sociale uitdagingen van het leven.' (Huber et al., 2012) «

Deze omslag in denken verlegt de focus van zorg en ziekte (ZZ) naar gedrag en gezondheid (GG), ten behoeve van mens en maatschappij (zie ook ▶ par. 6.6, daar gaan we er dieper op in). De Raad voor de Volksgezondheid & Zorg introduceerde deze nieuwe ordening als eerste in de discussienota *Zorg voor je gezondheid* (RVZ, 2010). Het bijbehorende beleid gaat uit van een sterkere samenleving waarin de kracht van preventie (problemen vóór zijn) prevaleert boven duurdere specialistische vormen van zorg.

Dezelfde denktrend, die uitgaat van 'positieve gezondheid', is ook terug te zien in de *Volksgezondheid Toekomst Verkenning 2014* (VTV, 2014) van het Rijksinstituut voor Volksgezondheid en Milieu (RIVM). Belangrijke thema's in deze zesde uitgave van de VTV zijn: maatschappelijke participatie, preventie in de zorg, kosten en baten van gezondheid en de rol van de burger. De huidige maatschappelijke ontwikkelingen laten zien dat steeds meer mensen een ziekte of aandoening zullen hebben, maar daarmee niet per se beperkt hoeven te zijn of zich ongezond hoeven te voelen (Vermeulen & Bongers, 2013).

- **Decentralisatie van de zorg**

Decentralisatie van de zorg, van rijksoverheid naar gemeenten, moet bijdragen aan de omslag van verzorgingsstaat naar participatiemaatschappij. Vanaf 2015 worden gemeenten verantwoordelijk voor jeugdzorg, werk en inkomen en delen van de zorg aan langdurig zieken en ouderen. Het gaat om taken die tot dan toe werden uitgevoerd via de AWBZ, de zorgverzekeringswet en de provincies. De rijksoverheid trekt zich terug en houdt verantwoordelijkheid voor een kern van onverzekerbare risico's. Hiervoor komt een nieuwe Wet langdurige zorg (Wlz). Gemeenten krijgen een bepalende rol in het vormgeven van de maatschappelijke ondersteuning (Wet maatschappelijke ondersteuning, Wmo), maar zullen hiervoor een fors kleiner budget ter beschikking hebben, en moeten afstemmen met verzekeraars en sociale partners. Instellingen voor zorg, welzijn en maatschappelijke dienstverlening zullen op hun beurt zichzelf opnieuw moeten uitvinden (GGD Nederland, 2013). Ook GGD'en staan in dit sterk veranderende zorgveld dus voor de vraag hoe de publieke gezondheidszorg daarin een rol kan spelen, juist in het 'sociaal domein'.

4.2 Ontwikkelingen in de publieke gezondheidszorg

Deze paragraaf zoomt in op de mogelijke betekenis van de veranderingen in de gezondheidszorg, zoals geschetst in de inleiding, voor de publieke gezondheidszorg en de positie van de GGD. Veel is echter op het moment van schrijven van dit boek nog onduidelijk.

Ook wordt in deze paragraaf aandacht besteed aan de belangrijkste gezondheidsuitdagingen van de 21^e eeuw en de prominente plek die preventie daarbij inneemt.

- **Kansen voor publieke gezondheid**

In haar position paper *Meedoen is Gezond* (2013) stelt GGD Nederland dat gemeenten met een sterke publieke gezondheidszorg een krachtig instrument in handen hebben om concreet invulling te geven aan de publieke belangen in het (grotendeels private) zorgveld. De gemeentelijke taken op grond van de Wet publieke gezondheid (Wpg) sluiten in de kern aan bij de opgaven van de decentralisaties: ze zijn preventief, dichtbij en versterken de eigen kracht en mentale weerbaarheid van mensen.

- **Integraal werken aan preventie**

Nu de grenzen tussen de publieke gezondheidszorg, maatschappelijke ondersteuning, de zorg voor jeugd en (passend) onderwijs vervagen, biedt dat gemeenten nieuwe kansen om preventie integraal vorm te geven, zo stelt GGD GHOR Nederland. Die preventie gaat over veel meer dan alleen het voorkomen van 'zorgconsumptie'. Het gaat erom in de volle breedte van alle levensdomeinen (werken, wonen, onderwijs, welzijn, veiligheid et cetera) oog te houden voor het effect van maatregelen op de gezondheid van burgers. GGD GHOR Nederland benadrukt daarbij het belang van samenhang. Maar die gewenste verbinding tussen de publieke gezondheidszorg en het sociaal domein blijkt in de praktijk nog verre van vanzelfsprekend, concludeert het adviesbureau Andersson Elffers Felix in het rapport *Borging van de publieke gezondheid en de positie van de GGD* (AEF, 2013).

- **Bijdrage van de publieke gezondheidszorg**

Op inhoudelijk vlak ziet AEF verschillende mogelijkheden waarop de publieke gezondheidszorg zou kunnen bijdragen aan het versterken van het lokale sociaal domein (AEF, 2013):
— Publieke gezondheid is sterk gericht op preventie, wat ook een belangrijk thema is in de decentralisaties. Preventie is nodig om de kosten van zorggebruik terug te dringen; via de publieke gezondheid kunnen gemeenten daar mede uitvoering aan geven.
— De publieke gezondheid kan bijdragen aan signalering van risico's (met name via de jeugdgezondheidszorg); het hebben van een fijnmazige publieke uitvoeringsstructuur kan bovendien bijdragen aan het verbinden van professionals in het veld.
— De publieke gezondheid kan ook bijdragen aan het versterken van de regierol van gemeenten, door in samenwerking met private zorgpartijen en verzekeraars programma's en interventies af te stemmen.

– Via de publieke gezondheidszorg hebben gemeenten een informatiepositie die ze helpt om te monitoren en te sturen. Die positie kan beter worden benut, door informatie te koppelen aan gemeentelijke gegevens en te veredelen tot bruikbare beleidsinformatie op wijk- en buurtniveau.

- **Bestaande taken GGD herdefiniëren**

Het is anno 2014 nog onduidelijk of en hoe GGD'en genoemde rol in het sociaal domein waar gaan maken. Vast staat dat zij hun bestaande taken moeten 'reframen' en herdefiniëren om een bijdrage te kunnen leveren aan de nieuwe doelstellingen en werkwijzen van gemeenten. De thema's infectieziektebestrijding, crisisbeheersing, gezondheidskundig advies en eventueel toezicht kunnen volgens AEF nog altijd worden gezien als de belangrijkste pijlers van de GGD, waarvoor het Rijk een specifieke verantwoordelijkheid draagt (AEF, 2013).

Ook uit de interviewbundel *Scherpstellen op de toekomst van de GGD* komt het beeld naar voren dat de GGD een belangrijke rol zou kunnen blijven spelen als 'radar' in de samenleving. Gemeenten moeten voortdurend alert blijven op wat er gebeurt er in de samenleving: waar komen we nieuwe risico's tegen en welke nieuwe vormen van zorg zijn dan nodig? En wie is de volgende 'underdog'? De GGD vervult dan de rol van waakhond en vangnet. Waakhond met het oog op uitbreken van moderne infectieziekten zoals influenza, zoönosen en SARS; en vangnet voor mensen in de marge van de samenleving, bijvoorbeeld daklozen, drugsverslaafden, prostituees en eenzame ouderen (Van Luipen, 2013). Zoals beschreven in ▶ par. 3.2. leveren sociaal-verpleegkundigen binnen de GGD een belangrijke bijdrage aan deze functies van waakhond en vangnet, bijvoorbeeld in hun werk op het gebied van de infectieziektebestrijding en de Openbare Geestelijke Gezondheidszorg (OGGZ).

4.2.1 Uitdagingen op het gebied van de volksgezondheid

Uit de vorige paragraaf blijkt al dat de preventierol van gemeenten (en mogelijk GGD'en) in de toekomst alleen maar belangrijker wordt. Daarbij groeit het besef dat de sleutel voor meer gezondheid voor een groot deel ligt bij partijen buiten de zorg: bij mensen zelf, scholen, werkgevers, sportverenigingen, de wijk en de buurt. De belangrijkste uitdagingen voor de publieke gezondheidszorg in de 21^e eeuw bestaan uit:
– gezondheidsbedreigingen: roken, overgewicht, alcohol en drugs, milieuverontreiniging, veroudering van de bevolking;
– gezondheidsverschillen: sociaaleconomische gezondheidsverschillen, etnische gezondheidsverschillen;
– gezondheidsproblemen: infectieziekten, psychische stoornissen, letsel door ongevallen en geweld;
– gezondheidszorg: toegankelijkheid en kwaliteit.
– (naar: Koplan & Fleming (2000); Weil & McKee (1998)).

Om deze grote bedreigingen het hoofd te bieden, zou het eerder moeten gaan om een verbeterde 'zorg voor de gezondheid' (preventie) dan om een verbeterde behandeling van ziektes, betoogt prof. dr. Arjo Klamer in de essaybundel *Van preventie verzekerd* (CVZ, 2010).

- **Alles is gezondheid**

Met het Nationaal Programma Preventie 2014-2016 'Alles is gezondheid' (zie ◘ figuur 4.1) wil de overheid samen met partners de groeiende aandacht voor preventie en gezondheid een

4.3 · Ontwikkelingen in de eerste lijn

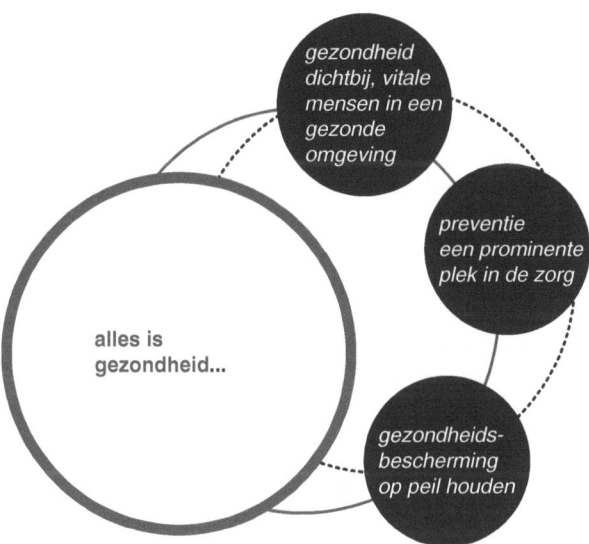

◘ **Figuur 4.1** Focus van het Nationaal Programma Preventie 'Alles is gezondheid' (bron: Nationaal Programma Preventie, Rijksoverheid, oktober 2013).

flinke duw in de rug geven. 'Om van veel druppels een golf te maken is langdurig volhouden en dus een lange adem nodig', is de gedachte (Rijksoverheid, 2013). Het Nationaal Programma Preventie borduurt voort op de eerder gekozen speerpunten zoals die in de landelijke nota gezondheidsbeleid 'Gezondheid dichtbij' (VWS, 2011) zijn vastgesteld: de vier leefstijlfactoren roken, alcoholgebruik, overgewicht en bewegen en de twee aandoeningen diabetes en depressie. Deze leefstijlfactoren en aandoeningen zijn verantwoordelijk voor de grootste, deels vermijdbare, ziektelast.

De focus van het Nationaal Programma Preventie ligt op drie terreinen (zie ◘ figuur 4.1):
1. Gezondheid dichtbij; de gezondheid van mensen bevorderen en chronische ziekten voorkomen, door een integrale aanpak in de omgeving waarin zij wonen, werken en leren.
2. Preventie een prominente plek geven in de gezondheidszorg.
3. Gezondheidsbescherming op peil houden, nieuwe bedreigingen het hoofd bieden.

Daarnaast beoogt het Nationaal Programma Preventie de gezonde levensverwachting van laagopgeleiden substantieel te verbeteren. De huidige verschillen tussen hoog- en laagopgeleiden in levensverwachting zijn groot en dreigen alleen maar groter te worden.

4.3 Ontwikkelingen in de eerste lijn

De eerstelijnszorg is basiszorg, lokale zorg die direct toegankelijk is voor de burger. Het is de poort naar gezondheidszorg en welzijn. In deze paragraaf worden de ontwikkelingen beschreven die in de eerste lijn in gang zijn gezet. Deze ontwikkelingen hebben als doel de kosten te beheersen, de kwaliteit te verhogen en tegemoet te komen aan de veranderende zorgvraag.

Door de toenemende vraag naar zorg, een tekort aan huisartsen, verpleegkundigen en verzorgenden in de thuiszorg en de steeds hoger wordende kosten, verandert de maatschappelijke gezondheidszorg. De Zorgverzekeringswet (Zvw) en de Wet maatschappelijke ondersteuning (Wmo) veranderen en er is de nieuwe Wet langdurige zorg (Wlz).

Veel gezondheidszorg- en welzijnsvoorzieningen (huisartsen, thuiszorg, GGZ, jeugdzorg, maatschappelijk werk, arbeidsre-integratie, schuldhulpverlening) werken naast en apart van elkaar. De verantwoordelijkheid voor en bekostiging van de zorg wordt voor een groot deel overgeheveld naar gemeenten en zorgverzekeraars. Dit vraagt om een centrale regie, zodat er meer regionale samenwerking ontstaat op het gebied van gezondheid, werk, jeugd en begeleiding.

De basiszorg wordt meer lokaal georganiseerd. Gemeenten, zorgverzekeraars en zorgaanbieders werken samen in de eerste lijn. De eerste lijn krijgt steeds meer te maken met meervoudige problematiek. Cliënten met meerdere somatische of psychische aandoeningen, in combinatie met sociale problemen op het terrein van wonen, werken, onderwijs, mobiliteit, gezin en opvoeding. De zorgvraag verandert hierdoor. Deze problemen het hoofd bieden vraagt om goede toegankelijkheid, gerichte ondersteuning van risicogezinnen en -wijken, integrale aanpak van werklozen of vroegsignalering bij ouderdom. Hiermee wordt escalatie voorkomen, zoals uitval van school en werk, schulden, afhankelijkheid, verslaving en criminaliteit.

- **Ontwikkelingen**

Door samenwerking, meer preventie en het stimuleren van zelfredzaamheid probeert men de zorgkosten te verlagen en tegelijkertijd de kwaliteit te verhogen:
- verminderen van de zorgbehoefte door voorlichting, preventie en vroegtijdige signalering;
- terugdringen van het zorggebruik door het bevorderen van zelfzorg, eigen verantwoordelijkheid, eigen regie en zelfredzaamheid;
- opvangen van toekomstige tekorten aan huisartsen en andere disciplines door een betere taakverdeling, meer samenwerking tussen huisartsen en andere disciplines, meer praktijkondersteuning bij huisartsen, delegatie van taken naar praktijkondersteuners en verpleegkundigen en door meer gebruik te maken van ICT;
- verhogen van de kwaliteit door meer samenwerking en minder versnippering (zoals bij ketenzorg), meer inzicht te krijgen in de geleverde kwaliteit (meten is weten), het tegengaan van zinloos medisch handelen (zorgstandaarden en richtlijnen) en door de zorg beter te organiseren (efficiënter en dichter bij de burgers);
- kostenverlaging door een betere beheersing van de zorg (tegengaan van overbehandeling, verspilling en overcapaciteit), meer samenwerking in de eerste lijn en minder doorverwijzen naar de tweede lijn. Een goed voorbeeld is de samenwerking tussen de Huisartsenpost (HAP) en Spoedeisende Eerste Hulp (SEH). Maar ook mensen langer thuis laten wonen met ondersteuning en zorg op maat (extramuralisering).

Om deze ambities te realiseren gaan gemeenten, zorgorganisaties en hulpverleners meer samenwerken. Hiervoor worden teams samengesteld waarin zorg, welzijn en wonen zijn vertegenwoordigd. Hoe deze teams heten en hoe ze eruitzien is in elke gemeente weer anders. De details van de ontwikkelingen in de toekomst zijn op het moment van schrijven nog niet bekend. De globale vorm is wel duidelijk en die schetsen we hier.

Samenwerking krijgt vorm in de wijkgerichte multidisciplinaire basiszorgteams (huisarts, verpleegkundige zorg, (jeugd)maatschappelijk werk en psychologische zorg), met één aanspreekpunt voor de cliënt. Dit kan zijn de casemanager bij complexe zorg of ketenzorg, de wijkverpleegkundige (bijvoorbeeld de Zichtbare schakel), de gespecialiseerde verpleegkundige, de maatschappelijk werker, de praktijkondersteuner, de psycholoog of de bedrijfsarts. Welke discipline het aanspreekpunt is, wordt bepaald door hoe de zorg georganiseerd is, welke discipline de coördinatie heeft of vanuit welke zorgvraag de zorg gestart is. Dit kan in samenwerking met eventueel aanwezige sociale wijkteams of kan een geheel vormen met een sociaal wijkteam.

De termen basiszorgteam en sociaal wijkteam betekenen niet overal hetzelfde; ook de taken kunnen verschillen. In dit boek hanteren we de term basiszorgteam als het alleen gaat om zorgverlening en de term sociaal wijkteam als het gaat om het sociale domein (wonen en welzijn) inclusief de zorgverlening of in samenwerking met een basiszorgteam. De basiszorgteams richten zich op gezondheid, participatie, preventie, eigen regie en zelfmanagement van de burger en leveren lokaal maatwerk. Taken van de basiszorgteams:
- (vroege) signalering;
- triage;
- coördinatie;
- probleemverheldering;
- indicatiestelling (Wmo);
- (specialistische) diagnostiek en behandeling;
- doorverwijzing naar een specialist en behandelaar.

Het basiszorgteam moet zichtbaar zijn voor de burger. Het wordt ondersteund door lokale en sociale zorgnetwerken (consultatiebureau, onderwijs, verpleegkundige, huisarts, centrale buurtbewoners, wijkteam, politie, GGD et cetera) in een wijk. Wijkgericht werken stimuleert de samenwerking tussen wijkbewoners, gemeente, lokale ondernemers, zorg- en welzijnsorganisaties en sportverenigingen. De toegang (frontoffice) tot de voorzieningen moet laagdrempelig zijn voor alle burgers in de wijk.

De zorg voor doelgroepen, zoals bij chronisch zieken, wordt verleend door meerdere zorgverleners in de vorm van ketenzorg. Dan is de zorg goed op elkaar afgestemd en dat zorgt ervoor dat zorgverleners van elkaar weten wie wat op welk moment moet doen. Ketenzorg wordt in veel gevallen uitgevoerd door zorggroepen (regionaal ingericht), waarvan huisartsen de spil zijn in een samenwerking met andere disciplines zoals verpleegkundigen en fysiotherapeuten. Wijkgerichte zorg moet hierop aansluiten of een onderdeel ervan zijn. Zo wordt versnippering van zorg voorkomen.

De zorg voor jeugd en gezin is ondergebracht bij de Centra voor Jeugd en Gezin (CJG). Hierin werken zowel de jeugdgezondheidszorg als het maatschappelijk werk en de jeugdzorg onder één dak samen voor kinderen van 0-19 jaar. Centraal staan de kenmerken van het gezin, de inbedding in de sociale omgeving en alleen waar nodig formele hulpverlening. De zorg is een aanvulling op de eigen kracht van het gezin en hulp uit de sociale omgeving. Door samenwerking moeten partijen zichzelf als partners in opvoeding zien. Deze partijen zijn: ouders, leerkrachten, jeugdgezondheidszorg, huisartsen, pedagogisch medewerkers en wijkagenten. Er is een eerstelijnsgezinscoach voor ondersteuning bij opvoeding en ontwikkeling in (kwetsbare) gezinnen. Zij houdt zich bezig met signalering, triage, consulten en behandeling. De gezinscoach zoekt samen met het gezin een oplossing en alleen als het niet anders kan wordt er doorverwezen naar een specialist.

De curatieve diagnostiek verschuift van poliklinieken van ziekenhuizen of zelfstandige behandelcentra (ZBC) naar huisartsen en eerstelijnsdiagnostische centra (EDC) of medisch diagnostische centra (MDC). Eerstelijnsdiagnostiek bestaat uit laboratoriumonderzoek (bloed en urine), beeldvormende diagnostiek (röntgenonderzoek, echoscopie) en functieonderzoek (zoals ECG's). Dit soort onderzoek wordt aangevraagd door de huisarts en verloskundige. Alleen als er verder onderzoek of behandeling nodig is wordt de patiënt doorverwezen naar de tweede lijn.

4.3.1 Gevolgen voor de zorgverleners

De ontwikkelingen hebben gevolgen voor de verschillende disciplines in de wijk.

- **Huisarts**

De huisarts is steeds vaker onderdeel van een multidisciplinair team. Taken worden overgeheveld naar praktijkondersteuners of verpleegkundig specialisten waardoor de huisarts zich kan richten op zijn kerntaken. Hij behoudt de medische (eind)verantwoordelijkheid. Er is eveneens meer samenwerking tussen huisartsen onderling.

- **Eerstelijnspsycholoog**

De psychologische zorg in de eerste lijn is generalistische basis-GGZ en valt onder de Zvw. De eerstelijnspsychologen zijn werkzaam als praktijkondersteuner (POH-GGZ) of maken deel uit van een wijkgericht team. Soms zijn ze zelfstandig gevestigd. Ze werken nauw samen met huisartsen of multidisciplinaire teams.

- **Verloskundige en kraamverzorgende**

De verloskundige en kraamverzorgende gaan onderdeel uitmaken van de zorgteams. Zij verwijzen zelfstandig door naar fysiotherapie, maatschappelijk werk en diëtiste of behandelen zelf, zoals bij een blaasontsteking. Zij werken samen in de regio in eerstelijnsgeboortecentra of verloskundecentra.

- **Apotheker**

Door de extramuralisering wonen patiënten steeds langer thuis en komen er meer patiënten met complexe zorgvragen in de eerste lijn. Polyfarmacie komt veel voor. De apotheker heeft een belangrijke rol in de medicatiebeoordeling (= gebruikt de patiënt de juiste medicijnen, wat zijn de effecten en bijwerkingen, worden de medicijnen op de juiste manier gebruikt?). Daarvoor werkt hij samen met andere zorgverleners, zoals de wijkverpleegkundige en de huisarts, of is hij onderdeel van ketenzorg en integrale zorg. Advisering en preventie worden belangrijker.

- **Tandarts**

In de tandartsenpraktijk vindt er een verschuiving van taken plaats. Tandheelkundige zorg richt zich, naast (complexe) tandheelkunde, ook op preventie en signalering op een breed gebied, zoals voeding, roken of huiselijk geweld. Een deel van de taken worden overgenomen door mondhygiënisten en preventieassistenten. Tandartsen hebben de regie en behandelen de complexe tandheelkundige problemen. Zij verwijzen door naar orthodontisten en kaakchirurgen.

4.3.2 Voorwaarden voor samenwerking

Om goed samen te werken moeten zorgverleners van elkaar weten wie wat doet. Hiervoor leggen ze duidelijke afspraken vast. De zorg die ze verlenen is gebaseerd op landelijke zorgstandaarden. Het is van belang dat de patiënt snel toegang heeft tot de zorgverlener en weet bij wie hij terecht kan. Er worden gezamenlijke protocollen, normen en richtlijnen ontwikkeld, zoals de NHG-standaarden en LESA's (Landelijke Eerstelijns Samenwerkings Afspraak) met afspraken tussen huisartsen en andere disciplines uit het veld. Eerstelijnsberoepsgroepen, zoals de NHG (Nederlands Huisartsen Genootschap), SAN (brancheorganisatie van de Centra voor Medische Diagnostiek) en de V&VN Eerstelijnsverpleegkundigen zijn hierbij betrokken. Zorgpaden stroomlijnen de zorgverlening, vooral als deze niet is georganiseerd vanuit ketenzorg.

In een zorgpad wordt het zorgproces en de organisatie van de zorg vastgelegd. Een zorgpad is bedoeld voor een specifieke groep patiënten en is multidisciplinair. Het beschrijft hoe iets moet gebeuren, door wie, wanneer en hoe het geregistreerd moet worden. Zie de website: ▶ www.eerstelijnszorgpaden.nl.

Samenwerking vraagt om integrale multidisciplinaire dossiervorming. Er bestaan al verschillende digitale dossiers en systemen: elektronisch patiëntendossier (EPD), persoonlijk gezondheidsdossier, keteninformatiesysteem (KIS) en huisartseninformatiesysteem (HIS). Koppeling van deze systemen kan helpen bij de uitwisseling van gegevens, waarbij deze gegevens ook toegankelijk moeten zijn voor de patiënt. Een gemeenschappelijke backoffice, zoals het delen van een praktijk, gedeeld elektronisch patiëntendossier, ICT, agenda en afsprakenbeheer bevordert samenwerking. In een aantal gevallen is er ook een frontoffice, één loket of toegang tot alle zorgvormen.

4.3.3 Financiering eerste lijn

De financiering van de eerste lijn verandert en komt van verschillende partijen:
- van zorgverzekeraars (Zvw): onder andere thuisverpleging, thuisverzorging, huisartsenzorg en paramedische zorg;
- van gemeenten:
  - Wmo; onder andere huishoudelijke hulp, begeleiding en kortdurend verblijf (bijvoorbeeld voor herstel van een heupoperatie); ook in de vorm van een persoonsgebonden budget (PGB);
  - Jeugdwet; onder andere jeugdhulp, GGZ voor kinderen en jongeren, hulp aan jeugd met een verstandelijke beperking, jeugd-forensische zorg, jeugdbescherming;
  - Participatiewet; onder andere bijstand, re-integratie en ondersteuning jonggehandicapten, werkbedrijven voor arbeidsbeperkten.
- vanuit samenwerkingsverbanden tussen gemeenten;
- van zorgaanbieders en burgers: de particuliere initiatieven;
- door inzet vrijwilligers en mantelzorg.

Om deze ontwikkelingen te ondersteunen worden de knelpunten weggenomen. De bekostiging richt zich meer op prestatiebekostiging en op marktwerking. Budgettaire verschillen en verschillende tarieven worden opgeheven, zoals de verschillen tussen ziekenhuizen, diagnostische centra en huisartsen. Het voorkomen van dubbele diagnostiek en het werken volgens standaarden wordt gestimuleerd.

4.3.4 Gevolgen van deze ontwikkelingen

Veel zorg en hulp verschuiven van de tweede lijn naar de eerste lijn. Een sterke geïntegreerde eerste lijn wordt de spil van de gezondheidszorg. Huisartsen krijgen een grotere rol en er zullen meer organisaties ontstaan die zich richten op basiszorg en medisch-specialistische chronische zorg, zoals speciale centra of streekziekenhuizen. Medisch-specialistische zorg wordt steeds meer huisartsenzorg en huisartsenzorg wordt steeds meer zelfzorg. De ontwikkeling van ICT en e-Health (consult en begeleiding via Internet) is daarbij onmisbaar.

Er worden meer kwaliteitsinstrumenten (kwaliteitsmeting en keuze-informatie) en richtlijnen voor het verpleegkundig en verzorgend handelen ontwikkeld volgens de uitgangspunten van het Kwaliteitsinstituut. En er komen meer opgeleide wijkverpleegkundigen en opleidingen aangepast aan de toekomstige taken van de wijkverpleegkundige.

4.4 Ontwikkelingen in de thuiszorg

Thuiszorg is zorg en hulp bij mensen thuis; aan ouderen, gezinnen, chronisch zieken en mensen met een lichamelijke of verstandelijke beperking. Door de reorganisatie van de gezondheidszorg in Nederland ontstaat er grote druk op de thuiszorg. Hierdoor verandert de thuiszorg in hoog tempo. De overheid treedt terug, de zorg wordt steeds meer basiszorg en er komt meer nadruk op de eigen verantwoordelijkheid van burgers en op informele zorg door vrijwilligers en mantelzorg. Er wordt verwacht dat de burger zelf ook een inspanning levert.

De AWBZ is vervangen door de Wet langdurige zorg (alleen voor intensieve zorg). De thuiszorg wordt bekostigd vanuit de Zorgverzekeringswet (thuisverpleging en verzorging), de nieuwe Wet langdurige zorg (Wlz) en de Wet maatschappelijke ondersteuning (huishoudelijke hulp, begeleiding en dagopvang).

De thuiszorg biedt verpleging, verzorging, ondersteuning en begeleiding bij een ziekte of aandoening, hulp bij psychosociale problemen (accepteren en verwerken) en begeleiding bij gedragsverandering (bijvoorbeeld stoppen met roken). De thuiszorg richt zich niet alleen op (chronisch) zieke cliënten, maar ook op cliënten met een verhoogd risico op gezondheidsproblemen. Doordat de wijkverpleegkundige bij de mensen thuiskomt, signaleert zij dat risico sneller. De thuiszorg is gericht op het versterken van de zelfredzaamheid, het verminderen van problemen door (chronische) ziekten en het verlagen van gezondheidsrisico's met als doel dat mensen zo lang mogelijk thuis kunnen blijven. De thuiszorg houdt zich bezig met preventie en de bevordering van gezond gedrag door huisbezoeken, maar ook met groepsvoorlichting aan en cursussen voor cliënten en mantelzorgers. Zij voert preventieprogramma's uit op het gebied van overgewicht, roken, diabetes, depressie en valpreventie. Deze onderwerpen heeft het ministerie van Volksgezondheid Welzijn en Sport (VWS) aangemerkt als noodzakelijk preventiebeleid.

De thuiszorg werkt volgens protocollen, standaarden en preventieprogramma's die ontstaan zijn vanuit de praktijk. De thuiszorg werkt samen met het hele werkveld in de regio, zoals de GGZ, ziekenhuizen, welzijns- en ouderenwerk, fysiotherapeuten, huisartsen en praktijkondersteuners, transferverpleegkundigen, medisch specialisten, apotheken, verzorgingshuizen, de verslavingszorg, regionale en lokale preventieplatforms en cliëntenraden.

4.4.1 Gevolgen van deze ontwikkelingen

De overheid wil goede zorg tegen een zo laag mogelijke prijs. Een effectieve en efficiënte organisatie van de zorg en een groot beroep op de eigen mogelijkheden van de burger moeten dit bewerkstelligen. Maar wat is de beste organisatievorm? En hoe stimuleer je mensen zelf in actie te komen of voor hun omgeving te zorgen? Hier is nog geen eenduidig antwoord op te geven en er wordt dan ook veel geëxperimenteerd. Er zijn meerdere initiatieven ontstaan. We noemen de drie grootste ontwikkelingen: Buurtzorg, Zichtbare schakel en Sociale wijkteams. De overeenkomsten zijn: wijkgericht, kleinschalig, gericht op de eigen kracht van de burger, stimuleren van zelfredzaamheid, bevorderen van participatie en het verminderen van de afhankelijkheid van de burger.

Daarnaast zijn er ook veel initiatieven en ontwikkelingen in de domotica en met zorg op afstand. Het gaat dan om het inzetten van technologie, informatica, telematica en robotica bij mensen thuis, zodat zij langer thuis kunnen wonen met een betere kwaliteit van leven.

Buurtzorg

Buurtzorg levert verpleging en verzorging aan huis, aan ouderen en mensen met een beperking of chronische ziekte. Het uitgangspunt is: dicht bij de cliënt en kleinschalig. Zij werken vanuit kleine teams, maximaal twaalf medewerkers. De buurtzorgteams worden ondersteund door de landelijke organisatie die onder andere ICT en administratieve software biedt. Het is een platte organisatie met weinig overhead.

De zorg wordt geleverd door wijkverpleegkundigen en wijkverzorgenden. Deze zorgverleners werken zelfstandig en leveren de zorg in overleg met de cliënten; de cliënt staat centraal. De buurtzorgteams zijn gericht op zelfredzaamheid en kwaliteit van leven van cliënten. Zij zijn bekend in en met de wijk waarin zij werken. Iedere cliënt krijgt een vaste persoonlijk begeleider. De teams zijn zelfsturend zonder management of staf. Buurtzorgteams werken samen met andere organisaties in de wijk, zoals verpleeghuizen, thuiszorgorganisaties en huisartsen(praktijken). In navolging van Buurtzorg werken meer thuiszorgorganisaties nu ook volgens dit principe van buurtteams.

Zichtbare schakel

Zichtbare schakels zijn wijkverpleegkundigen die een centrale rol vervullen in de wijk en samenwerken met andere disciplines. Het ministerie van VWS besloot in 2009 om in veertig achterstandswijken deze wijkverpleegkundigen in te zetten en hen veel regelruimte te geven. Waar anders een indicatie van het Centraal Indicatieorgaan Zorg (CIZ) nodig was voor deze zorg, mag de Zichtbare schakel zonder indicatie aan de slag. De ervaringen hiermee zijn positief en deze wijkverpleegkundigen krijgen steeds meer een vaste rol in de wijkzorg. Door risico's vroeg te signaleren, wonen-zorg-welzijn te integreren en meer aandacht te geven aan preventie, zorgt de wijkverpleegkundige voor verhoging van de kwaliteit van zorg en preventie, bereikt ze sneller de risicogroepen en bevordert ze participatie.

Dit moet leiden tot een kwalitatief hoogwaardige en (kosten)effectieve inzet van wijkverpleegkundigen.

Naast zorg aan individuele cliënten heeft de Zichtbare schakel ook oog voor signalen uit de wijk:
- Ze organiseert activiteiten voor specifieke groepen. Bijvoorbeeld activiteiten gericht op: afvallen, bewegen of valpreventie.
- Ze organiseert cliëntgebonden activiteiten. Gericht op signalering, voorlichting en advisering.
- Ze is bereikbaar voor alle groepen, zoals allochtonen en ouderen. Ze is goed toegankelijk en laagdrempelig. Zij is het aanspreekpunt in de wijk voor de bewoners, familie en vrienden en voor de professionele hulpverlening op het gebied van zorg, wonen en welzijn.

Uiteindelijk moet dit leiden tot minder opnames, kwalitatief goede zorg thuis en vermindering van de zorguitgaven.

Sociale wijkteams

Voor de overheid zijn de grenzen van de verzorgingsstaat bereikt. De zorg wordt onbetaalbaar wanneer niet wordt ingegrepen. We moeten toe naar een 'participatiesamenleving' waarin 'meedoen' en 'eigen kracht' sleutelbegrippen zijn. Het gaat niet langer om 'het recht hebben op' maar om 'wat kunt u nog zelf en hoe kunnen we u ondersteunen' in plaats van 'voor u zorgen'. Zo veel mogelijk mensen (en in het bijzonder mensen met beperkingen) moeten zo lang als mogelijk meewerken aan hun eigen zorg en welzijn en aan die van de samenleving in het algemeen (Van den Hoek, 2013).

Gemeenten krijgen daarbij meer verantwoordelijkheden, onder andere geregeld in de Participatiewet, de Jeugdwet en de Wmo. De gemeente is, beter dan de centrale overheid, op de hoogte van de lokale omstandigheden en kent haar inwoners. Zij kan haar beleid op gebied van wonen, zorg en welzijn aanpassen aan de wensen en behoeften van haar inwoners. Sociale wijkteams (SWT's) worden hierbij gezien als een instrument om een nieuw stelsel van maatschappelijke ondersteuning vorm te geven. Sociale wijkteams worden ook wel krachtteams, frontlijnteams, Samen Doen-teams of schakelteams genoemd. De Sociale wijkteams worden per gemeente opgezet. Gemeenten gaan wisselend om met hun rol; soms op afstand (de gemeente faciliteert en/of heeft de regie en controleert op resultaat), soms sturend (op kwaliteit en kosten) en soms betrokken bij de uitvoering (waarbij het Wmo-loket de toegangspoort tot zorg en hulp is).

In een dergelijk team werken professionals vanuit zorg, wonen en welzijn samen om de leefbaarheid in een wijk te vergroten: verslavingszorg, psychiatrie, gehandicaptenzorg, maatschappelijke opvang, sociaal-cultureel werk, huisartsen en wijkverpleegkundigen. Sociale wijkteams werken samen met vrijwilligers, buurthuizen en ouderenadviseurs, wijkagenten, pastoraal werkers en sociale raadslieden, Wmo-consulenten, woningbouwcoöperaties, Centra voor Jeugd en Gezin, leerplichtambtenaren, jongerenwerkers, mantelzorgers, sociale dienst, schuldhulpverlening, maatschappelijk werk en vormingswerkers. Welke professionals er werkzaam zijn, wie de centrale hulpverlener is (Zichtbare schakel, wijkcoach et cetera), met wie wordt samengewerkt, hoe groot het werkgebied is en wat de werkwijze is, kan per gemeente en zelfs per wijk verschillen.

De nadruk ligt op de eigen regie en regelkracht van de burger. Het Sociale wijkteam bemiddelt, ondersteunt en zorgt, faciliteert en verwijst, maar maakt eerst zo veel mogelijk gebruik van 'de eigen kracht'. De medewerkers van het Sociale wijkteam worden ingezet als generalisten met daarnaast een specifieke deskundigheid (bijvoorbeeld zorg, GGZ of schuldhulpverlening). Zij richten zich op de individuele burger en op de wijk en bevorderen de sociale samenhang, onderlinge hulp en het zelfoplossend vermogen in en van een wijk. Het Sociale wijkteam is zichtbaar en staat dicht bij de bewoners in een wijk. De toegang is laagdrempelig. De komende jaren zal de werkwijze van de Sociale wijkteams zich verder uitkristalliseren.

4.5 Ontwikkelingen in de transmurale zorg

Transmurale zorg bestaat sinds 1994 en is een samenwerking tussen ziekenhuizen en eerstelijnszorgaanbieders. Het doel is de kwaliteit en efficiëntie verbeteren, onder andere door een betere taakverdeling tussen huisartsen en specialisten.

Door die samenwerking:
- is er meer gerichte zorg voor chronisch zieken door gespecialiseerde verpleegkundigen;
- zijn er transmurale richtlijnen ontstaan;
- heeft de thuiszorgtechnologie zich meer ontwikkeld;
- is er een centrale planning en organisatie van ontslag uit het ziekenhuis;
- is er meer verbinding tussen de eerste lijn en specialisten: de eerste lijn consulteert specialisten vaker, bijvoorbeeld via diagnostische centra;
- is er meer continuïteit, bijvoorbeeld een patiënt gaat na de ziekenhuisopname (CVA, fractuur) meteen door naar een revalidatiecentrum in plaats van eerst thuis te wachten tot hij opgeroepen wordt;
- is er farmaceutische transmurale zorg ontwikkeld.

De zorgverlening sluit aan op de behoeften van de patiënt en de benodigde zorg is op de juiste plaats en op het juiste moment aanwezig. Wie de zorg levert is minder van belang, zolang deze zorg maar kwalitatief goed en doelmatig is. Het zorgaanbod is geïntegreerd op lokaal en/of regionaal niveau. Het is een zorgverlening zonder grenzen en het zorgaanbod is op maat.

De transmurale zorg gaat zich door de extramuralisering steeds meer afspelen buiten de ziekenhuizen in medische diagnostische centra en bij huisartsen in plaats van bij medisch specialisten. Er ontstaat meer samenwerking tussen de eerste, tweede en derde lijn. In de eerste lijn ondersteunen transmurale teams, vaak met een transferverpleegkundige uit de tweede lijn, de patiënt thuis, bijvoorbeeld in de terminale fase. Dit voorkomt onnodige opname en behandeling in de tweede lijn.

Vertrouwen tussen de disciplines, innovatie van de zorg en de financiering, technische en administratieve ondersteuning en borging van de kwaliteit door kwaliteitsindicatoren zijn voorwaarden om deze vorm van zorg goed uit te voeren. De ontwikkelingen in de transmurale zorg richten zich dan ook op ketenzorg en diseasemanagement.

4.5.1 Gevolgen van deze ontwikkelingen

Om de transmurale zorg toekomstbestendig te maken zijn er een aantal ontwikkelingen in gang gezet, zoals multidisciplinaire samenwerking, zowel binnen de eerste lijn als tussen de eerste lijn en de tweede lijn. De palliatieve zorg is daar een goed voorbeeld van. Dit is een samenwerking tussen ziekenhuizen, het Integraal Kankercentrum Nederland (IKNL) en de eerste lijn. Er wordt vaak gewerkt met regionale transmurale consultatieteams ter ondersteuning van de primaire zorgverleners. Deze multidisciplinaire samenwerking vraagt om integrale bekostiging en minder regels. Bijvoorbeeld minder bureaucratie door transferverpleegkundigen zelf de indicatie te laten stellen voor nazorg en vervolgzorg, zonder externe controle en door achteraf de daadwerkelijke productie te declareren.

Samenwerking levert niet automatisch goede zorg op. De betrokken partijen spreken met elkaar af welke kwaliteit ze willen leveren en hoe ze dat gaan doen. Dit leggen ze vast in regionale transmurale afspraken (RTA's) en in kwaliteitscriteria voor transmurale zorg en ketenzorg. Door scholing, kennis delen, opleiding en training vergroten ze de deskundigheid in de regio. Om incidenten te verminderen, worden meldingen van transmurale incidenten vastgelegd en geëvalueerd. Een gezamenlijk gebruik van ICT en goede mogelijkheden voor de overdracht (bijvoorbeeld POINT, zie ▶ par. 3.5) vergemakkelijken de samenwerking.

De samenwerking beperkt zich niet alleen tot samenwerken tussen professionele disciplines, maar richt zich ook op de mantelzorg en de patiënt. Patiënt en mantelzorger worden actief betrokken en de zelfredzaamheid wordt gestimuleerd. Er zijn patiëntennetwerken gevormd die gericht zijn op specifieke patiëntengroepen, bijvoorbeeld patiënten met een lage therapietrouw.

> **Therapieontrouw**
> Bij farmacotherapie komt veel therapieontrouw voor. Dit komt het meest voor bij chronische medicatie en bij ouderen. Oorzaken: men vergeet een dosis als een medicijn meerdere keren op een dag ingenomen moet worden, men kan de verpakking niet open krijgen of men kan de bijsluiter niet lezen. Om dit probleem aan te pakken richt men zich op:
> - medicatieveiligheid;
> - ontwikkelen van richtlijnen;
> - multidisciplinaire samenwerking;
> - Centrale Medicatie-incidenten Registratie (CMR).

Door de betrokkenheid van meerdere disciplines is het noodzakelijk dat er één aanspreekpunt is voor de patiënt, een casemanager, en dat de zorg laagdrempelig en goed toegankelijk is voor de patiënt.

- **Transmurale zorg**

Transmurale zorg zal regionaal versterkt worden door verbetering van de samenhang en betere benutting van de aanwezige zorg. Efficiëntere transmurale zorgprocessen zullen de kosten verlagen. Het bevorderen van de participatie, zelfredzaamheid en eigen kracht van de patiënt zorgt voor een verminderde zorgvraag. Om dit te bereiken dient de kennis en betrokkenheid van patiënt en mantelzorg te worden vergroot.

> **Project Transmurale Zorgbrug**
> Dit is een transmuraal herstelzorgtraject voor ouderen die opgenomen worden in een ziekenhuis, ontwikkeld door de ziekenhuizen het Academisch Medisch Centrum (AMC) en het Onze Lieve Vrouwe Gasthuis (OLVG) te Amsterdam en het Flevoziekenhuis te Almere in samenwerking met de thuiszorgorganisaties Cordaan te Amsterdam, Buurtzorg Nederland en Zorggroep Almere. In het begin van de opname wordt de oudere gezien door een geriatrieteam, bestaand uit de Specialist Ouderenzorg en een geriatrisch verpleegkundige. Samen stellen ze een zorgbehandelplan op en begeleiden de kwetsbare oudere tijdens de opname. Voor ontslag bezoekt de wijkverpleegkundige de oudere in het ziekenhuis voor de overdracht naar huis. Na ontslag coördineert deze wijkverpleegkundige de zorg en begeleidt de oudere volgens het zorgbehandelplan dat is opgesteld in het ziekenhuis. Zij verleent een half jaar lang de zorg en begeleiding aan deze patiënt. Aan het eind van dat halfjaar evalueert de wijkverpleegkundige de geleverde zorg en begeleiding en draagt eventuele zorg over aan een andere zorgverlener. Zie: ▶ www.nationaalprogrammaouderenzorg.nl.

- **Ketenzorg en diseasemanagement**

Een andere vorm van transmurale samenwerking zijn ketenzorg en diseasemanagement. Deze concepten worden in ▶ par. 2.4 en ▶ par. 7.5 verder uitgewerkt.

4.6 Ontwikkelingen in de palliatieve terminale zorg

Terminale zorg is zorg tijdens de laatste levensfase. Palliatieve zorg is daar een belangrijk onderdeel van. In deze paragraaf spreken we steeds over palliatieve terminale zorg.

Palliatieve zorg is zorg die het lijden verzacht. De World Health Organization (WHO) definieert palliatieve zorg als:

» 'Een benadering die de kwaliteit van het leven verbetert van patiënten en hun naasten die te maken hebben met een levensbedreigende aandoening, door het voorkomen en verlichten van lijden, door middel van tijdige signalering en zorgvuldige beoordeling en behandeling van pijn en andere problemen van lichamelijke, psychosociale en spirituele aard.' (WHO, 2002) «

Palliatieve zorg is dus strikt genomen niet alleen voor mensen in de terminale fase, maar ook ter verbetering van de kwaliteit van leven bij chronisch zieken.

Terminale zorg is zorg tijdens de laatste levensfase. Men heeft het over de terminale fase als de arts heeft aangegeven dat er geen genezing meer mogelijk is en de patiënt een levensverwachting heeft die korter is dan drie maanden. Omdat dit niet altijd goed te voorspellen is, wordt hier flexibel mee omgegaan.

Bij palliatieve terminale zorg:
- verlicht men het lijden; verzachting en verlichting van pijn en andere symptomen en het verminderen van angst;
- is de zorg gericht op kwaliteit van leven in de stervensfase; een waardig sterven, waarbij ook aandacht is voor zingeving, voor het afronden van het leven en voor het afscheid nemen;
- is de zorg gericht op lichamelijk en psychisch welbevinden;
- wordt ondersteuning geboden bij het omgaan met de ziekte, de zieke en bij de rouwverwerking;
- is de zorg gericht op de patiënt en zijn naasten.

In de palliatieve terminale zorg werken generalistische zorgverleners, eventueel met een specialisatie in de palliatieve zorg. De zorgverleners komen uit de eerste en de tweede lijn, zoals huisartsen, verpleegkundigen, medisch specialisten, psychologen en geestelijk verzorgers. In principe moet iedere reguliere generalistische professional palliatieve zorg kunnen geven.

De palliatieve terminale fase bestaat uit: de palliatieve fase, de stervensfase en de nazorgfase. De palliatieve terminale fase kan een patiënt thuis doorbrengen, maar ook in een high care-hospice, Bijna-thuis-huis, verpleeghuis of ziekenhuis. Een patiënt kan thuis sterven, maar ook kiezen voor een hospice of een palliatieve afdeling van een verpleeghuis:
- Als de patiënt thuis sterft dan wordt de zorg en de omgeving hierop ingericht. De zorg wordt geleverd door professionals, mantelzorgers en vrijwilligers. De professional coördineert de zorg en heeft bij de zorg een aanvullende rol. De omgeving wordt aangepast door het inzetten van hulpmiddelen die de zorg mogelijk maken, het voor de patiënt zo comfortabel mogelijk maken en de patiënt zo lang mogelijk zelfstandig houden.
- Er zijn twee soorten hospices: het Bijna-thuis-huis, een huis ingericht alsof iemand thuis woont met zorg die geleverd wordt door de thuiszorg en de eigen huisarts, of een High care-hospice, waarbij de zorg wordt geleverd door artsen, verpleegkundigen en verzorgenden in dienst van het hospice. Er is 24-uurs zorg aanwezig en ondersteuning door vrijwilligers en familie. Naasten kunnen komen logeren en mogen dag en nacht langskomen.
- Op een palliatieve afdeling van een verpleeghuis wordt de patiënt begeleid door de specialist ouderengeneeskunde en een palliatief team van gespecialiseerde verpleegkundigen en verzorgenden.

De Associatie van High Care Hospices (AHCH) is een vereniging van zelfstandige high care-hospices in Nederland. Het is een samenwerking tussen high care-hospices waarbij ook palliatieve afdelingen in verpleeghuizen en Bijna-thuis-huizen zich aan kunnen sluiten. Zij richt zich op belangenbehartiging, deskundigheidsbevordering, kennisdelen, het ontwikkelen van opleidingen en trainingen, het bevorderen van de kwaliteit van zorg, het regelen van financiering en het ontwikkelen van beleid. Het is het landelijke aanspreekpunt van hospices.

De palliatieve terminale zorg is extramuraal (met uitzondering van de palliatieve afdeling van een verpleeghuis) en valt daarmee onder de thuisverpleging van de Zorgverzekeringswet (Zvw). Het is een verzekerd recht, waardoor patiënten de keuze hebben om thuis of in een hospice verzorgd te worden in de laatste levensfase. De terminale zorg en de financiering daarvan vindt plaats in netwerkverband. Daarom spreekt men in de palliatieve zorg over netwerkzorg in plaats van ketenzorg. De eerste lijn heeft hierin een spilfunctie.

- **Gevolgen voor de palliatieve terminale zorg**

De palliatieve terminale zorg is versnipperd. De ontwikkelingen richten zich dan ook op samenwerking, op professionalisering van de zorg en het versterken van de eigen regie van de patiënt. Samenwerking moet leiden tot betere afstemming van de zorg en tot efficiëntere en effectievere zorg. Dat is ook de insteek van het ministerie van Volksgezondheid Welzijn en Sport (VWS) die het opzetten van Netwerken Palliatieve Zorg stimuleert. Deze netwerken zijn intensieve samenwerkingsverbanden van alle zorgaanbieders van palliatieve terminale zorg in een regio. Aan een Netwerk Palliatieve Zorg nemen deel: thuiszorg, verpleeghuizen, ziekenhuizen, hospices, vrijwilligersorganisaties, organisaties van huisartsen, integrale kankercentra, zorgverzekeraars en patiëntenorganisaties. Deze zorgaanbieders vullen elkaar aan en stemmen de zorg op elkaar af. Hierdoor ontstaat kwalitatief goede zorg die patiëntgericht is en voldoende keuzemogelijkheden heeft voor de patiënt. Het aanbod is flexibel en goed beschikbaar en er is continuïteit van zorg.

Elk netwerk heeft een netwerkcoördinator. Deze netwerkcoördinatoren hebben zich verenigd in een landelijk platform: Stichting Fibula. Deze stichting is op landelijk niveau de gesprekspartner namens alle netwerken palliatieve zorg. De stichting bevordert de communicatie tussen de netwerken, bevordert en versterkt de multidisciplinaire samenwerking en is het landelijke aanspreekpunt.

In de eerste lijn worden samenwerkingsafspraken vastgelegd, zoals de LESA Palliatieve zorg van het Nederlands Huisartsen Genootschap (NHG). Hierin is vastgelegd dat de patiënt de regie heeft en dat de huisarts en wijkverpleegkundige een aanvullende rol hebben bij de continue, anticiperende en integrale zorg voor de patiënt en zijn naasten. Er is één aanspreekpunt voor de patiënt, de centrale zorgverlener. In de LESA worden vier fasen beschreven:

- Start van de samenwerking; huisarts en wijkverpleegkundige brengen elkaar op de hoogte van de situatie van de patiënt en beslissen wie wat doet en wie welke rol krijgt.
- Voortgang van de samenwerking; via het zorgdossier houden huisarts en wijkverpleegkundige elkaar op de hoogte van het verloop van de situatie van de patiënt. Indien nodig consulteren zij elkaar of schakelen andere disciplines in.
- De zorg rond het levenseinde; huisarts en wijkverpleegkundige lichten elkaar in en stemmen afspraken, wensen van de patiënt en zijn naasten op elkaar af. Samen bepalen zij het beleid in deze fase.
- Nazorg; er wordt zorg geboden aan de nabestaanden en er vindt ook een evaluatie plaats tussen huisarts en wijkverpleegkundige.

- **Professionalisering**

Niet alleen de samenwerking en afstemming wordt verbeterd in de palliatieve terminale zorg, ook is men bezig met deskundigheidsbevordering, ontwikkeling van standaarden en kennisdelen. Een aantal van de netwerken palliatieve zorg heeft samen met het Integraal Kankercentrum Nederland (IKNL) en Agora (ondersteuningspunt palliatieve zorg) een landelijk netwerk opgericht: Netwerk zorg op maat. Dit landelijke netwerk richt zich op het verbeteren en ontwikkelen van de palliatieve zorg en bevordert de deskundigheid op landelijk niveau door kennisdeling, goede voorbeelden en gezamenlijke producten (zie ook ▶ www.goedevoorbeeldenpalliatievezorg.nl).

De landelijke richtlijnen over palliatieve zorg breiden zich uit en richten zich niet alleen op kanker, maar ook op chronische ziekten en specifieke onderdelen van de palliatieve zorg. Voorbeelden: de richtlijn Palliatieve sedatie, de richtlijn Kinderpalliatieve zorg, de richtlijn Spirituele zorg en de richtlijn Palliatieve zorg voor mensen met COPD. Vanuit deze richtlijnen worden zorgpaden ontwikkeld door onder andere het Integraal Kankercentrum Nederland (IKNL). Een voorbeeld is het Zorgpad Stervensfase.

Om de deskundigheid te bevorderen heeft het CBO de Zorgmodule Palliatieve Zorg ontwikkeld. In deze zorgmodule worden alle onderdelen van kwalitatief goede zorg in de palliatieve terminale fase beschreven. In de Zorgmodule Palliatieve Zorg:
- staat kwaliteit van leven centraal, ook in de laatste levensfase;
- wordt de zorg gegeven volgens de wensen van de patiënt wat betreft waardig sterven;
- is er aandacht voor rouwzorg, spirituele zorg en ondersteuning bij lichamelijke en psychosociale problemen;
- moet de zorg zo dichtbij mogelijk ingericht worden met aandacht voor mantelzorgers en naasten;
- is er een belangrijke rol voor vrijwilligers die de mantelzorg ontlasten;
- is goede organisatie van de zorg en samenwerking noodzakelijk. Met een goede communicatie tussen de eerste en tweede lijn, tussen professionals onderling en met de patiënt en zijn naasten.
- is vroege signalering en het inlichten van de relevante disciplines van belang;
- wordt het kader aangegeven voor de kwaliteit van de zorg aan patiënten met een chronische aandoening in de laatste levensfase. De zorg wordt georganiseerd rondom de patiënt en zijn naasten met ondersteuning van hun sociale omgeving door een integraal multidisciplinair team van professionals, mantelzorgers en vrijwilligers.

Om de kwaliteit in de palliatieve zorg te meten, normen te stellen en te standaardiseren worden er meetinstrumenten, kwaliteitsindicatoren en keurmerken ontwikkeld. Een voorbeeld hiervan is het keurmerk PREZO Palliatieve Zorg. Dit keurmerk is door Perspekt ontwikkeld in opdracht van de Associatie van High Care Hospices (AHCH). Hospices en andere organisaties die zich bezighouden met palliatieve terminale zorg en lid zijn van het AHCH kunnen dit keurmerk aanvragen.

- **Versterking van de regie van de patiënt**

Ook in de palliatieve terminale zorg staat de patiënt centraal en wordt de zorg georganiseerd vanuit de wensen en behoeften van de patiënt. De zorg richt zich vooral op zelfmanagement door de patiënt en zijn naasten. De verpleegkundige ondersteunt de patiënt hierin. Door een heldere communicatie tussen zorgverlener en patiënt, het betrekken van de patiënt bij de zorg, het in een eerder stadium bespreken van de wensen van de patiënt en het nemen van beslissingen over de laatste levensfase samen met de patiënt en deze vast te leggen, behoudt de patiënt meer de eigen regie. Ook de wens van de patiënt waar hij wil sterven moet in een vroeg stadium worden vastgelegd.

Literatuur

ActiZ organisatie van zorgondernemers, Branchebelang Thuiszorg Nederland (BTN), Nederlandse Patiënten Consumenten Federatie (NPCF), Verpleegkundigen & Verzorgenden Nederland (V & VN), Zorgverzekeraars Nederland (ZN), Het ministerie van Volksgezondheid, Welzijn en Sport (VWS). (2014). *Onderhandelaarsresultaat transitie verpleging en verzorging. Looptijd: 2014 tot 2017.* Bijlage 1 bij brief 355051-119080-HLZ. Utrecht: ActiZ e.a.
Anderson Elffers Felix, adviesbureau voor maatschappelijke vraagstukken (2013). *Eindrapport. Borging van de publieke gezondheid en de positie van de GGD.* Utrecht: AEF.
Ballegooijen, W. van, Bransen, E., Poel, & A. van der (2011). *Preventie door de thuiszorg. Analyse van ontwikkelingen en kansen.* Onderzoek. Utrecht: Trimbos-instituut, ZonMw en ActiZ.
Cornelis, H. (2012). *Stichting Vrienden van de Thuiszorg, van nood naar zaak. Beleidsplan 2013-2016 Investeren in Geluk.* Eindhoven: Vrienden van de Thuiszorg.

Evaluatiecommissie Integrale Bekostiging (2011). *Monitoring Integrale Bekostiging. Zorg voor Chronisch Zieken. Evaluatiekader.* Den Haag: VWS

GGD Nederland (2013). *Meedoen is Gezond. Mogelijkheden van Publieke Gezondheid in het sociaal domein.* Utrecht: GGD Nederland.

Goede, E., & Wijland, Y. (2012). *Competentieprofiel generalist.* Amsterdam: DMO Amsterdam 'Samen DOEN in de buurt'.

Hakbijl, A., & Harbers, E. (2011). *SAN Medische diagnostische centra zijn cruciaal voor nabije, zinnige en zuinige zorg in de eerste lijn. Nu en in de toekomst.* Utrecht: SAN centra voor medische diagnostiek.

Huber, M., Knottnerus J.A., Green L. et al. (2011). How should we define health? *BMJ, 26*, 343.

KNMP Koninklijke Nederlandse Maatschappij ter bevordering der Pharmacie (2014). *De apotheker en de gemeente. Veranderingen in de zorg: de wijk aan zet!* Den Haag: KNMP.

Koplan, J.P., & Fleming, D.W. (2000). Current and future public health challenges. *JAMA, 284*, 1696–1698.

Luipen, E. van (2013). *Scherpstellen op de toekomst van de GGD. Tien beschouwingen.* Utrecht: GGD Nederland.

Mackenbach, J.P., & Stronks, K, (red.) (2012). *Volksgezondheid en gezondheidszorg (6^e, geheel herziene druk)*, Amsterdam: Reed Business.

Meer, E.H. van der, & Postma, J.P. (2012). *De 'Zichtbare schakel' – wijkverpleegkundige: een hele zorg minder. Kosten-batenanalyse.* Den Haag: ZonMw.

Middelburg-Hebl, M.H., Galesloot, C.M., Trigt, I.D. van, Jansen-Segers, M.J., Fröhleke, B.E.M., & Jansen-Landheer, M.L.E.A. (2014). *Palliatieve zorg in beeld.* Amsterdam: IKNL.

Ministerie van Volksgezondheid, Welzijn en Sport (2011). *Landelijke nota gezondheidsbeleid 'Gezondheid dichtbij'.* Den Haag: VWS.

Ministerie van Volksgezondheid, Welzijn en Sport. *Hervorming langdurige zorg. Naar goede zorg die bij ons past.* Factsheet. Den Haag: VWS.

Nationaal Sociale Rapportage – Nederland. April 2014. Den Haag: Ministerie van Sociale Zaken en Werkgelegenheid, VWS.

Nederlandse Maatschappij tot bevordering der Tandheelkunde (2008). *Kwaliteit in de tandartspraktijk.* Nieuwegein: NMT.

Raad voor de Volksgezondheid & Zorg (2010). *Zorg voor je gezondheid! Gedrag en gezondheid: de nieuwe ordening.* Den Haag: RVZ.

Raad voor de Volksgezondheid en Zorg (2012). *Regie aan de poort. De basiszorg als verbindende schakel tussen persoon, zorg en samenleving.* Den Haag: RVZ.

Raad voor Maatschappelijke Ontwikkeling (2012). *Ontzorgen en normaliseren. Naar een sterke eerstelijns jeugd- en gezinszorg.* Den Haag: Raad voor Maatschappelijke Ontwikkeling.

Rijksoverheid (2013). *Alles is gezondheid… Het Nationaal Programma Preventie 2014-2016.* Den Haag: Rijksoverheid.

Schijndel, P.L.W. van (2014). Transmurale zorgverlening – zorgverlening zonder grenzen. Lezing van prof. Van Montfoort. *BTSG InfoBulletin.*

Sok, K., Bosch, A. van den, Goeptar, H., Sprinkhuizen, A., & Scholte, M. (2013). *Samenwerken in de wijk.* Actuele analyse van sociale wijkteams. Sociaal Werk in de Wijk. Utrecht: Movisie.

Stichting Transmurale Zorg Den Haag en omstreken. *Werken aan samenhang in de zorg in de Haagse regio.* Jaarplan 2014. Den Haag: Stichting Transmurale Zorg Den Haag en Omstreken.

Verasdonk, G., Buurman, B., Parlevliet, J., & Rooij, S. de (2013). De transmurale zorgbrug. Wijkverpleegkundige start in het ziekenhuis. *BijZijn XL, 02-2014, EBP*, blz. 8-11. Amsterdam: AMC.

Vermeulen E., & Bongers, I. (2013). Omdenken in de publieke gezondheidszorg, hype of blijvertje? *TSG, 91*(5), 256.

VNG (Gemeente Eindhoven, Gemeente Enschede, Gemeente Leeuwarden, Gemeente Utrecht, Gemeente Zaanstad, TransitieBureau Wmo, TransitieBureau Jeugd) 2013. *Sociale wijkteams in ontwikkeling. Inrichting, aansturing en bekostiging.* Den Haag: VNG.

Waal V. de Binkhorst, J. & Scheijmans, I. (2014). *De ontwikkeling van nieuwe vormen van integraal wijkgericht werken.* Voortgangsrapportage integraal wijkgericht werken in Utrecht, Zeist, Wijk bij Duurstede en Nieuwegein. Utrecht: Hogeschool Utrecht.

Weil, O., & McKee, M. (1998). Setting priorities for health in Europe. *Eur J Publ Health, 8*, 256–258.

Websites
- www.aafje.nl
- www.agora.nl
- www.allesisgezondheid.nl
- www.buurtzorgnederland.com

Literatuur

- www.eerstelijn.venvn.nl
- www.eerstelijnszorgpaden.nl
- www.farmacotherapeutischkompas.nl
- www.hospices-highcare.nl
- www.hu.nl
- www.iknl.nl
- www.iknlzuid.nl
- www.ineen.nl
- www.invoorzorg.nl
- www.kinderpalliatief.nl
- www.loketgezondleven.nl
- www.nationaalkompas.nl
- www.netwerkpalliatievezorg.nl
- www.nhg.org
- www.nivel.nl
- www.ongeneeslijk.nl
- www.ouderenwegwijs.nl
- www.pallialine.nl
- www.palliatief.nl
- www.palliatievezorg.nl
- www.palvoorprofs.nl
- www.perspektkeurmerk.nl
- www.rijksoverheid.nl
- www.sociaalwerkindewijk.nl
- www.stichtingfibula.nl
- www.stmg.nl
- www.transmuraalnetwerk.nl
- www.transmuralezorg.nl
- www.vng.nl
- www.vtv2014.nl
- www.zonmw.nl
- www.zorghulpatlas.nl
- www.zorgvoorbeter.nl

Wetten

Marijke Wigboldus

Samenvatting

Dit hoofdstuk beschrijft de meest relevante wetgeving in het MGZ-veld. MGZ-verpleegkundigen hebben te maken met wetten die van belang zijn in het primaire proces van de zorg, wetten die bedoeld zijn om de positie van patiënten te verstevigen en wetten betreffende de beroepsuitoefening.

Aan bod komen: AWBZ en Wet Langdurige Zorg (Wlz), Zorgverzekeringswet (Zvw), Wet maatschappelijke ondersteuning (Wmo), Wet publieke gezondheidszorg (Wpg), Wet op de beroepen in de individuele gezondheidszorg (Wet BIG), Kwaliteitswet, Wet op de geneeskundige behandelingsovereenkomst (WGBO), Wet bescherming persoonsgegevens (Wpb), Wet klachtrecht cliënten zorgsector (Wkcz), Wet medezeggenschap cliënten zorginstellingen (Wmcz), Wet zorg en dwang, Arbeidsomstandighedenwet (Arbowet), Wet verbetering poortwachter (Wvp), Wet werk en inkomen naar arbeidsvermogen (Wia).

Van de verschillende wetten volgt een korte beschrijving en wie de wet uitvoert of handhaaft. Waar van toepassing worden de verwachte ontwikkelingen weergegeven.

5.1   Inleiding – 91

5.2   Wetgeving binnen het stelsel van Zorg en Welzijn – 91
5.2.1   Algemene Wet Bijzondere Ziektekosten (en Wet langdurige zorg) – 91
5.2.2   Zorgverzekeringswet – 92
5.2.3   Wet maatschappelijke ondersteuning – 93
5.2.4   Wet publieke gezondheid – 94

5.3   Wetgeving in het primaire proces van de zorg – 95
5.3.1   Kwaliteitswet Zorginstellingen – 95
5.3.2   Wet op de beroepen in de individuele gezondheidszorg – 95
5.3.3   Wet op de Geneeskundige BehandelingsOvereenkomst – 98
5.3.4   Overige wetten met betrekking tot patiënten – 98
5.3.5   Wet Zorg en dwang – 99

5.4 Wetgeving met betrekking tot de beroepsuitoefening – 100
5.4.1 Arbeidsomstandighedenwet – 100
5.4.2 Wet Verbetering Poortwachter – 100
5.4.3 Wet Werk en Inkomen naar Arbeidsvermogen – 101

Literatuur – 101

5.1 Inleiding

De samenleving en dus ook de gezondheidszorg kan niet zonder wetten en regelgeving om structuur en regels aan te brengen. Zoals Poot e.a. (2008) schrijven zijn het bevorderen van de kwaliteit van onze samenleving en het beschermen van mensen hierbij belangrijke functies. Die functies zijn bij uitstek aan de orde in de gezondheidszorg. Daarom is het van belang dat beroepsbeoefenaren weten wat 'de wet- en regelgeving' van hen vraagt. Een MGZ-verpleegkundige heeft, vanuit de verschillende rollen die ze vervult, hiermee te maken. Zij moet op de hoogte zijn van de rechten van de patiënt, zoals het recht op informatie. Als werknemer heeft ze onder andere te maken met Arbowetgeving en als professional zal zij op grond van de Wet op de Geneeskundige Behandelovereenkomst (WGBO) moeten handelen als een goed hulpverlener volgens de voor haar beroepsgroep geldende professionele standaard.

Wet- en regelgeving verandert met de bewegingen van de economische en maatschappelijke situatie in ons land en in de wereld om ons heen. Op het moment van schrijven (2014) staan er diverse stelselwijzigingen in het overheidsbeleid op de agenda van Den Haag. De MGZ-verpleegkundige heeft de verantwoordelijkheid om zich op de hoogte te stellen van de actuele wet- en regelgeving. Aan het eind van het hoofdstuk staan belangrijke websites waar actuele informatie gevonden kan worden.

5.2 Wetgeving binnen het stelsel van Zorg en Welzijn

Dit stelsel kent vier belangrijke wetten die het kader schetsen voor de uitvoering van de gezondheidszorg: de Zorgverzekeringswet (Zvw), de Algemene Wet Bijzondere Ziektekosten (AWBZ), de Wet maatschappelijke ondersteuning (Wmo) en de Wet publieke gezondheid (Wpg). Deze wetten gaan onder meer over financiering van de zorg, maar geven ook inhoudelijke kaders aan waaraan de zorg en maatschappelijke ondersteuning dienen te voldoen (► www.nationaalkompas.nl).

5.2.1 Algemene Wet Bijzondere Ziektekosten (en Wet langdurige zorg)

De Algemene Wet Bijzondere Ziektekosten (AWBZ) betaalt de langdurige zorg voor ouderen, chronisch zieken en gehandicapten. Het is een volksverzekering en is bedoeld voor kosten die voor bijna niemand op te brengen zijn. Iedereen die in Nederland woont en/of werkt (loonbelasting betaalt), is verzekerd voor AWBZ-zorg. Zorg vanuit de AWBZ kent verschillende vormen:
- persoonlijke verzorging;
- verpleging;
- begeleiding;
- verblijf in een instelling;
- behandeling;
- kortdurend verblijf.

Om in aanmerking te komen voor AWBZ-zorg is een indicatie nodig. Het Centrum Indicatiestelling Zorg (CIZ) beoordeelt, indiceert en toetst de aanspraak van mensen op AWBZ-zorg. Dit gebeurt op basis van objectieve criteria. Het CIZ houdt bij het vaststellen van de benodigde zorg en ondersteuning rekening met mogelijke alternatieve vormen van zorg, zoals gebruikelijke zorg, (vrijwillige) mantelzorg of wettelijk voorliggende en/of algemeen gebruikelijke voorzieningen (▶ www.ciz.nl).

- **Wie voert de wet uit?**

Zorgkantoren (gelieerd aan zorgverzekeraars) voeren de AWBZ uit samen met zorgaanbieders. Zorgverzekeraars gaan over de zorginkoop en zorgtoewijzing, zorgaanbieders leveren de zorg.

- **Verwachte ontwikkelingen**

Om de zorg toegankelijk, goed en betaalbaar te houden, voert het kabinet de komende jaren hervormingen door op het gebied van de AWBZ (▶ www.rijksoverheid.nl). Ook neemt de overheid maatregelen zodat mensen langer zorg thuis kunnen krijgen. Op die manier blijft de zorg betaalbaar en kunnen mensen over hun eigen leven blijven beslissen. Het kabinet wil dat op termijn ook intensieve zorg zo veel mogelijk thuis gebeurt. In 2013 kregen al meer mensen een indicatie voor de extramurale zorg. De visie van het kabinet op langdurige zorg wordt als volgt geformuleerd (Rijksoverheid, april 2013):

1. Uitgegaan wordt van wat mensen (nog) wel kunnen in plaats van wat zij niet kunnen. Kwaliteit van leven (welbevinden) staat voorop.
2. Als ondersteuning nodig is, wordt allereerst gekeken naar het eigen, sociale netwerk en de financiële mogelijkheden van betrokkenen en wordt de hulp dichtbij georganiseerd.
3. Voor wie – ook met steun van de omgeving – niet (meer) zelfredzaam kan zijn, is er altijd (op participatie gerichte) ondersteuning en/of passende zorg.
4. De meest kwetsbare mensen krijgen recht op passende zorg in een beschermende, intramurale omgeving in een nieuwe kern-AWBZ.

Deze nieuwe kern-AWBZ krijgt de naam Wet Langdurige Intensieve Zorg (Wlz). De plannen zijn om vanaf 2015 een groot deel van de AWBZ-zorg over te hevelen naar de Zorgverzekeringswet en de gemeenten (Wet op de maatschappelijke ondersteuning).

5.2.2 Zorgverzekeringswet

Sinds 2006 is er in Nederland een nieuw zorgstelsel. Met de Zorgverzekeringswet (Zvw) is er meer marktwerking gekomen in de zorg en zorgverzekeraars en zorgaanbieders hebben meer vrijheid gekregen, zij kunnen nu bijvoorbeeld onderhandelen over de prijs. Deze vrijheid betekent dat er minder regels gekomen zijn; er wordt meer overgelaten aan de eigen verantwoordelijkheid van de zorgverzekeraars en zorgaanbieders. Hierbij komt dat verzekerden hun eigen zorgverzekeraar kunnen kiezen en, afhankelijk van de soort polis, ook hun zorgaanbieder.

Iedereen die in Nederland woont of werkt moet een basisverzekering hebben. Dit basispakket dekt veelgebruikte zorg zoals huisarts, ziekenhuis of apotheek en deels de zorg van fysiotherapie of tandheelkundige zorg. Daarnaast kan iedereen zich aanvullend verzekeren voor kosten die niet in het basispakket zitten, zoals de aanvulling op de tandarts of alternatieve geneeswijzen. Onderliggende wetgeving (Besluit zorgverzekering en Regeling zorgverzekering) bepaalt de omvang van de dekking van de zorgverzekering door de Zvw. Tot slot bepaalt de Zvw dat verzekeraars verplicht zijn iedereen te accepteren en zorgverzekeringen niet mogen beëindigen bij slecht schadeverloop. Iedereen krijgt noodzakelijke medische zorg, onafhankelijk van de oorzaak van het letsel of de aandoening. Dus ook als iemand dit zelf heeft veroorzaakt door ongezond of roekeloos te leven (▶ www.rijksoverheid.nl).

- **Wie voert de wet uit?**

Zorgverzekeraars voeren de Zvw uit. De Nederlandse Zorgautoriteit (NZa) ziet toe op de uitvoering van de Zvw door de zorgverzekeraars (▶ www.nza.nl).

- **Verwachte ontwikkelingen**

Er ligt een wetsvoorstel dat de wijkverpleging vanaf 2015 in het basispakket van de zorgverzekeringswet wordt opgenomen. Hiermee is geregeld dat iedereen hier straks recht op heeft. De wijkverpleegkundige krijgt net als de huisarts een centrale plek in de wijk. Zij krijgt dan de ruimte om zelf in te schatten hoeveel zorg en tijd er nodig is voor een patiënt. Het betekent dat de wijkverpleegkundige meer ruimte krijgt voor de inzet van haar professionaliteit. De wijkverpleegkundige is niet altijd degene die daadwerkelijk de zorg verleent. Deze kan ook verleend worden door een verpleegkundige, een verzorgende of bijvoorbeeld een casemanager dementie. De wijkverpleegkundige coördineert alle zorg rondom de patiënt en stemt af met andere hulpverleners, zoals de huisarts, medisch specialist en de maatschappelijk werker (▶ www.rijksoverheid.nl).

5.2.3 Wet maatschappelijke ondersteuning

De Wet maatschappelijke ondersteuning (Wmo) trad op 1 januari 2007 in werking. Er werd een begin gemaakt met het uitbreiden van de gemeentelijke verantwoordelijkheid voor maatschappelijke ondersteuning en het beperken van aanspraken onder de AWBZ. Het maatschappelijk doel van de Wmo is 'meedoen'. De Wmo regelt dat mensen met een beperking de voorzieningen, hulp en ondersteuning krijgen die ze nodig hebben. De wet moet ervoor zorgen dat mensen zo lang mogelijk zelfstandig kunnen blijven wonen en kunnen meedoen in de samenleving, al of niet geholpen door vrienden, familie of bekenden (▶ www.invoeringwmo.nl).

De huidige Wmo bepaalt dat gemeenten hun beleid voor negen prestatievelden vastleggen in een beleidsplan. Voorbeelden van hulp en voorzieningen die onder de Wmo vallen zijn:

- huishoudelijke hulp, zoals hulp bij het opruimen, schoonmaken en ramen zemen;
- aanpassingen in de woning, bijvoorbeeld een traplift of een verhoogd toilet;
- vervoer in de regio voor mensen die slecht ter been zijn en niet met het openbaar vervoer kunnen reizen;
- maaltijdverzorging, ook wel warme maaltijdvoorziening of tafeltje-dek-je genoemd;
- maatschappelijke opvang, bijvoorbeeld blijf-van-mijn-lijfhuizen en daklozenopvang;
- ondersteuning van mensen die zich inzetten voor hun medemens of buurt, zoals mantelzorgers en vrijwilligers;
- stimuleren van activiteiten die de onderlinge betrokkenheid in buurten en wijken vergroten.

- **Wie voert de wet uit?**

Gemeenten voeren de Wmo uit en iedere gemeente legt andere accenten. De gedachte hierbij is dat gemeenten beter weten dan de landelijke overheid wat de eigen inwoners nodig hebben. Inwoners van een gemeente hebben inspraak bij het opstellen van de beleidsplannen en gemeenten leggen verantwoording af aan de burgers. Het aanvragen van hulp gaat via het Wmo-loket in een gemeente. Soms moet de patiënt een eigen bijdrage betalen.

- **Verwachte ontwikkelingen**

In januari 2014 is een wetsvoorstel voor een vernieuwde Wmo naar de Tweede Kamer gegaan Deze vernieuwde Wmo treedt in 2015 in werking. In het nieuwe wetsvoorstel wordt de verantwoordelijkheid van gemeenten op het gebied van participatie en zelfredzaamheid verder uitgebreid. Vanaf 2015 gaan gemeenten taken uitvoeren die in 2014 nog onder de AWBZ vallen (▶ www.rijksoverheid.nl). De gemeenten krijgen een grotere rol in de begeleiding gericht op bevordering, behoud of compensatie van de zelfredzaamheid. De voorziening "hulp bij het huishouden" in de Wmo wordt beperkt tot mensen die deze echt nodig hebben en die er zelf (financieel) niet in kunnen voorzien.

In het nieuwe wetsvoorstel komen geen prestatievelden meer voor. Waar de gemeenten zich mee bezig dienen te houden staat in de wet uitgelegd met het begrip 'maatschappelijke ondersteuning', dit is:

1. Het bevorderen van de sociale samenhang, de mantelzorg en het vrijwilligerswerk, de toegankelijkheid van voorzieningen, diensten en ruimten voor mensen met een beperking, de veiligheid en leefbaarheid in de gemeente, alsmede voorkomen en bestrijden van huiselijk geweld.
2. Het ondersteunen van de zelfredzaamheid en de participatie van personen met een beperking of met chronische psychische of psychosociale problemen zoveel mogelijk in de eigen leefomgeving.
3. Het bieden van beschermd wonen en opvang (▶ www.aandachtvooriedereen.nl).

5.2.4 Wet publieke gezondheid

De publieke gezondheidszorg richt zich op gezondheidsbeschermende en gezondheidsbevorderende maatregelen voor de gehele bevolking of specifieke groepen daaruit. De wet regelt de organisatie van de openbare gezondheidszorg, de bestrijding van infectieziekten en de isolatie van personen/vervoermiddelen die internationaal gezondheidsgevaar kunnen opleveren (▶ www.rivm.nl).

Vanuit de Wpg zijn gemeenten bestuurlijk verantwoordelijk voor de volgende taken op het gebied van de publieke gezondheidszorg:
— algemene bevorderingstaken (artikel 2), zoals de afstemming van de publieke gezondheidszorg met de curatieve gezondheidszorg, epidemiologie, gezondheidsbevordering en medische milieukunde;
— jeugdgezondheidszorg tot 19 jaar (artikel 5);
— ouderengezondheidszorg vanaf 65 jaar (artikel 5a);
— infectieziektebestrijding (artikel 6).

Kenmerkend voor de publieke gezondheidszorg is dat er sprake is van een maatschappelijke hulpvraag.

Ook staat er in de Wpg dat gemeenten elke vier jaar een epidemiologische analyse moeten uitvoeren om inzicht te krijgen in de gezondheidssituatie van de bevolking. Dit doen zij op een landelijk gelijkvormige wijze. Op basis daarvan moeten ze de behoeften aan zorg inschatten.

- **Wie voert de wet uit?**

De gemeenten zijn verantwoordelijk voor het uitvoeren van de Wpg. In veel gevallen laten ze dat doen door de gemeentelijke gezondheidsdienst (GGD). Gemeenten zijn wettelijk verplicht een GGD in stand te houden voor de uitvoering van taken op het gebied van de publieke gezondheidszorg.

5.3 Wetgeving in het primaire proces van de zorg

5.3.1 Kwaliteitswet Zorginstellingen

De Kwaliteitswet Zorginstellingen (KWZ) verplicht zorginstellingen in Nederland hun eigen kwaliteit te bewaken, te beheersen en te verbeteren. De wet biedt zorginstellingen de ruimte om een eigen kwaliteitsbeleid te ontwikkelen dat is afgestemd op de behoefte van haar patiënten en stelt daarom geen gedetailleerde eisen. De instellingen zijn zelf verantwoordelijk voor de kwaliteit van zorg. Centraal in de wet staan vier kwaliteitseisen waaraan een instelling moet voldoen (▶ www.igz.nl):
- Verantwoorde zorg; dat wil zeggen zorg van hoog niveau die tijdig, veilig, doeltreffend en patiëntgericht wordt verleend, afgestemd op de behoeften van de patiënt.
- Op kwaliteit gericht beleid; gericht op het in stand houden en verbeteren van de kwaliteit van zorg. Hieronder valt ook voldoende en voldoende gekwalificeerd personeel en duidelijkheid over taken en verantwoordelijkheden.
- Het opzetten van een kwaliteitssysteem; hierbij gaat het om het systematisch bewaken en beheersen van de kwaliteit van zorg en waar mogelijk verbeteren. Hierbij hebben naast wettelijke regels ook de professionele standaarden en landelijke of eigen protocollen een belangrijke rol.
- Het jaarlijks publiceren van een jaarverslag; hierin legt de instelling verantwoording af over de kwaliteit van de verleende zorg en het gevoerde kwaliteitsbeleid. Ook geeft de instelling aan hoe zij patiënten en hun belangenorganisaties betrekt bij het kwaliteitsbeleid.

Zorginstellingen zijn op grond van deze wet verplicht calamiteiten en seksueel misbruik waarbij een patiënt of een zorgverlener van de instelling is betrokken, bij de Inspectie voor de Gezondheidszorg te melden.

- **Wie voert de wet uit?**

Instellingen zijn in principe zelf verantwoordelijk voor de kwaliteit van de zorg. De Inspectie voor de Gezondheidszorg houdt onafhankelijk toezicht op de naleving van de Kwaliteitswet. Het toezicht richt zich vooral op het kwaliteitsbeleid van zorginstellingen. De Inspectie ziet toe op de aanwezigheid en werking van een kwaliteitssysteem. De Kwaliteitswet heeft de Inspectie een aantal instrumenten gegeven om de kwaliteit van zorg te handhaven, bijvoorbeeld toezicht, berisping, boete, onder verscherpt toezicht plaatsen (▶ www.igz.nl).

5.3.2 Wet op de beroepen in de individuele gezondheidszorg

De Wet op de beroepen in de individuele gezondheidszorg (Wet BIG) heeft als doel de kwaliteit te bewaken en te bevorderen van de zorg die beroepsbeoefenaren in de individuele gezondheidszorg leveren. Individuele gezondheidszorg wil zeggen de zorg gericht op de gezondheid van een bepaalde persoon. Individuele gezondheidszorg omvat niet alleen geneeskundige handelingen, maar ook verzorgende en verplegende handelingen. De wet geeft kaders aan voor de beroepsuitoefening bedoeld om patiënten te beschermen tegen ondeskundig of onzorgvuldig

handelen. De individuele beroepsbeoefenaar is zelf verantwoordelijk voor de handelingen die hij uitvoert. Evenals de Kwaliteitswet is de Wet BIG een kaderwet waarin de grote lijnen zijn aangegeven. De Wet BIG regelt zaken als:
- titelbescherming;
- registratie en herregistratie;
- voorbehouden handelingen;
- specialismen;
- geheimhoudingsplicht;
- tuchtrecht.

■ Titelbescherming en (her)registratie

De Wet BIG regelt titelbescherming voor een bepaald aantal beroepen in de zorg. Hiervoor moet een beroepsbeoefenaar voldoen aan vastgestelde opleidingseisen uitgewerkt in een Algemene maatregel van Bestuur. Er kan sprake zijn van een beschermde beroepstitel (artikel 3 Wet BIG) of een beschermde opleidingstitel (artikel 34 Wet BIG).

Voor de beroepstitel zijn in de wet acht beroepen geregeld: arts, tandarts, apotheker, gezondheidszorgpsycholoog, psychotherapeut, fysiotherapeut, verloskundige en verpleegkundige. Voor deze beroepen geldt dat zij alleen hun titel mogen voeren als zij geregistreerd staan in het BIG-register. Een zorgverlener moet er voor zorgen dat zijn kennis en vaardigheden voldoende zijn en actueel blijven. Ingeschreven staan in het BIG-register betekent dat de zorgverlener beschikt over voldoende recente kennis en vaardigheden. Een verpleegkundige kan zich na het halen van haar diploma in het BIG-register inschrijven en daarna de titel verpleegkundige voeren. Om voor herregistratie (om de 5 jaar) in aanmerking te komen, moet zij aan bepaalde eisen voldoen.

Voor de opleidingstitel is voor bepaalde beroepen het deskundigheidsgebied en de opleiding geregeld. Voorbeelden hiervan zijn de verzorgende-IG, de diëtist en de logopedist. De overheid houdt voor deze beroepen geen register bij. In de praktijk doen beroepsgroepen dit zelf.

■ Voorbehouden handelingen

De Wet BIG regelt het uitvoeren van voorbehouden handelingen. Dit zijn medische handelingen die onaanvaardbare risico's voor de gezondheid van een patiënt met zich meebrengen als een ondeskundige ze uitvoert. Voorbeelden zijn het geven van een injectie of een chirurgische ingreep. De wet geeft per voorbehouden handeling aan welke zorgverleners zelfstandig bevoegd zijn deze handelingen uit te voeren.

Verpleegkundigen hebben voor een aantal handelingen een functionele zelfstandigheid. Op grond van opleiding en specifieke deskundigheid kunnen zij sommige handelingen uitvoeren zonder toezicht en tussenkomst van de opdrachtgever (arts, verpleegkundig specialist, tandarts of verloskundige). Voorwaarde is dat de verpleegkundige bekwaam is. Bekwaamheid is opgebouwd uit kennis en vaardigheid (De Poorter e.a., 2012):
- kennis over de handeling, de technieken, het doel, de anatomie, de risico's (contra-indicaties), voor- en nazorg en eventuele complicaties;
- vaardigheid met betrekking tot de uitvoering van de handeling en bijkomende activiteiten (beslissen, interpreteren, communiceren et cetera).

De wet maakt een onderscheid tussen deskundigheid en bekwaamheid. Deskundigheid wordt verkregen door de opleiding waarvoor de opleidingseisen en het deskundigheidsgebied wettelijk vastliggen. Bekwaamheid wordt verkregen door wat iemand weet en kan, en is afhankelijk van de ervaring, individuele omstandigheden van de zorgverlener en de zorgsetting. Een zorgverlener bepaalt zelf of hij op een zeker moment bekwaam is een specifieke handeling uit te voeren. De bekwaamheid, en niet alleen het gevolgd hebben van een opleiding, maakt dat iemand bevoegd is tot handelen. *Onbekwaam maakt onbevoegd!* (Van den Boomen & Vlaskamp, 1996).

- **Specialismen**

De Wet BIG schept de mogelijkheid voor specialismen (artikel 14 van de Wet BIG). Daarbij is een belangrijke rol weggelegd voor de beroepsorganisaties. Zij kunnen een regeling voor specialismen in het leven roepen en de minister van VWS verzoeken de specialistentitels aan te merken als wettelijk erkend en beschermd. Aan de wettelijke erkenning zijn enkele voorwaarden verbonden. Een erkenning als specialist kan bijvoorbeeld alleen worden verleend aan iemand die al ingeschreven is in het register van het beroep waarbinnen het specialisme ligt (VWS, 1996). De verpleegkundig specialist is sinds 2009 een wettelijk erkend beroep binnen de verpleegkunde, met een eigen register.

Er zijn vijf beschermde specialistentitels (▶ www.venvn.nl):
- preventieve zorg bij somatische aandoeningen;
- acute zorg bij somatische aandoeningen;
- intensieve zorg bij somatische aandoeningen;
- chronische zorg bij somatische aandoeningen;
- geestelijke gezondheidszorg.

- **Geheimhoudingsplicht**

De geheimhoudingsplicht is geregeld in artikel 88 van de Wet BIG. Hier staat: "Een ieder is verplicht geheimhouding in acht te nemen ten opzichte van al datgene wat hem bij het uitoefenen van zijn beroep op het gebied van de individuele gezondheidszorg als geheim is toevertrouwd, of wat daarbij als geheim te zijner kennis is gekomen en waarvan hij het vertrouwelijke karakter moet begrijpen."

- **Tuchtrecht**

Alle beroepsbeoefenaren die op grond van artikel 3 van de Wet BIG zijn geregistreerd vallen onder het tuchtrecht. Een tuchtcollege kan de volgende sancties opleggen: een waarschuwing, een berisping, een schorsing en een gedeeltelijke ontzegging van de bevoegdheid het beroep uit te oefenen. De zwaarste sanctie is het schrappen uit het register.

- **Wie voert de wet uit?**

De Inspectie voor de Gezondheidszorg houdt toezicht op de opleidingsverplichting die beroepsbeoefenaren hebben om hun vakkennis op peil te houden. Daarnaast controleert de Inspectie de naleving van artikel 40 uit de Wet BIG waarin de kwaliteit van de beroepsbeoefening is geregeld.

- **Relatie Kwaliteitswet Zorginstellingen en Wet BIG**

De Wet BIG en de Kwaliteitswet raken elkaar als het gaat om het uitvoeren van risicovolle handelingen, waaronder de in de Wet BIG genoemde 'voorbehouden handelingen'. Het betreft handelingen die door de individuele zorgverlener beroepsmatig worden verricht. Als dit vanuit een zorginstelling plaatsvindt, moet deze instelling het kader scheppen waarbinnen de individuele beroepsbeoefenaar deze handelingen op een verantwoorde wijze kan verrichten (De Poorter e.a., 2012).

5.3.3 Wet op de Geneeskundige BehandelingsOvereenkomst

In de Wet op de Geneeskundige Behandelingsovereenkomst (WGBO) zijn de rechten en plichten van patiënten en hulpverleners vastgelegd; de wet regelt de relatie tussen patiënt en hulpverlener. Het doel is de positie van de patiënt te beschermen. Er bestaat een behandelingsovereenkomst zodra een medische hulpverlener hulp biedt aan een patiënt. Een schriftelijke overeenkomst is niet nodig.

Rechten van de patiënt zijn:
- recht op informatie (in begrijpelijke taal) over ziekte of aandoening, de voorgestelde behandeling of het onderzoek, eventueel andere behandelingsmogelijkheden, de gevolgen en eventuele risico's van de behandeling of het onderzoek, de medicijnen en eventuele bijwerkingen;
- toestemmingsvereiste: een patiënt mag alleen behandeld worden met zijn toestemming;
- recht op inzage in het medisch dossier;
- recht op privacy;
- recht op vertegenwoordiging als de patiënt niet zelf kan beslissen;
- nakomen van een wils- of zorgverklaring wanneer de patiënt niet meer in staat is zelf te beslissen.

Naast deze rechten heeft de patiënt de plicht om de hulpverlener duidelijk en volledig te informeren en het binnen redelijke grenzen opvolgen van de gegeven adviezen (NPCF, 2012).

Belangrijke verplichtingen van de hulpverlener zijn:
- goed hulpverlenerschap, dit betekent dat hij 'de zorg moet betrachten die de redelijk bekwaam en redelijk handelend vakgenoot in dezelfde omstandigheden zou hebben betracht';
- het informeren van de patiënt over de aard en het doel van de behandeling;
- het vragen van toestemming voor de behandeling;
- de geheimhoudingsplicht: het verstrekken of ter inzage geven van patiëntgegevens mag in principe alleen met toestemming van de patiënt; uitzondering hierop zijn de zorgverleners die rechtstreeks betrokken zijn bij de behandeling;
- dossierplicht: het bijhouden en bewaren van een medisch dossier. De wettelijke bewaartermijn van een medisch dossier is 15 jaar. Het gaat hierbij ook om de door verpleegkundige en verzorgenden vastgelegde gegevens over de gezondheidssituatie van de patiënt (V&VN, 2011).

Een hulpverlener heeft het recht af te wijken van de rechten van de patiënt op grond van zijn goed hulpverlenerschap. Dit betekent dat een patiënt geen behandeling kan eisen als de hulpverlener beoordeelt dat de behandeling niet voldoet aan de professionele standaarden en normen.

5.3.4 Overige wetten met betrekking tot patiënten

In de Wet Bescherming persoonsgegevens (Wpb), de Wet Klachtrecht Cliënten Zorgsector (Wkcz) en de Wet Medezeggenschap Cliënten Zorginstellingen (Wmcz) zijn ook rechten van patiënten beschreven. Hierin wordt respectievelijk het veilig omgaan met patiëntgegevens, het recht om te klagen en de instelling van patiëntenraden geregeld.

- **Verwachte ontwikkelingen**

De wetgeving over patiëntenrechten gaat veranderen. In 2010 stelde het toenmalige kabinet een Wetsvoorstel cliëntenrechten zorg (Wcz) op. De gedachte was dat die wet alle patiëntenrechten in de zorg zou gaan regelen. In juni 2013 splitst het huidige kabinet dit wetsvoorstel op in vijf delen die afzonderlijk in de Kamer behandeld worden:
- het klachtrecht onderwerp van de Wcz, als een nieuw wetsvoorstel 'de Wet kwaliteit, klachten en geschillen zorg' (Wkkgz). Dit wetsvoorstel is in juli 2013 aangenomen in de Tweede Kamer en ligt nu (2014) voor in de Eerste Kamer;
- een wijziging van de Kwaliteitswet zorginstellingen;
- een wetsvoorstel waarin het bestuur van zorginstellingen wordt geregeld;
- een aanpassing van de Wet op de geneeskundige behandelovereenkomst (WGBO);
- een wijziging van de Wet op de toelating van zorginstellingen.

5.3.5 Wet Zorg en dwang

Iemand die een gevaar vormt voor zichzelf kan gedwongen opgenomen worden. Dit wordt geregeld in de Wet bijzondere opnemingen in psychiatrische ziekenhuizen (BOPZ). De wet geldt voor instellingen met een BOPZ-aanmerking (▶ www.rijksoverheid.nl). De wet geldt dus niet voor mensen thuis; in de praktijk komt het echter voor dat patiënten thuis beperkende maatregelen krijgen opgelegd, de deur gaat bijvoorbeeld op slot om zwerven te voorkomen. Om beter aan te sluiten bij de verschillende doelgroepen zijn er wetsvoorstellen gemaakt om de BOPZ op te splitsen in twee onderdelen:
- de Wet Verplichte geestelijke gezondheidszorg (voor psychiatrische patiënten);
- de Wet Zorg en dwang (voor mensen met een verstandelijke handicap of een psychogeriatrische aandoening/dementie).

Het wetsvoorstel Verplichte geestelijke gezondheidszorg valt buiten het kader van dit hoofdstuk, we gaan hier verder in op de wet Zorg en dwang.

- **Hoofdpunten uit het wetsvoorstel Zorg en dwang**

Het uitgangspunt van de Wet Zorg en dwang is dat dwangmaatregelen niet thuis horen in de zorg voor ouderen en gehandicapten. Gevaarlijke situaties moeten altijd met vrijwillige zorg worden opgelost, ook bij ernstig probleemgedrag. Onvrijwillige zorg is alleen mogelijk, en onder strikte voorwaarden, als het gedrag van een patiënt leidt tot een ernstig nadeel voor zichzelf of anderen. Het wetsvoorstel kent een uitgebreid afwegingskader en benadrukt dat onvrijwillige zorg een laatste optie is. Het accent ligt op 'Nee, tenzij…' Het wetsvoorstel Zorg en dwang introduceert een stappenplan dat is gericht op het voorkomen van dwang. Zorgverleners moeten dit stappenplan doorlopen zodra er geen overeenstemming is met een patiënt over vrijwillige zorg (▶ www.dwangindezorg.nl). Hierbij wordt uitgegaan van een getrapt zorgmodel. Als het niet lukt om een vrijwillig alternatief te vinden voor de onvrijwillige zorg, wordt er steeds meer (externe) deskundigheid ingeschakeld om mee te denken. Het wetsvoorstel beschrijft kwaliteitscriteria voor vrijheidsbeperkende maatregelen (▶ www.zorgvoorbeter.nl).

Het wetsvoorstel is in september 2013 aangenomen in de Tweede Kamer en wacht op behandeling in de Eerste Kamer. De Eerste Kamer wil dit wetsvoorstel tegelijk behandelen met het wetsvoorstel Verplichte geestelijke gezondheidszorg waardoor er vertraging is ontstaan. Van zorgorganisaties wordt verwacht dat ze al wel handelen in de geest van de nieuwe wet. Hiervoor is in 2008 een richtinggevend kader vrijheidsbeperkingen uitgebracht. Dit kader is te vinden op de website van de Rijksoverheid.

- **Wie voert de wet uit?**

In het wetsvoorstel is opgenomen dat de Inspectie voor de Gezondheidszorg toeziet op de naleving van de wet en haar handhaaft.

5.4 Wetgeving met betrekking tot de beroepsuitoefening

5.4.1 Arbeidsomstandighedenwet

De Arbeidsomstandighedenwet (Arbowet) regelt goed arbeidsomstandighedenbeleid. Goede arbeidsomstandigheden maken dat medewerkers meer gemotiveerd hun werk doen en voorkomen ziekteverzuim. De Arbowet is een kaderwet, binnen de kaders maakt een organisatie het eigen beleid. Kern van de wet is dat zowel werkgevers als werknemers eigen verantwoordelijkheid krijgen in de zorg voor een gezonde werkomgeving. Beiden hebben wettelijke verplichtingen.

De wetgever zorgt onder meer voor:
- het ontwikkelen en uitvoeren van arbobeleid, gericht op veiligheid en gezondheid van de werknemers;
- het in kaart brengen van veiligheids- en gezondheidsrisico's met behulp van een RI&E (Risico-Inventarisatie en -Evaluatie) en het opstellen van een plan van aanpak op basis van de RI&E om aan te geven welke risico's aangepakt worden en hoe deze aangepakt worden;
- voorlichting en instructie aan medewerkers over veilig en gezond werken;
- een arbodienst of bedrijfsarts die de werknemer begeleidt bij ziekteverzuim;
- aanwezigheid van een preventiemedewerker (bij meer dan 25 werknemers);
- het organiseren van bedrijfshulpverlening (BHV).

De werknemer moet veiligheidsinstructies opvolgen en eventuele beschermingsmiddelen gebruiken. Ook moet zij de werkgever informeren als zij gevaren voor gezondheid of veiligheid opmerkt.

- **Wie voert de wet uit?**

De werkgevers voeren de wet uit. De Inspectie van Sociale Zaken en Werkgelegenheid (SZW) controleert of een bedrijf voldoet aan de wettelijke voorschriften voor arbeidsomstandigheden. Bij overtreding kan de Inspectie SZW een aantal maatregelen opleggen, variërend van een waarschuwing tot een boete of zelfs stillegging van het werk (▶ www.arboportaal.nl).

5.4.2 Wet Verbetering Poortwachter

De Wet Verbetering Poortwachter (Wvp) regelt de begeleiding van een werknemer bij (langdurige) ziekte met als doel een snelle re-integratie in het arbeidsproces. In de tijd dat een werknemer een contract heeft bij een werkgever is de werkgever verplicht het loon door te betalen en de acties opgesteld door de Wvp uit te voeren, dit voor een periode van twee jaar of totdat het arbeidscontract afloopt. De tijdsgebonden acties die de werkgever samen met de werknemer moet uitvoeren zijn:

- na 6 weken een probleemanalyse maken;
- na 8 weken een plan van aanpak;
- elke 6 weken een evaluatie van het plan van aanpak;
- in de 42^e week melding bij het UWV (het Uitvoeringsinstituut Werknemersverzekeringen);
- na 52 weken een eerstejaarsevaluatie;
- een WIA-aanvraag (zie hierna) door de werknemer in de 91^e week met hierbij een re-integratieverslag door de werkgever.

- **Wie voert de wet uit?**

De uitvoering van de Wet Verbetering Poortwachter ligt bij de werkgever. De werkgever is eindverantwoordelijk voor de uitvoering en bewaking van de re-integratie. Het UWV bewaakt of de werkgever dit voldoende doet en kan eventuele sancties opleggen.

5.4.3 Wet Werk en Inkomen naar Arbeidsvermogen

De Wet Werk en Inkomen naar Arbeidsvermogen (WIA) is de uitkering die een werknemer krijgt als hij langer dan twee jaar door ziekte tijdelijk of gedeeltelijk (ten minste 35%) arbeidsongeschikt is. Tot die tijd betaalt de werkgever bij ziekte ten minste 70% van het loon door; dit is geregeld in het Burgerlijk Wetboek. Kern van de WIA is dat iemand zoveel werkt als hij kan (► www.uwv.nl). Werkgevers en werknemers worden met financiële prikkels gestimuleerd om gedeeltelijk arbeidsgeschikten aan het werk te helpen of te houden.

- **Wie voert de wet uit?**

Het UWV voert de wet uit.

Literatuur

Boomen I.J.H.C. van den, & Vlaskamp A.A.C. (1996). *Onder voorbehoud*. Rijswijk: VWS.
Nictiz (2013). *Wet- en regelgeving in de zorg*. Den Haag: Nictiz.
NPCF (2012). *Uw rechten als patiënt (WGBO)*. Utrecht: NPCF.
Poorter K. de (e.a.) (2012). *Handleiding Voorbehouden handelingen bij verpleging, verzorging en thuiszorg*. Utrecht: ActiZ, BTN, LHV, Verenso.
Poot, E., Mintjes-de Groot, J., Weststrate, J., Eerden, & L. van der. (2008) *Decubitus te lijf*. Houten: Bohn Stafleu van Loghum.
Rijksoverheid (2013). *Hervorming van de langdurige ondersteuning en zorg* (► www.rijksoverheid.nl)
Rijksoverheid (2014). *Kamerbrief over samenhang hervormingen langdurige zorg* (► www.rijksoverheid.nl)
V & VN (2011). *Richtlijn verpleegkundige verslaglegging*. Utrecht: V & VN.
VWS (1996). *De Wet BIG. Hoofdlijnen van de wet Beroepen in de Individuele Gezondheidszorg*. Rijswijk: Ministerie van VWS.

Websites
- ► www.aandachtvooriedereen.nl
- ► www.arboportaal.nl
- ► www.bigregister.nl
- ► www.ciz.nl
- ► www.eerstekamer.nl/wetsvoorstellen
- ► www.igz.nl
- ► www.invoering.wmo.nl

- www.movisie.nl
- www.nationaalkompas.nl/zorg/
- www.rijksoverheid.nl
- www.rivm.nl
- www.venvn.nl
- www.wetten.overheid.nl
- www.zorgvoorbeter.nl/vrijheidsbeperking

Gezondheid en ziekte in maatschappelijk perspectief

Jasmijn Pronk

Samenvatting
In dit hoofdstuk worden de begrippen ziekte en gezondheid uitgewerkt vanuit een maatschappelijk perspectief. Welke factoren zijn van invloed op ziekte en gezondheid? Welke gezondheidsproblemen treden er op in de verschillende levensfasen? Wat zijn de culturele invloeden op gezondheid en ziekte? Er wordt stilgestaan bij het verschil tussen volksgezondheid en gezondheidszorg. Gezondheid hangt immers maar ten dele samen met gezondheidszorg.

De samenleving verandert en daarmee ook de gezondheidszorg en de manier waarop we ernaar kijken. De overheid heeft marktwerking geïntroduceerd en wil steeds meer verantwoordelijkheid bij de burger neerleggen. Informele zorg wordt daardoor belangrijker, maar ook de manier van kijken naar gezondheid. De insteek van ziekte en zorg verandert in die van gezondheid en gedrag.

6.1 Determinanten van gezondheid en ziekte en gezondheidszorggebruik – 105
6.1.1 Invloed op ziekte en gezondheid – 105
6.1.2 Zorggebruik – 111

6.2 Gezondheid en gezondheidsproblemen rond leeftijdsfasen – 112
6.2.1 Zwangerschap en geboorte – 112
6.2.2 Kind – 114
6.2.3 Jongere – 116
6.2.4 Volwassene – 119
6.2.5 (Kwetsbare) oudere – 122

6.3 Lichamelijke, psychische en sociale problematiek zijn met elkaar verstrengeld – bijdrage van de gezondheidszorg aan de volksgezondheid – 123

- 6.3.1 Conceptueel model van volksgezondheid – 123
- 6.3.2 Gezondheidszorg en gezondheidszorgstelsel – 124
- 6.3.3 Zorgaanbod: een bijdrage aan de volksgezondheid – 126

6.4 De verzorgingsstaat in ontwikkeling – 127

- 6.4.1 Opbouw, uitbouw en hervormingen van de verzorgingsstaat – 127
- 6.4.2 Vraaggestuurde zorg – 130
- 6.4.3 Verzekeraars – 130
- 6.4.4 Stijgende zorgkosten – 131
- 6.4.5 Driehoek zorgverlener, zorgnemer en zorgverzekeraar – 133
- 6.4.6 Transities in de zorg – 134

6.5 Medicalisering van de samenleving – 134

- 6.5.1 Kritiek op de medicalisering – 135

6.6 Van ziekte en zorg naar gezondheid en gedrag (van ZZ naar GG) – 137

- 6.6.1 Raad voor de Volksgezondheid – 138
- 6.6.2 Gevolgen voor burgers/consumenten – 138
- 6.6.3 Gevolgen voor zorgverleners – 139

6.7 Culturele invloeden op ziekte, gezondheid en gezondheidszorg – 140

- 6.7.1 Verschillen in zorggebruik – 142
- 6.7.2 Invloed van sociaaleconomische status – 143

6.8 Klachten van patiënten vanuit een sociaal-cultureel perspectief – 145

6.9 Informele zorg – 148

- 6.9.1 Mantelzorg – 149
- 6.9.2 Vrijwilligers – 151

Literatuur – 152

6.1 Determinanten van gezondheid en ziekte en gezondheidszorggebruik

6.1.1 Invloed op ziekte en gezondheid

Tal van factoren hebben invloed op de gezondheid van mensen en het ontstaan van ziekten. Deze factoren worden determinanten genoemd. De gezondheid van mensen wordt bepaald door een samenspel van al deze determinanten.In 1974 introduceerde de Canadese minister voor Welzijn en Volksgezondheid (1972-1977) Lalonde een model voor indeling van deze determinanten (zie ◘ figuur 6.1):
- het interne milieu (endogene of persoonsgebonden factoren);
- het externe milieu (exogene factoren: sociale en fysieke omgeving);
- de leefstijl (gedragsfactoren);
- de gezondheidszorg en preventie.

Tegenwoordig worden ook maatschappelijke determinanten gezien als belangrijke factoren die van invloed zijn op de gezondheid van mensen.

- **Persoonsgebonden factoren**

Bij persoonsgebonden factoren gaat het zowel om genetische (aangeboren) factoren als om tijdens het leven verworven factoren, door interactie tussen genetische aanleg, leefstijl en omgeving. Zoals in ◘ figuur 6.1 te zien is, hebben de determinanten invloed op elkaar.

- **Genetische factoren**

Variaties en mutaties in het DNA spelen een grote rol bij het ontstaan van ziekten. Bij deze genetische factoren wordt onderscheid gemaakt tussen:
- monogene aandoeningen: erfelijke ziekte die worden veroorzaakt door één mutatie in één gen; deze mutatie heeft een grote invloed; voorbeelden: hemofilie, cystische fibrose;
- polygene aandoeningen: ziekte ontstaat bij aanwezigheid van een combinatie van verschillende genetische afwijkingen;
- multifactoriële ziekten: deze worden veroorzaakt door een combinatie van genetische afwijkingen en de invloed van leefstijl- en omgevingsfactoren; voorbeelden hiervan zijn borstkanker en diabetes.
- chromosomale aandoeningen, waarbij de afwijking zit op het niveau van aantal of structuur van de chromosomen (Mackenbach, 2012). Genetische variaties kunnen spontaan optreden door onvolkomenheden tijdens processen in cellen of door externe invloeden (virussen, bacteriën, klimaat, voeding, et cetera).

In Nederland zijn multifactoriële aandoeningen het meest voorkomend (Mackenbach e.a., 2012).

- **Verworven factoren**

Verworven factoren zijn, in tegenstelling tot genetische factoren, niet aangeboren. Ze ontstaan tijdens het leven. We noemen een aantal veelvoorkomende verworven factoren die de kans op ongezondheid vergroten.

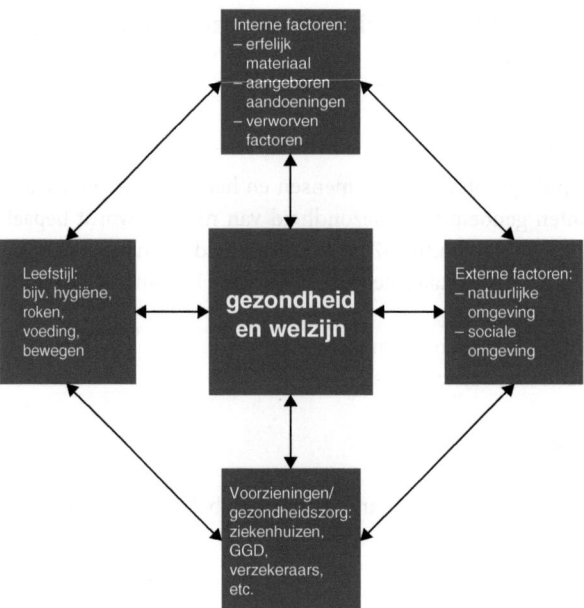

Figuur 6.1 Model van Lalonde (bron: Jasmijn Pronk).

▪▪ Hypertensie (hoge bloeddruk)

Verhoogt het risico op beroerte, hartziekten, hartfalen en nieraandoeningen. Bij 5% is de hypertensie gevolg van een ziekte (secundaire hypertensie). Bij 95% van de mensen met hypertensie is niet één duidelijke oorzaak aanwijsbaar en wordt aangenomen dat de hypertensie (mede) veroorzaakt is door leefstijlfactoren. Ook genetische factoren en stressfactoren kunnen een rol spelen (RIVM, 2014). Hier gaat het om primaire hypertensie. Aanpassing van de leefstijl (zoals een gezond voedingspatroon en voldoende bewegen) kan de bloeddruk verlagen.

▪▪ Ongunstig cholesterol

Dit bepaalt samen met andere risicofactoren (geslacht, leeftijd, roken, hoge systolische bloeddruk, verkeerde verhouding totaalcholesterol/HDL-cholesterol) het risico op het krijgen van een coronaire hartziekte. Leefstijlfactoren zijn van invloed op een ongunstig cholesterol. Roken, overgewicht en ongezonde voeding kunnen het totaalcholesterolgehalte verhogen en het beschermende HDL-cholesterolgehalte verlagen. Ook genetische factoren kunnen op het cholesterolgehalte van invloed zijn. Slechts één op de drie Nederlanders heeft een gunstig cholesterolgehalte. Een hoge totaalcholesterol komt vaker voor op hogere leeftijd. Er zijn weinig sociaaleconomische verschillen voor totaalcholesterol (Nationaal Kompas Volksgezondheid).

▪▪ Overgewicht

Overgewicht, en vooral obesitas, gaat vaak gepaard met veel gezondheidsproblemen. Diverse chronische aandoeningen, zoals diabetes type 2 en hart- en vaatziekten, en psychische en psychosociale problemen komen vaker voor. Overgewicht kan hiervan oorzaak, maar ook gevolg zijn. In 2012 was 53% van de mannen en 44% van de vrouwen in Nederland te zwaar. Van de mannen heeft 11% obesitas, van de vrouwen 14%. Overgewicht en obesitas komen vaker voor op hogere leeftijd en bij mensen met een lager opleidingsniveau. Van de Nederlandse kinderen had 14% overgewicht, waarvan 2% obesitas. Het aantal mensen met overgewicht stijgt sinds 1981 (Nationaal Kompas Volksgezondheid).

▪▪ Suboptimaal immuunsysteem

Het immuunsysteem beschermt het lichaam tegen ziekteverwekkers zoals bacteriën, schimmels en parasieten. Een niet goed werkend immuunsysteem biedt het lichaam onvoldoende bescherming. Ziekteverwekkers kunnen dan diverse ziekten veroorzaken, zoals allergieën, auto-immuunziekten, leverkanker en infectieziekten. De oorzaak voor een suboptimaal immuunsysteem kan in diverse factoren liggen. Zo komt een suboptimaal immuunsysteem vaker voor bij jonge kinderen en ouderen, hebben genetische factoren een invloed en ook omgevingsfactoren kunnen een rol spelen, zoals bepaalde virussen of chemische stoffen die giftig zijn en het immuunsysteem aantasten.

▪ Leefstijlfactoren

In de vorige paragraaf werd al duidelijk dat leefstijlfactoren belangrijke beïnvloeders zijn van de gezondheid. Het gaat om het samenspel van gedrag dat een gunstige of ongunstige invloed kan hebben op de gezondheid, zoals roken, alcoholgebruik, druggebruik, overgewicht, voeding, borstvoeding, gezondheidsvaardigheden, omgaan met stress, lichamelijke activiteit en seksueel gedrag. Het Nationaal Kompas Volksgezondheid noemt als belangrijkste leefstijlfactoren die de gezondheid beïnvloeden roken, alcoholgebruik, druggebruik en (borst)voeding.

▪▪ Roken

In 2011 werden bijna 19.000 sterfgevallen in Nederland veroorzaakt door roken. Bij mensen boven twintig jaar is een groot deel van de sterfgevallen door longkanker, COPD en kanker in het hoofd-halsgebied te wijten aan roken. Roken is een risicofactor voor diverse andere aandoeningen, zoals aandoeningen aan hart en bloedvaten. Ook passieve rokers (meerokers) lopen meer risico op onder andere longkanker en hart- en vaatziekten. De kans dat iemand begint te roken wordt bepaald door omgevingsfactoren (bijvoorbeeld de mate van sociale acceptatie binnen het eigen sociale netwerk (gezin, vrienden en school)), de verkrijgbaarheid van tabak en tabaksreclame. Daarnaast spelen ook persoonlijke factoren een rol, zoals opvattingen, vaardigheden, persoonlijkheid en genetische aanleg.

▪▪ Alcoholgebruik

Er is een relatie tussen alcoholgebruik en ongeveer zestig verschillende aandoeningen. Het heeft negatieve effecten op bijna alle organen van het menselijk lichaam. Vrouwen zijn gevoeliger voor alcoholgerelateerde schade dan mannen en kinderen en ouderen zijn gevoeliger dan volwassenen; 6% van de volwassenen drinkt meer dan de richtlijn voorschrijft.

▪▪ Druggebruik

Afhankelijk van het gebruik (risico van afhankelijkheid neemt toe bij frequent gebruik), kenmerken van de gebruiker en omgevingsfactoren kunnen de meeste drugs leiden tot verslaving of afhankelijkheid. Gebruik van cannabis vermindert het reactie- en concentratievermogen en het kortetermijngeheugen. Bij harddrugs zijn intoxicaties en gepaard gaan van drugsverslaving met psychische stoornissen belangrijke gezondheidseffecten. Omgevingsfactoren (verkrijgbaarheid, houding tegenover drugs van de sociale omgeving) en persoonsgebonden factoren (zoals persoonskenmerken, sociale vaardigheden) zijn van invloed op de kans of iemand drugs gebruikt.

▪▪ Voeding

Gezonde voeding is voeding die qua samenstelling en hoeveelheid van voedingsstoffen optimaal is voor de gezondheid. Een goede balans in nutriënten en energie-inname minimaliseert risico's op ziekten. De meeste Nederlanders eten te weinig groente, fruit en voedingsvezels en te veel verzadigde vetzuren. De aanbevolen hoeveelheid vis van tweemaal per week wordt slechts door twintig procent van de volwassenen gegeten. Voor wat betreft de micronutriënten (vitaminen, mineralen, sporenelementen en antioxidanten) zijn het vooral specifieke groepen die te weinig binnenkrijgen.

Borstvoeding

Borstvoeding bevat antistoffen tegen ziektes en draagt bij aan een beter immuunsysteem van pasgeborenen. Over de gezondheidsvoordelen van borstvoeding op de langere termijn bestaat geen consensus. De discussie over borstvoeding is met veel emotie omgeven. Onderzoeksuitkomsten hiernaar worden vaak in twijfel getrokken, omdat het moeilijk is het effect van (het geven van) borstvoeding te meten: de ontwikkeling van de gezondheid van een kind hangt immers af van zo veel factoren. In recent Amerikaans onderzoek worden de gezondheidseffecten voor kinderen op de langere termijn genuanceerd: borstgevoede kinderen scoorden op 10 van 11 punten op het gebied van gezondheid en welzijn (onder meer obesitas, BMI, intelligentie) niet beter dan hun flesgevoede broertjes of zusjes. De WHO beveelt moeders aan om kinderen minimaal zes maanden borstvoeding te geven vanwege de positieve gezondheidseffecten. Ook het voedingscentrum en het RIVM gaan ervan uit dat borstvoeding positieve effecten heeft op de gezondheid van kind en moeder. Het RIVM geeft in het Nationaal Kompas Volksgezondheid aan dat aan de borst gevoede kinderen gemiddeld een lager risico hebben op luchtweginfecties, maag-darminfecties, middenoorontsteking, overgewicht, diabetes mellitus type 2, hoge bloeddruk en atopische dermatitis (eczeem) in vergelijking met kinderen die geen borstvoeding krijgen. De voordelen voor de moeders zijn: een verlaagde kans op reumatoïde artritis en een snellere gewichtsafname. De gezondheidseffecten zijn groter naarmate de moeder langer borstvoeding geeft (Nationaal Kompas Volksgezondheid).

Gezondheidsvaardigheden

Gezondheidsvaardigheden zijn vaardigheden van mensen om informatie over gezondheid in te winnen, te begrijpen, te beoordelen en te gebruiken bij het nemen van beslissingen die samenhangen met de gezondheid. Deze vaardigheid wordt steeds belangrijker: de gezondheidszorg is ingesteld op mondige burgers en van patiënten wordt een actieve rol verwacht. *Health literacy* is de Engelse term voor gezondheidsvaardigheden. Deze vaardigheden van patiënten bestaan uit:
- lezen van gezondheidsinformatie;
- gelijkwaardig communiceren met hulpverleners;
- kritisch omgaan met gezondheidsinformatie en besluiten nemen over de eigen behandeling (Nusselder, 2012).

Mensen met weinig gezondheidsvaardigheden ervaren hun gezondheid vaker als minder goed en hebben vaker één of meerdere chronische ziekten dan mensen met meer gezondheidsvaardigheden. Dit verband geldt ook voor laaggeletterdheid. Laaggeletterdheid is dikwijls een oorzaak voor het hebben van weinig gezondheidsvaardigheden. Op het werk ervaren laaggeletterden bovendien meer beperkingen en meer gezondheidsproblemen dan hooggeletterden. Mensen met weinig gezondheidsvaardigheden en laaggeletterden maken vaker en langer gebruik van de medische zorg dan mensen met meer gezondheidsvaardigheden en hooggeletterden. Zij maken echter minder gebruik van preventieve zorg (Nationaal Kompas Volksgezondheid).

Omgaan met stress

Omgaan met stress wordt ook wel *coping* genoemd: de manier waarop mensen met belastende omstandigheden omgaan. Lazarus en Folkman (1984, aangehaald door Vandereycken

e.a., 2012) definiëren coping als 'constante veranderende cognitieve en gedragsmatige inspanningen om aan externe en/of interne eisen te voldoen'. Zij onderscheidden twee hoofdgroepen van coping:
- probleemgerichte coping (bijvoorbeeld problemen actief aanpakken, prioriteitenlijst maken);
- emotioneel gerichte coping (bijvoorbeeld de emoties uiten, veel gaan eten).

Probleemgerichte coping lijkt gerelateerd te zijn aan een betere aanpassing aan stress, maar vooral in situaties waarin men invloed kan uitoefenen op de (gevolgen van de) stressor. Emotioneel gerichte coping lijkt gerelateerd aan een slechtere aanpassing aan stress, maar kan een gunstiger effect hebben op de aanpassing aan de stressor wanneer men weinig invloed kan uitoefenen op de situatie en de gevolgen. Persoonlijkheidskenmerken spelen, naast de situatie en de wijze waarop men daarmee omgaat, uiteraard een grote rol (Vandereycken e.a., 2012).

Lichamelijke activiteit
Regelmatige lichamelijke activiteit bevordert de kwaliteit van leven en levert diverse gezondheidsvoordelen op. Regelmatig matig intensief bewegen kan het risico verlagen op coronaire hartziekten, diabetes, beroerte, depressie, botontkalking, dikke darmkanker en borstkanker. Intensief bewegen bevordert de conditie van hart en longen. Voldoende beweging heeft een gunstig effect op het verloop van chronische ziekten. Bij (intensief) bewegen is er wel een risico op sportblessures (jaarlijks circa 3,7 miljoen waarvan 1,4 miljoen medisch behandeld worden). De sociaaleconomische status, etnische achtergrond en demografische kenmerken hangen samen met het beweeggedrag. Van de jongeren zijn vooral de 12-17-jarigen en degenen van niet-Nederlandse herkomst minder actief. Chronisch zieken bewegen over het algemeen weinig. Beweeggedrag neemt af met het vorderen van de leeftijd (Nationaal Kompas Volksgezondheid).

Seksueel gedrag
De kennis over de risico's van onveilig vrijen, de houding ten opzichte van condoom- en pilgebruik en (communicatieve) vaardigheden in het contact met de partner zijn van belang voor het al dan niet veilig vrijen. Behalve deze persoonsgebonden factoren beïnvloeden ook omgevingsfactoren het (on)veilig vrijen, zoals opvattingen over seksualiteit in de samenleving en de beschikbaarheid van condooms.

Omgevingsfactoren
Fysieke omgevingsfactoren
Mensen zijn afhankelijk van hun omgeving, maar in de omgeving van mensen komen ook gezondheidsrisico's voor, bijvoorbeeld risico's van biotische aard, zoals micro-organismen. Een micro-organisme of microbe is een organisme dat te klein is om met het blote oog te zien. Hieronder vallen alle eencelligen zoals bacteriën, protozoa (waaronder de amoeben), eencellige algen en schimmels (waaronder de gisten). Virussen en prionen worden niet tot de micro-organismen gerekend (maar wel tot microbiologie), omdat ze niet als levend worden gezien (definitie volgens Wikipedia). Blootstelling aan micro-organismen kan infectieziekten veroorzaken. In Nederland zijn luchtweginfecties het meest voorkomend, daarna komen infecties aan het maag-darmkanaal. Meestal gaat het om niet zo ernstige aandoeningen die goed behandelbaar zijn. Micro-organismen kunnen zich op verschillende manieren verspreiden zoals van persoon op persoon, via een gemeenschappelijke drager, via een vector (bijvoorbeeld een insect), van dier op mens. Door verbeterde hygiëne is het aantal infectieziekten en de verspreiding ervan

zeer teruggedrongen. Dat neemt niet weg dat infectieziekten nog steeds veel voorkomen en dat voor ziekten die een acuut gevaar voor de volksgezondheid kunnen zijn, een meldingsplicht geldt, bijvoorbeeld voor polio, SARS en tuberculose (RIVM).

Onder fysieke omgevingsfactoren worden ook diverse abiotische risico's geschaard. We behandelen er een aantal, ontleend aan Mackenbach e.a. (2012).

Omgevingstemperatuur Bij lagere temperaturen en tijdens hittegolven liggen de sterftecijfers hoger. Het gaat vooral om kwetsbare mensen (ouderen, chronisch zieken, mensen die nog kort te leven hadden).

Lawaai Mensen kunnen blijvende gehoorschade oplopen door blootstelling aan een geluidsniveau boven 115 tot 120 decibel, bijvoorbeeld tijdens het werk of uitgaan. Ook hebben veel mensen last van lawaai van verkeer, industrie en buren. Dit kan leiden tot verstoring van de nachtrust en mogelijk tot een hoge bloeddruk.

Ultraviolette straling Deze vorm van straling leidt in Nederland tot de grootste gezondheidsschade. De door UV-straling veroorzaakte DNA-schade in de huidcellen leidt tot huidkanker.

Chemische stoffen Er zijn zeer veel chemische stoffen die een relatie hebben met één of meer gezondheidsrisico's. Door technologische en industriële ontwikkelingen wordt men enerzijds minder blootgesteld aan deze stoffen. Denk bijvoorbeeld aan loodhoudende waterleidingen in het verleden, waardoor er een verhoogd risico was op verstandelijke beperkingen bij kinderen. Deze leidingen zijn vervangen waardoor het verhoogde risico is weggenomen. Anderzijds worden er steeds nieuwe chemische stoffen ontwikkeld, waarvan nog niet duidelijk is wat de gezondheidsrisico's zijn op de langere termijn, zoals dioxinen en pesticiden.

Luchtverontreiniging Dit is een belangrijk probleem voor de volksgezondheid. Stikstofdioxide, ozon en fijnstof zorgen voor gezondheidsrisico's en waarschijnlijk veel extra sterfgevallen. In grote delen van Nederland worden mensen blootgesteld aan fijnstofconcentraties die de EU-norm hiervoor overschrijven.

▪▪ Sociale omgevingsfactoren

Mensen zijn afhankelijk van elkaar: gedurende de kindertijd, uit psychologische noodzaak en uit economische noodzaak. Evenals de fysieke omgeving is de sociale omgeving noodzakelijk voor een gezond leven en bergt deze ook gezondheidsrisico's in zich. Zo kunnen sociale relaties psychosociale stress veroorzaken. Ingrijpende gebeurtenissen in het leven (life events) kunnen een negatief effect op de gezondheid hebben. Vaak hebben deze gebeurtenissen te maken met sociale relaties (het overlijden van een naaste, echtscheiding, et cetera). Daarnaast kunnen ook meer alledaagse gebeurtenissen of situaties leiden tot psychosociale stress. Zo ervaren veel mensen de werkomgeving als (zeer) stressvol. Wanneer men meer controlemogelijkheden heeft in het werk en zelf beslissingen kan nemen, kan men meer psychosociale belasting aan. Ook sociale steun (zowel op het werk als privé) kan werken als een buffer tegen stress. Daarnaast werkt het hebben van een (uitgebreid) sociaal netwerk en van sociale relaties positief op de gezondheid (Mackenbach, [2012]). De omgang met andere mensen in een sociaal netwerk zorgt voor praktische hulp, emotionele ondersteuning, gezelschap en informatie. Mensen kunnen elkaar steunen in een gezonde levensstijl (ouders die hun kinderen leren over het belang van bewegen en gezonde voeding, vrienden die samen sporten) maar mensen kunnen elkaar ook stimuleren en vasthouden in een ongezonde levensstijl (Hoeymans e.a., 2010).

6.1 · Determinanten van gezondheid en ziekte en gezondheidszorggebruik

- **Maatschappelijke determinanten**

Maatschappelijke determinanten van gezondheid zijn de politieke, sociale en economische structuren die van invloed zijn op de omstandigheden waarin mensen geboren worden, opgroeien, leven, werken en ouder worden (Hoeymans e.a. 2010). Voorbeelden van maatschappelijke determinanten zijn de verdeling van welvaart, het opleidingssysteem (en opleidingskansen), de sociale zekerheid en sociaal-culturele invloeden.

De positie die mensen in de maatschappij innemen, wordt onder meer bepaald door het opleidingsniveau, het inkomen en het beroep, geslacht, herkomst, et cetera. De maatschappelijke positie is weer bepalend voor de leefomstandigheden van mensen (de wijk waarin ze wonen, het werk dat ze doen, gebruik van gezondheidszorg). Deze leefomstandigheden beïnvloeden op hun beurt de individuele gezondheidsdeterminanten (zoals leefstijl, mate van stress) die uiteindelijk van invloed zijn op de gezondheid. Maatschappelijke determinanten hebben dus een indirect effect op de individuele gezondheid.

Gezondheidsrisico's zijn niet willekeurig over de samenleving verdeeld, maar komen vaak samen bij groepen die ook op andere levensgebieden achterstanden hebben (Hoeymans e.a. 2010). In een groot aantal onderzoeken is aangetoond dat in ontwikkelde landen er sprake is van belangrijke gezondheidsverschillen tussen mensen met een lagere en mensen met een hogere sociaaleconomische positie. Deze positie wordt bepaald door arbeidsmarktpositie en sociaaleconomische status. Mensen met een mindere sociaaleconomische positie zijn hier overigens overwegend in het nadeel (Mackenbach, 2012).

- **Relaties tussen determinanten en clustering van determinanten**

Het mag duidelijk zijn dat gezondheid en ziekte niet voortkomen uit slechts één determinant. Het gaat om een samenspel van persoonsgebonden factoren, omgevingsfactoren, leefstijl, maatschappelijke factoren en het systeem van preventie en zorg. De verschillende determinanten beïnvloeden elkaar. Er zijn determinanten die de gezondheid direct beïnvloeden; andere determinanten beïnvloeden de gezondheid indirect. Veel (gedrags)factoren clusteren en komen vaker voor bij dezelfde persoon dan op basis van toeval mag worden verwacht (Hoeymans e.a., 2010). Dit kan verklaard worden door een overkoepelende factor (bijvoorbeeld het behoren tot een bepaalde subcultuur). Een andere mogelijkheid is dat er een overeenkomst is in achterliggende determinanten (bijvoorbeeld persoonsgebonden factoren). Een derde mogelijkheid is dat maatschappelijke determinanten kunnen zorgen voor een clustering (bijvoorbeeld de kansen die mensen hebben op een gezonde leefomgeving) (Nationaal Kompas Gezondheidszorg).

6.1.2 Zorggebruik

Onder zorggebruik wordt veel verstaan: van een bezoek aan de huisarts tot verpleeghuiszorg. Volgens het Nationaal Kompas (gegevens 2010) was er voor bijna alle vormen van zorg in 2010 een hoger gebruik dan in 2000. Uitzonderingen hierop waren de huisartsenzorg, tandheelkundige zorg, GGZ voor ouderen en langdurige zorg zonder verblijf. Het percentage inwoners dat contact had met een medisch specialist in de ambulante zorg was in 2010 ongeveer even groot als in 2000, terwijl het aantal polikliniekbezoeken per 100 inwoners steeg. Fysio- en oefentherapie, geneesmiddelengebruik op recept, dagopname in het ziekenhuis en GGZ voor de jeugd zijn in 2010 ten opzichte van het jaar 2000 zeer sterk gestegen.

6.2 Gezondheid en gezondheidsproblemen rond leeftijdsfasen

Na gezondheid en gezondheidsproblemen in de vorige paragraaf vanuit de determinanten bekeken te hebben, bezien we deze nu vanuit het perspectief van de levensloop. Hoewel individuele mensen een verschillende levensloop hebben, zijn er overeenkomsten in levensfasen, gebeurtenissen en transities tussen levensfasen. Leefgewoonten van mensen veranderen daarbij voortdurend. Risico's en prevalentie van ziekten zijn niet gelijkelijk over de levensfasen verdeeld en de behoefte aan preventie en zorg is mede afhankelijk van de levensfase (De Hollander et al., 2006).

Een levensloopperspectief beziet het ontstaan van ziekten vanuit verschillende biologische, leefstijlgerelateerde en omgevingsfactoren die gedurende het leven de gezondheid beïnvloeden. De levensloopepidemiologie biedt verschillende verklaringen over hoe vroege blootstelling tot gezondheidsproblemen of ziekten op latere leeftijd kan leiden (Nationaal Kompas, 2014).

Ook vanuit het oogpunt van preventie is het levensloopperspectief van belang. In bepaalde levensfasen (wanneer zich bijvoorbeeld belangrijke gebeurtenissen voordoen) of juist tijdens cruciale transities tussen levensfasen, kunnen mensen meer bevattelijk zijn voor gezondheidsboodschappen en geneigd zijn hun gedrag te veranderen. Denk aan mensen die een kind verwachten of ouderen die voor het eerst gezondheidsklachten krijgen. Voor het ontstaan van verschillende chronische ziekten is het mogelijk om per levensfase de risico's die dan spelen, in kaart te brengen. Perioden waarin men risico loopt, kunnen aanknopingspunten voor preventie zijn (Nationaal Kompas, 2014).

Generaties verschillen van elkaar. Er zijn verschillen in leefgewoonten, gezondheid en gezondheidsbeleving en in wensen ten aanzien van zorg. Veranderingen in de samenleving hebben effect op de gezondheid van mensen, gezondheidsverschillen tussen generaties en de toekomstige zorgvraag. Een aantal voorbeelden: moeders krijgen op steeds hogere leeftijd hun eerste kind, mensen worden ouder en wensen langer zelfstandig te wonen, de mogelijkheden van de gezondheidszorg zijn groter. In deze paragraaf worden gezondheid en gezondheidsproblemen rond de verschillende levensfasen geschetst. We hanteren hierbij een veelvoorkomende indeling naar levensfasen:
- zwangerschap en geboorte;
- kind;
- jongere/adolescent;
- volwassene;
- oudere (met specifieke aandacht voor de kwetsbare oudere).

6.2.1 Zwangerschap en geboorte

- **Preventie van gezondheidsrisico's**

Preventie van gezondheidsrisico's begint in Nederland al voor de geboorte. Er bestaat een goed systeem van zorg, waarin artsen en verloskundigen de zwangerschap en de bevalling begeleiden, en aanstaande ouders adviseren nog vóór de bevruchting. Het gedrag en de gezondheid van de moeder hebben immers invloed op het ongeboren kind en kunnen de gezondheid voor de rest van het leven van het kind beïnvloeden. Veel factoren die de gezondheid van moeder en kind kunnen bedreigen, zijn bekend en kunnen ook bestreden worden.

Maatregelen die vóór de bevruchting genomen worden om de gezondheid van moeder en kind te bevorderen, noemt men preconceptiezorg. Vrouwen kunnen bepaalde negatieve invloeden verminderen door voor de bevruchting maatregelen te nemen, zoals het slikken van foliumzuur om spina bifida (in de volksmond een 'open ruggetje') te voorkomen (Jans, 2014).

De periode rond de bevruchting en de eerste zes maanden van de zwangerschap zijn belangrijk, omdat dan de basis wordt gelegd voor het grootste deel van de organen van het kind.

Nederland kent een relatief hoge (in vergelijking met omringende landen) babysterfte rond de geboorte. Voorlichting en zorg voor de conceptie hebben daarom de laatste jaren meer aandacht gekregen, wat geleid heeft tot preconceptiespreekuren (ook wel kinderwensspreekuren genoemd) waar onder meer erfelijke factoren, leefstijl, medische voorgeschiedenis en eventuele eerdere zwangerschappen aan de orde komen (Jans, 2014). Gepoogd wordt hiermee om risico's voor het kind en de moeder te verminderen.

- **Teratogenen**

Tot in de jaren zestig van de vorige eeuw werd de veiligheid van het kind in de baarmoeder overschat. Hoewel de placenta sommige chemische stoffen kan filteren uit medicijnen, alcohol en drugs, is dat niet voldoende om invloed op de ontwikkeling van het kind tegen te gaan. Het in Nederland onder de naam Softenon bekende rustgevende middel dat veel aan zwangere vrouwen werd voorgeschreven, leidde in de jaren zestig tot verkorte en onvolgroeide ledematen: honderden kinderen werden mismaakt geboren. Dit soort middelen, die van buitenaf komen en de prenatale ontwikkeling schaden, worden *teratogenen* genoemd. De effecten van deze middelen kunnen zijn: vertraagde groei, gedrags- en functiestoornissen en zelfs de dood (Tieleman, 2011).

Bekende teratogenen zijn natuurlijk alcohol en drugs. Drugsverslaafde moeders geven in zestig tot negentig procent van de gevallen heroïne of methadon door aan de foetus, het kind wordt dan met onthoudingsverschijnselen geboren. Alcoholverslaving van de moeder tijdens de zwangerschap kan leiden tot het foetaal alcohol syndroom (FAS): een complex van factoren met kenmerken als wijd uitstaande oren, geestelijke groeiachterstand en te kleine hersenen. Tegenwoordig is ook bekend dat matig alcoholgebruik en matig roken negatieve gevolgen kunnen hebben op het ongeboren kind, zoals een lager geboortegewicht en verminderde alertheid na de geboorte (Tieleman, 2011).

Ook gebruik van bepaalde medicijnen, ondervoeding van de moeder, een te kleine placenta, blootstelling aan bepaalde chemicaliën of radioactieve straling, ongelukken en infectieziekten bij de moeder (zoals rode hond, aids, syfilis) zijn redelijk bekende teratogenen. Deze kunnen de gezondheid van het kind ernstig beïnvloeden, afwijkingen veroorzaken en soms zorgen voor een vroeggeboorte of miskraam.

Ernstige stress kan eveneens worden gezien als teratogeen. Niet omdat de verhoogde adrenaline in het bloed van invloed is op de foetus, maar omdat de stress aanleiding kan zijn om (meer) te roken, drinken of drugs te gebruiken, wat nadelig is voor de ontwikkeling van de foetus.

- **Oudere moeders**

Vrouwen stellen het krijgen van een kind langer uit; doorgaans tot rond hun dertigste. Dit komt doordat de periode van volwassen worden langer duurt, het onderwijsniveau van vrouwen sterk is gestegen, evenals de arbeidsdeelname en het belang dat aan ouderschap gehecht wordt, is afgenomen. Vooral hoger opgeleide vrouwen stellen het moederschap uit. Het aantal vrouwen ouder dan 38 jaar dat een eerste kind kreeg, is sinds 1980 enorm gestegen (van 0,5% in 1980 tot 6% in 2010). Vrouwen die op latere leeftijd een kind krijgen, hebben een grotere kans op medische complicaties en daarmee meer medische zorg. Enkele voorbeelden: interventies zoals inleiding en keizersneden zijn vaker nodig, perinatale sterfte komt vaker voor, oudere moeders krijgen meer meerlingen, meer vroeggeboorten en meer zwangerschapscomplicaties. Het risico op een kind met het syndroom van Down is bij oudere moeders groter. Verder nemen risico's op chronische aandoeningen toe naarmate een vrouw ouder is (diabetes, hart- en vaatziekten), wat gevolgen kan hebben voor de zwangerschap (Nationaal Kompas, 2014).

Uitstel van de kinderwens kan ook leiden tot ongewilde kinderloosheid. Omdat het na het 35^e jaar moeilijker wordt om zwanger te worden, zijn medische hulp en vruchtbaarheidsbehandelingen vaker nodig – behandelingen die zowel fysiek als mentaal belastend kunnen zijn. Ook na behandelingen blijft zwangerschap voor een deel van deze vrouwen uit.

Een andere bijkomstigheid van het laat krijgen van kinderen, is dat deze vrouwen geconfronteerd kunnen worden met een dubbele zorgtaak: de zorg voor hun kinderen en voor hun ouder wordende ouders (de zogenaamde 'sandwichgeneratie') (De Hollander et al., 2006).

- **Vroeggeboorte**

In tweederde van de vroeggeboorten, komt de bevalling spontaan op gang. Bij de overige derde wordt de bevalling in gang gezet door medisch ingrijpen, omdat moeder en/of het kind gevaarlopen (Hamberg-van Reenen, 2014).
- Kinderen die geboren worden na een zwangerschapsduur van minder dan 37 weken worden prematuur genoemd.
- Extreem te vroeg geboren kinderen zijn geboren na een zwangerschap van minder dan 28 weken.
- Zeer vroeg geboren kinderen worden geboren tussen 28-32 weken zwangerschapsduur.
- Matig te vroeg geboren kinderen worden geboren tussen 32 en 37 weken zwangerschapsduur.

Hoe langer de duur van de zwangerschap is, hoe hoger de kansen op overleving voor het kind zijn. Kinderen die geboren worden met een te laag geboortegewicht voor de zwangerschapsduur, worden dysmatuur genoemd. Vaak gaat dat samen met een te vroege geboorte (Hamberg-van Reenen, 2014).

Risicofactoren voor een vroeggeboorte en/of te laag geboortegewicht zijn een meerlingzwangerschap, vruchtbaarheidsbehandelingen, roken van de moeder tijdens de zwangerschap. Factoren die ook van invloed lijken zijn werkomstandigheden, etniciteit en het doormaken van infecties.

Premature en dysmature kinderen hebben verhoogd risico op stoornissen. Gezondheid bij de geboorte is een belangrijke voorspeller voor de gezondheid tijdens de jeugd en daarna. Het geboortegewicht is een zeer belangrijke determinant voor overleving en voor gezonde groei (Hamburg-van Reenen, 2014).

6.2.2 Kind

De meeste Nederlandse kinderen zijn gezond. Zowel internationaal bezien als in vergelijking met andere Europese landen hebben Nederlandse kinderen weinig gezondheidsproblemen. De gezondheidsproblemen die er zijn, zijn te verdelen in acute ziekten, chronische aandoeningen en psychosociale problemen (Mackenbach et al., 2012). 96% van de (ouders van) kinderen tot 12 jaar beoordeelt zijn gezondheid als goed of zeer goed (CBS, 2013).

6.2 · Gezondheid en gezondheidsproblemen rond leeftijdsfasen

- **Acute ziekten**

Acute ziekten komen veel voor, maar zijn meestal van korte duur. Veelvoorkomende acute ziekten zijn acute infectie van de bovenste luchtwegen, middenoorontsteking, acute bronchitis en urineweginfectie. Veel kinderen bezoeken hiervoor de huisarts. Kinderen tot 4 jaar bezoeken gemiddeld bijna vijf keer per jaar de huisarts (Mackenbach et al., 2012).

- **Chronische aandoeningen**

Ongeveer 15% van de kinderen heeft een chronische aandoening. De levensverwachting van kinderen met een chronische ziekte is sterk gestegen de afgelopen decennia. Door verbetering van behandelmethoden verwacht men dat de komende jaren het aantal kinderen met een chronische aandoening toeneemt en het ziektebeeld milder zal zijn. Dit geldt ook voor kinderen die als gevolg van een vroeggeboorte problemen ondervinden, zoals groei- en ontwikkelstoornissen (Mackenbach, 2012).

Steeds meer Nederlandse kinderen lijden aan overgewicht, deze trend zet zich al een aantal jaren door (prevalentie van overgewicht onder kinderen inclusief obesitas: 5% in 1980, 9% in 1997 en 13% in 2009). Uit onderzoek van TNO in samenwerking met VuMC en LUMC (gepubliceerd in 2014) blijkt dat het aantal kinderen met een levensbedreigende vorm van obesitas (morbide obesitas) in dertig jaar gestegen is. Morbide obesitas komt twee tot vier keer vaker voor bij kinderen met Turkse of Marokkaanse ouders en bij kinderen waarvan de ouders laag zijn opgeleid. Bij ernstige obesitas komen de in ▶ par. 6.1 geschetste gevolgen van obesitas soms zelfs al op de kinderleeftijd voor. Het gaat dan bijvoorbeeld om een hoge bloeddruk en risico's voor hart- en vaatziekten. Ook psychosociale problemen komen bij deze kinderen regelmatig voor (Van Dommelen et al., 2014).

- **Psychosociale problemen**

Bij 25% van de schoolgaande kinderen en bij 10% van de peuters worden bij het periodiek geneeskundig onderzoek door jeugdarts of jeugdverpleegkundige psychosociale problemen gesignaleerd (Mackenbach et al., 2012). Het aantal jongeren met gedrags-, opvoed- en opgroeiproblemen dat hiervoor terechtkomt bij instellingen voor Jeugd en Opvoedhulp is sterk toegenomen: tussen 2007 en 2011 is het aantal kinderen dat dit type hulp ontving met 43% gestegen (Brancherapportage 2011, Jeugdzorg Nederland, 2013). Emotionele problemen komen vaker voor bij meisjes en bij jongeren op het voorgezet onderwijs. Gedragsproblemen komen vaker voor onder jongens en kinderen in het basisonderwijs (Van den Berg, 2013). Zo veel mogelijk wordt geprobeerd kinderen ambulant en in de eigen omgeving te begeleiden.

Bij psychosociale problemen kan het gaan om:
- emotionele problemen (internaliserende problemen), zoals angst, teruggetrokkenheid, depressieve gevoelens, psychosomatische klachten;
- gedragsproblemen (externaliserende problemen), zoals agressief gedrag, onrustig gedrag en delinquent gedrag;
- sociale problemen; dit zijn problemen die het kind heeft in het maken en onderhouden van het contact met anderen (Postma, 2008).

De Jeugdgezondheidszorg heeft een belangrijke signalerende functie ten aanzien van psychosociale problemen bij kinderen, vooral het vroegtijdig signaleren is van groot belang. Dit om zo vroeg mogelijk in te kunnen grijpen en problemen minder ernstig te laten worden (Postma, 2008).

- **Ongevallen**

Privéongevallen komen relatief vaak voor onder 0-19-jarigen (met name valongevallen). Het totaal aantal ziekenhuisopnamen als gevolg van een privéongeval, sportblessure of arbeidsongeval onder 0-19-jarigen is 6,1 per 1.000. Het aantal ziekenhuisopnamen is sinds 2000 gestegen, vooral bij de jongste kinderen. Op de eerste hulp worden respectievelijk 36 per 1.000 en 23 per 1.000 jongeren behandeld na een privéongeval of een sportblessure. Het aantal opnamen vanwege lichte letsels is gedaald, maar het aantal relatief ernstige letsels (waaronder alcoholvergiftigingen) is gestegen (Hamberg-van Reenen, 2014).

- **Infectieziekten**

Infectieziekten waren vroeger een belangrijke doodsoorzaak bij kinderen. Tegenwoordig worden kinderen tot en met 12 jaar (meisjes tot en met 13 jaar) ingeënt tegen ernstige infectieziekten binnen het Rijksvaccinatieprogramma. Kinderen worden ingeënt tegen de volgende ziekten:
- baarmoederhalskanker;
- bof;
- difterie;
- hepatitis B;
- Hib-ziekten;
- kinkhoest;
- mazelen;
- meningokokken C;
- pneumokokken;
- polio;
- rodehond;
- tetanus.

Deelname hieraan is niet verplicht, maar ongeveer 95% van de ouders laat hun kind inenten (RIVM, 2014).

6.2.3 Jongere

Jongeren beoordelen hun eigen gezondheid iets minder positief dan kinderen; 92% van de jongeren van 12-18 jaar geeft zijn eigen gezondheid het predicaat goed of zeer goed, bij de jongeren van 18-25 jaar is dat gezakt naar 90% (CBS, 2013).

De puberteit (ongeveer tussen 10 en 18 jaar) en adolescentie (de periode tussen de puberteit en de volledige volwassenheid) zijn bij uitstek levensfasen waarin voor een mens veel verandert: zowel lichamelijk, mentaal als sociaal. Het zijn perioden die voor veel jongeren gepaard gaan met onzekerheid en een drang zich los te maken van ouders en andere volwassenen in de omgeving. Experimenteergedrag komt op deze leeftijd veel voor.

Slechte gewoonten zoals roken en excessief alcoholgebruik hebben invloed op het leven en de gezondheid van jongeren, ook op de langere termijn. Jongeren uit sociaaleconomische risicogroepen (waaronder een lage opleiding, een lage gezinswelvaart, allochtone afkomst en opgroeien in een eenoudergezin) vertonen in het algemeen ongezonder gedrag (Hamberg-van Reenen, 2014).

- **Sociale omgeving**

Ouders en vrienden spelen een grote rol in het leven van jongeren, in die zin dat de rol van de ouders steeds kleiner wordt en vrienden (de *peergroup*) een steeds grotere rol krijgen. De meeste jongeren voelen zich gesteund door hun ouders (90%). Ongeveer 5% ervaart dat ze niets goed kunnen doen in de ogen van hun ouders en rond 1% wordt naar eigen zeggen ruw en/of agressief behandeld (HBSC, 2009).

- **Uiterlijk en gewicht**

Voor veel jongens en meiden is het uiterlijk erg belangrijk. Jongeren hebben een sterke behoefte bij een groep te willen horen en via hun uiterlijk te laten zien wie ze zijn. Ze willen voldoen aan een schoonheidsideaal waarmee ze veelvuldig worden geconfronteerd via diverse media. Voor meisjes hangt het hebben van een goed gewicht samen met 'er mooi uitzien en je daardoor zeker voelen'. Ze proberen dit vooral te bereiken door te letten op wat ze eten, calorieën te tellen en zich te wegen. Voor veel jongens is het ideaalbeeld: gespierd zijn. Gezond eten en gewicht zijn voor jongens wat minder van belang. Jongens die gespierd willen zijn, proberen dit vooral te bereiken door veel te sporten. Hoe anderen over hen denken, lijkt voor jongens minder belangrijk te zijn dan voor meisjes (Klooster e.a., 2012). Een kleine groep jongeren ontwikkelt een problematische verhouding met eten, gewicht en uiterlijk, wat kan leiden tot een eetstoornis als anorexia nervosa of boulimia nervosa. Vaak hangt dit samen met andere (psychische of sociale) problemen.

- **Alcohol, drugs en roken**

Experimenteren met alcohol, drugs en roken gebeurt meestal tijdens de puberleeftijd. Middelengebruik stijgt met de leeftijd en meer jongens dan meisjes roken en/of drinken. Bijna de helft van de middelbare scholieren drinkt alcohol, een vijfde rookt en een tiende gebruikt softdrugs (Hamberg-van Reenen e.a., 2014).

Sinds januari 2014 is de wettelijke leeftijdsgrens waarop jongeren alcohol mogen kopen verhoogd naar 18 jaar, en dat is niet voor niets. Alcohol is een algemeen geaccepteerd genotmiddel, maar voor jongeren schadelijk. Zo vergroot alcoholgebruik op jonge leeftijd de kans op problematisch alcoholgebruik op latere leeftijd. Het zorgt bovendien voor een verhoogd risico op verschillende aandoeningen en gezondheidsproblemen, zoals kanker en leveraandoeningen. De hersenen van jongeren zijn nog in ontwikkeling. Het gebruik van alcohol verstoort deze ontwikkeling, wat kan leiden tot problemen met het geheugen en de concentratie (zowel op korte als langere termijn). De schadelijke gevolgen voor de gezondheid en het psychisch en sociaal welzijn hangen af van de hoeveelheid alcohol die per keer gedronken wordt, de frequentie, de situatie en van de drinker zelf (Hamberg-van Reenen e.a., 2014). Jongeren die alcohol gebruiken, gebruiken vaak ook andere middelen (roken, cannabisgebruik).

Uit onderzoek van het Trimbos-instituut uit 2011 blijkt dat:
- van de 15-jarige scholieren 83% al ooit alcohol gedronken heeft;
- bijna één derde van de leerlingen van het voortgezet onderwijs in de maand voorafgaand aan het onderzoek wel eens 5 glazen of meer bij één gelegenheid heeft gedronken ('binge drinken');
- Onder de 15-jarigen is dat zelfs 41%. Binge drinken komt onder vmbo-leerlingen vaker voor dan onder vwo-leerlingen. Verder zijn er weinig verschillen in alcoholgebruik tussen jongeren van verschillende schooltypen;
- vanaf 15-16 jaar jongens grotere hoeveelheden alcohol drinken dan meisjes. Er zijn dan meer jongens die binge drinken dan meisjes;
- scholieren met een Marokkaanse en Turkse etnische achtergrond beduidend minder alcohol drinken dan scholieren van Nederlandse afkomst.

Het roken wordt onder jongeren minder populair. In 2013 heeft bijna een derde van de jongeren in de leeftijd van 10 tot en met 19 jaar ooit gerookt, heeft 16% dit de afgelopen vier weken

Tabel 6.1 Percentage drugsgebruikers in het voortgezet onderwijs (12 tot 19 jaar) in 2011 (Verdurmen et al., 2012) (bron: Peilstationsonderzoek Scholieren, ► www.nationaalkompas.nl).

Drug	Ooitgebruik (%)		Actueel gebruik [a] (%)	
	jongens	meisjes	jongens	meisjes
Cannabis	20,7	13,9	10,5	4,8
XTC	3,1	2,0	1,2	0,7
Cocaïne	2,2	1,1	1,1	0,4
Amfetamine	2,3	1,2	0,7	0,4
Paddo's [b]	2,3	0,9	0,5	0,4
Heroïne	0,7	0,5	0,2	0,2
Enige harddrug [c]	4,3	2,7	1,9	1,2

[a] Gebruik in de maand voorafgaand aan de peiling.
[b] Hallucinogene paddenstoelen.
[c] Cocaïne, amfetamine, XTC of heroïne.

nog gedaan en rookte 9% dagelijks (was in 2012 nog 11%). Roken komt het meest voor op het vmbo-b (12% rookt dagelijks) en het minst op het vwo (3% rookt dagelijks). In tegenstelling tot de gewone sigaret, is de populariteit van de waterpijp gegroeid. Ruim een kwart van alle jongeren heeft wel eens een waterpijp gerookt (Roken Jeugd Monitor, 2013). Roken is een zeer grote risicofactor voor gezondheidsschade, en daarbij zeer verslavend.

Het gebruik van cannabis door jongeren vertoont sinds 1996 een dalende lijn. Er zijn duidelijke verschillen tussen jongens en meisjes: jongens experimenteren meer, gebruiken vaker en meer cannabis dan meisjes. Bijna één op de twaalf scholieren gebruikt cannabis. Het gebruik van cannabis neemt toe met de leeftijd. Bij jongens neemt dit toe van 3% bij 13 jaar tot 26% bij 17-18 jaar. Bij meisjes is dit 2% bij 13 jaar en 9% bij 17-18 jaar (Verdurmen et al., 2012). De meeste jongeren zijn gematigde gebruikers en de risico's van cannabis zijn bij matig gebruik gering. Vroeg en zwaar gebruik van cannabis is een indicator van verminderde schoolprestaties, spijbelen en schooluitval. Vaak gaat cannabisgebruik gepaard met gebruik van andere middelen en gedragsproblemen. Cannabisgebruik komt vaker voor in groepen met een lage sociaaleconomische status (Hamberg-van Reenen et al., 2014).

Harddrugs worden door een aanzienlijk kleinere groep jongeren gebruikt: 2% van de jongeren gebruikt harddrugs (XTC, amfetamine, cocaïne, heroïne) (Verdurmen et al., 2012). Harddrugs hebben meer dan softdrugs zoals cannabis een verslavend effect. Veel jongeren die harddrugs gebruiken, doen dit tijdens het uitgaan. Meest populair zijn XTC, amfetamine en cocaïne (Nationaal Kompas). Zie tabel 6.1.

- **Seksualiteit**

De meeste jongeren worden tijdens de puberteit of adolescentie seksueel actief. De meeste seksueel actieve jongeren vrijen veilig: bijna driekwart van de jongeren gebruikte bij de eerste keer geslachtsgemeenschap een condoom. Opvallend is dat jongeren die 13 jaar of jonger waren bij de eerste keer, ruim een derde van de jongens en een kwart van de meisjes niets gebruikte. Vier op de vijf seksueel actieve jongeren beschermde zich ook tegen soa-besmetting of zwangerschap bij geslachtsgemeenschap met de laatste sekspartner. Hogere leeftijd, hoger opleidingsniveau en bij meisjes een autochtone achtergrond zijn de belangrijkste voorspellers van anticonceptiegebruik met de laatste sekspartner (Hamberg-van Reenen e.a., 2014).

Bij onbeschermd seksueel contact (geslachtsgemeenschap, anale of orale seks) is er sprake van onveilige seks. De kans op seksueel overdraagbare aandoeningen wordt hierdoor vergroot, evenals de kans op een (ongewenste) zwangerschap. Naast gezondheidsrisico's die ontstaan door onveilige seks, kunnen jongeren ook met andere negatieve aspecten van seksualiteit geconfronteerd worden die de seksuele ontwikkeling kunnen verstoren of die risico's vormen voor de (psychische dan wel lichamelijke) gezondheid. Denk bijvoorbeeld aan:
— negatieve opvattingen over homoseksualiteit (homonegativiteit);
— seksuele problemen, zoals opwindingsproblemen of pijn bij het vrijen (vooral veel voorkomend bij meisjes);
— grensoverschrijdend seksueel gedrag en gedwongen seks.

- **Mediagebruik**

Mediagebruik hoort erbij. Jongeren groeien digitaal op en lijken met nieuwe media te zijn vergroeid. Vrijwel alle jongeren hebben toegang tot (mobiel) internet. Een risico van mediagebruik is gebrek aan beweging. Verder kan internetgebruik of gamen problematisch of verslavend zijn, wanneer iemand de controle kwijt is, te weinig slaapt en het ten koste gaat van andere belangrijke levensdomeinen (school, vrienden, et cetera). Internetverslaving gaat vaak samen met middelengebruik

Pestgedrag heeft zich deels verplaatst naar het internet. Cyberpesten komt veel voor: 10% van de jongeren tussen 15 en 18 jaar gaf in 2012 aan wel eens gepest te zijn via internet. Het gaat dan om laster, stalken, bedreiging met geweld en chantage via internet (CBS, 2013).

Gemiddeld kijken leerlingen van zowel basis- als voortgezet onderwijs ruim 2,6 tot 2,7 uur televisie op een doordeweekse dag, gamen ze ruim 1,5 uur en zijn ze ruim 2 uur online. Deze activiteiten doen ze deels naast elkaar. Voor veel allochtone jongeren geldt dat ze meer online zijn en meer tv kijken dan autochtone jongeren. Ook jongeren op het vmbo en jongeren uit gebroken gezinnen kijken relatief veel tv en zijn vaak online. Verder kan gesteld worden dat hoe meer jongeren tv kijken, hoe minder ze bewegen (Hamberg-van Reenen et al., 2014).

6.2.4 Volwassene

- **Ervaren gezondheid**

Ruim driekwart van de bevolking ervaart een (zeer) goede gezondheid. Het percentage dat zich gezond voelt, is onder mannen hoger dan onder vrouwen (79% van de mannen en 74% van de vrouwen). Het verschil kan komen door een verschil in achterliggende objectieve gezondheid, maar ook door verschillen in leefstijl en arbeidsparticipatie en door de manier waarop mannen en vrouwen tot een oordeel over de eigen gezondheid komen (Nationaal Kompas). Zie ◘ figuur 6.2 en 6.3.

Zoals in ◘ figuur 6.2 en 6.3 te zien is, wordt de gezondheid als slechter ervaren naarmate men ouder wordt, maar men beseft ook dat ouderdom met gebreken komt.

(Gehuwd) samenwonenden ervaren hun gezondheid beter dan alleenstaanden en mensen die gescheiden zijn (Nationaal Kompas, 2014).

- **Veelvoorkomende aandoeningen**

Elke vier jaar wordt een Volksgezondheid Toekomst Verkenning (VTV) uitgevoerd. Daarin rapporteert het RIVM over de ontwikkeling van de volksgezondheid in Nederland.

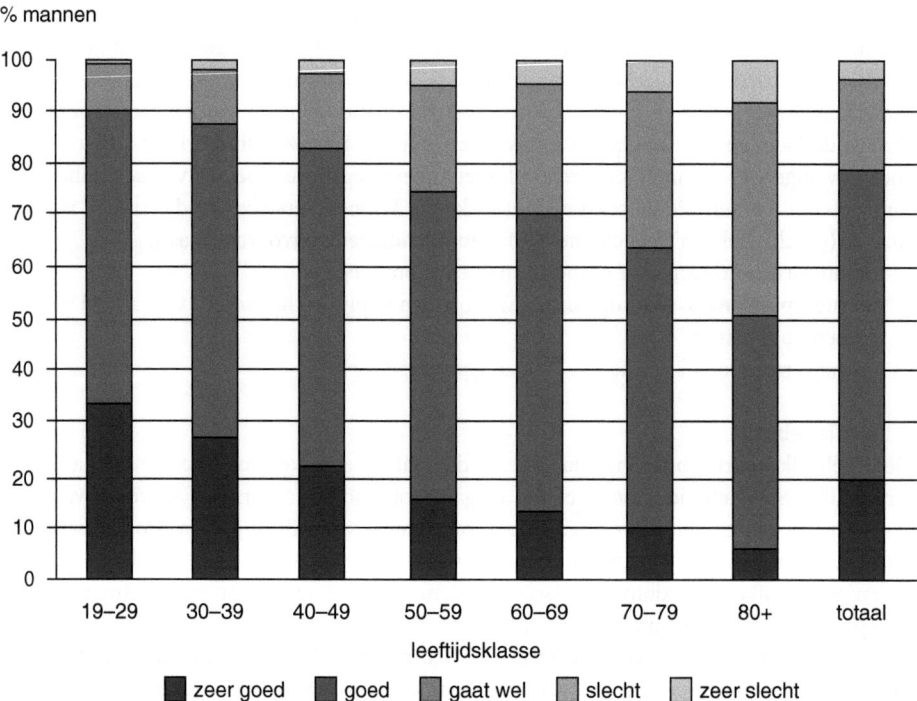

Figuur 6.2 Ervaren gezondheid in 2012, naar leeftijd en geslacht (mannen); gewogen naar de bevolking van 2012 (bron: Gezondheidsmonitor GGD'en, CBS, RIVM, 2012).

In 2011 kwamen bij 15-65-jarigen nek- en rugklachten het meest voor, gevolgd door artrose en diabetes mellitus. Nieuwe ziektegevallen (dus mensen die voor het eerst aan een aandoening leden) werden meestal ook door nek- en rugklachten veroorzaakt, gevolgd door ongevallen (Nationaal Kompas). Zie ◘ Tabel 6.2.

Longkanker was verantwoordelijk voor de meeste sterfte onder 15- tot 65-jarigen in 2011. Coronaire hartziekten staan op de tweede plaats. De ziekten en aandoeningen met het grootste aantal verloren levensjaren bij 15- tot 65-jarigen waren in 2011 longkanker en suïcide.

- **Chronische ziekten**

Bijna een op de drie mensen heeft één of meer chronische ziekten: dat zijn in totaal in Nederland ongeveer 5,3 miljoen mensen. Meer vrouwen dan mannen hebben een chronische ziekte. Van de hele Nederlandse bevolking heeft 11% meer dan één chronische ziekte (multimorbiditeit), dat zijn ongeveer 1,9 miljoen mensen. Meer vrouwen dan mannen hebben multimorbiditeit. Veelvoorkomende combinaties van ziekten zijn diabetes mellitus en coronaire hartziekten, diabetes en gezichtsstoornissen, en coronaire hartziekten en COPD (Nationaal Kompas). Het is opvallend dat chronische ziekten en multimorbiditeit meer voorkomen onder lager opgeleiden. Zo heeft 78% van de laagopgeleiden minimaal één chronische aandoening, en 43% van de hoogopgeleiden (Nationaal Kompas, 2014). Het aantal mensen met een chronische aandoening is gestegen. Mogelijke verklaringen hiervoor zijn dat er meer aandacht voor chronische ziekten is en eerdere opsporing en betere behandeling van ziekten, waardoor patiënten met de ziekte langer blijven leven (Nationaal Kompas).

6.2 · Gezondheid en gezondheidsproblemen rond leeftijdsfasen

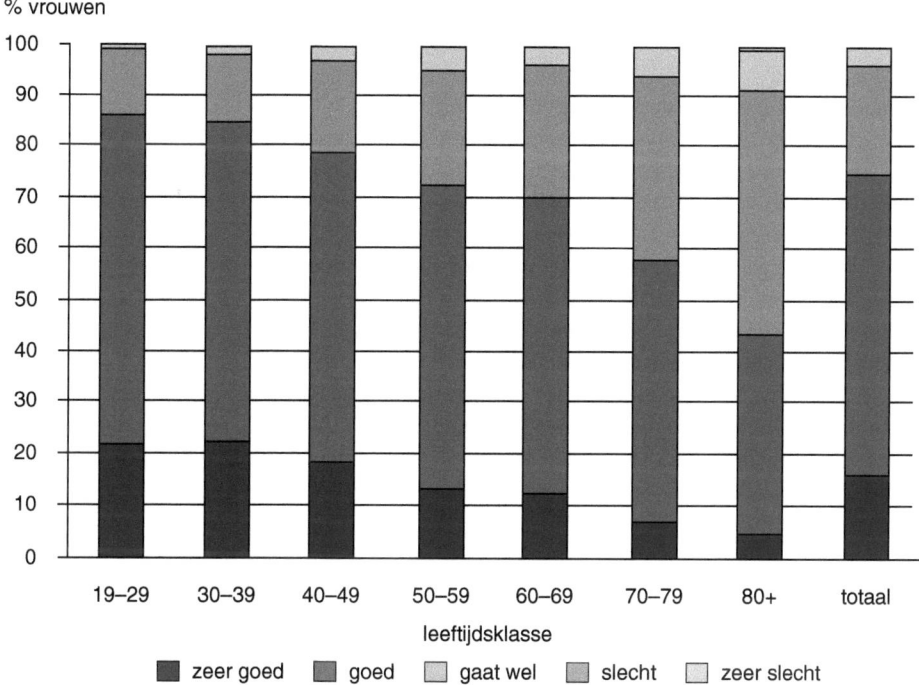

◘ **Figuur 6.3** Ervaren gezondheid in 2012, naar leeftijd en geslacht (vrouwen); gewogen naar de bevolking van 2012 (bron: Gezondheidsmonitor GGD'en, CBS en RIVM, 2012).

◘ **Tabel 6.2** Ranglijst van aandoeningen [a] bij 15- tot 65-jarigen op basis van prevalentie en de bijbehorende prevalentie in de totale bevolking.

Rangorde	Ziekte of aandoening	15-64	Totale bevolking
1	nek- en rugklachten	477.200	652.200
2	perifere artrose [b]	421.700	1.188.600
3	diabetes mellitus	363.800	834.100
4	astma	336.500	477.400
5	gehoorstoornissen	307.200	810.500
6	stemmingsstoornissen	227.100	293.800
7	contacteczeem	208.600	324.600
8	coronaire hartziekten	195.400	604.500
9	COPD	148.600	361.800
10	migraine	132.700	146.900

[a] In de ranglijst zijn enkele aandoeningen niet meegenomen, omdat geschikte (punt)prevalentiecijfers hiervoor ontbreken of omdat (punt)prevalentiecijfers hiervoor niet zinvol zijn. Dit zijn alle infectieziekten met uitzondering van aids en verder hartstilstand, gebitsafwijkingen, nierfalen, complicaties tijdens zwangerschap, bevalling of kraambed, vroeggeboorten, laag geboortegewicht, downsyndroom en acute lichamelijke letsels.
[b] alleen artrose van ledematen; nek- en rugartrose vallen onder nek- en rugklachten.
Bron: ► www.nationaalkompas.nl.

6.2.5 (Kwetsbare) oudere

- **Vergrijzing**

In Nederland lag in 2008 de gemiddelde levensverwachting bij geboorte op 78,3 jaar voor mannen en 82,3 jaar voor vrouwen. De levensverwachting is sinds 1950 (70,3 jaar voor mannen en 72,6 jaar voor vrouwen) dus enorm gestegen (CBS, 2013). De babyboomgeneratie wordt ouder, het geboortecijfer is de laatste decennia gedaald: er wordt gesproken over vergrijzing. De komende jaren komen er dus meer ouderen en de ouderen worden steeds ouder. Dit wordt de 'dubbele vergrijzing' genoemd. Het aantal 65-plussers stijgt naar verwachting de komende jaren naar 4,6 miljoen in 2039 (van 2,6 miljoen in 2011), waarna een daling en stabilisatie zichtbaar is in 2055 met 4,4 miljoen 65-plussers. Door het stijgen van de levensverwachting neemt ook het aantal 80-plussers aanzienlijk toe (Castelijns e.a., 2013).

De term vergrijzing zegt niets over de persoonlijke situatie van mensen. Voor prognoses gericht op ouderenzorg is niet de toename van het aantal 65-plussers van belang, maar de toename van het aantal kwetsbare ouderen. Een kwetsbare oudere is iemand die geconfronteerd wordt met een zekere ziektelast in combinatie met een tekort aan sociaal, familiaal of economisch kapitaal (Castelijns e.a., 2013).

- **Levensverwachting**

De levensverwachting in goede ervaren gezondheid bedraagt in Nederland ongeveer 64 jaar (Mackenbach et al., 2012). Vanaf de leeftijd van 75 jaar ontstaat er meer vraag naar zorg. De ziektelast neemt sterk toe vanaf deze leeftijd. Het gaat dan onder meer om chronische ziekten: 79% van de 75-plussers heeft een chronische aandoening (Nationaal Kompas, 2014). Ook multimorbiditeit komt vooral veel voor onder ouderen. Zo heeft de helft van de 75-plussers twee of meer chronische ziekten.

- **Kwetsbaarheid**

Naast de toenemende kans op chronische ziekten, neemt met het ouder worden ook de kans op kwetsbaarheid toe. Zo bestaat er bij 3 tot 7% van de mensen tussen de 65 en 75 jaar kans op kwetsbaarheid terwijl dit percentage bij 90-jarigen opgelopen is tot 32%. Vooral het ervaren van te weinig regie in het leven, depressiviteit en verminderde verstandelijke vermogens vergroten de kans op kwetsbaarheid (Schim van der Loeff, 2010). Veroudering in combinatie met toegenomen kwetsbaarheid en vatbaarheid kan geriatrische ziekten veroorzaken: somatische en psychische stoornissen en afwijkingen als gevolg van het ouder worden (Thesaurus Zorg en Welzijn, 2014).

Kenmerken van geriatrische patiënten zijn (Schim van der Loeff, 2010):
- De leeftijd is hoog, rond de 75 jaar.
- Er is sprake van meerdere ziekten die zich regelmatig gelijktijdig voordoen.
- Er is sprake van minder reserves, met verhoogde kwetsbaarheid als gevolg.
- Op een andere (onduidelijkere) manier gezondheidsklachten uiten.
- Minder goed kunnen horen en/of zien.
- Groter risico op medicijnvergiftiging.
- Minder goed of wankel ter been, minder beweeglijk.
- Sociale isolatie.

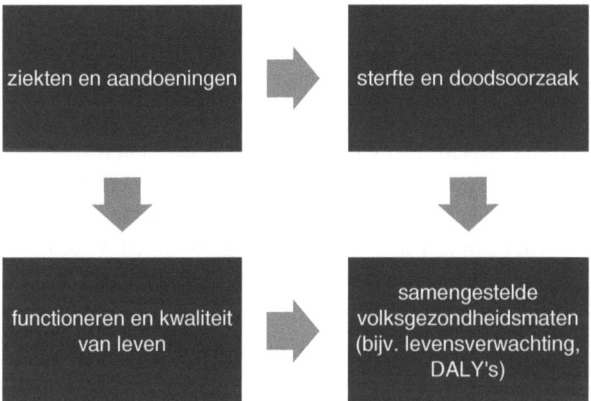

◘ Figuur 6.4 Vier typen indicatoren voor de volksgezondheid (bron: Jasmijn Pronk (naar Mackenbach, 2012)).

6.3 Lichamelijke, psychische en sociale problematiek zijn met elkaar verstrengeld – bijdrage van de gezondheidszorg aan de volksgezondheid

6.3.1 Conceptueel model van volksgezondheid

Het woord 'volksgezondheid' lijkt eigenlijk voor zichzelf te spreken. De definities die in *Pinkhof Geneeskundig woordenboek* te vinden zijn, geven echter al wat meer prijs van de ingewikkeldheid die achter dit ogenschijnlijk eenvoudige begrip schuilgaat:
- omvang en spreiding van ziekte, beperking en sterfte in een bevolking;
- het geheel van wettelijke voorzieningen en instellingen dat bijdraagt en waakt over de gezondheid van een bevolking.

De gezondheidstoestand van een populatie beschrijven is geen sinecure. Wat weeg je mee, wat meet je, en waarom? Hiervoor zijn kengetallen of indicatoren nodig, cijfers die onderling te vergelijken zijn. Er zijn vier typen indicatoren die onderling samenhangen (Mackenbach et al., 2012) en die gebruikt worden om aan te geven hoe het met de gezondheid van een populatie gesteld is (zie ◘ figuur 6.4):
1. ziekte en aandoening;
2. sterfte en doodsoorzaak;
3. samengestelde volksgezondheidsmaten;
4. functioneren en kwaliteit van leven.

De indicatoren van het type 'samengestelde volksgezondheidsmaten' behoeven wellicht wat uitleg. Deze maten komen tegemoet aan de wens om zowel sterfte als ziekte in een bevolking in één maat te kunnen samenvatten. Dergelijke maten kunnen in beginsel dienen om globaal de gezondheidstoestand van een bevolking te volgen, of als ondersteuning bij de allocatie van middelen (Kramers & Van der Maas, 1998). Een voorbeeld van een dergelijke maat die veel gebruikt wordt, is de DALY (*Disability Adjusted Life Years*). Het drukt het aantal gezonde levensjaren uit dat een populatie verliest door ziekten (ziektelast). Het kwantificeert gezondheidsverlies en is opgebouwd uit twee componenten: de jaren verloren door vroegtijdige sterfte en de jaren geleefd met ziekte. Vier belangrijke aspecten van ziekten worden meegenomen:

het aantal mensen dat aan de ziekte lijdt, de ernst van de ziekte, de sterfte eraan, en de leeftijd waarop de sterfte optreedt (Van Halem, 2012).

Een ander voorbeeld van zo'n samengestelde volksgezondheidsmaat is de 'gezonde levensverwachting', waarbij niet alleen naar de levensverwachting wordt gekeken, maar waarbij ook het aantal te verwachten jaren in goede dan wel minder goede gezondheid wordt berekend. Dit wordt ook wel uitgedrukt in QALY's, waarbij QALY staat voor *Quality Adjusted Life Years*. De QALY is een maat voor het aantal jaren dat iemand nog te leven heeft, met een correctie voor de kwaliteit hiervan. Eén QALY staat voor één jaar in leven in goede gezondheid. Voorbeeld: bij een QALY-gewicht van 0,33 is drie jaar leven met de ziekte of aandoening gelijk aan één jaar leven in volledige gezondheid (33% van de optimale gezondheid) (Nationaal Kompas, 2014).

Dergelijke maten worden bij het gezondheidsbeleid gebruikt om op metaniveau de gezondheidstoestand van de bevolking te volgen én om de gevolgen van verschillende interventieopties voor de volksgezondheid te kunnen vergelijken (Kramers & Van der Maas, 1998).

Er zijn veel factoren van invloed op de volksgezondheid, op de gezondheidstoestand van de populatie: externe ontwikkelingen (demografie, economie), determinanten van gezondheid (omgeving, leefstijl), preventie en zorg en het overheidsbeleid. Al deze factoren zijn verwerkt in een conceptueel model.

In dit model van de volksgezondheid wordt de gezondheidstoestand opgevat als de uitkomst van een multicausaal proces met diverse determinanten, zie ◘ figuur 6.5. Hierin is duidelijk te zien dat preventie en zorg invloed hebben op factoren van gezondheid en op de gezondheidstoestand en belangrijke bijdragen leveren aan het bevorderen van de volksgezondheid. Veel factoren liggen echter ook buiten de invloedssfeer van de gezondheidszorg.

Het Rijksinstituut voor Volksgezondheid en Milieu (RIVM) gebruikt voor het beschrijven van de volksgezondheid dit model en de al eerder genoemde begrippen DALY en QALY. Elke vier jaar publiceert het RIVM de Volksgezondheid Toekomstverkenning (VTV), een overzicht van de omvang van ziekte en gezondheid, gezondheidsbeïnvloedende factoren, de gezondheidszorg en het beleid (► www.volksgezondheidtoekomstverkenning.nl).

6.3.2 Gezondheidszorg en gezondheidszorgstelsel

Gezondheidszorg is het geheel van zorgverleners (en ondersteunend personeel), instellingen, middelen en activiteiten dat direct gericht is op instandhouding en verbetering van de gezondheidstoestand en/of zelfredzaamheid en op het reduceren, opheffen, compenseren en voorkomen van tekorten daarin (Nationaal Kompas, 2014). Het gaat om zorgverlening door de zorgverlener aan de patiënt, maar ook om ondersteunende activiteiten (zoals door assistenten, laboratoriumpersoneel). Het gaat hier dus om het primaire proces van zorgverlening.

De gezondheidszorg is onderdeel van een gezondheidszorgstelsel. Mackenbach (2012) definieert het gezondheidszorgstelsel als 'de gestructureerde verzameling van actoren en organisaties die gefinancierd worden met de bedoeling zorg te verlenen aan een bepaalde populatie'. Dit begrip is breder dan het begrip gezondheidszorg en omvat ook partijen die op afstand staan van het primaire proces, maar wel een bijdrage leveren aan de zorg voor een populatie. Denk bijvoorbeeld aan verzekeraars, overheid, toezicht door de Inspectie voor de Gezondheidszorg, opleiding, et cetera.

Maatregelen ter preventie van gezondheidsproblemen worden deels binnen de gezondheidszorg en deels daarbuiten genomen. Voor al deze maatregelen samen gebruikt men de term gezondheidszorgbeleid. Gezondheidszorgbeleid is het geheel aan regelgeving, financiering, regulering et cetera waarmee het zorgsysteem wordt vormgegeven. Gezondheidszorgbeleid is

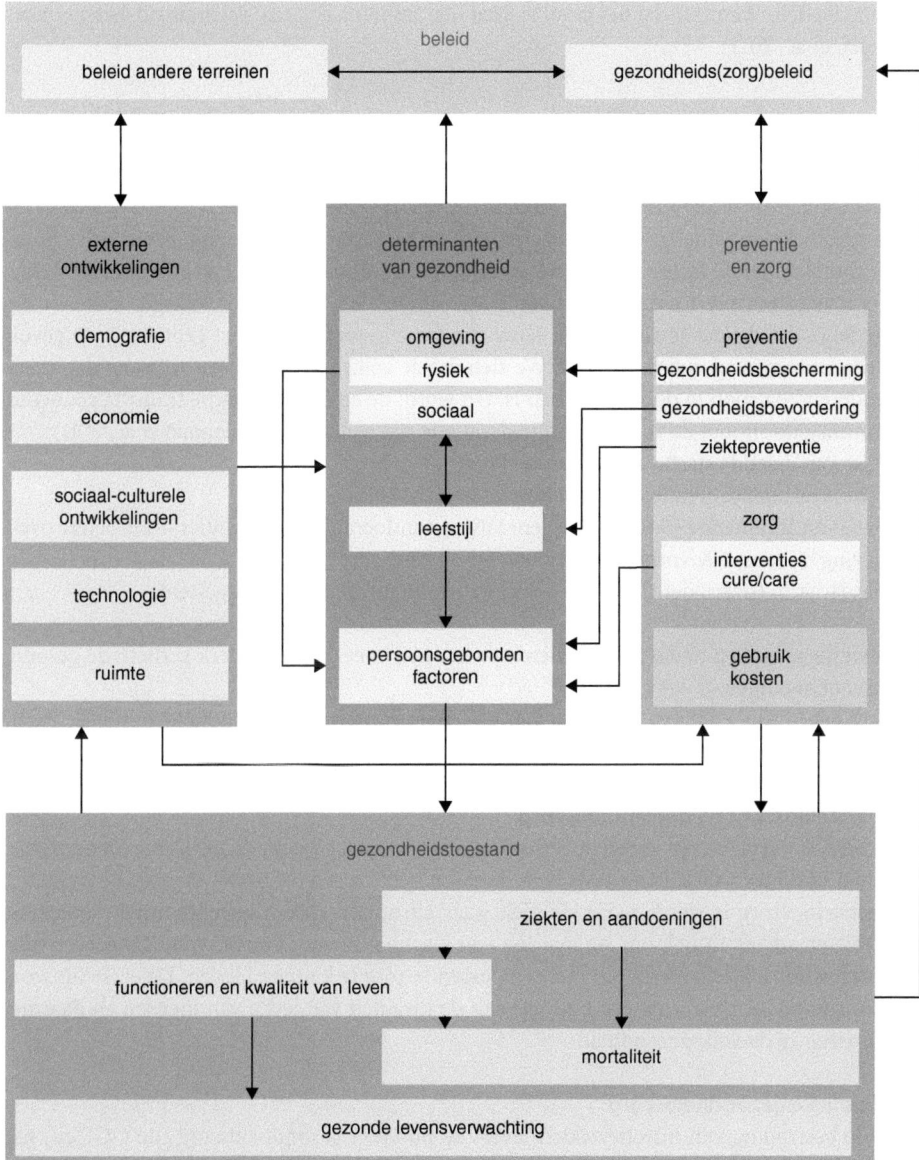

◘ **Figuur 6.5** Het uitgewerkte conceptuele model van de volksgezondheid (bron: De Hollander et al., 2006).

erop gericht dat het systeem gezondheidswinst oplevert (Mackenbach, 2012). Het gaat binnen de gezondheidszorg dan bijvoorbeeld om de jeugdgezondheidszorg, bedrijfsgezondheidszorg en infectieziektebestrijding (Mackenbach, 2012). Zoals echter in ▶ par. 6.1 al duidelijk werd: er zijn veel determinanten van ziekten die buiten de invloedssfeer van de gezondheidszorg liggen. Determinanten van obesitas bijvoorbeeld. Zo kunnen veranderend speelgedrag van kinderen en de aanwezigheid en beschikbaarheid van voedsel altijd en overal leiden tot overgewicht. Het is dan nodig om vanuit andere beleidssectoren maatregelen te nemen om deze determinanten te beïnvloeden. Wanneer dat het geval is, gaat het om intersectoraal gezondheidsbeleid (Mackenbach et al., 2012).

6.3.3 Zorgaanbod: een bijdrage aan de volksgezondheid

In ▶ H. 3 zijn de te onderscheiden sectoren in de MGZ geschetst. Maar wat is nu de bijdrage die deze specifieke onderdelen van de gezondheidszorg leveren aan de volksgezondheid? Omdat zo veel verschillende factoren van invloed zijn op de volksgezondheid, is het moeilijk duidelijk te maken wat precies de invloed van de gezondheidszorg is op de volksgezondheid. Het is duidelijk dat de laatste anderhalve eeuw een forse gezondheidswinst geboekt is als gevolg van een verbeterde gezondheidszorg. We zien dat de volksgezondheid verbetert en dat er een veranderend patroon in doodsoorzaken is. Dit wordt de epidemiologische transitie genoemd. Hierbinnen doorloopt de volksgezondheidssituatie een aantal fasen (Lienden et al., 2011):
- fase van dalende sterfte aan infectieziekten;
- fase waarin degeneratieve aandoeningen sterk in opkomst zijn;
- fase van afnemende sterfte aan degeneratieve aandoeningen door onder meer betere overleving bij sommige vormen van kanker en bij coronaire hartziekten;
- fase waarin (overlijden aan) degeneratieve aandoeningen wordt uitgesteld.

Veel westerse landen zitten in deze vierde fase, onder meer door de sterk verbeterde gezondheidsvoorzieningen.

We geven een aantal voorbeelden van bijdragen aan de volksgezondheid vanuit de maatschappelijke gezondheidszorg.

- **Eerstelijnszorg en transmurale zorg**

Veel ziekten waaraan men vroeger overleed, zijn nu chronische ziekten geworden. Mensen kunnen hier oud mee worden en steeds meer mensen hebben een (of meer) chronische ziekte(n). De eerstelijnszorg is steeds vaker de plek waar chronisch zieken terechtkunnen voor zorg, controle en advies en ook om verergering van klachten te voorkomen. Vanuit meerdere disciplines wordt samengewerkt om mensen passende zorg te kunnen bieden. De eerstelijnszorg en transmurale zorg leveren een bijdrage aan de kwaliteit van leven van mensen en daarmee bevorderen zij de volksgezondheid.

- **Publieke gezondheidszorg**

Met de bestrijding van infectieziekten levert de publieke gezondheidszorg (de GGD'en) een belangrijke bijdrage aan de volksgezondheid. Via het Rijksvaccinatieprogramma worden kinderen ingeënt tegen vroeger geregeld voorkomende en schadelijke ziektes. Daarnaast heeft de publieke gezondheidszorg een taak om bij aangifteplichtige ziekten ervoor te zorgen dat ziekten zich niet verder verspreiden.

- **Bedrijfsgezondheidszorg**

Waar de bedrijfsgezondheidszorg zich vroeger vooral richtte op dat deel van de werkenden dat verzuimde, ligt de focus nu steeds vaker op de 95% van de beroepsbevolking die niet verzuimt, maar die men goed inzetbaar wil houden door primaire preventie en gezondheidsbevordering (Mackenbach et al., 2012). De bedrijfsgezondheidszorg heeft hier een belangrijke taak in, die bijdraagt aan de volksgezondheid. Dat is logisch als je weet dat er een grote toename is van de psychosociale arbeidsbelasting van mensen, onder meer door toegenomen onzekerheid over de eigen baan, flexibilisering van de arbeidsmarkt en reorganisaties van bedrijven. Door informatisering, tijd- en plaatsongebonden werken en vervaging van de scheiding tussen werk en privé stijgen de cognitieve en emotionele taakeisen. Mensen die moeite hebben met deze veranderingen, kunnen psychische gezondheidsklachten ontwikkelen. Dergelijke klachten zijn op dit moment de meest voorkomende reden (38%) voor een lopende arbeidsongeschiktheidsuitkering. Bij uitkeringen voor gedeeltelijke arbeidsongeschiktheid gaat het zelfs in 43% van de gevallen om psychische klachten.

6.4 De verzorgingsstaat in ontwikkeling

Het grote zorgaanbod en het uitgebreide gezondheidszorgstelsel zoals geschetst in ▶ par. 6.3, bestaan nog niet zo lang. Lange tijd was het gebruikelijk dat mensen voor zichzelf en hun familieleden zorgden; gezondheidszorg en opvang van armen werden georganiseerd vanuit de zuilen. Een sociaal vangnet van overheidswege bestond nog niet. Pas na de Tweede Wereldoorlog is een start gemaakt met het opbouwen van een verzorgingsstaat, waarvan de gezondheidszorg een belangrijk onderdeel is.

Een verzorgingsstaat is een democratische, kapitalistische staatsvorm waarbij collectieve garanties bestaan voor bestaanszekerheden en de overheid haar burgers beschermt tegen de krachten van de vrije markt (Thesaurus Zorg en Welzijn, 2014). Het is een collectief stelsel op nationale schaal waarbij iedere burger naar draagkracht bijdraagt aan de zorg en waarin iedere burger recht heeft op deze zorg, ongeacht leeftijd, levenswijze en de hoogte van de bijdrage die hij heeft geleverd. De bijdragen zijn verplicht (Stapel & Keukens, 2013). De verzorgingsstaat is niet statisch, maar verandert mee met de heersende denkbeelden, moraal, wensen en overtuigingen. De verzorgingsstaat uit de begintijd is voor mensen van nu bijna niet meer voor te stellen. De overheid vindt tegenwoordig dat burgers steeds meer zelf moeten doen en minder afhankelijk moeten zijn van de verzorgingsstaat.

In deze paragraaf gaan we terug in de tijd, en kijken we hoe en waarom de Nederlandse verzorgingsstaat opgebouwd is, vervolgens uitgebouwd is en hoe sinds de jaren tachtig van de vorige eeuw de verzorgingsstaat hervormd is. Via de jaren negentig en het eerste decennium van 2000, waarin marktwerking en vraagsturing hun intrede deden, komen we in de huidige tijd: met een terugtrekkende overheid en meer verantwoordelijkheid en regie voor burgers.

6.4.1 Opbouw, uitbouw en hervormingen van de verzorgingsstaat

- **Opbouw**

In Engeland verscheen in 1942 het rapport *Social Insurance and Allied Services* (bekend als het Beveridge-rapport). In eerste instantie was dit gericht op het opvangen van de negatieve gevolgen van de oorlog voor oorlogsweduwen en -wezen, door bombardementen dakloos geworden gezinnen en voor werklozen zonder inkomen (Schuyt, 2013). Met dit rapport legde Beveridge, samen met het twee jaar later verschenen boek *Full employment in a free society*, de basis voor de introductie van een systeem van sociale zorg in Groot-Brittannië en in navolging daarvan ook in andere West-Europese landen. De *welfare state* was geboren. Met welfare werd hier bedoeld: '*assistance, especially by government, to those in need*' (Schuyt, 2013). Beveridge pleitte voor een systeem van verzekeringen met omslagstelsel ter bestrijding van armoede en ziekte. De National Health Service (een systeem voor gratis verstrekking van ziekenzorg) en de Britse Social Security (een pilaarstelselpensioenfonds van overheidswege, als basisvoorziening) zijn hieruit onder meer voortgekomen.

In Nederland bestond in de naoorlogse jaren een grote (sociale) nood. Vooral ouderen, die in de crisisjaren dertig en in de oorlog weinig hadden kunnen verdienen en sparen, hadden het zwaar. In 1947 werd de Noodwet Ouderdomsvoorziening ('Noodwet-Drees') ingevoerd, waardoor bepaalde groepen ouderen die aangetast waren in hun bestaanszekerheid, een uitkering van rijkswege konden ontvangen. Hierdoor waren zij niet meer afhankelijk van hun volwassen kinderen, die vaak ook weinig middelen van bestaan hadden, of van (verzuilde) charitatieve instellingen. Tot die tijd bestonden er wederzijdse financiële verplichtingen tussen ouders en kinderen. De doorbreking van deze verplichting is een belangrijk kenmerk geworden voor de Nederlandse verzorgingsstaat (Schuyt, 2013). De sociale zekerheid is in de jaren tussen 1947 en 1965 gestaag uitgebreid en wel langs drie lijnen:

- Uitbreiding van het aantal en de soort risico's van de toenmalige industriële samenleving: ziekte, werkloosheid, bedrijfsongevallen, ouderdom en armoede.
- Uitbreiding van het aantal gerechtigden: eerste alleen werknemers die premie betaalden, vanaf 1957 ook niet-premiebetalenden.
- Uitbreiding van de sectoren waarin de overheid financieel ging steunen, zoals scholing, huisvesting- en huursubsidies, welzijn et cetera.

In 1965 trad de Algemene Bijstandswet in werking, door toenmalig minister Klompé beschreven als het sluitstuk van de verzorgingsstaat. Een jaar later werd de WAO ingevoerd. De Nederlandse verzorgingsstaat was opgebouwd.

▪ Uitbouw

Tussen 1965 en het begin van de jaren tachtig werd de verzorgingsstaat verder uitgebouwd. In de opbouwfase waren vangnetten gecreëerd om tegemoet te komen aan noden en tekorten van mensen. In de jaren zestig groeide de economie en de welvaart nam toe. Mensen konden zich meer luxe permitteren, het opleidingsniveau kwam hoger te liggen, er vond een grote emancipatiegolf plaats. De economische groei en de aardgasbaten maakten het mogelijk het aantal overheidstaken en voorzieningen (en ook de hoogte daarvan) uit te breiden. De uitbouw van de verzorgingsstaat lag, anders dan in de opbouwfase, niet op het gebied van het lenigen van noden, maar op het tegemoetkomen aan wensen van groepen burgers, vaak door belangengroepen gestuurd. Het gaat vaak om algemene voorzieningen, waarvan ook gebruikgemaakt wordt door mensen met midden- en hogere inkomens. In deze periode werd bijvoorbeeld de studiefinanciering voor alle studenten ingevoerd, ongeacht het inkomen van de ouders.

Tegelijk vindt er een professionalisering van de sociale en maatschappelijke sector plaats. Vrijwilligers worden vervangen door professionals. De vraag naar de betaalde diensten van dokter, psychiater en therapeut, van welzijnswerker en opbouwwerker neemt toe, terwijl de vraag naar de onbetaalde diensten van pastoor en vrijwilliger afnemen. De verzorgingsstaat wordt uitgebreid en er wordt steeds meer gebruikgemaakt van professionele voorzieningen. De kosten nemen hierdoor toe.

▪ Hervormingen

Het economische draagvlak voor deze uitbreiding van verzorgingsarrangementen en de toename van het gebruik, was begin jaren tachtig enorm afgenomen door de oliecrisis en de economische depressie. Toch ging de uitbreiding nog een paar jaar door omdat processen die in de twee voorgaande perioden op gang gebracht waren, niet snel konden worden gestopt of omgebogen. Veel verzorgingsprogramma's waren vastgelegd in rechten, de burgers waren mondiger geworden en er was een heel netwerk ontstaan van bureaus en diensten (Schuyt, 1991).

Het doorvoeren van hervormingen bleek (en blijkt) erg lastig. Er zijn sterke institutionele krachten die hervorming tegenwerken en hun eigen belang of het belang van hun achterban verdedigen. Denk aan belangen- en pressiegroepen zoals sociale partners, koepelorganisaties en cliëntenorganisaties. De jaren tachtig, waarin de hervormingen plaatsvonden, werden daarnaast gekenmerkt door een zigzagbeleid: oplossingen voor problemen van verzorging en voorzieningen werden door opeenvolgende kabinetten de ene keer in collectieve en de andere keer in individuele richting omgebogen. Zo werd de studiefinanciering omgezet in een prestatiebeurs. Hierdoor ontstond een lappendeken aan voorzieningen met tegenstrijdige beleidskenmerken. Werkelijke stelselwijzigingen kwamen niet tot stand, wijzigingen en inkrimpingen door hoge kosten bleven noodzakelijk (Schuyt, 2013).

De zorg staat bekend als een politiek en maatschappelijk gevoelige sector waarin voorstellen tot veranderingen al snel emotionele reacties van politici, burgers, verzekeraars, zorgverleners of andere belanghebbenden oproepen. Dat de hervorming van de zorg moeizaam verloopt, is dan ook niet verbazingwekkend.

▪ Invoering gereguleerde marktwerking

Een echte verandering van de verzorgingsstaat kwam tot stand toen de marktwerking haar intrede deed bij de (semi-)overheid in Nederland. Vanaf 1995 is Nederland, naar Amerikaans voorbeeld, de weg ingeslagen van marktwerking in de zorg en privatisering van overheidsinstellingen. Dit werd gecombineerd met zelfstandige bedrijfsvoering en vraagsturing in de publieke en semipublieke sector, zoals woningcorporaties, ziekenhuizen en onderwijsinstellingen (Schuyt, 2013). In de zorg gaat het om gereguleerde marktwerking: marktwerking binnen door de overheid gestelde voorwaarden en beperkingen (Thesaurus Zorg en Welzijn, 2013).

In 2006 werd de Zorgverzekeringswet ingevoerd. Deze kwam in plaats van de Ziekenfondswet en de particuliere ziektekostenverzekering. Er kwam een (voor iedereen verplichte) basisverzekering. Zorgverzekeraars worden door onderlinge concurrentie ertoe aangezet zich te onderscheiden door het inkopen en organiseren van doelmatige zorg voor hun verzekerden. Zij kunnen daartoe inkoopcontracten sluiten met zorgaanbieders. Op de aldus ontstane zorginkoopmarkt kopen zorgverzekeraars voor hun verzekerden tegen een bepaalde prijs zorg in bij al dan niet geselecteerde zorgaanbieders. De bedoeling van deze ingrijpende hervorming is dat prijzen, hoeveelheden en productiecapaciteit van aanbieders steeds minder worden gereguleerd door de overheid, maar steeds meer tot stand komen via decentrale contractonderhandelingen tussen zorgaanbieders en zorgverzekeraars (Stapel & Keukens, 2013). Door de invoering van het nieuwe zorgstelsel in 2006 ontwikkelt het systeem zich van een aanbodgestuurd systeem, waarin prijs en aanbod sterk gereguleerd worden door de overheid, naar een vraaggestuurd systeem waarin marktpartijen een belangrijke(re) rol hebben.

Zoals gezegd gaat het om gereguleerde marktwerking. De zorg wordt niet helemaal overgelaten aan marktpartijen. Bovenop generieke regels om het marktverkeer in goede banen te leiden, zoals regels rond eigendomsverhoudingen of tegengaan van monopolievorming, komen in de zorg sectorspecifieke regels die de publieke belangen in de zorg moeten beschermen. De overheid kiest voor marktbesturing om haar doeleinden in de zorg te realiseren, maar reguleert die marktwerking tegelijkertijd door hiërarchische besturing in de vorm van beleid en regelgeving. De overheid stuurt en begrenst de balans tussen vraag en aanbod voor elk van de drie zorgsectoren: de Zorgverzekeringswet (Zvw), de AWBZ en de Wet maatschappelijke ondersteuning (Wmo) (Maarse, 2011).

6.4.2 Vraaggestuurde zorg

Vraaggestuurde zorg is zorg waarbij de cliënt met zijn situatie, mogelijkheden en zorgvraag centraal staat en de hulp ontvangt die tegemoetkomt aan zijn wensen en verwachtingen en die voldoet aan de professionele standaarden (Thesaurus Zorg en Welzijn, 2014). De burger wordt gepositioneerd als een consument die zo veel mogelijk zijn eigen keuzes moet maken en zelf de regie dient te voeren. Bij aanbieders ligt een sterke nadruk op verantwoordelijkheid en transparantie om de consument in staat te stellen te kiezen en een zorgaanbod te doen dat aansluit bij zijn wensen.

Vraagsturing kan op verschillende manieren worden ingevuld. De Raad voor de Volksgezondheid en Zorg maakt onderscheid tussen sturing van de vraag, sturing op de vraag en sturing door de vraag (RVZ, 1998).

- Sturing van de vraag (op systeemniveau): overheid en aanbieders blijven het aanbod bepalen, zij het dat zij anders dan bij pure aanbodsturing geacht worden rekening houden met de wensen van zorgvragers.
- Sturing op de vraag (op organisatieniveau): zaakwaarnemers trachten via onderhandelingen met zorgaanbieders vraag en aanbod zo goed mogelijk op elkaar af te stemmen. Hier is sprake van een vertegenwoordigingsmodel. In het huidige stelsel speelt de verzekeraar de rol van zaakwaarnemer: zij onderhandelen namens hun verzekerden met de zorgaanbieders over zaken als de prijs en kwaliteit van de zorg. Zorgvragers zijn daartoe zelf meestal niet of onvoldoende in staat.
- Sturing door de vraag (op patiëntniveau): hier is de zorgvrager zelf nauw betrokken bij de keuze van de zorginstelling/behandelaar en de behandeling. Bij een persoonsgebonden budget of puur privaat bekostigde zorg in bijvoorbeeld een privékliniek of bij de tandarts fungeert de zorgvrager zelf als zorginkoper (Maarse, 2011).

6.4.3 Verzekeraars

Zorgverzekeraars hebben sinds 2006 een belangrijke rol als onderhandelingspartners van zorgaanbieders over prijs, inhoud en organisatie van de zorg. Zorgverzekeraars mogen winst maken. Er gelden tal van wettelijke voorwaarden (Mackenbach, 2012):

- Zorgverzekeraars hebben een acceptatieplicht voor de basisverzekering en moeten die aan iedereen onder dezelfde voorwaarden aanbieden. Deze verzekering dekt ongeveer 90% van de curatieve zorg.
- Alle burgers hebben de plicht zich te verzekeren voor de basisverzekering. Voor het deel buiten de basisverzekering kan men een aanvullende verzekering afsluiten.
- Per polis voor de basisverzekering die een verzekeraar aanbiedt, geldt één nominale premie voor alle verzekerden (verzekerden onder 18 jaar betalen geen premie).
- Mensen voor wie de nominale premie gezien hun inkomen te hoog is, ontvangen zorgtoeslag.

De helft van de totale kosten van de Zorgverzekeringswet wordt bekostigd uit de premies. De andere helft wordt gedekt uit een inkomensafhankelijke premie die maandelijks met het loon wordt verrekend.

6.4 · De verzorgingsstaat in ontwikkeling

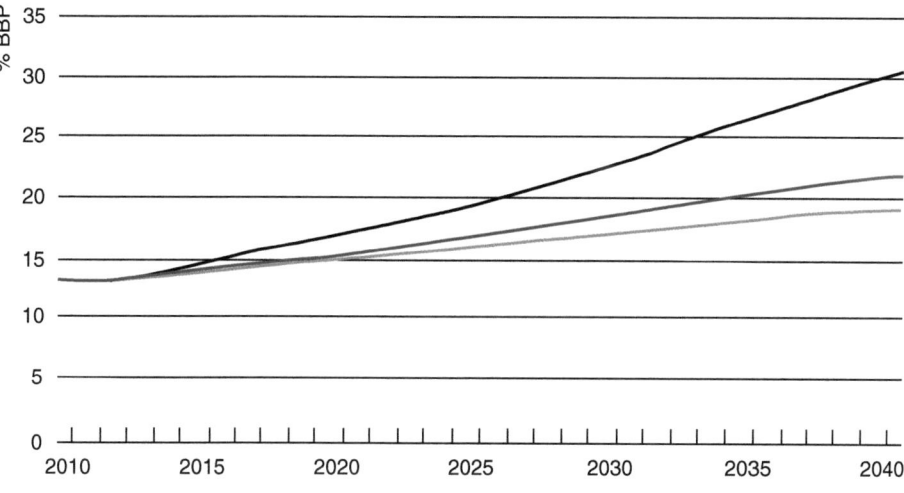

■ De zorguitgaven groeien net zo hard als in de afgelopen 30 jaar ■ De zorguitgaven groeien minder hard dan in het verleden ■ De zorguitgaven groeien net zo hard als de afgelopen 10 jaar

We geven steeds meer uit aan zorg. In 1972 gaven we 8% van het nationaal inkomen (BBP) uit aan zorg. Nu is dat ruim 13%. De komende 30 jaar wordt dat waarschijnlijk nog veel meer, tenzij we andere keuzes gaan maken. Het CPB voorspelt dat het deel van ons nationaal inkomen dat we uitgeven aan zorg kan oplopen tot meer dan 30% in 2040.

◘ **Figuur 6.6** Verwachte stijging van de zorguitgaven (bron: De zorg: hoeveel extra is het ons waard? VWS, 2012).

6.4.4 Stijgende zorgkosten

De afgelopen zestig jaar zijn de zorgkosten ieder jaar fors gestegen. Een doorsnee gezin betaalt bijna een kwart van het inkomen aan de zorg (2014). In 2014 geven we bijna 73 miljard uit aan verplicht verzekerde zorg. Ter vergelijking: dat was in 1972 bijna 6,5 miljard. De verwachting is dat de zorguitgaven bij ongewijzigd beleid zullen blijven stijgen, zie ◘ figuur 6.6.

Er zijn meerdere oorzaken voor stijging van de zorgkosten:
- Meer en betere zorg. Steeds meer mensen kunnen geholpen worden en genezen. Ziekten waaraan men vroeger overleed, zijn nu goed te behandelen. Door de toenemende (technische) mogelijkheden leven we langer en worden we gezonder, maar stijgen de kosten ook.
- Hogere welvaart en daardoor:
  - hogere verwachtingen: men heeft steeds hogere verwachtingen van medische zorg en ongemakken worden minder geaccepteerd;
  - meer investeringen in ontwikkeling van en meer uitgaven aan (nieuwe) medische technologie. Hierdoor is steeds meer mogelijk en worden meer ziekten en ongemakken behandeld.
- De term gezondheidszorg wordt tegenwoordig breder gedefinieerd dan vroeger. Veel zaken die vroeger als maatschappelijk probleem werden gezien, gelden nu als medische aandoening (denk aan dyslexie, ouderenzorg). De toegenomen complexiteit van de maatschappij draagt er ook toe bij dat meer mensen ondersteuning nodig hebben om mee te kunnen komen (bijvoorbeeld bij psychische problemen).

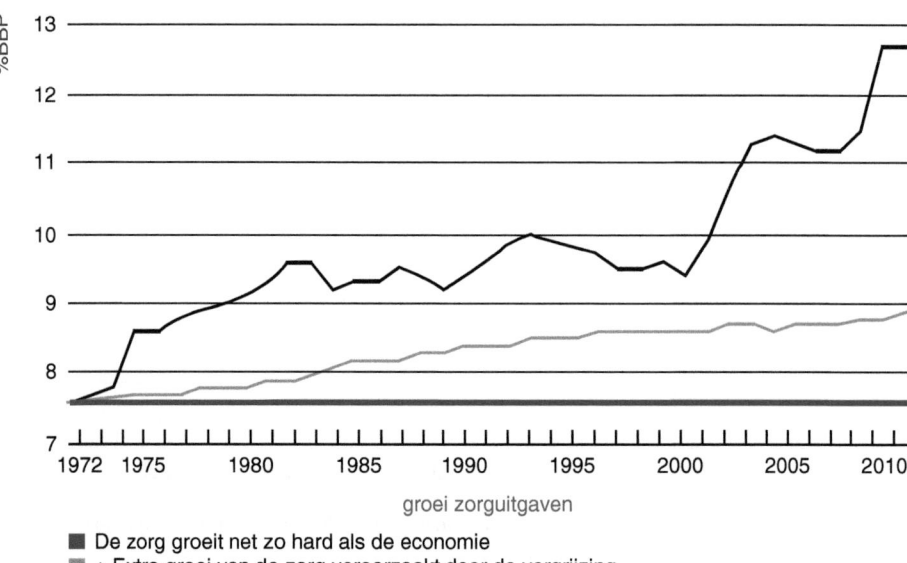

- De zorg groeit net zo hard als de economie
- + Extra groei van de zorg veroorzaakt door de vergrijzing
- Daadwerkelijke groei van de zorguitgaven

Hoewel de vergrijzing vaak als de oorzaak van de stijgende zorguitgaven wordt genoemd, kan het nog geen kwart van de totale stijging van de zorguitgaven verklaren. Stijging van de welvaart (inclusief nieuwe technologie, veranderingen in de maatschappij en epidemiologie) en de productiviteitskloof verklaren de rest van de stijging.

◘ **Figuur 6.7** Groei zorguitgaven sinds 1972 en rol van de vergrijzing (bron: De zorg: hoeveel extra is het ons waard? VWS, 2012).

- Vergrijzing. Door de vergrijzing wordt een groter beroep op de zorg gedaan. Zie ook ◘ figuur 6.7. Dit is echter nog geen kwart van de stijgende zorguitgaven. De verwachting is dat Nederland nog wel een stijging van de zorgkosten als gevolg van de vergrijzing te verwerken krijgt.
- Veranderende epidemiologie. Het aantal chronisch zieken is toegenomen. Ook het aantal mensen met ziekten als gevolg van hun leefstijl en mensen die lijden aan meer aandoeningen tegelijkertijd is toegenomen. Door de verbeterde gezondheidszorg zijn enerzijds de zorgkosten voor deze mensen gestegen, maar is anderzijds de levensverwachting van deze mensen ook gestegen en kunnen chronisch zieken vaker werken en een maatschappelijke bijdrage leveren.
- Nederland heeft in vergelijking met andere Europese landen een relatief grote langdurige zorg; er zijn veel verzorgings- en verpleeghuizen. Deze vorm van zorg is zeer arbeidsintensief. De loonkosten zijn daardoor hoog en de zorg kan moeilijk vervangen worden door technologie (VWS, 2012).

De betaalbaarheid van de zorg is al een aantal jaar een belangrijk politiek onderwerp. Om de zorg bereikbaar en betaalbaar te houden en aan te laten sluiten bij de samenleving van nu, vinden er diverse transities in de zorg plaats.

6.4 · De verzorgingsstaat in ontwikkeling

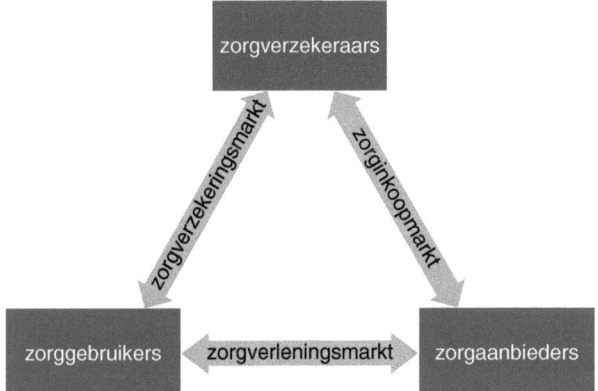

Figuur 6.8 Partijen en deelmarkten in het zorgstelsel (bron: Jasmijn Pronk).

6.4.5 Driehoek zorgverlener, zorgnemer en zorgverzekeraar

De zorgsector kan afgebeeld worden als een driehoek, met op de hoeken de centrale partijen die actief zijn op de zorgmarkt. Zorgmarkt is de economische term voor de driehoeksrelatie tussen burger/patiënt (zorgnemer), zorgverlener en zorgverzekeraar (Thesaurus Zorg en Welzijn, 2014). Zoals te zien is in ◘ figuur 6.8 zijn er drie deelmarkten. De relatie burger-zorgverlener is de zorgverleningsmarkt, de relatie burger-zorgverzekeraar is de zorgverzekeringsmarkt, de relatie zorgverzekeraar-zorgverlener is de zorginkoopmarkt.

Midden in de driehoek staat de overheid als 'spelverdeler' die de randvoorwaarden creëert waarbinnen de interacties op de drie markten plaatsvinden.

Niet alle partijen hebben altijd een gelijke positie gehad. De zorggebruiker heeft lange tijd een tamelijk passieve rol gehad, maar wordt nu steeds meer aangesproken op zijn rol als tegenmacht en aangespoord zelf regie te voeren over leven en zorg. De zorggebruiker wordt geacht op verschillende plaatsen (zoals de verzekeringsmarkt en de zorgverleningsmarkt), op verschillende niveaus (individueel en collectief) en op verschillende manieren (onder andere door kwaliteitstoetsing en onderhandelingsmacht) deze tegenmacht uit te oefenen (Meijerink, 2010). Dit wordt bereikt door het stimuleren en versterken van de positie van de individuele zorggebruiker in de behandelrelatie c.q. op de zorgverleningsmarkt, maar ook op de zorgverzekeringsmarkt. Dat betekent het volgende voor de rol van de zorggebruiker ten opzichte van de andere partijen:

- De zorggebruiker in de rol van rationele, kiezende consument. De individuele zorggebruiker kan zelf steeds meer keuzes maken op het gebied van zorgverzekeringen, zorgorganisaties, zorgverleners en behandelingen. Op basis van zijn eigen behoeften en gedegen informatie zal de patiënt, ondersteund door de zorgverlener, tot een beslissing komen (*shared decisionmaking*). Als hij niet tevreden is over de geleverde zorg, kan hij overstappen naar een andere aanbieder (*exit-optie*).
- De zorggebruiker wordt ook gestimuleerd om door communicatie met de zorgaanbieder en de verzekeraar (*voice-optie*) de zorg af te stemmen op zijn wensen en behoeften. Er wordt ook naar gestreefd dat zorggebruikers meer betrokken zijn bij hun behandeling en meer eigen verantwoordelijkheid nemen. Het toenemend aantal chronische aandoeningen vraagt om langdurige therapietrouw van zorggebruikers; zorggebruikers worden daarmee steeds meer zelf bepalend voor de effectiviteit van de behandeling. Tevens is er een groter inzicht in de invloed van leefstijlaanpassingen op het uiteindelijke

behandelresultaat. Bij langdurige zorg kan een grotere betrokkenheid van zorggebruikers bij de zorg ook de afstemming tussen de zorg en het dagelijks leven van een zorggebruiker verbeteren (Meijerink, 2010).

6.4.6 Transities in de zorg

Om de zorg toegankelijk, goed en betaalbaar te houden, voert het kabinet de komende jaren hervormingen door, bijvoorbeeld op het gebied van de Algemene Wet Bijzondere Ziektekosten (AWBZ) en de Wet maatschappelijke ondersteuning (Wmo). Ook neemt de overheid maatregelen zodat mensen met ondersteuning en zorg langer thuis kunnen blijven wonen. De stelselwijziging in de AWBZ moet, samen met de andere transities in het sociale domein:

- de fragmentatie van het ondersteuningsaanbod tegengaan;
- de omvang en de kosten van de verzorgingsstaat beperken;
- een bijdrage leveren aan de verdere ontwikkeling van de participatiesamenleving.

Dat vraagt naast de stelselverandering om een inhoudelijke vernieuwing; een ander aanbod van ondersteuning en begeleiding en anders werken van professionals en organisaties; ander gedrag van burgers/zorggebruikers en anders met elkaar omgaan van burgers, vrijwilligers, cliënten, professionals, aanbieders en gemeenten. We spreken over een transformatie in het sociale domein (Movisie, 2014).

6.5 Medicalisering van de samenleving

Tegelijkertijd met het uitbreiden van de verzorgingsstaat, zoals beschreven in ▶ par. 6.4, nam de gezondheidszorgsector in omvang toe en won zij aan invloed. Er wordt wel gesproken over de medicalisering van de samenleving. Hiermee wordt het proces bedoeld waarbij steeds meer verschijnselen in het menselijk bestaan binnen de invloedssfeer van de medische wetenschap worden gebracht (Thesaurus Zorg en Welzijn, 2014). Anders gezegd: steeds meer zaken die te maken hebben met het welzijn van mensen worden als ziekte voorgesteld. Een paar voorbeelden: geboren worden en sterven zijn steeds meer medische aangelegenheden geworden, die vaak plaatsvinden in ziekenhuizen en onder medische controle. Ook alcoholisme en drugsverslaving zijn voorbeelden van problemen die tot medische problemen zijn geworden (Stapel & Keukens, 2013). Dit ontstaat onder meer doordat er nieuwe medicijnen en behandelingen beschikbaar komen. Bovendien vinden mensen dat ze recht hebben op deze behandelingen. Maar het komt ook voor bij zaken die eerder als sociaal deviant gedrag gediagnosticeerd werden. Er zijn bovendien economische redenen om zaken te medicaliseren. Zo is bijvoorbeeld de farmaceutische industrie gebaat bij veel middelengebruik.

De Swaan (2007) noemt een aantal oorzaken voor de medicalisering van de samenleving:

- Medici (vooral bedrijfs- en verzekeringsartsen, huisartsen en psychiaters) raakten steeds meer betrokken bij allerlei vormen van wat hij noemt 'medische conflictoplossing'. Medische experts (en psychologen) gingen een rol spelen bij het keuren van sollicitanten, bij de selectie voor de militaire dienst, en bij de beslissing of een veroordeelde de gevangenis in moest of naar een penitentiair psychiatrisch centrum. Dokters beslisten wie op welke voorwaarden werd toegelaten tot verzekeringen. Naarmate de staat steeds meer bij de verdeling van schaarse goederen betrokken raakte, was ook steeds vaker 'medisch advies' nodig om in aanmerking te komen voor huisvesting en bijzondere voorzieningen. Het

medische regime en de invloed van medici werden zo in de loop van de 20ᵉ eeuw flink uitgebreid.
- Ook andere oorzaken hebben bijgedragen aan de expansie van het medische regime in moderne samenlevingen. De praktijk van bevolkingsonderzoek naar (besmettelijke) ziekten bracht alle burgers in aanraking met medische procedures. De ontwikkeling van steeds verfijndere technieken voor de vervroegde signalering van gezondheidsrisico's bracht groeiende aantallen – naar alle schijn gezonde – mensen de spreekkamer binnen.

6.5.1 Kritiek op de medicalisering

Al in de tweede helft van de 19ᵉ eeuw klonken er stemmen van critici tegen onterechte medicalisering en tekortschietende aandacht voor de ziekmakende maatschappij. Er vormde zich een groep artsen die meer zag in het verbeteren van het lot van armen en in hygiënische voorzieningen dan in de gangbare curatieve zorg. De sanitaire voorzieningen werden vanaf die tijd in Nederland verbeterd. In de jaren twintig en dertig kwam de sociale geneeskunde sterk op, die focuste op de sociale determinanten van gezondheid (Reijnders, 2011). Dit soort geluiden tegen de medicalisering hebben regelmatig geklonken. In de jaren zestig en zeventig werden ze manifest. In onze westerse maatschappij waren dit de jaren van maatschappijkritiek en antiautoriteit. Er ontstaat een brede maatschappelijke beweging die ervoor ijvert de zaken voortaan anders aan te pakken. Heilige huisjes gaan op de schop, en de (tot dan toe vanzelfsprekende) rol van bijvoorbeeld kerk, gezin en autoriteiten, komt ter discussie te staan, evenals de man-vrouwverhoudingen.

De gezondheidszorg ontkomt ook niet aan die kritiek. Van buitenaf ontstond druk, door bijvoorbeeld de feministische Dolle Mina's, die met de leus 'baas in eigen buik' demonstreerden voor het recht op abortus. Ook ontstonden in deze jaren organisaties die zich richtten op de emancipatie van psychiatrisch patiënten, zoals Stichting Pandora en de Cliëntenbond (Reijnders, 2011). We spreken nu veel over de mondigheid van cliënten. Die heeft zijn oorsprong in deze periode, waarin voor het eerst de arts niet meer als vanzelfsprekend als autoriteit werd gezien.

Tegen deze achtergrond komt begin jaren zeventig de Amerikaanse socioloog Zola met stevige kritiek op de gezondheidszorg. Hij poneerde de stelling dat steeds meer verschijnselen (zoals alcoholisme, agressie, ouder worden of kinderen krijgen) vanuit een medische optiek benaderd werden en dat de moderne samenleving dit soort verschijnselen op deze manier beheersbaar probeerde te maken. Hij gebruikte hiervoor de term medicalisering van de samenleving. Gemedicaliseerde problemen werden volgens hem tot problemen van het individu gemaakt. Verder beweerde hij dat de moderne geneeskunde zich ontwikkeld had tot de belangrijkste institutie van sociale beheersing en dat de geneeskunde zo de plaats en functie had ingenomen van de meer traditionele instituties godsdienst en recht (Ten Have e.a., 2013). De mening van Ivan Illich (publicist, filosoof en theoloog) sloot hierbij aan. In geruchtmakende boeken stelde hij dat de zich uitbreidende geneeskunde precies het omgekeerde teweegbrengt van wat zij beoogt. In plaats van de gezondheid te bevorderen, is zij uitgegroeid tot een bedreiging ervan. Illich spreekt van iatrogenese (het Griekse woord iatros betekent arts): het gezondheidszorgsysteem zelf heeft schadelijke effecten voor de gezondheid (Ten Have e.a., 2013). Illich maakte onderscheid tussen drie vormen van iatrogenese:
- Klinische iatrogenese: de negatieve gevolgen van medisch ingrijpen, bijvoorbeeld ten gevolge van medicijngebruik, medicijnverslaving, overbodig opereren of verkeerd opereren.

- Sociale iatrogenese: de medische bemoeienis breidt zich over steeds meer terreinen uit, waardoor de genezende aspecten van de omgeving en de eigen verantwoordelijkheid en strijdbaarheid van mensen verminderen.
- Structurele iatrogenese: het medisch bedrijf streeft ernaar pijn, ziekte, lijden en dood te overwinnen, waardoor al deze ervaringen van persoonlijke uitdaging tot technische problemen worden gereduceerd. De regels die een cultuur geeft om met lijden om te gaan, worden aldus vernietigd. Pijn kan bestreden worden met allerlei pijnstillers, en ziekte en dood worden uit het leven geweerd en worden bestreden met allerlei hoogwaardige apparatuur (Stapel & Keukens, 2013).

Onder artsen was er in de jaren zestig en zeventig ook beroering ontstaan. In 1970 werd de Werkgroep Kritische Artsen opgericht door academici die ontevreden waren met de toenmalige medische praktijk. Kritische artsen en andere gezondheidszorgmedewerkers zorgden voor vernieuwing in de medische wereld. Sommigen richtten zich op abortus, toen nog illegaal. Anderen zetten zich in voor interdisciplinaire gezondheidscentra die zich ook moesten bezighouden met de maatschappelijke oorzaken van ziekte, op het werk en thuis. Ook richtte men zich op de preventie van ziekten door bijvoorbeeld verbetering van arbeidsomstandigheden, bestrijding van milieuverontreiniging en terugdringen van roken (Reijnders, 2011).

Niet te onderschatten zijn de veranderingen die in deze jaren in de psychiatrie zijn bewerkstelligd. Er was veel kritiek op het gebruik van het medisch model en onterechte medicalisering in de psychiatrie, wat zich uitte in verzet tegen bijvoorbeeld het 'platspuiten' van patiënten en tegen het gebruik van elektroshocks en dwangbuizen. Tegenover het medisch model werd de antipsychiatrie gesteld, die de oorzaken voor psychiatrische problemen meer in de samenleving ('de ziekmakende westerse samenleving') zag dan in individuele personen. De antipsychiatrie leverde ook kritiek op de psychotherapie, die voorbij zou gaan aan de maatschappelijke problemen en erop uit was de cliënt zich te laten aanpassen aan de maatschappij in plaats van de maatschappij te veranderen (Reijnders, 2011).

Kijk op medicalisering in de huidige tijd

We hebben gezien dat steeds meer zaken vallen onder de oordeelsbevoegdheid van artsen. Er heeft, ondanks de tegenbewegingen op verschillende momenten in de tijd, een uitbreiding plaatsgevonden van de macht van de medische professie over allerlei sectoren van het maatschappelijk leven. De medische professie dringt steeds dieper door in het persoonlijk bestaan van mensen. Daarnaast (en misschien ook wel: daardoor) wordt een steeds groter deel van het menselijk bestaan beschreven in termen van gezondheid en ziekte. Deze laatste begrippen worden relevant geacht voor een groeiend scala van probleemgebieden. Er is in deze tijd een grote preoccupatie met gezondheid. Dit proces wordt sanisering (of *healthism*) genoemd (Ten Have e.a., 2013). Medicalisering en sanisering hangen met elkaar samen. Een goed voorbeeld van medicalisering die we in deze tijd allemaal kennen, is de medicalisering van onze voeding. Voedingsmiddelen worden aangeprezen omdat ze een positief effect zouden hebben op de gezondheid, zoals de cholesterolverlagende margarines en yoghurt die de darmwerking stimuleert. Het gaat om functionele voedingsmiddelen die naast hun normale voedingswaarde een bonus (zouden) bevatten voor onze gezondheid. Een ander voorbeeld zijn de vele voedingssupplementen tegen allerhande kwalen en voor allerlei positieve gezondheidseffecten. De werking hiervan wordt niet streng wetenschappelijk getest zoals dat bij medicatie het geval is. Verder zien we dat normale levensprocessen, zoals uiterlijke veroudering en de menopauze, gemedicaliseerd worden. Medicatie en plastische chirurgie worden ingezet om ervaren kwalen, ongemak of 'verval' tegen te gaan.

Gezondheid wordt door veel mensen genoemd als belangrijkste waarde. Daarbij past het beeld dat het aanbod op gezondheidsgebied eigenlijk nooit genoeg kan zijn. Marktpartijen spelen graag op deze vraag in. De medicaliseringsdiscussie richt zich enerzijds op de toegenomen commercialisering van zorg. Financiële belangen zijn een steeds grotere rol gaan spelen. Denk aan de in ▶ par. 6.4 geschetste marktwerking in de zorg en aan de belangen van de farmaceutische industrie. Dit kan betekenen dat voor sommige partijen winst maken zwaarder weegt dan de belangen van patiënten. Om winst te kunnen maken, moet er wel een markt zijn. Marketingstrategen zetten 'ziekte-awareness'-campagnes in om mensen ervan te overtuigen dat ze aan een kwaal lijden waaraan, met uiteraard hun middel, prima iets te doen is. Overigens maken ook niet-commerciële organisaties van dit soort campagnes gebruik om het publiek voor te lichten. Denk bijvoorbeeld aan de Maag-Lever-Darm Stichting met de opvallende campagne 'Je poep wil je wat vertellen'. Zo is iedereen een potentiële patiënt.

Anderzijds richt de medicaliseringsdiscussie zich op het 'labelen' van mensen (vaak kinderen). Het gaat dan bijvoorbeeld om mensen met een stoornis in het autistische spectrum, maar ook om veelvoorkomende psychische aandoeningen als depressie en burn-out. Gedragsproblemen en psychische problemen worden gemedicaliseerd, wat het dagelijks functioneren van mensen beïnvloedt. Er bestaat scepsis over de werking van veelgebruikte middelen als Ritalin en antidepressiva.

Mensen van nu tonen meer bereidheid verantwoordelijkheid te dragen voor hun eigen gezondheid. Ze zijn veel beter geïnformeerd over gezondheid, risico's en ziekten door de beschikbaarheid van informatie via internet, ook al is deze niet altijd objectief, bijvoorbeeld informatie van marktpartijen die hun producten willen aanprijzen en juist – overbodige – medicalisering in de hand werken. Veel mensen zijn misschien mondiger en eisen meer, maar zijn ook een meer gelijkwaardige gesprekspartner geworden. Zelfregie, eigen verantwoordelijkheid en kostenbewustheid worden steeds meer gestimuleerd door de overheid. Financiële drempels (zoals de invoering van het eigen risico) worden opgeworpen en men wordt gestimuleerd zich als een kritische gezondheidsconsument te gedragen. Zo wordt geprobeerd het immer groeiende domein van de zorg in te dammen.

6.6 Van ziekte en zorg naar gezondheid en gedrag (van ZZ naar GG)

In 2003 startten huisarts Louis Overgoor en fysiotherapeute Marijn Aalders in Amsterdam Zuidoost een programma ter versterking van de gezondheid voor mensen met chronische ziekten of risicofactoren. Ze hadden een andere kijk op wat effectieve gezondheidsbevordering zou moeten zijn en ontwikkelden een nieuwe aanpak. In deze aanpak wordt gestart bij de persoon en wordt samen gewerkt aan verbetering van het persoonlijk en sociaal functioneren. Deze innovatie is binnen korte tijd uitgegroeid tot een inspirerend voorbeeld voor velen: gebruikers, professionals en andere partijen.

>> De GG/ZZ-visie luidt als volgt: 'Het huidige zorgstelsel heeft een defensief karakter dat sterk gericht is op preventie en behandeling van ziekten (Ziekte & Zorg, ZZ). Om gezond gedrag te realiseren is er in toenemende mate behoefte aan een meer aanvallend systeem gericht op de promotie van gezondheid (Gezondheid & Gedrag, GG).' (▶ www.bigmove.nu, 2014) <<

6.6.1 Raad voor de Volksgezondheid

De Raad voor de Volksgezondheid (RVZ) heeft deze visie, die past in de huidige tijdgeest en goed aansluit bij de problemen waar de gezondheidszorg mee kampt, overgenomen. In 2010 heeft de RVZ de discussienota *Zorg voor je gezondheid!* uitgebracht. De nota pleit voor een omslag van zorg en ziekte (ZZ) naar gedrag en gezondheid (GG). Om de toename van chronische ziekten waarbij leefstijl een belangrijke rol speelt, het hoofd te kunnen bieden, moet de zorg volgens de RVZ in beweging naar voren; 'voor de ziekte uit denken' en 'eerder, sneller en gerichter handelen'. Dit geldt niet alleen voor de zorgverlener, maar ook voor de zorgvrager: 'van zorgconsument naar actieve burger'. Zo stelde de RVZ voor dat er gemeentelijke inloopcentra komen, onder leiding van een wijkverpleegkundige, gericht op zelfmanagement, preventie, en participatie. De RVZ noemt vier ontwikkelingen die de omslag van ZZ naar GG noodzakelijk maken.

- Er zijn steeds meer medische mogelijkheden en kennis daarover bij het publiek.
- De zorgvraag groeit.
- De zorgkosten stijgen.
- In de toekomst wordt een tekort aan personeel in de zorg voorzien.

De omslag van ZZ naar GG moet zich uiten in:
- meer investeren in preventie (ook voor chronisch zieken), welzijn, werk en wonen;
- zo dicht mogelijk bij mensen thuis en in de wijk;
- intensief gebruik maken van internet 2.0;
- samenwerken in flexibele netwerken;
- sterker inzetten op de 'voorkant' van het zorg- en welzijnscontinuüm waardoor minder (duurdere) zorg aan de 'achterkant' nodig is. (Van nazorg naar voorzorg, Ruwaard, 2012).

Dit moet volgens de RVZ leiden tot 'zo lang mogelijk gezond blijven, zo lang mogelijk thuis wonen, zo lang mogelijk blijven werken en zo lang mogelijk meedoen in de maatschappij' (RVZ, 2010).

6.6.2 Gevolgen voor burgers/consumenten

Van de cliënt wordt 'praktiserend patiëntschap' verwacht: het gaat om meedoen en verantwoordelijkheid nemen. Zoals in ▶ par. 6.5 al bleek, zijn veel burgers en patiënten actief, bijvoorbeeld als deelnemers aan communities op internet. Mensen informeren elkaar en steken elkaar de helpende hand toe of vragen een helpende hand via dienstenruilsites en sites voor vrijwilligers. Bovendien kiezen mensen via internet steeds vaker zelf een behandelaar uit en worden ook beter in staat gesteld zelf keuzes te maken op basis van de informatie. Via diverse vergelijkingssites was dit al mogelijk. De overheid heeft informatie toegankelijk gemaakt via de site 'Kies Beter' van Zorginstituut Nederland. Dit soort actieve burgers, die de verantwoordelijkheid voor hun gezondheid nemen en patiënten en mantelzorgers die zo veel mogelijk zelf de regie voeren over de zorg, ziet men dus graag. Lang niet alle inwoners van Nederland voldoen aan dat profiel: in Nederland wordt een flink deel van de ziektelast veroorzaakt door een ongezonde leefstijl. Een vergelijking: in ontwikkelingslanden veroorzaken overdraagbare ziekten de meeste sterfte, daarna gedragsgerelateerde aandoeningen en op de derde plaats ongevallen. In ontwikkelde landen staan de gedragsgerelateerde aandoeningen op de eerste plaats, op grote afstand gevolgd door ongevallen, en op de derde plaats de overdraagbare ziekten (RVZ, 2010). Vooral op het terrein van zelf verantwoordelijkheid nemen voor je gezondheid, en niet pas als je al ziek bent, valt dus nog veel te winnen. Er is veel discussie over hoe ver deze eigen verantwoordelijkheid moet gaan: kun je gezond gedrag belonen en ongezond gedrag bestraffen? In hoeverre zijn mensen zelf verantwoordelijk voor hun gezondheid of ongezondheid en tot welke grens mogen ze dan aanspraak doen op de gezondheidszorg? Is een dure behandeling wel op zijn plaats als iemand door een ongezonde levensstijl zelf de kwaal in de hand heeft gewerkt? Vooralsnog lijkt de tendens te zijn dat gezond gedrag wel beloond, maar ongezond gedrag niet bestraft wordt. Mensen worden van verschillende kanten gestimuleerd tot gezond gedrag.

Eigen regie van patiënten is alleen mogelijk als er een evenwichtige relatie is tussen patiënt, zorgverlener en zorgverzekeraar. Empowerment van patiënten is daarbij belangrijk. Het versterken van de positie van de patiënt en hem meer macht geven zorgt ervoor dat hij een gelijkwaardige partner is. Patiënten moeten wat dat betreft nog een achterstand inhalen. Daarvoor moeten zij voldoende kennis hebben en de nieuwe media kunnen hierbij een goed hulpmiddel zijn. Bovendien moeten patiënten en patiëntenorganisaties (financieel) onafhankelijk zijn; en er moet gebruikgemaakt worden van de ervaringsdeskundigheid van patiënten (RVZ, 2010). Er zijn natuurlijk mensen die de regie (deels) niet kunnen voeren, zoals dementerenden of zorgmijders. Bovendien kunnen patiënten niet in alle fasen van hun ziekte de regie voeren. Mantelzorgers kunnen dan de regie (gedeeltelijk) overnemen. In tweede instantie kunnen professionals dat doen.

6.6.3 Gevolgen voor zorgverleners

Zorgprofessionals worden in de ZZ naar GG-visie van alwetend behandelaar meer een coach. Er moet een bereidheid zijn 'het samen met de burger/patiënt te doen'. De zorgprofessional zal in de GG-aanpak vaak de taak krijgen om de cliënten te ondersteunen bij hun zelfzorg en zelfmanagement. Daar horen competenties bij zoals samenwerken, coachen, ICT-vaardigheden, en leefstijl- en gedragsbeïnvloeding. Taken zullen verschuiven en beroepsprofielen veranderen.

Wil je dat mensen zelf de regie nemen en zich opstellen als 'praktiserend patiënt' of 'actieve burger', dan is het zaak dat een aantal randvoorwaarden op orde is. Zo moeten patiënten kunnen kiezen voor een ziekenhuis of arts op basis van transparante kwaliteitscriteria. Daarnaast moeten er voldoende E-health-faciliteiten zijn; zorgverleners moeten (bij)geschoold zijn om informatie op een goede manier over te dragen en zij moeten op een respectvolle manier omgaan met patiënten die via internet al informatie hebben verkregen. Over het algemeen is men het erover eens dat het gaat om de interactie: niet de patiënt bepaalt, niet de arts bepaalt, maar samen bepalen patiënt en arts de behandeling.

Binnen de visie van ZZ naar GG is er een centrale rol bedacht voor verpleegkundigen. Bijvoorbeeld:
- als zorgcoördinator;
- als ondersteuner bij zelfmanagement;
- in de inloopfunctie, brede eerste lijn, wijkgeoriënteerde preventie en zorg.

De nieuwe 'inloopfunctie' (laagdrempelige zorgverlening gericht op de tachtig procent van de mensen die met niet-medisch klachten bij hun huisarts komen) vraagt om een hoogopgeleide verpleegkundige die goed kan triageren, *community-oriented* is en 'naar voren denkt'. Interactieve E-zorg via sociale media en E-health krijgen een belangrijke plaats in plaats van de face-to-facezorg (Vos, 2011).

Er zijn inmiddels veel voorbeelden bekend van instellingen en mensen die initiatieven hebben genomen om burgers en patiënten zo veel mogelijk in staat te stellen zelf verantwoordelijkheid te nemen voor hun gezondheid, zelf regie te voeren en zo lang mogelijk te participeren aan de maatschappij. Zij organiseren preventie en zorg op een andere manier en zijn vaak een inspiratie voor anderen.

> **Voorbeelden**
>
> *Nijmegen, UMC St Radboud*
> Patiënten kunnen via de digitale IVF-poli van het UMC St Radboud alle algemene informatie lezen die ze nodig hebben, hun eigen dossier inzien en communiceren met zorgverleners en andere patiënten (RVZ, 2010).
>
> *Utrecht, Gezonde Wijk Overvecht*
> In Gezonde Wijk is de ambitie het verschuiven van het accent op ziekte en zorg (ZZ) naar het accentueren van gezondheid en gedrag (GG). Betrokken partners stemmen het aanbod, de houding van de professionals en de organisatie daarop af. De professionals in Gezonde Wijk Overvecht stimuleren de inwoners om zelf hun leefstijl en gezondheid positief te beïnvloeden en hierin hun eigen verantwoordelijkheid te nemen. Zij hebben het uitgangspunt dat iedere bewoner, ook de kwetsbare, eigen kracht heeft die kan worden gebruikt en hebben oog voor de (tijdelijke) grenzen hiervan. Professionals wegen kritisch hun eigen inzet af om niet te veel en niet te weinig zorg te geven en goed aan te sluiten bij wat de bewoner zelf wil bereiken (Werken in Gezonde Wijk Overvecht, 2012).

6.7 Culturele invloeden op ziekte, gezondheid en gezondheidszorg

- **Invloed van etniciteit**

Etniciteit is een verzameling van culturele kenmerken en gedragingen die door een groep mensen worden gedeeld en van generatie op generatie overgedragen worden. Gegevens over de omvang van etnische groepen in Nederland zijn veelal niet beschikbaar, gegevens over allochtone groepen wel. Allochtonen worden zo genoemd op grond van hun geboorteland of dat van hun ouders. Hierbij wordt onderscheid gemaakt tussen mensen die zelf in het buitenland zijn geboren (eerste generatie) en mensen die in Nederland zijn geboren (tweede generatie).

- **Relatie met gezondheid**

De relatie tussen etnische achtergrond en de gezondheid van mensen is ingewikkeld. Zoals in ▶ par. 6.1 duidelijk werd, zijn er veel factoren van invloed op het ontstaan van ziekten. Wanneer het gaat om de invloed die de etnische achtergrond kan hebben, kunnen de volgende factoren een rol spelen: genetische aanleg, migratiegeschiedenis, culturele karakteristieken, etnische identiteit en sociaal-maatschappelijke positie. Dit zijn factoren die moeilijk te beïnvloeden zijn. Andere factoren bieden meer mogelijkheden voor preventie en interventie: levensstijl, fysieke omgeving, sociale omgeving, psychosociale stress en gebruik van gezondheidszorg (Forum, 2014).

◘ Tabel 6.3 Gezondheidstoestand van de allochtone bevolking ten opzichte van de autochtone bevolking.[a]

	Turken	Marokkanen	Surinamers	Antillianen
diabetes	+	+	+	
depressie	+	+		
schizofrenie[b]	0	+	+	+
ervaren gezondheid[c]	+	+	+	+
perinatale sterfte	+	+	+	+
zuigelingensterfte	+	+	+	+
Doodsoorzaken (mannen/vrouwen):				
– infectueuze en parasitaire ziekten	0/0	0/0	0/0	0/0
– kanker	0/-	-/-	-/-	0/0
– diabetes	0/0	0/0	+/+	0/0
– ziekten van hart- en vaatstelsel	0/0	0/0	0/0	0/0
– ziekte van ademhalingsorganen	0/0	0/0	0/0	0/0
– aandoeningen van de perinatale periode	0/0	0/0	0/0	0/+
– niet-natuurlijke doodsoorzaken	0/0	0/0	0/0	0/0

a: een + betekent dat het gezondheidsprobleem in de betreffende groep vaker voorkomt dan onder de autochtone Nederlanders. Een – duidt op het omgekeerde en bij een 0 is er geen evident verschil met de autochtone groep. Als er niets staat, zijn er geen gegevens.
Bron: Nationaal Kompas.

- **Gezondheid gemiddeld slechter**

Gemiddeld is de gezondheid van allochtonen in Nederland slechter dan die van autochtone Nederlanders (zie ◘ tabel 6.3). Diabetes komt meer voor onder Turken, Marokkanen en Surinamers. Zuigelingensterfte en perinatale sterfte zijn hoger onder niet-westers allochtone groepen dan onder autochtonen.

Niet op alle fronten is de gezondheid van allochtone groepen minder goed. Zo blijkt sterfte vooral onder Marokkaanse mannen vanaf 45 jaar lager te liggen dan onder autochtone mannen in die leeftijdsgroep. Ook bij de specifieke groepen van doodsoorzaken is het patroon gevarieerd. Sterfte aan diabetes komt bijvoorbeeld meer voor onder Surinamers; sterfte aan kanker ligt lager bij Marokkanen, Surinamers en Turkse vrouwen vergeleken met autochtonen (► www.nationaalkompas.nl, 2014).

De sociaaleconomische status (SES) verklaart een groot deel van de gezondheidsachterstanden bij allochtonen en dan vooral de inkomenspositie van veel allochtonen. Van volwassen niet-westerse migranten leeft één op de zeven in armoede; bij kinderen is dat zelfs één op vier. Door de crisis is de inkomenspositie van veel allochtonen verslechterd (*Volkskrant* n.a.v. verschijnen Jaarrapport Integratie 2013 van SCP). Daarnaast hebben gezondheidsvaardigheden en de leefstijl onafhankelijk van de SES een invloed op de gezondheid.

Mensen met een lage opleiding (waaronder ook allochtonen) beschikken over het algemeen in mindere mate over gezondheidsvaardigheden. Ook speelt de beheersing van de Nederlandse taal een rol bij het verkrijgen, begrijpen en gebruiken van informatie over gezondheid. Onder nieuwkomers – mensen die het Nederlands niet als eerste taal leerden – is het percentage dat op het laagste niveau van geletterdheid scoort 28% (Forum, 2014).

6.7.1 Verschillen in zorggebruik

Allochtone en autochtone Nederlanders maken verschillend gebruik van de zorgvoorzieningen. Niet-westerse allochtonen bezoeken bijvoorbeeld vaker de huisarts en het ziekenhuis dan autochtonen. Turken maken hiervan het meest gebruik. Van sommige zorgvoorzieningen maken allochtonen juist minder gebruik, zoals de tandarts, fysiotherapie, thuiszorg en verpleeg- en verzorgingshuiszorg. Onder Marokkanen komt informele zorg het vaakst voor (► www.nationaalkompas.nl, 2014). Ook bij Turkse, Marokkaanse en Surinaamse Nederlanders is te zien dat zij meer gebruik maken van mantelzorg of informele zorg. Zij doen daarentegen relatief weinig beroep op thuiszorg, verzorgingshuis- en verpleeghuiszorg. Dat komt deels door onbekendheid, deels door het idee dat thuiszorg duur zou zijn en deels door negatieve beeldvorming jegens verzorgings- en verpleeghuizen (Forum, 2014).

Migranten denken dat hulpverleners vaak niet begrijpen of zien hoe een migrant de persoonlijke gezondheid ervaart. De normen en waarden van de zorgvrager kunnen ver af of zelfs haaks staan op die van de zorgverlener. De medisch-biologische benadering van de ziekte spoort niet altijd met de persoonlijke beleving van de patiënt. Het komt voor dat allochtone patiënten uitgaan van andere oorzaken van de ziekten, waaronder bovennatuurlijke oorzaken. Communicatie kan daardoor lastig zijn. Migranten voelen zich soms niet serieus genomen. Veel Turken en Marokkanen hebben een gebrek aan vertrouwen, wat mede de reden is voor een second opinion in het land van herkomst (Forum, 2014).

- **Om hoeveel mensen gaat het?**

In 2012 was 21% van de bevolking van allochtone afkomst. Er zijn iets minder westerse allochtonen (45%) dan niet-westerse (55%). Onder de westerse allochtonen vormen Duitsers en mensen uit Indonesië en voormalig Nederlands-Indië de grootste herkomstgroepen. De leeftijdsstructuur van de groep westerse allochtonen lijkt erg op die van de totale en autochtone bevolking van Nederland.

De grootste groep niet-westerse allochtonen wordt gevormd door Turken, op de voet gevolgd door Surinamers en Marokkanen. Na de Nederlandse Antillen en Aruba neemt de omvang van groepen van andere herkomstlanden snel af. De groep niet-westerse allochtonen heeft een jongere leeftijdsstructuur dan de groep autochtonen en westerse allochtonen (► www.nationaalkompas.nl, 2014).

De allochtone bevolking zal naar verwachting groeien van 3,5 miljoen in 2012 tot 5,4 miljoen in 2060. Het aandeel allochtonen in de totale bevolking zal toenemen van 21% in 2012 tot 31% in 2060. Vooral het aandeel niet-westerse allochtonen zal sterk toenemen, van 12% in 2012 tot ruim 18% in 2060. Bij deze groep zal er een flinke stijging zijn van het aandeel 65-plussers. Desondanks ligt het percentage 65-plussers in 2060 (22%) nog steeds onder dat van de totale bevolking (25%). De groei van de niet-westerse allochtonen remt hiermee nog steeds de vergrijzing in Nederland (► www.nationaalkompas.nl, 2014).

6.7.2 Invloed van sociaaleconomische status

Zoals zojuist al genoemd, is de sociaaleconomische status van grote invloed op de gezondheid van mensen. De toegenomen welvaart heeft er in Nederland voor gezorgd dat de levensverwachting aanzienlijk gestegen is. De welvaart is alleen niet eerlijk verdeeld, omdat kennis, bezit en arbeid ongelijk verdeeld zijn. De sociaaleconomische status (SES) staat voor de positie van mensen op de maatschappelijke ladder met het daaraan verbonden aanzien en prestige. Sommige mensen nemen een lagere positie in op de maatschappelijke ladder en anderen een hogere. Gesteld kan worden dat hoe hoger iemands sociaaleconomische status is, hoe meer invloed hij kan uitoefenen op zijn leven en op dat van anderen. De sociaaleconomische status van mensen kan niet direct gemeten worden. Er worden verschillende indicatoren gebruikt, zoals het opleidingsniveau, beroepsstatus en de hoogte van het inkomen. Het inkomen heeft invloed op iemands positie op de maatschappelijke ladder. Het is een van de indicatoren die de SES van mensen bepalen. Uiteraard heeft iemand die meer geld en middelen tot zijn beschikking heeft, meer mogelijkheden om zijn of haar leven zo in te richten dat de gezondheid niet wordt geschaad, bijvoorbeeld door het kopen van gezond voedsel of het gebruik van dure gezondheidszorg.

- **Gevolgen van een lage SES**

In 2007 was de gemiddelde levensverwachting bij geboorte voor mannen 78,3 jaar en voor vrouwen 82,8 jaar. Het verschil in levensverwachting tussen mensen uit de laagste en de hoogste inkomensklasse bedroeg ongeveer 7 jaar (voor mannen was dat 73,9 versus 80,1 jaar). Een significant verschil (▶ www.nationaalkompas.nl, 2014). Zie ◘ figuur 6.9.

Mensen met een lager inkomen ervaren hun gezondheid over het algemeen ook als minder goed. Bij kinderen en jongeren tot 20 jaar en bij ouderen tussen 60 en 80 jaar neemt het verschil tussen mensen met een laag en een hoger inkomen ook weer af. Eén op de vijf mensen die werk hebben op een 'lager niveau' (bijvoorbeeld glazenwasser of vrachtwagenchauffeur) beoordeelt de eigen gezondheid als minder dan goed. Van mensen met een beroep op een 'hoger niveau' (zoals docenten en bedrijfsleiders) ervaart één op de tien zijn of haar gezondheid als minder dan goed (▶ www.nationaalkompas.nl, 2014).

Ouderen met een laag opleidingsniveau of met een laag inkomen blijken een grotere kans te hebben om te overlijden, om opgenomen te worden in een instelling, en om functionele beperkingen te krijgen.

Er is bewijs dat sociaaleconomische status gedurende het hele leven invloed heeft op de gezondheid, en dat een lage sociaaleconomische status vroeg in de levensloop deels de gezondheid op latere leeftijd kan bepalen (Van Campen, 2011).

- **Diversiteit**

De eerder geschetste groei van het aantal inwoners in Nederland met een niet-Nederlandse achtergrond, onder andere door migratie, is een feit. Sommige mensen vinden dat daar een bedreiging in schuilt, voelen zich bedreigd in hun 'cultuur' en vrezen voor een teloorgang van de 'nationale identiteit'. Toen de eerste gastarbeiders in de jaren zestig naar Nederland kwamen, was men in de veronderstelling dat zij na gedane arbeid weer terug zouden keren naar hun land van herkomst. Ook de gastarbeiders zelf gingen daarvan uit. Dat gebeurde niet: zij stichtten gezinnen, nieuwe generaties werden geboren. Bovendien deden nieuwe groepen Nederlanders hun intrede, waaronder vluchtelingen. Onder autochtone Nederlanders werd vooral de wens geuit dat deze mensen zouden assimileren, zich aan zouden passen aan de Nederlandse cultuur, zich 'de Nederlandse mores' eigen zouden maken. De discussie spitst zich daarbij toe op

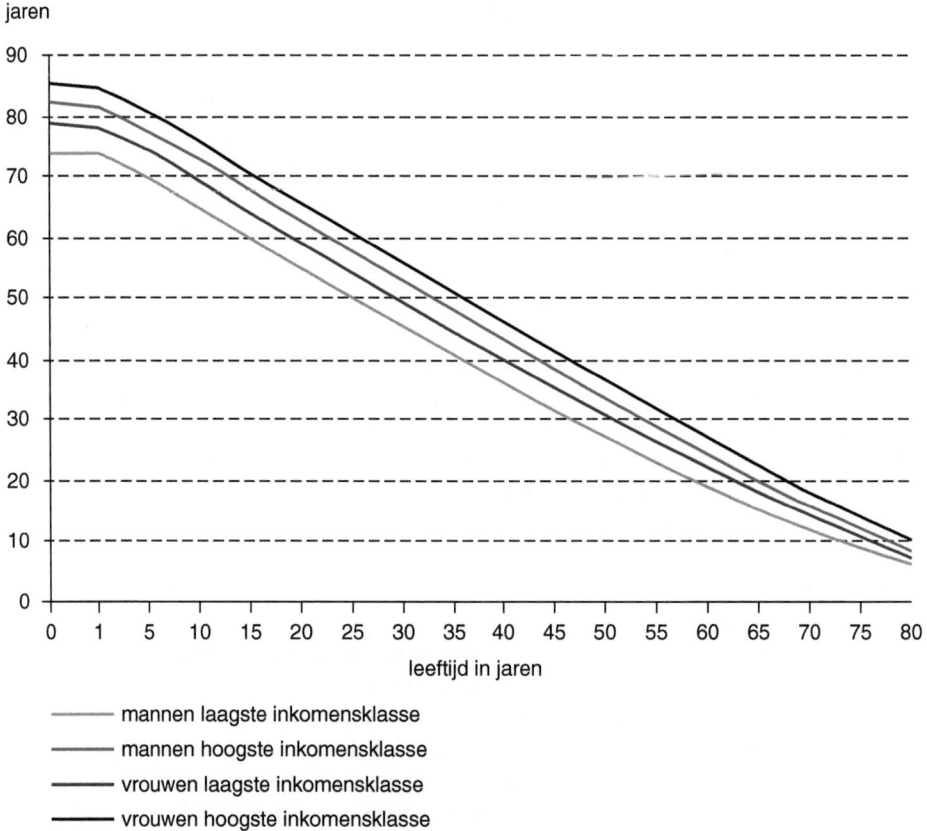

◘ **Figuur 6.9** Levensverwachting van mannen en vrouwen naar leeftijd en inkomenspositie, 2007 (bron: CBS StatLine, 2011).

de verenigbaarheid van niet-westerse culturen met de Nederlandse en de integratie van allochtonen. Er heeft de afgelopen decennia een hevig allochtonendebat gewoed, dat bij vlagen weer oplaait. In de omgang met nieuwe Nederlanders en het beleid dat gevoerd is om te zorgen dat zij zich een plek konden verwerven in de samenleving, zijn in de loop der jaren verschillende modellen gebruikt:

- Gebrekmodel: gaat ervan uit dat nieuwkomers een achterstand of gebrek (*deficit*) hebben ten opzichte van de gevestigden. Zij vormen een probleemgroep. De aanpak beoogt hen aan te passen aan de gevestigde maatschappelijke orde.
- Verschilmodel: legt de nadruk op culturele verschillen (*difference*). Informatie en verbetering van de communicatie moet mensen in staat stellen met de ontstane spanningen om te gaan.
- Discriminatiemodel: ziet vooral machtsverschillen als oorzaak van uitsluiting en richt zich op het bestrijden van discriminatie en vooroordelen. Positieve actie, voorkeursbeleid, quota, gerichte werving en selectie zijn maatregelen die ingezet worden.
- Diversiteitsmodel: gaat uit van de erkenning van de rijkdom van het verschil en vraagt om een omslag in het denken (Kuckert-Pander & Esterhuizen, 2010).

Sinds de jaren negentig is het diversiteitsdenken vanuit de Verenigde Staten in Nederland in zwang geraakt. Diversiteit betekent verscheidenheid. Mensen verschillen bijvoorbeeld in sekse, etniciteit, leeftijd, opleiding, achtergrond, fysieke gesteldheid en seksuele voorkeur. Er is met het diversiteitsmodel een duidelijke breuk met het doelgroepenbeleid van de voorgaande strategieën, die de nadruk legt op de verschillen met de dominante groep. Uitgangspunt vanuit diversiteit is het individu in zijn verscheidenheid (de identiteit van een mens wordt bepaald door een veelheid aan factoren), niet groepen met specifieke kenmerken. Nieuw in deze visie is dat ze zich richt op alle mensen en iedereen wil aanspreken op overeenkomsten in wensen en noden (Kuckert-Pander & Esterhuizen, 2010).

- **Globalisering**

Globalisering beschrijft het proces dat er zich een samenleving ontwikkelt op wereldniveau op ecologisch, economisch, politiek, sociaal en/of cultureel gebied (Thesaurus Zorg en Welzijn, 2014). We leven in een wereld die steeds kleiner lijkt te worden. Er is sprake van politieke, economische en sociale verstrengeling van landen en volken. Dat is niets nieuws, maar door nieuwe media en de toegenomen mobiliteit van mensen is er meer uitwisseling dan ooit. Nieuws verspreid zich razendsnel. Mensen die in hun eigen land onderdrukt worden, slachtoffer zijn van geweld of weinig toekomstperspectief hebben en het zich kunnen permitteren, zoeken een nieuw thuisland waar het veilig is en ze kans maken op een beter leven. Dat in Nederland steeds meer mensen wonen met (ouders met) een niet-Nederlandse achtergrond is een teken van globalisering.

Uiteraard is globalisering ook in de zorg merkbaar. Niet alleen omdat er meer mensen met een oorspronkelijk niet-Nederlandse achtergrond van de zorg gebruikmaken, maar ook werken er meer mensen in de zorg van niet-Nederlands komaf. Arbeidsmigratie speelt een rol. In de grensstreek werken Nederlandse verpleegkundigen in Duitse verpleeg- en verzorgingshuizen. Er zijn bureaus die gespecialiseerd zijn in het werven van buitenlandse verpleegkundigen die als zorg-au-pair bij mensen thuis werken. De laatste jaren hebben we ook Nederlandse ouderen naar het buitenland zien vertrekken, om in een warm oord van de oude dag te kunnen genieten en aldaar verzorgd en verpleegd te worden door Nederlandse verzorgenden en verpleegkundigen.

Vertrek naar het buitenland voor medische zaken wordt steeds gewoner. Via internet is niet alleen informatie over de Nederlandse zorg toegankelijk, maar is het ook makkelijk shoppen in het buitenland, waar behandelingen soms ook goedkoper worden aangeboden.

6.8 Klachten van patiënten vanuit een sociaal-cultureel perspectief

Met een groeiende groep niet-westerse allochtonen in Nederland en het besef dat een deel van deze groep een relatief minder goede gezondheid heeft dan autochtone Nederlanders, is het van belang te kijken naar hoe men deze klachten beleeft en uit. Hoe komt het bijvoorbeeld dat er onbegrip is tussen zorgvragers en zorgverleners? Wat maakt het lastig elkaar te verstaan wanneer we het over gezondheid hebben?

Zoals in de vorige paragraaf al bleek, is het van belang naar de individuele mens te kijken, en niet slechts naar één aspect dat hem onderscheidt van anderen (of andere groepen mensen), zoals herkomst. Van belang is het besef dat die 'ander' deelneemt aan meerdere sociale systemen en netwerken tegelijkertijd, ieder met zijn eigen (sub)cultuur, en dus meervoudige identiteiten heeft. Deze zijn gebaseerd op onderliggende waarden en normen die onderling tegenstrijdig

Tabel 6.4 Ervaren gezondheid en etniciteit.

Etniciteit	Slechte gezondheid %	Odds Ratio (95% betrouwbaarheidsinterval)	Gecorrigeerde[a] Odds Ratio (95% betrouwbaarheidsinterval)
Nederlanders	15	1	1
Surinamers	29	1,8 (1,6-2,0)	2,4 (2,0-2,8)
Antillianen	27	1,6 (1,3-1,9)	2,4 (2,0-3,0)
Turken	45	3,3 (2,9-3,8)	4,7 (3,9-5,6)
Marokkanen	39	2,6 (2,3-3,0)	3,8 (3,1-4,6)

[a] gecorrigeerd voor geslacht, leeftijd, opleidingsniveau, burgerlijke staat en arbeiderssituatie. Bron: ▶ www.nationaalkompas.nl.

kunnen zijn. Iemand is zowel vader/broer/kind/echtgenoot als werknemer/collega en voetballer/moslim enzovoort. Iemand heeft dus nooit één bepaalde sociale identiteit en deze identiteiten zijn ook niet consistent (Kuckert-Pander & Esterhuizen, 2010). Met dat in het achterhoofd, kijken we in deze paragraaf met een sociaal-culturele bril naar de klachten van patiënten.

- **Verschillen in ziekte-uiting, ziekteverklaring en ziekte-ervaring**

Niet-westerse migranten zijn niet alleen gemiddeld minder gezond, maar *voelen* zich ook vaak minder gezond dan autochtone Nederlanders. Zie ◘ tabel 6.4.

- **Interpretatie**

Hoe mensen hun klachten beleven en interpreteren is uiteraard persoonlijk. Maar de beleving ontstaat ook via interactie met naasten: hoe merkt een ander het op, hoe wordt erop gereageerd? Gezondheidsklachten zijn ingebed in de sociale en culturele leefwereld van de betrokkenen. Culturele en soms ook religieuze invloeden spelen een rol bij hoe men met klachten omgaat, ook bij de beslissing om naar een hulpverlener te gaan en wat voor type hulpverlener dat dan moet zijn. Er kan een groot verschil bestaan tussen de interpretaties van de patiënt en die van de hulpverlener. Een dergelijk verschil heeft een nadelige invloed op de werkrelatie tussen arts en patiënt (Forum, 2014). Deze verschillen in interpretaties kunnen (mede) verklaard worden door het volgende. Concepten als psychische klachten, psychiatrie, psychotherapie zijn onderdeel van een Westers biomedisch systeem. In de medische antropologie, die de opvattingen en praktijken met betrekking tot gezondheid, ziekte en genezen in hun culturele en sociale context bestudeert, wordt onderkend dat in verschillende culturen verschillende opvattingen bestaan rondom oorzaken, classificatie en behandeling van ziekten. Het Westers biomedisch wetenschappelijke model is volgens deze opvatting slechts een van de mogelijke modellen die ten aanzien van ziekte en gezondheid kunnen bestaan (Forum, 2014). Wat mensen denken en doen betreffende ziekte is verbonden met talloze andere facetten van hun leven waaraan sociale en culturele betekenissen vast zitten, bijvoorbeeld:

— Tijdens een ziekte ziet men wat mensen belangrijk vinden, waarin mensen geloven en hoe mensen zich tot elkaar verhouden.
— Tijdens ziekte wordt duidelijk wie macht heeft.
— Een ziekteklacht heeft een luisterend oor nodig om klacht te kunnen zijn. Gevoelens van onbehagen worden meegedeeld aan anderen in de hoop dat zij ze zullen delen.

- Ziekte heeft sociale consequenties. Wie ziek is, krijgt te maken met anderen (denk aan arbeidsuitval).
- De zieke heeft misschien hulp van anderen nodig; familieleden gaan voor hem zorgen, buren bewijzen een dienst, een genezer wordt ingeschakeld. In al die gevallen moet hij anderen op de hoogte stellen van zijn probleem; er dient een signaal te komen dat hij inderdaad ziek is. (Ontleend aan Aakster & Groothoff et al., 2003.)

- **Ziekte-uiting**

Hoe men de ziekte uit, is in sterke mate cultureel voorgeschreven. Een niet-geloofwaardig signaal levert geen begrip en hulp op. Hierin bestaan grote culturele verschillen. In de ene cultuur wordt bijvoorbeeld pijn sterk geuit, terwijl dat in de andere cultuur *not done* is en zelfs achterdocht wekt. Het is dus zaak ziekte op de juiste manier te uiten om serieus genomen te worden. De wijze waarop men ziekte uit, maakt deel uit van de cultuur en wordt aangeleerd. Men krijgt dit mee in de opvoeding en maakt het zich eigen.

- **Ziekteverklaring**

Hoe men ziekte verklaart, heeft ook een sociaal en cultureel karakter. In de wijze waarop ziekten worden verklaard, zijn twee richtingen te onderscheiden:
- Personalistische verklaring van ziekte: men gaat ervan uit dat er opzet in het spel is en er iemand schuld heeft aan de ziekte. Dat kunnen levende personen zijn, zoals heksen, bezitters van het boze oog of een achteloze echtgenoot. Maar de schuldige kan ook een bovennatuurlijk wezen zijn (een godheid), een niet-menselijk wezen (een grillige geest of djin), een niet-meer-levend-wezen (een voorouder). De behandeling kan dan bestaan in het bewerkstelligen, via rituele handelingen, van een verzoening met het bovennatuurlijke wezen (Forum, 2014).
- Naturalistische verklaring van ziekte: men gaat ervan uit dat de ziekte een natuurlijk verschijnsel is dat optreedt. De naturalistische systemen zijn gebaseerd op evenwichtstheorieën, waarbij er een balans behoort te zijn tussen verschillende elementen. Bijvoorbeeld het evenwicht tussen hitte en koude. Andere naturalistische ziekteverklaringen richten zich op de circulatie van vloeibare substanties door het lichaam, op het proces van 'verdroging', op de aanwezigheid van 'vuil' in het lichaam, en/of op een harmonische verhouding met de natuurlijke en sociale omgeving. Bij een verstoring van het evenwicht kan ziekte het gevolg zijn. De biomedische verklaring kan men beschouwen als naturalistisch (Aakster & Groothoff et al., 2003).

Om welk type verklaring het ook gaat: wanneer er een verklaring gevonden is, is het mogelijk om iets tegen de ziekte te ondernemen. Het mag duidelijk zijn dat wanneer een ziekte vanuit een personalistisch model verklaard wordt, men kiest voor een ander soort ingrijpen dan wanneer men dat vanuit een naturalistisch model doet. In het eerste geval zal men proberen het wezen dat de ziekte veroorzaakt aan te spreken en met dreigementen, geschenken of rituelen het ziek maken te doen stoppen. In het tweede geval zal men kiezen voor 'technisch' ingrijpen, en de schade proberen te repareren.

- **Ziekte-ervaring**

Hoe mensen zich voelen, hoe ze ziekte ervaren, is verbonden met hun culturele context. Zoals men tijdens de opvoeding geleerd heeft hoe ziekte te uiten, heeft men ook geleerd wat wel en niet als ziekte te zien. Zo kan het voorkomen dat in de ene cultuur iets als ziekte, handicap of abnormaliteit gezien wordt en dat men dat ergens anders heel anders ervaart. Overigens verandert dat ook in de tijd, door maatschappelijke ontwikkelingen of wanneer culturen elkaar beïnvloeden. Denk bijvoorbeeld aan hoe tegen homoseksualiteit aangekeken wordt: in sommige culturen (en vroeger ook in Nederland) als afwijking of een ziekte, in andere culturen als een verwerpelijke abnormaliteit en in onze (dominante) cultuur wordt het als normaal beschouwd. Grote verschillen die ervoor kunnen zorgen dat je als homoseksueel in het ene land vervolgd kunt worden en in het andere land als patiënt wordt gezien die van zijn homoseksuele afwijking 'genezen' kan worden. Een ander voorbeeld is ADHD. Werden deze kinderen (en volwassenen) vroeger als druk, chaotisch en impulsief bestempeld, nu is het een erkende aandoening die de meeste mensen ook als zodanig zullen ervaren.

In onze cultuur wordt ziekte vooral gezien als een mechanisch defect of een chemisch of biologisch probleem. Dat uit zich in onze communicatie over ziekten, maar ook in hoe we ziekten ervaren, voelen en beleven. 'Iets hebben', maar niet weten wat het is, voelt voor veel mensen heel onzeker en onprettig. Een diagnose geeft zekerheid, erkenning van het ziekzijn en wellicht weten (of hopen) dat herstel mogelijk is. Mensen zijn ziek voor zover de cultuur waarin zij leven hun ervaringen als 'ziekte' erkent.

Het beschrevene maakt helder hoe het kan gebeuren dat de ideeën en aannames van zorgvrager en zorgverlener uiteen kunnen lopen. Wanneer er grote verschillen zijn in hoe men ziekten verklaart en in hoe men gewend is met ziekte om te gaan, kan onbegrip ontstaan. Weten dat de westerse visie op ziekte en gezondheid ook maar een culturele werkelijkheid is (weliswaar een zeer dominante) en andere visies voor patiënten net zo waardevol kunnen zijn, kan relativerend werken. Goede samenwerking en wederzijds begrip ontstaan alleen als er ruimte is voor ideeën, visie, het eventueel anders-zijn en zich anders willen gedragen van zorgvragers.

6.9 Informele zorg

De informele zorg wordt in Nederland steeds belangrijker. Zorgvragers hebben zelf de regie, de overheid trekt zich terug. De vraag wordt steeds vaker: 'wat kunt u zelf nog of wat kan uw omgeving voor u betekenen' alvorens er een beroep gedaan kan worden op de 'formele' zorg. Onder informele zorg wordt die zorg verstaan die onbetaald en niet beroepshalve wordt verricht, te onderscheiden in: gebruikelijke zorg, mantelzorg, zelfhulp, vrijwillige zorg en buurthulp (Thesaurus Zorg en Welzijn, 2014). De aandacht voor informele zorg wordt groter, maar 'vraag en aanbod' zijn niet altijd goed op elkaar afgestemd. Zowel maatschappelijke als bestuurlijke factoren beïnvloeden de informele zorg.

Maatschappelijke factoren:
- Toegenomen arbeidsparticipatie van vrouwen, waardoor informele en mantelzorg mogelijk in het gedrang komen.
- Vergrijzing, grotere vraag naar betaalde en onbetaalde zorg.
- 'Verkleuring' van de samenleving; sommige allochtone groepen hebben een andere verwachting van zorg en maken minder snel gebruik van betaalde zorg.
- 'De nieuwe vrijwilliger': korte, intensieve verbindingen, eigenbelang (iets van leren, ontwikkeling, goed voor CV), maar vooral: weerkaatst plezier (= plezier dat je kunt ervaren wanneer je een ander plezier, voldoening, genoegen of meer kwaliteit van leven kunt verschaffen).

Bestuurlijke factoren:
- Introductie Wet maatschappelijke ondersteuning (Wmo): afstemming formele en informele zorg is een taak van gemeenten, voor veel gemeenten is het nog de vraag hoe die in te vullen.

6.9 · Informele zorg

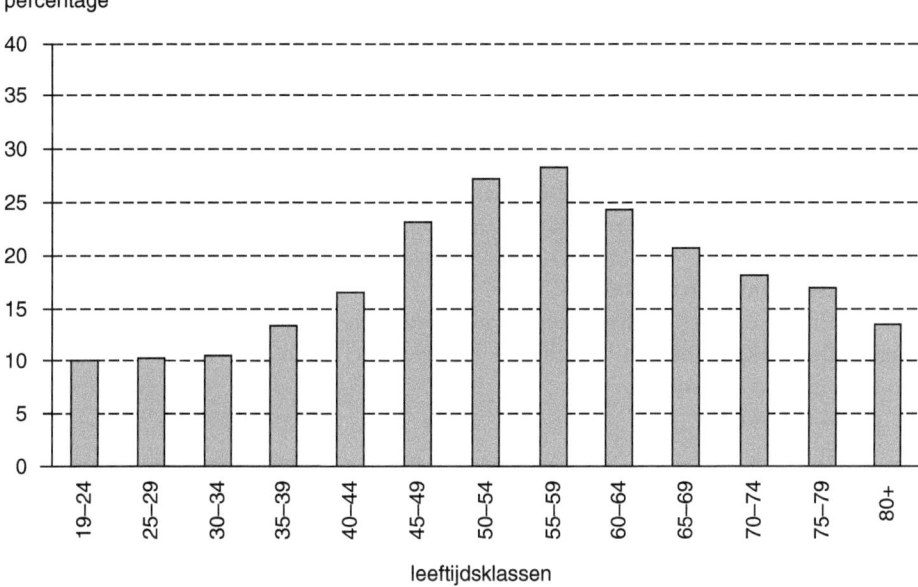

Figuur 6.10 Percentage mantelzorgers per leeftijdscategorie in totale bevolking in 2012 (bron: Gezondheidsmonitor GGD'en, CBS en RIVM, 2012).

– Marktwerking, aanbestedingsprocedures.
– Grotere bestuurlijke aandacht voor vrijwilligerswerk, met name in de vorm re-integratie/tegenprestatie voor ontvangen van een uitkering (Tonkens e.a., 2008).

6.9.1 Mantelzorg

Mantelzorg is zorg die niet in het kader van een hulpverlenend beroep wordt gegeven aan een hulpbehoevende door één of meerdere leden van diens directe omgeving, waarbij de zorgverlening direct voortvloeit uit de sociale relatie (definitie van de Raad voor de Volksgezondheid). Voor aantallen en omvang van mantelzorg in Nederland, zie ◘ figuur 6.10. De onderzoeken leveren verschillen in cijfers op. Dat heeft waarschijnlijk te maken met verschillen in definitie en afbakening, bijvoorbeeld hoe lang de periode van het verlenen van zorg was. Volgens de Gezondheidsmonitor van de GGD'en, CBS en RIVM uit 2012 gaven in 2012 ruim twee miljoen mensen mantelzorg; iets meer dan 18% van de volwassen Nederlandse bevolking (Gezondheidsmonitor GGD'en, CBS en RIVM, 2012).

- **Risico's**

Mantelzorg kan een behoorlijke belasting zijn. Onder mantelzorgers komt achteruitgang van de eigen gezondheidstoestand dan ook geregeld voor; 6% van de mantelzorgers ervaart een achteruitgang in psychische én ervaren gezondheid. Eén op de vijf (21%) vindt dat zijn ervaren en/of psychische gezondheid is verslechterd door het geven van hulp. Eén op de zeven mantelzorgers zegt dat zijn ervaren gezondheid door de hulpverlening achteruit is gegaan en één op de acht vindt zijn psychische gezondheid verslechterd (► www.nationaalkompas.nl). Mensen

die de volgende vormen van mantelzorg bieden, lopen het grootste risico dat hun gezondheid achteruitgaat:
- intensieve zorg (langer dan drie maanden of meer dan acht uur per week);
- complexe zorg;
- zorg voor iemand met ernstige gedragsproblemen of voor de eigen partner.

Alleenstaande mantelzorgers zijn extra kwetsbaar, mogelijk omdat ze iemand missen die hen emotioneel kan steunen (► www.nationaalkompas.nl).

■ **Ondersteuning van mantelzorg**
Er zijn zo'n 140 organisaties voor mantelzorgondersteuning, verspreid over het land. De meeste organisaties werken lokaal en hebben vaak ook per (deel)gemeente een loket. Hier kunnen mantelzorgers terecht voor:
- persoonlijk advies;
- informatie;
- praktische en emotionele steun;
- cursussen;
- lotgenotencontact.

Mezzo is de landelijke vereniging voor mantelzorgers en vrijwilligers. Deze organisatie behartigt de belangen van mantelzorgers en vrijwilligers en voorziet hen en de formele zorg van informatie en advies.

Mantelzorgers kunnen in aanmerking komen voor respijtzorg. Respijtzorg biedt mantelzorgers de mogelijkheid hun zorgtaken even helemaal aan een ander over te laten. De zorg wordt tijdelijk overgenomen door een vrijwilliger of beroepskracht om de mantelzorger te ontlasten. De mantelzorger heeft dan even vrijaf van de zorg.

■ **Typen mantelzorgers/mantelzorgnetwerken en samenwerking met formele zorg**
Er bestaan verschillende typen mantelzorgnetwerken en mantelzorgers.
- De gemengde netwerken (zorg wordt verricht door mantelzorgers, vrijwilligers en professionals) zijn het meest effectief. Deze leiden tot de minste overbelasting van mantelzorgers, de beste samenwerking en daarmee tot kwalitatief goede zorg. In veel gevallen is er een centrale mantelzorger die goed de weg kent; zij heeft vaak een zorgachtergrond en beschikt over 'bureaucratische competenties'. In dit type netwerken is goede afstemming over de zorg en beleeft men voldoening aan het zorgen, waardoor mantelzorgers en vrijwilligers veel extra doen.
- In het type netwerk dat aangeduid wordt als familienetwerk wordt de zorg vooral verricht door actieve familieleden (meestal vrouwen) die van de overige familieleden emotionele en praktische steun ontvangen. Eventuele professionele zorg is aanvullend, vrijwillige inzet komt bij dit type netwerken niet of nauwelijks voor. Dit type netwerken treft men vooral aan bij allochtone zorgvragers. Het gaat vaak om intergenerationele zorg, vanuit de gedachte dat je als generaties voor elkaar zorgt. Vaak is er een hoge kwaliteit van zorg, is men zeer betrokken en heeft men veel onderlinge contacten en steun.
- In een professioneel netwerk draait de zorg voornamelijk op professionals; mantelzorgers spelen een marginale rol. Hierbij is het onderliggende idee dat mantelzorgers er primair voor emotionele steun en gezelligheid zijn en professionals voor lichaamsgebonden zorg en praktische klussen. Dit sluit aan bij hun idee van een moderne verzorgingsstaat, waarin mensen niet afhankelijk van elkaar zijn maar liever van de overheid. Cliënten en mantelzorgers mogen daarom eisen stellen aan de professionele zorg.

- Naast deze drie netwerken, zijn er nog twee soorten spilnetwerken (geïsoleerd spilnetwerk en teleurgesteld spilnetwerk) te onderscheiden. Spilzorgers zijn mantelzorgers die de spil in het leven van de cliënt zijn; de zorg staat of valt met één zorgverlener en zonder die zorgverlener kan de cliënt niet functioneren. Soms is er aanvullende professionele zorg. Bij dit type netwerken is het risico op overbelasting zeer groot. De kans is groter dat de kwaliteit van zorg minder goed is. Ombuiging van een spilzorgnetwerk naar één van de andere netwerktypen is wenselijk. Maar ook respijtzorg kan soelaas bieden.

In alle netwerken is het van belang dat de zorg gecoördineerd wordt. In de verschillende typen is dat meer (gemengde netwerken) of minder (spilnetwerken) aan de orde, met alle gevolgen voor de kwaliteit van de zorg. Gezegd kan worden dat hoe beter men van elkaars werk op de hoogte is, hoe beter de zorg. Eveneens is het voor alle typen netwerken van belang dat de zorg (mantelzorg, professioneel of vrijwillig) herkend, erkend en gewaardeerd wordt.

6.9.2 Vrijwilligers

Aantallen en omvang van vrijwilligerswerk in de zorg in Nederland: 25.000 mensen zijn vrijwilliger bij één van de organisaties in de vrijwilligerszorg. Zij helpen naar schatting 34.500 hulpbehoevenden en mantelzorgers. Mezzo schat de totale hulpvraag van deze vorm van zorg op 40.000 à 50.000 mensen per jaar. De vraag is dus groter dan het aanbod. De organisaties voor (intensieve) vrijwilligerszorg kampen daarom ook geregeld met wachtlijsten.

- **Aard van het werk**

Vrijwilligerszorg is de intensieve zorg van vrijwilligers bij mensen in kwetsbare situaties. Persoonlijke ondersteuning en meedoen aan de samenleving (voor zover mogelijk) staat centraal. Het gaat daarbij om zogenoemd één-op-ééncontact.

Voorbeelden van organisaties in de vrijwilligerszorg zijn: Vrijwillige Thuishulp, Buddyzorg, Georganiseerde Burenhulp en Vriendendiensten. Sommige organisaties verzorgen één soort dienst, anderen bieden diverse combinaties van meerdere soorten dienstverlening.

Bij een zich terugtrekkende overheid, economische achteruitgang en bezuinigingen zie je dat voorzieningen op een andere manier georganiseerd en gefinancierd worden. Soms onder stevige overheidsdruk (wanneer bijvoorbeeld financiering voor beroepskrachten in een buurthuis stopt en bewoners het zelf moeten doen), soms omdat men ontevreden is over het bestaande aanbod.

> **Voorbeelden van nieuwe organisaties op het gebied van informele zorg**
>
> *Marktplaatsen*
> We Helpen en Voor Elkaar zijn online marktplaatsen met slimme functies voor het vragen, aanbieden en organiseren van hulp. Via de sites kunnen mensen hulp zoeken, vinden, aanbieden en organiseren. Ook netwerken van (informele) zorgverleners kunnen de sites gebruiken om de zorg goed te kunnen organiseren. Door deze sites ontstaan er (lokale) netwerken van mensen die elkaar vertrouwen en helpen. ▶ http://www.wehelpen.nl/
>
> *Zorgcoöperaties*
> In Brabant zijn al geruime tijd zorgcoöperaties actief, vaak ontstaan vanuit onvrede met het bestaande zorgaanbod of het verdwijnen van zorgaanbod uit kleine kernen. Een

voorbeeld is het Brabantse Schaijk. Veel van de oudere bewoners willen graag in het dorp blijven wonen. Het ontbrak echter aan een aantal belangrijke randvoorwaarden. Betrokken bewoners van Schaijk hebben de behoefte aan en de bereidheid tot het verlenen van informele zorg in het dorp onderzocht. Zo ontstond het idee van een zorgcoöperatie, een verenigingsvorm waarin zowel zorgvragers als vrijwillige zorgaanbieders lid zijn en contributie betalen. De vrijwilliger die op termijn zélf behoefte heeft aan zorg, kan dan een beroep doen op zijn medeleden. Ook op andere plaatsen in Nederland worden tegenwoordig zorgcoöperaties gestart. Vaak kopen zorgcoöperaties zelf ook professionele ondersteuning of zorg in.

Literatuur

Aakster, C.W., & Groothoff, J.W. (red.) (2003). *Medische sociologie: Sociologische perspectieven op ziekte en zorg*. Groningen: Wolters-Noordhoff

Berg, M. van den, Schoemaker, C.G., Post, N.A.M., Hamberg-van Reenen, H.H., & Baan, C.A. (2013). *Preventie in de zorg. Themarapport Volksgezondheid Toekomstverkenning 2014*. Bilthoven: RIVM.

Berg, M. van den, Schoemaker, C.G. (red.) (2010). *Effecten van preventie. Deelrapport van de VTV 2010 Van gezond naar beter. RIVM*. Houten: Bohn Stafleu van Loghum.

Buijs, P., Bongers, P., Klauw, D. van der, Genabeek, J. van, Putten, D. van, & Wevers, C. (2014). *Zorg voor werk*. Hoofddorp: TNO

Campen, C. van et al. (red.) (2011). *Kwetsbare ouderen*. Den Haag: Sociaal en Cultureel Planbureau.

Castelijns, E., Kollenburg, A. van, Meerman W. te (2013). *De vergrijzing voorbij*. Utrecht: Berenschot.

Dommelen, P. van, Schönbeck, Y., Buuren S. van, & HieraSing, R.A. (2014). Trends in a Life Threatening Condition: Morbid Obesity in Dutch, Turkish and Moroccan Children in The Netherlands. *PLoS ONE* 9(4): e94299. doi:10.1371/journal.pone.0094299. April 2014.

Dorsselaer, S. van, Looze, M. de, Vermeulen-Smit, E., Roos, S. de, Verdurmen, J., Bogt, T. ter, & Vollebergh, W. (2010). *HBSC 2009. Gezondheid, welzijn en opvoeding van jongeren in Nederland*. Utrecht: Trimbos-instituut.

Graaf, H. de, Kruijer, H., Acker, J. van, & Meijer, S. (2012). *Seks onder je 25e. Seksuele gezondheid van jongeren in Nederland anno 2012*. Rutgers WPF/Soa aids Nederland. Delft: Uitgeverij Eburon.

Halem, N. van (red.) (2012). *Lekker belangrijk, leefstijl en gezondheidsbevordering van jongeren*. Groningen: Noordhoff uitgevers.

Hamberg-van Reenen, H.H., Meijer, S.A., Gils, P.F. van, & Savelkou, M. (2014). *Gezond opgroeien. Verkenning jeugdgezondheid*. Bilthoven: RIVM.

Have, H.A.M.J. ten, Meulen, R.H.J. ter, & Leeuwen, E. van (2013). *Leerboek medische ethiek*. Houten: Bohn Stafleu van Loghum.

Hoeymans, N., Melse, J.M., & Schoemaker, C.G. (red.) (2010). *Gezondheid en determinanten – Deelrapport van de VTV 2010 Van gezond naar beter. RIVM*. Houten: Bohn Stafleu van Loghum.

Hollander, A.E.M. de, et al. (2006), *Zorg voor gezondheid. Volksgezondheid toekomstverkenning 2006. RIVM*. Houten: Bohn Stafleu van Loghum.

Jans, S. (2014). *Voor de conceptie: eerst denken dan doen. Artikel op kennislink 17-4-2014*. Kennislink.

Jeugdzorg Nederland (2013). *Brancherapportage Jeugdzorg*. Utrecht: BJZ.

Klooster, E., Hendrix, L., & Kulkens, M. (2012). *Gezond? Dat is dat je je goed voelt. Een verkenning van de behoefte aan preventieve gezondheidszorg onder jongeren van 13 tot 19 jaar*. Utrecht: Nederlands Centrum Jeugdgezondheid.

Kuckert-Pander, A.U., & Esterhuizen, P. (2010). *Diversiteit in de verpleegkunde*. Houten: Bohn Stafleu van Loghum.

Lienden, H.W., & Boot, J.M.D. (red.) (2011). *Economie van de volksgezondheid*. Assen: van Gorcum.

Maarse, H. (2011). *Markthervorming in de zorg: een analyse vanuit het perspectief van de keuzevrijheid, solidariteit, toegankelijkheid, kwaliteit en betaalbaarheid*. Maastricht: Maastricht University, Faculty of Health, Medicine And Life Sciences, Onderzoeksinstituut Caphri.

Mackenbach, J.P., & Stronks, K. et al. (2012). *Volksgezondheid en gezondheidszorg (zesde, geheel herziene druk)*. Amsterdam: Reed Business.

Literatuur

Meijerink, R. et al. (2010). *De patiënt als sturende kracht*. Den Haag: RVZ.
Nationaal Expertisecentrum Tabaksontmoediging (2014). *Roken Jeugd monitor 1013*. Factsheet januari 2014.
Nusselder, A. (2012). *Health literacy en laaggeletterdheid (artikel in Tijdschrift voor praktijkondersteuning, juni 2012)*. Houten: Bohn Stafleu van Loghum.
Postma, S. (2008). *JGZ-richtlijn: Vroegsignalering van psychosociale problemen*. Bilthoven: RIVM/Centrum Jeugdgezondheid.
Raad voor de Volksgezondheid en Zorg (RVZ) (2010). *Van zz naar gg. Acht debatten, een sprekend verhaal*. Den Haag: RVZ.
Reijnders, L. (2011). Kritische artsen en onterechte medicalisering rond 1970. *Bijblijven* 6-2011. Houten: Bohn Stafleu van Loghum.
Ruwaard, D. (2012). *De weg van nazorg naar voorzorg: buiten de gebaande paden*. Maastricht: Universiteit van Maastricht.
Schim van der Loeff, R. (2010). *Zorg voor de kwetsbare oudere*. Houten: Bohn Stafleu van Loghum.
Schuyt, C.J.M. (1991). *Op zoek naar het hart van de verzorgingsstaat*. Leiden/Antwerpen: Stenfert Kroese.
Schuyt, K. (2013). *Noden en wensen. De verzorgingsstaat gezien als een historisch fenomeen*. Oratie 24 juni 2013. Rotterdam: Erasmus Universiteit, Faculteit der Sociale Wetenschappen.
Stapel, J., & Keukens, R. (2013). *Sociologie voor gezondheidszorg en verpleegkunde (achtste druk)*. Houten: Bohn Stafleu van Loghum.
Swaan, A. de (2004). *Zorg en de staat, onderwijs en gezondheidszorg in Europa en de Verenigde Staten in de nieuwe tijd (zesde druk)*. Amsterdam: Bert Bakker.
Tieleman, M. (2011). *Levensfasen. De psychologische ontwikkeling van de mens*. Den Haag: Boom Lemma.
Tonkens, E., Broeke, J. van den, & Hoijtink, M. (2008). *Op zoek naar weerkaatst plezier. Samenwerking tussen mantelzorgers, vrijwilligers, professionals en cliënten in de grote stad*. Den Haag: Nicis Institute.
Vandereycken, W., Hoogduin, C.A.L., Emmelkamp, P.M.G. (2012). *Handboek psychopathologie: deel 1 basisbegrippen*. Houten: Bohn Stafleu van Loghum.
Verdurmen, J., Monshouwer, K., Dorsselaar, S. van, Lokman, S., Vermeulen-Smit, E., & Vollebergh, W. (2012). *Jeugd en riskant gedrag 2011*. Utrecht: Trimbos-instituut.
VWS (2012). *De zorg: hoeveel extra is het ons waard?* Rijswijk: Ministerie van Volksgezondheid, Welzijn en Sport.

Websites

- www.bigmove.nu
- www.canongerontologie.nl
- www.cbs.nl
- www.demaakbaremens.org
- www.forum.nl
- www.gezondheidszorgbalans.nl
- www.invoorzorg.nl
- www.kennislink.nl
- www.kiesbeter.nl
- www.movisie.nl
- www.nationaalkompas.nl (Volksgezondheid Toekomst Verkenning, versie 4.17, 23 juni 2014)
- www.ntvg.nl
- www.rijksoverheid.nl
- www.rivm.nl
- www.rvz.net
- www.thesauruszorgenwelzijn.nl
- www.toolkitvtv.nl
- www.utrechtgezond.nl
- www.voorelkaar.nl
- www.wehelpen.nl

Principes en methoden

Marjo van Hal

Samenvatting

Er is de laatste jaren veel aandacht voor goede en veilige zorg die voldoet aan de wensen en behoeften van patiënten. De MGZ-verpleegkundige heeft hiervoor specifieke methoden en hulpmiddelen tot haar beschikking. De volgende daarvan worden in dit hoofdstuk behandeld:
- Classificatiesystemen: ICD, ICF en Omaha-systeem.
- Wijk- en praktijkscan die helpen om inzicht te verkrijgen in de sociale situatie en de gezondheidstoestand van de wijkbewoners.
- Verschillende manieren van werken die aansluiten bij de patiënt: vraaggerichte zorg, dialooggestuurde zorg en belevingsgerichte zorg.
- Motivational interviewing, de belevingspeiler en levensverhalen zijn interventies die gebruikt kunnen worden bij psychosociale ondersteuning.
- Stressmanagement, adaptieve opgaven en stresscoping zijn begrippen die een rol spelen bij psychosociale ondersteuning, een belangrijke taak van de verpleegkundige.
- De zorgvraag verandert en dat vraagt om nieuwe concepten: het Chronic Care Model, Diseasemanagement, Casemanagement en Zelfmanagement.
- Zorgstandaarden, zorgpaden, zorgprogramma's en zorgplannen helpen om professioneel te werken en de zorg af te stemmen op de behoeften van patiënten.
- Risicomanagement, risicosignalering en veiligheidsprogramma's zorgen voor veilige zorg.
- Verschillende preventiemodellen.

7.1 Gebruik van classificatiesystemen – 157
7.1.1 De WHO-FIC Family – 157
7.1.2 Toelichting op de referentieclassificaties – 158
7.1.3 Omaha-systeem – 161

7.2 Wijkgericht werken – 164
7.2.1 Wijk- en praktijkscan – 164

7.2.2 Zorgpaden en zorgketens – 168

7.3 Vraaggericht werken – 170
7.3.1 Vraaggerichte zorg – 170
7.3.2 Dialooggestuurde zorg – 171
7.3.3 Belevingsgerichte zorg – 172
7.3.4 Motivational Interviewing – 174
7.3.5 Levensverhalen – 177

7.4 Strategieën voor psychosociale zorg – 178
7.4.1 Stressmanagement – 178
7.4.2 Psychosociale zorg – 180

7.5 Zorgconcepten: casemanagement, diseasemanagement, Chronic Care Model en zelfmanagement – 184
7.5.1 Ontwikkelingen in vraag en aanbod – 184
7.5.2 Chronic Care Model – 185
7.5.3 Diseasemanagement – 188
7.5.4 Casemanagement – 189
7.5.5 Zelfmanagement – 190
7.5.6 Zorgstandaard, zorgprogramma en zorgplan – 191

7.6 Transities – 193
7.6.1 Transities in het algemeen – 193
7.6.2 Transities in ziekte – 194
7.6.3 Transities in zorg – 197

7.7 Risicomanagement en risicosignalering – 198
7.7.1 Risicomanagement in de gezondheidszorg – 198
7.7.2 Risicomanagement op organisatieniveau – 199
7.7.3 Risicomanagement zorginhoudelijk – 202

7.8 Preventie en voorlichting – 204
7.8.1 Definitie preventie – 205
7.8.2 Preventiemodellen – 206
7.8.3 Bestuurlijke verantwoordelijkheid – 208
7.8.4 Persoonlijke preventie – 209
7.8.5 Voorlichting en gedragsverandering – 209
7.8.6 Speerpunten in preventie – 210

Literatuur – 211

7.1 Gebruik van classificatiesystemen

De gezondheidszorg vraagt om een goede uitwisseling van (medische) gegevens. De mogelijkheden binnen de zorg zijn steeds uitgebreider en de zorg wordt complexer. Daarbij vragen medische richtlijnen en de inspectie voor de gezondheidszorg om zorgbrede standaarden en normen. Een classificatiesysteem kan helpen bij de uitwisseling van gegevens. Het zorgt ervoor dat iedereen dezelfde taal spreekt. Zo kunnen gegevens onderling vergeleken worden en is het duidelijk wat er bedoeld wordt.

Door de eeuwen heen werd het nut van ziektestatistieken of statistieken van doodsoorzaken nauwelijks onderkend. Dit veranderde door de inspanningen van de Britse medisch-statisticus William Farr (1807-1883). Hij was verantwoordelijk voor het systematisch bijhouden van doodsoorzaken en vergeleek het belang van een uniforme classificatie met het belang van uniforme maten en gewichten. In 1893 werd de eerste internationale lijst van doodsoorzaken aangenomen. In de twintigste eeuw groeit de behoefte aan ziektestatistieken voor andere doeleinden dan alleen doodsoorzaken. Ziektestatistiek wordt ook belangrijk voor ziektekostenverzekeringen, gezondheidsdiensten en militaire diensten. Deze lijsten worden samengevoegd met de lijst voor doodsoorzaken en vormen rond 1900 de eerste *International List of Causes of Death* die elke tien jaar herzien wordt (revisie).

Na de Tweede Wereldoorlog wordt de *World Health Organization* (WHO) belast met het opstellen van een internationale lijst waarop naast de doodsoorzaken ook ziekten, ongelukken en oorzaken vermeld worden: *The International Classification of Diseases, Injuries and Causes of Death* (ICD). Deze verschijnt in 1948.

7.1.1 De WHO-FIC Family

Tijdens de tiende revisie in 1989 wordt duidelijk dat de structuur van de ICD drastisch moet worden aangepast om tegemoet te komen aan de grote verscheidenheid van gegevens die gezondheid en doodsoorzaken betreffen. Om aan alle eisen te voldoen wordt een familie van classificaties ontwikkeld: *The WHO Family of International Classifications (FIC)*, zie ◘ figuur 7.1. Centraal in deze familie staan twee lijsten: de ICD en de ICF (*International Classification of Functioning, Disability and Health*). Een derde lijst, de ICHI (*International Classification of Health Interventions*), is in ontwikkeling. Deze lijsten zijn complementair en worden de referentieclassificaties genoemd. Samen beschrijven ze de gezondheidstoestand van een bepaalde persoon of populatie op een bepaald tijdstip. De ICD benoemt de ziekten, de symptomen en trauma's en de ICF benoemt de gevolgen voor het functioneren en de participatie in de leefomgeving. In de ICHI zullen interventies beschreven worden op het niveau van doel, actie, aanpak en ingezette middelen. De classificaties worden gebruikt voor epidemiologische doeleinden, wetenschappelijk onderzoek, dossiers enzovoort. Het geheel van classificaties wordt weergegeven in een raamwerk.

De referentieclassificaties zijn het uitgangspunt. De afgeleide classificaties zijn daarop gebaseerd. Ze zijn ofwel een gedetailleerde uitwerking van een van de referentieclassificaties voor een bepaald doel of ze zijn een samenvoeging dan wel herschikking van onderdelen uit meerdere referentieclassificaties. Een afgeleide classificatie is meestal op maat gemaakt voor gebruik op nationaal of internationaal niveau.

De gerelateerde classificaties komen voort uit een andere sector van de WHO (ICPC, ICECI) of zijn ontwikkeld door andere organisaties (ISO9999). Ze zijn niet afgeleid van de referentieclassificaties, maar zijn wel heel belangrijk. Het streven is om deze gerelateerde classificaties

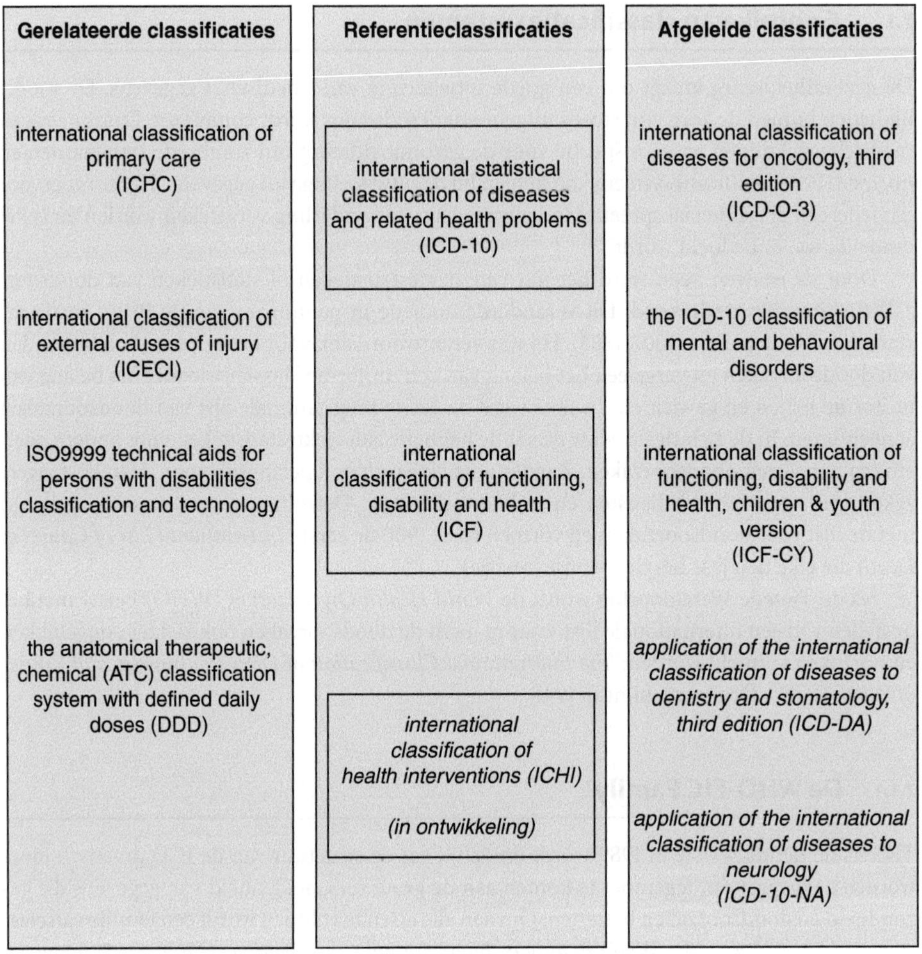

Gerelateerde classificaties	Referentieclassificaties	Afgeleide classificaties
international classification of primary care (ICPC)	international statistical classification of diseases and related health problems (ICD-10)	international classification of diseases for oncology, third edition (ICD-O-3)
international classification of external causes of injury (ICECI)		the ICD-10 classification of mental and behavioural disorders
ISO9999 technical aids for persons with disabilities classification and technology	international classification of functioning, disability and health (ICF)	international classification of functioning, disability and health, children & youth version (ICF-CY)
the anatomical therapeutic, chemical (ATC) classification system with defined daily doses (DDD)	international classification of health interventions (ICHI) (in ontwikkeling)	application of the international classification of diseases to dentistry and stomatology, third edition (ICD-DA)
		application of the international classification of diseases to neurology (ICD-10-NA)

◘ **Figuur 7.1** Schematische weergave van de WHO-FIC (bron WHO).

op termijn zo veel mogelijk te laten aansluiten bij de referentieclassificaties zodat ze ook afgeleide classificaties worden. Het raamwerk is daarom niet statisch, maar voortdurend in ontwikkeling.

7.1.2 Toelichting op de referentieclassificaties

- **ICD-10-codering**

De structuur en principes van de ICD-10 bestaan uit drie delen:
1. classificatie;
2. hulp aan gebruikers bij registreren en coderen;
3. alfabetische lijst.

De classificatie bestaat uit 22 hoofdstukken die verdeeld zijn in blokken, categorieën en subcategorieën. De eerste 17 hoofdstukken beschrijven ziekten en andere aandoeningen. Elk blok

7.1 · Gebruik van classificatiesystemen

Tabel 7.1 Alfanumerieke codering ICD.

Hoofdstuk	Blok	Omschrijving
I	A00-B99	Infectieziekten en parasitaire aandoeningen
II	C00-D48	Neoplasmen
III	D50-D89	Ziekten van bloed en bloedvormende organen
IV	E00-E90	Endocriene ziekten en voedings- en stofwisselingsstoornissen
V	F00-F99	Psychische stoornissen en gedragsstoornissen
VI	G00-G99	Ziekten van het zenuwstelsel
VII	H00-H59	Ziekten van het oog en adnexen
VIII	H60-H95	Ziekten van het oor en processus mastoideus
IX	I00-I99	Ziekten van het hart en vaatstelsel
X	J00-J99	Ziekten van het ademhalingsstelsel
XI	K00-K93	Ziekten van het spijsverteringsstelsel
XII	L00-L99	Ziekten van de huid en subcutis
XIII	M00-M99	Ziekten van het bewegingsapparaat
XIV	N00-N99	Ziekten van het urogenitale stelsel
XV	O00-O99	Zwangerschap, bevalling en kraambed
XVI	P00-P96	Aandoeningen die hun oorsprong hebben in de perinatale periode
XVII	Q00-Q99	Congenitale misvormingen en chromosomale afwijkingen
XVIII	R00-R99	Symptomen, afwijkende klinische bevindingen en laboratoriumuitslagen
XIX	S00-T98	Letsel, vergiftiging en bepaalde andere gevolgen van uitwendige oorzaken
XX	V01-Y98	Uitwendige oorzaken van ziekte en sterfte
XXI	Z00-Z99	Factoren die de gezondheidstoestand beïnvloeden en contacten met de gezondheidszorg
XXII	U00-U99	Codering voor speciale doeleinden

Bron: WHO-FIC/RIVM, 2006.

heeft een codering van drie tekens (alfanumeriek): één letter en twee cijfers. Eventueel wordt een vierde teken toegevoegd dat een locatie of variatie aanduidt. Bijvoorbeeld mazelen met als complicatie pneumonie heeft de code B05.2. In de lijst worden tevens inclusies en exclusies aangegeven. Ook kan er verwezen worden naar een aanvullende code. In gebruikt voorbeeld: pneumonie bij virusziekten. Deze code wordt dan gemarkeerd met een*: J17.1*, zie ◘ tabel 7.1.

De andere vijf hoofdstukken geven codes aan symptomen, afwijkende bevindingen, klachten en sociale omstandigheden, maar ook bijvoorbeeld aan verkeersongelukken.

- **International Classification of Functioning, Disability or Health (ICF)**
ICF is een classificatie van de domeinen gezondheid en gezondheidsgerelateerde onderwerpen. Waar de ICD-lijst de oorzaken van de ziekten weergeeft, ligt de focus van de ICF-lijst op de gezondheidsdeterminanten die invloed hebben op het functioneren van een individu of een

populatie. De ICF ziet het functioneren niet alleen vanuit medisch en biologisch perspectief, maar kijkt ook naar de sociale gevolgen voor een individu of een populatie. Het is een biopsychosociaal model.

Om goed te kunnen functioneren in het dagelijks leven is het ervaren van een goede gezondheid een voorwaarde. Dit is geen statisch gegeven, het kan voor iedere persoon op een bepaald moment in zijn leven anders zijn. Het is afhankelijk van medische factoren (de ziekte die iemand heeft), persoonlijke factoren (leeftijd, geslacht, opleidingsniveau, leefstijl) of externe factoren (sociaal, individueel). Dit worden ook wel gezondheidsdeterminanten genoemd. De grenzen waarbinnen een goede gezondheid wordt ervaren zijn flexibel. Het zal voor een jong persoon met een fysiek zwaar beroep anders zijn dan voor een ouder persoon die niet meer deelneemt aan het arbeidsproces. Ontstane fysieke of psychische problemen kunnen het dagelijks functioneren ernstig beïnvloeden of zelfs onmogelijk maken. Pijn zorgt dat een stratenmaker zijn beroep niet kan uitoefenen en artrose dat een oudere zichzelf niet meer zelfstandig kan aan- of uitkleden. Angst kan er toe leiden dat iemand niet mee durft te doen aan een groepsactiviteit. Ook omgevingsfactoren spelen een rol. Slechte werkomstandigheden kunnen ervoor zorgen dat mensen eerder moeten stoppen met werken.

Het ICF is een lijst die in gestandaardiseerde termen het menselijk functioneren beschrijft en alles wat daarmee verband houdt. Dit wordt gedaan vanuit drie perspectieven:
1. het perspectief van het menselijk organisme;
2. het perspectief van het menselijk handelen;
3. het perspectief van de mens als deelnemer aan het maatschappelijk leven.

Het eerste perspectief is uitgewerkt in twee afzonderlijke classificaties: de classificatie van functies van het organisme en de classificatie van anatomische eigenschappen. Het tweede en derde perspectief zijn uitgewerkt in de classificatie van activiteiten en participatie.

Bij het menselijk organisme worden de anatomische eigenschappen en de functies van een lichaamsonderdeel beschreven. Zo worden onder de anatomische eigenschappen van het oog de vorm en de onderdelen verstaan en onder de functie het zien. Als er afwijkingen zijn in de anatomische eigenschappen of van de functie dan wordt er gesproken van een stoornis. Bijvoorbeeld een loslating van het netvlies of het niet kunnen zien.

Bij het menselijk handelen gaat het om welke activiteiten een persoon zelf kan of zou kunnen doen. Bij problemen wordt gesproken van een beperking. Bij het niet kunnen zien is dat bijvoorbeeld autorijden.

Onder participatie wordt verstaan het als volwaardig lid deelnemen aan het maatschappelijke leven. Een participatieprobleem is bijvoorbeeld bij iemand die blind is dat hij niet zelfstandig naar zijn werk kan. Het is niet altijd de beperking die ervoor zorgt dat er een participatieprobleem is, de oorzaak kan ook een bepaalde regelgeving zijn.

De persoonlijke factoren zijn kenmerken van een individu, maar maken geen deel uit van de functionele gezondheidstoestand. Ze zijn in het ICF niet uitgewerkt tot een lijst, maar worden wel erkend als factoren die van invloed zijn op de gezondheidstoestand.

De externe factoren zijn iemands fysieke en sociale omgeving. Ze kunnen het functioneren positief of negatief beïnvloeden. Hiervan is wel een lijst opgenomen in de ICF.

De gezondheidsdeterminanten staan niet op zichzelf, maar beïnvloeden elkaar. Gezondheid is de wisselwerking tussen een persoon en zijn omgeving. In ◘ figuur 7.2 is de wisselwerking weergegeven tussen de verschillende aspecten van de gezondheidstoestand en externe en persoonlijke factoren.

7.1 · Gebruik van classificatiesystemen

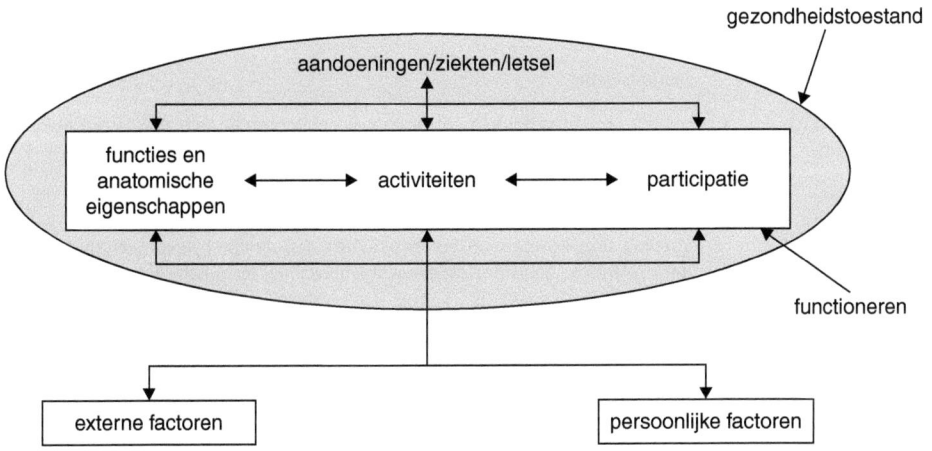

◘ **Figuur 7.2** Wisselwerking gezondheidsdeterminanten (bron: WHO-FIC 2001/RIVM 2002).

▪▪ ICF-codering

De classificatie binnen ICF is systematisch geordend, gedeeltelijk hiërarchisch, gedeeltelijk op gelijk niveau. Er wordt geclassificeerd op vier niveaus, waarvan in deze paragraaf alleen de eerste twee beschreven worden.

Het ICF bestaat uit twee delen met twee keer elk vier componenten, aangeduid met een letter. Het eerste deel beschrijft de functies en de anatomische eigenschappen (met letters b en s) en de activiteiten en participatie (letter d), het tweede deel beschrijft de externe factoren (letter e) en de persoonlijke factoren. Elk van de vier componenten bestaat uit domeinen of hoofdstukken (eerste niveau van classificatie). De domeinen zijn weer onderverdeeld in categorieën (tweede niveau van classificatie). De domeinen en categorieën worden aangeduid met een cijfer. Lopen (d450) is beschreven op 'activiteiten' niveau (d), domein 'mobiliteit' (4), categorie 'lopen en zich verplaatsen' (d450-d469), onderdeel 'lopen' (d450). De ernst van de beperking kan aangegeven worden in typeringen 0 (niet beperkt) tot en met 4 (zeer ernstig beperkt). Een lichte beperking met lopen wordt aangeduid met d450.1.

In Nederland wordt het ICF door steeds meer disciplines gebruikt, zoals revalidatieartsen, verpleegkundigen en paramedici. Door gegevens vast te leggen in ICF-termen kunnen ze gebruikt worden voor de communicatie in multidisciplinaire zorgketens. Voor de praktische toepassing in het werk van de professional wordt meestal het conceptueel model van de ICF met de componenten en de domeinen gebruikt om het functioneren van een persoon te beschrijven. De coderingen met letters en cijfers worden dan niet gebruikt. Een fysiotherapeut kan een patiënt met een gebroken heup beschrijven op stoornisniveau (fractuur), op beperkingenniveau (niet kunnen lopen) en op participatieniveau (niet zelfstandig thuis kunnen functioneren). Externe factor kan zijn: alleenstaand; persoonlijke factor: hoge leeftijd. De alfanumerieke coderingen zijn wel van belang voor beleidsmakers en ICT-standaarden.

7.1.3 Omaha-systeem

In de verpleegkunde is het gebruik van één taal belangrijk als communicatiemiddel voor verpleegkundigen bij het plannen, het leveren en evalueren van zorg. Naast de praktische component speelt een gemeenschappelijke taal eveneens een belangrijke rol bij onderzoek en

Tabel 7.2 Problem Classification Scheme.

Domein	Diagnoselabel
Fysiologisch domein	gehoor, gezichtsvermogen, spraak en taal, gebit, cognitie, pijn, bewustzijn, huid, neurologische spier- en skeletfuncties, ademhaling, circulatie, spijsvertering/vochtbalans, darmfunctie, urogenitale functie, periode voor en na bevalling, overig
Gezondheids-gerelateerd domein	voeding, slaap-rustpatroon, fysieke activiteit, persoonlijke hygiëne, verslavingen, gezinsplanning, gezondheidsbeheer, therapietrouw, technische procedures, overig
Omgevingsdomein	inkomen, bevordering van de volksgezondheid, veiligheid woon- en werkomgeving, overig
Psychosociaal domein	communicatie met mensen uit de gemeenschap, sociaal contact, rolveranderingen, intermenselijke relatie, geestelijke nood, rouw, emotionele stabiliteit, seksualiteit, mantelzorg/ouderlijke zorg, verwaarlozing kind/volwassene, groei en ontwikkeling, overig

Bron: ► www.omahasystem.org

documentatie. Wereldwijd zijn er verschillende verpleegkundige classificatiesystemen bekend. In Nederland zijn dat: NANDA (*North American Nursing Diagnosis Association*), NIC (*Nursing Intervention Classification*) en NOC (*Nursing Outcome Classification*). Gezamenlijk maken ze een koppeling tussen diagnosen, interventies en resultaten waarop zorgplannen gebaseerd kunnen worden. Het Omaha-systeem heeft eveneens deze drie componenten. De toegevoegde waarde van het Omaha-systeem is dat de klinische gegevens gekoppeld kunnen worden aan administratieve en financiële gegevens.

Het Omaha-systeem is een classificatiesysteem voor verpleegkundigen en verzorgenden in de thuiszorg en publieke gezondheidszorg. Het is in de jaren zeventig in de Verenigde Staten ontwikkeld in Omaha (Nebraska) omdat er behoefte was aan een classificatiesysteem met een probleemgeoriënteerde aanpak. Het doel was drieledig:
1. een gemakkelijk bruikbare praktijkgids voor verpleegkundigen.
2. een methode voor documentatie.
3. een raamwerk voor managementinformatie, waarop cliëntgericht gestuurd kan worden.

Het Omaha-systeem is wetenschappelijk onderbouwd en een van de zes classificaties die goedgekeurd zijn door de American Nurses Association (zie ◘ tabel 7.2 en ◘ figuur 7.3). Het is onderdeel van de International Classification for Nursing Practices (ICNP) en geadopteerd door de WHO-FIC Family. Het model wordt in meerdere landen gebruikt door meerdere disciplines. In Nederland wordt het systeem gebruikt in de thuiszorg, de verpleeghuiszorg en de jeugdzorg. Het Omaha-systeem bestaat uit drie componenten die ontworpen zijn om gezamenlijk te gebruiken:
1. Het *Problem Classification Scheme* voor de identificatie en het vastleggen van problemen (patiëntonderzoek).
2. Het *Intervention Scheme* is een multidisciplinair interventieschema (zorgplannen en zorgverlening).
3. De *Problem Rating Scale for Outcomes* is een uitkomstenschaal (evaluatie en bijstelling).

7.1 · Gebruik van classificatiesystemen

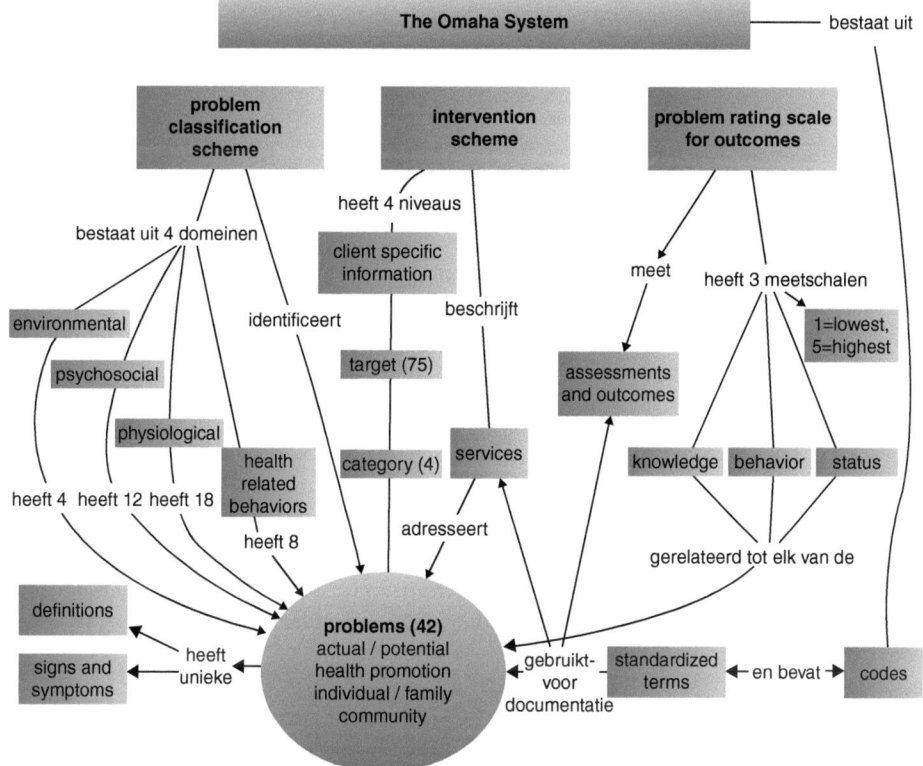

Figuur 7.3 Schema Omaha-systeem (bron: Nictiz, 2012).

Het *Problem Classification Scheme* is zodanig gestructureerd dat zorgprofessionals de gezondheidstoestand van een individu of groep in kaart kunnen brengen en aangeven waar de sterktes en de zwaktes van het individu of de groep liggen. Het schema onderscheidt vier domeinen: fysiologisch, gezondheidsgerelateerd gedrag, omgeving en psychosociaal. Binnen deze vier domeinen zijn 42 diagnoselabels opgenomen. Deze worden neutraal benoemd, zie ◘ tabel 7.2.

Het *Intervention Scheme* bestaat uit vier categorieën:
1. Instructie, begeleiding en advies. Dit zijn activiteiten op het gebied van informatieverstrekking, het stimuleren van zelfredzaamheid en ondersteuning bij besluitvorming.
2. Behandelingen en procedures. Dit zijn activiteiten op het gebied van behandeling en verzorging, zoals medicatie, wondverzorging en oefeningen.
3. Casemanagement. Hieronder worden activiteiten verstaan zoals communicatie, coördinatie en begeleiding bij voorzieningen.
4. Toezicht. Hieronder vallen metingen, analyses, monitoring van resultaten.

Op het tweede niveau zijn 75 doelen of te ondernemen acties beschreven in een alfabetische volgorde.

De *Problem Rating Scale for Outcome* evalueert de voortgang van de cliënt. Het bestaat uit drie vijfpuntsschalen waarin kennis, gedrag en toestand van de cliënt gemeten worden. De vijfpuntsschaal geeft de mate aan van aanwezigheid van kennis, afwijkend gedrag en ernst van de situatie. Zie ◘ tabel 7.3.

◘ Tabel 7.3 The Problem Rating Scale.

Concept/schaal	1	2	3	4	5
Kennis (onthouden en interpreteren van informatie)	Geen	Minimaal	Basaal	Adequaat	Zeer goed
Gedrag (passend bij situatie)	Niet	Zelden	Niet consequent	Meestal goed	Consequent goed
Toestand (vertoonde symptomen In relatie tot verwacht)	Extreem	Ernstig	Gemiddeld	Minimaal	Geen

Bron: ▶ www.omahasystem.org

De drie componenten worden gezamenlijk gebruikt om per patiënt een samenhangend en probleemoplossend schema op te stellen, waarin behandeling, verzorging, kennis en informatieoverdracht en onderzoek samenkomen. Per domein wordt aangegeven welk diagnoselabel van toepassing is, voor welke interventie is gekozen en wat de status is van de patiënt wat betreft kennis, gedrag en symptomen. Het schema moet gezien worden als een toetsingsraamwerk voor de verpleegzorg. Zie ◘ figuur 7.3.

- **Toepassing in Nederland**

In Nederland is het Omaha-systeem in eerste instantie geïntroduceerd door Buurtzorg Nederland. Buurtzorg Nederland is een concept voor verpleging en verzorging aan huis vanuit kleine autonome teams. Uitgangspunt om te kiezen voor het Omaha-systeem is dat de huidige systemen te veel gericht zijn op efficiëntie (tijd) en te weinig op interventies/oplossingen en effectiviteit van handelen. De doelstellingen voor het Omaha-systeem in Nederland zijn:

- ondersteuning bieden bij het professionele handelen;
- het volgen van de zorguitkomsten;
- een multidisciplinair communicatiemiddel;
- een methode voor dataverzameling voor interventieonderzoek.

7.2 Wijkgericht werken

De zorg in Nederland is aan het veranderen. Het beleid van de regering is om de zorg zo veel mogelijk te laten plaatsvinden in de thuissituatie. De zorg wordt geleverd in de wijk door de eerstelijnszorgverleners. Daarbij verschuift de nadruk van ziekte en zorg naar gezondheid en gedrag (van ZZ naar GG). Gezondheid wordt in dit kader breed gedefinieerd. Het gaat naast de fysieke gezondheid ook om de psychische en sociale gezondheid.

7.2.1 Wijk- en praktijkscan

Zorgprofessionals in een wijk voeren hun werkzaamheden uit vanuit verschillende perspectieven: wijkgericht, praktijkgericht en in zorgketens. Wijk- en praktijkscans zijn hulpmiddelen om inzicht te verkrijgen, om tot een optimale werkverdeling te komen en om goede uitgangspunten te hebben op beleid en bestuurlijk niveau.

7.2 · Wijkgericht werken

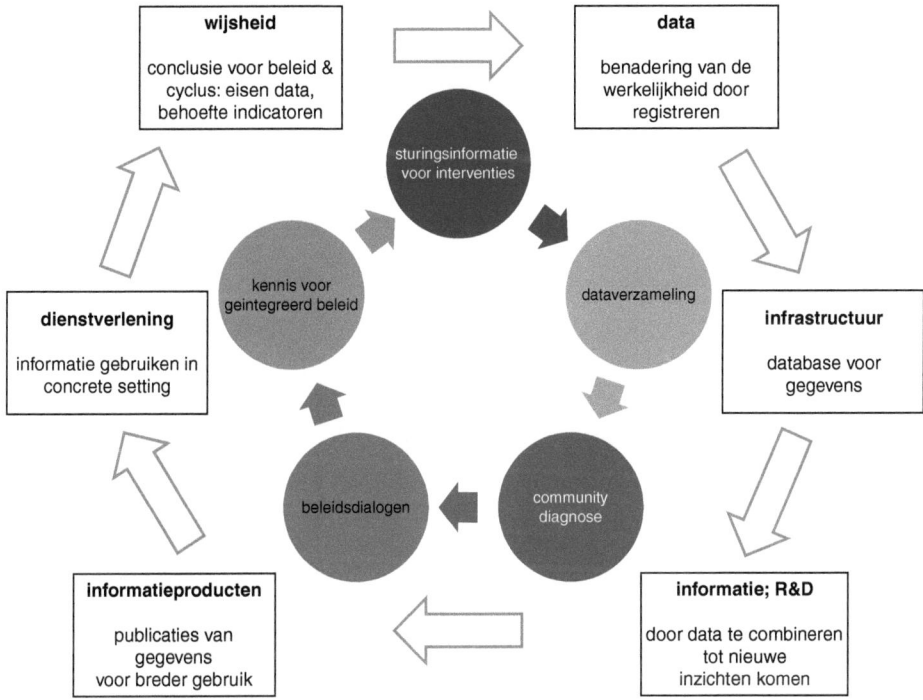

◘ Figuur 7.4 De informatiekenniscyclus, gebaseerd op de informatiepiramide RIVM (bron: Positionpaper LVG en ROS).

- **Informatiekenniscyclus**

Het doel van de wijk- en praktijkscans is om de juiste gegevens beschikbaar te hebben waarop het gezondheidsbeleid en de benodigde activiteiten afgestemd kunnen worden. We noemen dit de informatiekenniscyclus. Welke data precies worden verzameld is afhankelijk van de lokale situatie en informatiebehoefte in brede zin. Behalve gegevens over de gezondheidsproblematiek zijn ook gegevens over de sociale problematiek belangrijk. Denk daarbij aan gegevens uit de Wmo, jeugdzorg, maar ook van specifieke thema's als ouderenproblematiek. In ◘ figuur 7.4 wordt cyclisch weergegeven hoe en door wie informatie beschikbaar wordt gesteld, verzameld en doorgegeven. Dit is een continu proces.

- **Wijkscan**

Voor een wijkscan worden gegevens verzameld over de huidige en toekomstige gezondheid van de bewoners; het aanbod en de vraag van gezondheids- en welzijnsvoorzieningen; de sociaaleconomische situatie en de demografische gegevens.

- **Landelijke gegevens**

Op nationaal niveau is er een aantal instituten die gegevens verzamelen: het Centraal Bureau voor de Statistiek (CBS), het Nederlands instituut voor onderzoek van de gezondheidszorg (NIVEL), de Volksgezondheid Toekomst Verkenning (VTV) en de Basisadministratie Adressen en Gebouwen (BAG). Het gaat om de volgende gegevens:
- populatiegegevens: leeftijd, inkomen en herkomst; deze zijn beschikbaar op postcodeniveau;
- toekomstverkenningen: berekeningen voor demografische ontwikkelingen in de toekomst.

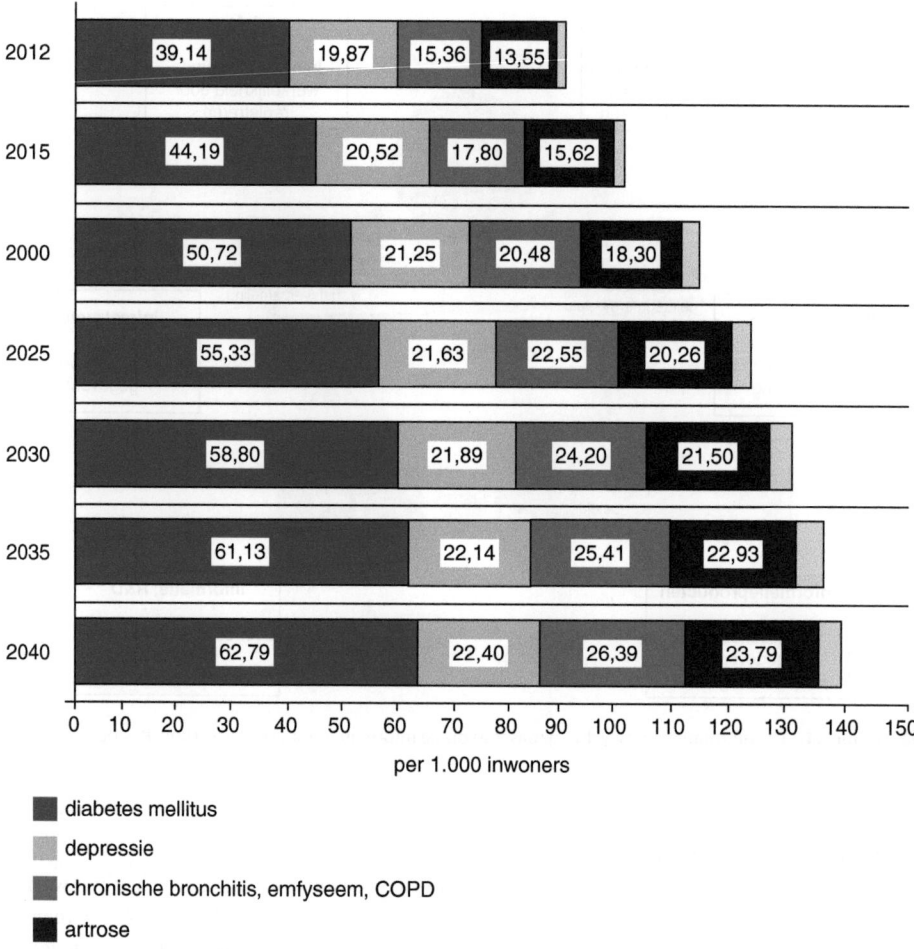

Figuur 7.5 Voorbeeld van het voorkomen en verdeling van aandoeningen bij huisartsen in een bepaald postcodegebied in de huidige situatie en een prognose voor de toekomst (bron: CBS).

- **Regionale en gemeentelijke gegevens**

Op regionaal en gemeentelijk niveau worden de gegevens verzameld door gemeentelijke diensten (zoals de sociale dienst), de zorgverzekeraar, zorgprofessionals en de bewoners zelf. De volgende gegevens worden verzameld:

- kengetallen van de huisartsen, vaak aangevuld met kengetallen vanuit de tweede lijn; dit zijn geclusterde ziektebeelden verdeeld naar leeftijd, inkomen en geslacht;
- persoonsregistraties van de gemeentelijke diensten en de sociale dienst;
- zorggebruik (zorgverzekeraar);
- huisartsgegevens en zorgregistraties door de zorgprofessionals;
- gebiedsinformatie in samenhang met zorg, welzijn, wonen en veiligheid. Zie figuur 7.5.

Alle landelijke, regionale en gemeentelijke gegevens worden geïntegreerd en gecombineerd, waardoor op geografisch niveau een gedetailleerd overzicht ontstaat van alle relevante gegevens, zie figuur 7.6.

7.2 • Wijkgericht werken

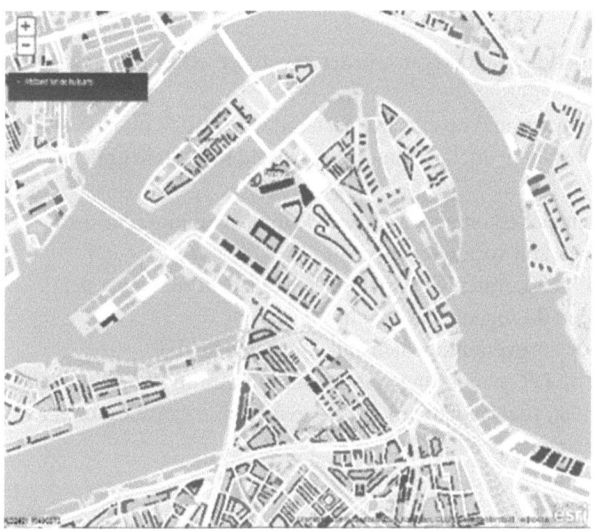

◘ **Figuur 7.6** Voorbeeld onderdeel wijkscan: percentage 65-plussers in Wijk Feijenoord in Rotterdam (bron: ► www.wijkscan.com).

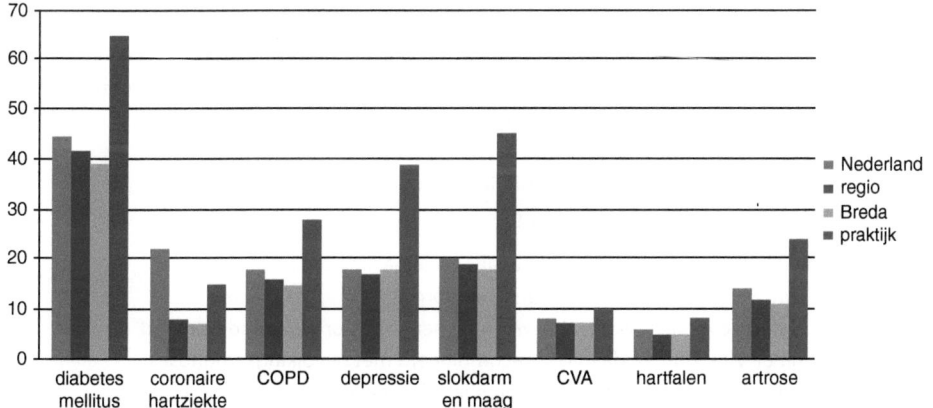

◘ **Figuur 7.7** Fictief voorbeeld zorgvraag praktijkscan van een praktijk in Breda (bron: Jan van Es-instituut).

- **De praktijkscan**

De praktijkscan bevat gegevens uit het Huisartsen Informatie Systeem (HIS). Het HIS verzamelt gegevens over de populatie van de praktijk zoals adresgegevens, gegevens over leeftijd, inkomen en afkomst. Verder wordt het zorggebruik vastgesteld aan de hand van huisartsbezoek en ICPC *(International Classification for Primary Care)*-codes. Welke mensen komen er in de praktijk en wat zijn hun aandoeningen? Door deze gegevens te combineren wordt inzicht verkregen in de te verwachten zorgvraag. De gegevens worden vergeleken met de werkelijke zorgvraag en met de rest van de wijk. Zo heeft een praktijk inzicht in zijn positie en hoe en in welke mate de praktijk afwijkt van een gemiddelde praktijk, zie ◘ figuur 7.7.

- **Analyse van de gegevens**

Door de wijkscan te combineren met de praktijkscan worden meerdere zaken transparant en inzichtelijk:
- De verwachte en de feitelijke zorg kunnen op elkaar afgestemd worden.
- Er kan ingezoomd worden op bepaalde doelgroepen, bijvoorbeeld kwetsbare ouderen (>75 jaar).
- Door kengetallen over chronisch zieken uit eerste en tweede lijn te combineren worden gegevens verkregen die belangrijk zijn voorketenzorg.
- Met gegevens over multimorbiditeit kunnen voorspellingen gedaan worden over verwachte problemen bij een patiënt: de zogenaamde *frailty-index*.
- Het aanbod van de verschillende zorgverleningsdiensten wordt inzichtelijk.
- De benodigde capaciteit, zowel op het gebied van personeel als huisvesting, wordt duidelijk.
- Andere gerelateerde problematiek, zoals jeugdzorg en ouderenwelzijn, wordt duidelijk waardoor een integrale benadering mogelijk is.

Voorbeeld van een wijkscan: de ROS-wijkscan

Op landelijk, regionaal en stedelijk niveau worden data verzameld die de basis zijn voor een wijkscan. De data worden verzameld vanuit verschillende bronnen en dienen voor verschillende doeleinden. De ROS-wijkscan is een van de bekendste en meest praktische wijkscans en is breed inzetbaar.

ROS staat voor Regionale Ondersteuningsstructuur. Er zijn in Nederland achttien ROS'en, die het gehele land bestrijken. Soms bestrijkt het werkgebied één stad, zoals in Rotterdam of Amsterdam, anderen zijn meer regionaal en bestrijken een groter gebied (Friesland). Een ROS ondersteunt de eerstelijnszorg en zorgt met andere partijen voor samenhangende zorg in de wijk. Een van de middelen die daarvoor ingezet kan worden is de wijkscan. De ROS wijkscan geeft informatie over:
- demografische gegevens: leeftijd, inkomen, geslacht enzovoort;
- gegevens over ziektebeelden (vanuit de huisartsenregistraties);
- aanbod van de lokale eerstelijnszorg.

Naar aanleiding van de scan kunnen er analyses gemaakt worden:
1. over zorgvraag en aanbod in de eerstelijnszorg;
2. voorspelling over de toekomstige vraag en het daarvoor benodigde aanbod; de gegevens uit de wijk worden daarvoor gecombineerd met bevolkingsprognoses;
3. vergelijking met andere buurten (regionaal of landelijk).

In het verlengde van de wijkscan ligt de Public Health Analyse, een preventieanalyse die aangeeft welke factoren een positieve of juist negatieve invloed kunnen hebben op de gezondheidstoestand van de wijkbewoners. Het gaat hierbij om milieu, sociale en leefstijlfactoren.

7.2.2 Zorgpaden en zorgketens

- **Zorgpad**

In een zorgpad wordt de organisatie van de zorg voor een specifieke groep patiënten vastgelegd. Het gaat om de vraag hoe het moet gebeuren, door wie, wanneer en hoe er wordt geregistreerd. Zorgpaden worden vooral gebruikt in de tweedelijns(ziekenhuis)zorg, maar ook in de eerstelijnszorg zijn zorgpaden in ontwikkeling. Zorgpaden in de eerste lijn zijn multidisciplinair. Dat wil zeggen dat er minimaal twee verschillende disciplines bij de zorg betrokken zijn. Naast huisartsen, praktijkondersteuners en wijkverpleegkundigen kunnen dat professionals uit zorg, welzijn, maatschappelijk werk of verpleeg- of verzorgingshuis zijn. De European Pathway Association geeft de volgende definitie:

» 'Een zorgpad is een complexe interventie om de gemeenschappelijke besluitvorming en organisatie van zorgprocessen te verwezenlijken voor een specifieke groep van patiënten gedurende een gedefinieerd tijdskader.' «

Het doel van een zorgpad is de kwaliteit van zorg, over de grenzen van een organisatie heen, te verbeteren door het verbeteren van resultaten, het bevorderen van de patiëntveiligheid, het verhogen van de patiënttevredenheid en het optimaliseren van het middelengebruik (bron: Vanhaecht, De Witte & Sermeus, 2007). Kenmerken van een zorgpad:
- De doelen en interventies zijn gebaseerd op evidentie, best practice en verwachtingen van patiënten.
- Een optimale communicatie tussen zorgverleners en patiënten met hun familie.
- De rollen en de activiteiten van het multidisciplinaire team, de patiënten en hun familie zijn goed gecoördineerd binnen het zorgproces.
- Het vastleggen van resultaten en evaluaties.
- Het gebruik van verantwoorde middelen.

Een zorgpad wordt vaak ontwikkeld rondom een bepaalde aandoening of problematiek en is niet per se wijkgebonden. Meestal heeft een verpleegkundige met een specialisatie, zoals de diabetesverpleegkundige of de CVA-verpleegkundige, de coördinerende rol en in mindere mate de wijkverpleegkundige.

> **Voorbeeld van een zorgpad: Zorgpad Stervensfase van het IKNL**
> Het Zorgpad Stervensfase is een instrument voor het leveren van goede palliatieve zorg in de laatste dagen van het leven en het wordt ingezet op het moment dat het behandelteam verwacht dat de patiënt binnen enkele uren of dagen zal overlijden. Het Zorgpad Stervensfase is een zorgdossier, checklist en een evaluatie-instrument in één en dient als hulpmiddel om de kwaliteit van zorg, de samenwerking tussen hulpverleners en de communicatie met de patiënt en diens naaste(n) te waarborgen (bron: ▶ www.goedevoorbeeldenpalliatievezorg.nl).
> Het zorgpad bestaat uit drie delen:
> 1. Beoordeling bij de start. Afspraken over medicatie en interventies worden vastgelegd.
> 2. Beoordeling van patiëntgebonden problemen. Iedere 4 of 6 (thuiszorg) uur wordt het verloop van lichamelijke, sociale, psychische en spirituele aspecten beoordeeld en geregistreerd.
> 3. Zorg na het overlijden: registratie van overlijden en zorg voor naasten.

- **Zorgketen**

Een zorgketen is waar mogelijk transmuraal en loopt van tweedelijnszorg naar eerste-, derde- en nuldelijnszorg. Een voorbeeld daarvan is de CVA-zorgketen. Voor mensen die een CVA hebben doorgemaakt en in de thuissituatie kunnen revalideren wordt de zorg gecoördineerd door de CVA-verpleegkundige. Zij is de spin in het web en schakelt waar nodig zorgprofessionals en andere hulpverleners in.

7.3 Vraaggericht werken

In de Nederlandse gezondheidszorg vindt een verschuiving plaats van aanbodgestuurde zorg naar vraaggerichte zorg. Sinds de jaren tachtig is de vraag van de patiënt bepalend voor de richting die gekozen wordt in de zorg. Dit wordt deels ingegeven door trends als individualisering van de samenleving en toenemende zelfredzaamheid van patiënten met een chronische aandoening of handicap. De zorg die geleverd wordt is niet alleen gericht op genezing, maar ook op aandacht voor de consequenties die een aandoening of handicap heeft voor het dagelijks functioneren.

7.3.1 Vraaggerichte zorg

- **Definitie**

Om te bepalen wat vraaggerichte zorg is kan niet simpel worden uitgegaan van wat de patiënt wil. Vraaggerichte zorg komt tot stand door middel van dialoog tussen zorgverlener en patiënt. De Raad voor de Volksgezondheid geeft de volgende definitie voor vraaggerichte zorg:

>> 'Vraaggerichte zorg is een gezamenlijke inspanning van patiënt en hulpverlener die erin resulteert dat de patiënt de hulp ontvangt die tegemoet komt aan zijn wensen en verwachtingen en die tevens voldoet aan de professionele standaarden.' (bron: RVZ, 1998) **«**

- **Kenmerken van vraaggerichte zorg**

Drie aspecten spelen een belangrijke rol bij vraaggerichte zorg:
1. De behoefte van de patiënt. Wat zijn de wensen en verwachtingen van de individuele patiënt? De kwaliteitsnorm van de patiënt, wat zijn behoefte is en welke regie hij wil nemen staan daarbij centraal. De individuele patiënt verwacht dat de hulp en voorzieningen daarop afgestemd worden.
2. De professionele standaard. De zorg waar de patiënt behoefte aan heeft wordt geleverd met inachtneming van de professionele standaarden, die gebaseerd zijn op efficiënte en effectieve zorg.
3. De uiteindelijk geboden zorg moet haalbaar zijn en kosteneffectief. De oplossing ligt niet altijd alleen binnen de zorgsector. Doordat de zorg steeds meer in de thuissituatie en minder in de zorginstellingen plaatsvindt is het belangrijk ook sectoren als wonen, werken en welzijn erbij te betrekken. Bovendien komt een groter deel van de zorg bij de mantelzorgers te liggen. Het gevaar van overbelasting van deze groep is groot en zij hebben behoefte aan begeleiding en ondersteuning. Tot slot lijken de mogelijkheden om zorg te krijgen eindeloos met de huidige medische en technologische ontwikkelingen, maar worden beperkt door het feit dat de kosten in de hand gehouden moeten worden.

- **Hulp bij vraagverheldering**

De patiënt is steeds beter in staat informatie in te winnen over zijn aandoening en over de mogelijkheden die er zijn voor zorg of technologische ondersteuning om optimaal te functioneren in het dagelijks leven. De patiënt heeft echter een informatieachterstand ten opzichte van de professionele zorgverleners en is niet altijd in staat de verkregen informatie op de juiste wijze te interpreteren. Ook zijn de mogelijkheden van de beschikbare zorg niet altijd bekend, zoals bij allochtone inwoners.

Eerst moet de patiënt zijn hulpvraag helder krijgen en zijn wensen ten aanzien van de zorg duidelijk formuleren. Hierbij heeft de zorgverlener de taak de patiënt te ondersteunen en te begeleiden. Door informatie te geven helpt de zorgverlener de patiënt de hulpvraag helder en realistisch te maken. Vervolgens kan de zorgverlener oplossingen aanbieden die tegemoetkomen aan de wensen van de patiënt, maar wel volgens de professionele standaarden zijn. Samen kunnen patiënt en zorgverlener de uiteindelijke zorg bepalen.

7.3.2 Dialooggestuurde zorg

In de behandelrelatie staat de samenwerking tussen patiënt en zorgverlener centraal. Dit vraagt inspanning van beiden. Van patiënten wordt een actieve houding gevraagd en medewerking aan de behandeling. Van zorgverleners wordt gevraagd hun behandeling en interventies daarop af te stemmen. De basis is een goede communicatie op basis van wederzijds vertrouwen en openheid.

- **Definitie dialooggestuurde zorg**
Dialooggestuurde zorg is zorg waarin de dialoog een belangrijke rol speelt. Op alle niveaus van de zorg vindt deze dialoog plaats: tussen patiënt, mantelzorg en zorgverlener, tussen zorgverleners onderling en tussen zorgverleners en management. Zorgverleners krijgen de ruimte voor eigen invulling van de zorgverlening; management en bestuur hebben het patiëntperspectief als uitgangspunt in plaats van het economisch perspectief.

- **Kenmerken van dialooggestuurde zorg**
In *Het goede gesprek, dialoog in de zorgrelatie* (Vilans 2009) worden elf centrale begrippen benoemd die de kern vormen van de dialoog:
1. De dialoog. Een dialoog is een tweerichtingsgesprek waarbij beiden leren wat de wensen en gedachten zijn van de ander. Kenmerken van een dialoog zijn:
    - Actief luisteren en tijd nemen voor het verhaal en vragen naar wat onduidelijk is.
    - Respect hebben voor wat de ander denkt en voelt.
    - Empathie, inleving in de wereld van de ander.
    - Niet direct oordelen.
    - Zeggen wat je meent.
    - Niet direct komen met beslissingen of oplossingen.

    De dialoog kan plaatsvinden met de cliënt, familie, andere verzorgenden, andere disciplines en leidinggevenden. De zorgverlener krijgt zo inzicht in ieders perspectief.
2. Vraaggerichte zorg. Uitgangspunt zijn de wensen en behoeften van de patiënt. Het gaat erom het leven van de patiënt met zijn ziekte of handicap zo in te richten zoals de patiënt dat voor ogen heeft.
3. Autonomie. De patiënt heeft het recht om invloed uit te oefenen op de wijze waarop hij zorg en ondersteuning wil ontvangen. Autonomie kent vier onderdelen:
    - Zelfredzaamheid: de mate waarin de patiënt in staat is zelf activiteiten uit te voeren.
    - Zelfstandigheid: de mate waarin de patiënt zelf de verantwoordelijkheid neemt.
    - Zelfbeschikking: de mate waarin de patiënt zelf beslissingen neemt en keuzes maakt.
    - Zelfontplooiing: de mate waarin de patiënt zelf zijn ambities waarmaakt.

    De zorgverlener beschouwt de patiënt als een autonoom persoon en ondersteunt de patiënt daarin door middel van empowerment.

4. Diversiteit. De zorgverlener heeft respect voor de verschillen die er bestaan tussen de patiënten, zoals persoonskenmerken, levensbeschouwing, leefstijl, specifieke wensen en behoeften. Hij past de zorgverlening daar zo goed mogelijk op aan.
5. Interventies. Interventies zijn professiegebonden en hebben de basis in de beroepskennis van de zorgprofessional. Interventies zijn vaak vastgelegd in protocollen en richtlijnen en leiden soms tot spanning met de vraaggerichte zorg. Dit spanningsveld wordt in de dialoog met de patiënt besproken en indien mogelijk aangepast op de situatie van de patiënt.
6. Instrumenten. Dit zijn de procedures en methoden in de zorg die beschikbaar zijn tijdens de dialoog met de patiënt.
7. Kwaliteit van leven. Deze bestaat uit vier domeinen:
    - lichamelijk welbevinden/gezondheid;
    - woon- en leefsituatie;
    - participatie;
    - mentaal welbevinden.

    In het zorgleefplan van de individuele patiënt is vastgelegd wat het resultaat van de zorgverlening moet zijn om de kwaliteit van leven van de patiënt in elk van de vier domeinen zo optimaal mogelijk te laten zijn.
8. Zorgrelatie. De zorgverlener probeert een positieve zorgrelatie op te bouwen met de patiënt. Er moet een 'klik' zijn tussen zorgverlener en patiënt. Een positieve zorgrelatie leidt ertoe dat de verzorging beter verloopt en zinvol en zingevend is voor beide partijen. Voorwaarden zijn: aanwezig zijn, aandacht hebben, respect tonen, vertrouwen geven, empathisch zijn en waardering voor elkaar hebben.
9. Reflecteren. De zorgverlener vraagt zich af of hij de juiste dingen doet op de juiste wijze. Hij houdt zichzelf een spiegel voor en betrekt hierin zowel zijn eigen professionele kennis en vaardigheden als het perspectief van de patiënt. Bij voorkeur doet hij dit met andere collega's of patiënten.
10. Randvoorwaarden. Is de zorgverlener in staat op de juiste wijze de dialoog te voeren en wordt hij hierin ondersteund door collega's en leidinggevenden? Beschikt hij over voldoende middelen en materialen?
11. Arbeidstevredenheid. Geeft de werkwijze door middel van dialoog voldoende werkplezier, is het voldoende effectief, leidt het tot vermindering van werkdruk en vermindert het stressvolle situaties? Dit zijn voorwaarden om de werkwijze over langere tijd vol te houden.

7.3.3 Belevingsgerichte zorg

Het uitgangspunt van belevingsgerichte zorg is dat mensen die afhankelijk zijn geraakt van zorg en begeleiding zo veel mogelijk hun eigen leven moeten kunnen leiden. Belevingsgerichte zorg wordt vooral ingezet bij mensen met een beperking of een chronische ziekte. Bij langdurige zorgverlening is de relatie tussen de patiënt en zorgverlener van wezenlijk belang. Beiden hebben hun deskundigheid. De patiënt is ervaringsdeskundige op het gebied van zorg ontvangen en het inpassen van gezondheidsproblemen in het dagelijks leven en de zorgverlener heeft de professionele deskundigheid. In het concept van de belevingsgerichte zorg komen die deskundigheden samen op het snijvlak van zorg voor de gezondheid en zorg om het bestaan (Vilans).

- **Definitie van belevingsgerichte zorg**

Bij belevingsgerichte zorg probeert de zorgverlener te ontdekken welke zorg de patiënt nodig heeft en hoe die zorg aansluit bij de wereld van de patiënt. Dit gebeurt door middel van dialoog, waarbij de autonomie en eigenheid van de patiënt gerespecteerd wordt. Vanuit de eigen mogelijkheden en verantwoordelijkheden zoeken zorgverlener en patiënt naar de beste oplossing.

- **Kernwaarden van belevingsgerichte zorg**

Pool en Mostert (2004) stellen dat de betekenis die de patiënt en zijn omgeving geeft aan zijn ziekte, zijn situatie en zijn (on)mogelijkheden het uitgangspunt moet zijn voor de zorgverlening. De kernwaarden die zij benoemen zijn tevens de doelen van de belevingsgerichte zorg:
- Gelijkwaardigheid: de ervaringsdeskundigheid van de patiënt en de professionele deskundigheid van de zorgverlener.
- Gezamenlijkheid: passende zorg. De vorm en inhoud van de zorg en de bejegening zijn passend bij de patiënt en zijn situatie.
- Autonomie: de patiënt kan zijn zienswijze op zijn gezondheid en situatie behouden.

- **Methodiek van belevingsgerichte zorg**

Binnen de belevingsgerichte zorg worden eerst drie soorten problemen in kaart gebracht:
1. Gezondheidsproblemen houden rechtstreeks verband met de ziekte of stoornis.
2. Bestaansproblemen vallen binnen de sociaal-maatschappelijke context, zoals participatieproblemen.
3. Interactieproblemen zijn problemen die kunnen ontstaan tussen patiënt, familie en zorgverlener. Dit kan zijn op het gebied van communicatie, maar ook op andere gebieden zoals de geboden zorg.

Als de problemen in kaart zijn gebracht, bepalen patiënt en zorgverlener gezamenlijk welke problemen het eerst aangepakt moeten worden. De doelen worden vastgelegd. Ook worden de rollen van de zorgverlener, patiënt en mantelzorgers bepaald. Ten slotte stellen patiënt en zorgverlener gezamenlijk een plan van aanpak op. Dit gebeurt met respect voor de autonomie van de patiënt, maar binnen de grenzen van de professionele mogelijkheden. Tevens wordt vastgelegd wie de zorg coördineert, zie ◘ figuur 7.8.

- **Belevingspeiler**

Een hulpmiddel bij het inventariseren van problemen is de belevingspeiler. Dit is een vragenlijst met voorbeeldvragen die de zorgverlener helpt meer diepgang in het gesprek te brengen. Ze wordt ingezet bij de probleeminventarisatie, het formuleren van doelen en het opstellen van een plan van aanpak. Ook wordt de belevingspeiler gebruikt bij de evaluatie van de zorg door zorgverleners en patiënten.

Deel uit de verkenningslijst van de belevingspeiler

1. Beleving gezondheid en ziekte

(Hoop en gevoel van eigenwaarde behouden)
- Hebt u uw ambities en toekomstplannen aangepast aan het feit dat u ziek bent?
- Zo ja, in welke zin?
- Waaruit put u hoop en moed voor de toekomst?

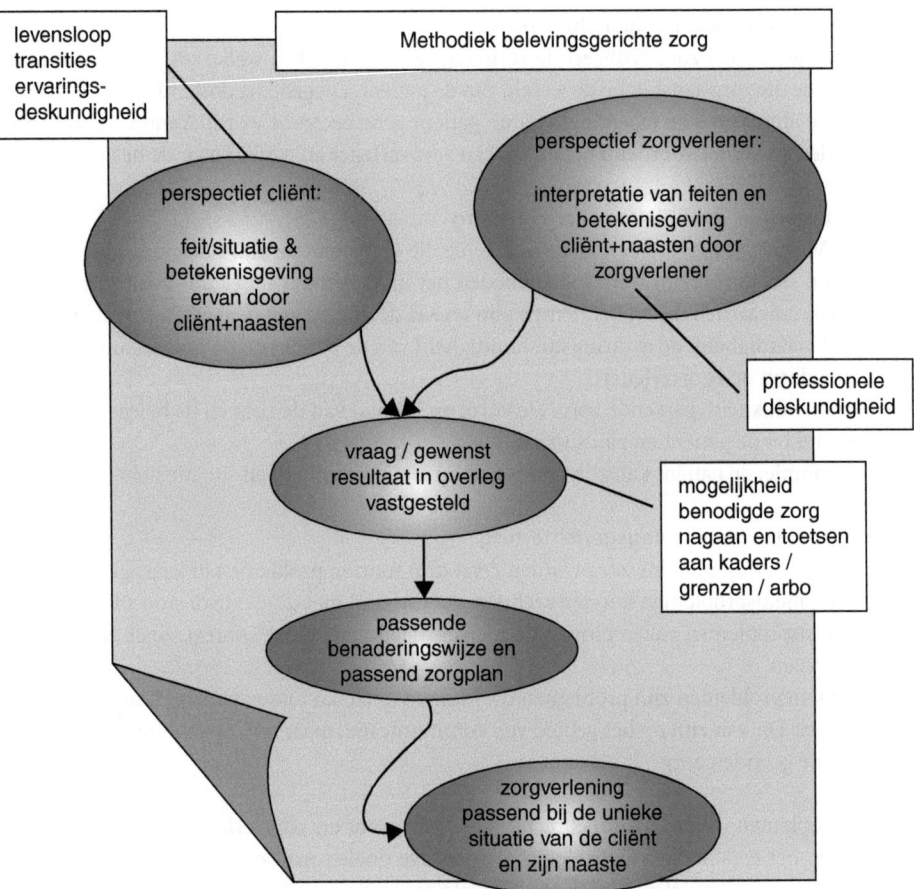

Figuur 7.8 Methodiek Belevingsgerichte Zorg (bron: Thuis Zorg gevraagd, 2007).

(Omgaan met een andere beleving van tijd en ruimte)
- Bent u door uw ziekte meer aan huis gebonden?
- Zo ja, hoe gaat u daarmee om?
- Hoe zouden hulpverleners rekening kunnen houden met het feit dat u aan huis bent gebonden?
- Bent u door uw ziekte gedwongen anders met uw tijd om te gaan? Zo ja, wat betekent dat voor u? (Bron: Mostert, 2002.)

7.3.4 Motivational Interviewing

Tot het midden van de vorige eeuw stond de geneeskunde vooral in het teken van infectiebestrijding en traumabehandeling. De laatste decennia zijn andere aandoeningen sterk toegenomen; vooral aandoeningen die een chronisch beloop hebben en beïnvloed worden door leefstijl en gezondheidsgedrag. Veel ziekten zijn te voorkomen door verandering van leefpatroon. De rol van de zorgverlener verandert van een medisch-technologische behandeling naar gedragsverandering. De patiënt kan zelf een belangrijke bijdrage leveren aan het verbeteren van zijn eigen gezondheid.

De moderne zorgverlener voert tijdens de behandeling veel gesprekken. De gesprekken zijn vaak gericht op de zelfwerkzaamheid van de patiënt. Het gaat om therapietrouw, zoals de inname van (chronische) medicatie of instructies om meer te bewegen en gezonder te eten. Deze instructies worden gegeven vanuit het perspectief van de zorgverlener die ervan uitgaat dat de patiënt dezelfde doelen heeft, namelijk een betere gezondheid. Vaak lijkt de patiënt ongemotiveerd. De vraag is echter of de patiënt bereid is te veranderen, of hij ertoe in staat is en of het het juiste moment is.

- **Definitie van Motivational Interviewing**

» 'Motiverende gespreksvoering is een op samenwerking gebaseerde methodiek die cliëntgericht is en gekarakteriseerd wordt door een bewust doelgerichte stijl van communicatie, gericht op het ontlokken en versterken van intrinsieke motivatie tot verandering.' (Rollnick & Miller) «

- **Kenmerken van Motivational Interviewing**

Motivational Interviewing of motiverende gespreksvoering is als gespreksstijl in de jaren negentig geïntroduceerd door Stephen Rollnick en William Miller. Het is gestart als een kortdurende interventie voor probleemdrinkers, waarbij gedragsverandering belemmerd wordt door ogenschijnlijk gebrek aan motivatie. De methode wordt tegenwoordig ook ingezet bij patiënten met chronische ziekten waarbij gedragsverandering en motivatie noodzakelijk zijn voor preventie van grotere gezondheidsproblemen op termijn. De kenmerken van Motivational Interviewing zijn:
- Het is een gespreksvorm waarbij volle medewerking wordt gevraagd van de gesprekspartners. Het heeft als doel de motivatie van de patiënt te versterken en therapietrouw te bevorderen.
- Centraal staat het gevoel van ambivalentie van de patiënt tegenover verandering.
- De persoonlijke factoren die een rol spelen bij de noodzakelijke verandering worden benoemd en onderzocht.
- Het gesprek vindt plaats in een atmosfeer van acceptatie en compassie.

Veranderen van gedrag is moeilijk en vaak lijkt er iets mis te zijn met de patiënt. Hij is ongemotiveerd en is niet bereid goede raad op te volgen. De belangrijkste fout die gemaakt wordt door zorgverleners is dat ze de patiënt bestoken met goedbedoelde adviezen, waarbij voorbijgegaan wordt aan de achterliggende redenen. Motivational Interviewing gaat ervan uit dat niemand volledig ongemotiveerd is en dat de motivatie voor verandering kneedbaar is.

- **Principes van Motivational Interviewing**

De methode die ingezet wordt is een gespreksstijl waarmee patiënten uitgelokt worden om dat wat ze zelf voelen en weten in te zetten om tot gedragsverandering te komen. De zorgverlener 'gidst' de patiënt als het ware door zijn eigen gedachten heen zodat hij uiteindelijk het gedrag aanneemt waarvan hij eigenlijk wel weet dat het de juiste is voor hem. De principes van motiverende gespreksvoering zijn:
1. Coöperatief. Het gesprek is gebaseerd op een gelijkwaardige relatie tussen de gesprekspartners. De zorgverlener schrijft niet voor. De patiënt heeft een even actieve rol als de zorgverlener en besluitvorming vindt gezamenlijk plaats.

2. Evocatief. Er wordt niet klakkeloos iets aan de patiënt gegeven wat hij mist, maar motiverende gespreksvoering probeert naar boven te halen wat er wel is. Gezond gedrag wordt gekoppeld aan datgene wat de patiënt zelf belangrijk vindt.
3. Respect voor de autonomie. Motiverende gespreksvoering betekent ook dat er soms geen oplossing komt. De patiënt maakt zelf uit wat er gebeurt, er is geen enkele vorm van dwang. De patiënt krijgt informatie en advies of wordt gewaarschuwd voor de gevolgen van zijn gedrag. De patiënt wordt een spiegel voorgehouden, maar bepaalt uiteindelijk toch zelf wat er gebeurt.

- **Uitgangspunten bij Motivational Interviewing**

De genoemde drie basisprincipes leiden tot de volgende uitgangspunten voor de zorgverlener tijdens de gespreksvoering.
1. De reparatiereflex onderdrukken. De zorgverlener heeft de neiging snel met oplossingen voor de patiënt te komen. Dit wordt in de motiverende gespreksvoering de 'reparatiereflex' genoemd. Meestal leidt dat ertoe dat de patiënt dan met tegenargumenten komt, het roept weerstand op. Als de arts zegt dat de patiënt meer moet gaan bewegen omdat hij te zwaar is, zal de patiënt reageren met: 'maar dan krijg ik meer pijn in mijn knie'. De kunst is om het gesprek zo te voeren dat de patiënt zelf met de oplossing komt dat meer bewegen goed is voor hem.
2. De motivatie van de patiënt begrijpen. De zorgverlener is geïnteresseerd in de opvattingen en beweegredenen van de patiënt. Hij vraagt wat hij zou willen veranderen en hoe hij dat zou willen aanpakken. De vragen die gesteld worden zijn open vragen, die niet met een simpel ja of nee zijn te beantwoorden. De vragen beginnen met 'wie', 'wat', 'waar', 'waarom' en vooral met 'hoe'. Door open vragen te stellen wordt informatie uitgelokt.
3. Luisteren naar de patiënt. De zorgverlener neemt veel tijd om naar de patiënt te luisteren en toont empathische interesse om te weten te komen wat de patiënt echt bedoelt. De zorgverlener luistert reflectief, dat wil zeggen dat hij checkt of hij de patiënt echt begrepen heeft. Dit kan door herhalen en samenvatten van wat de patiënt heeft gezegd over oorzaak en gevolg.
4. De patiënt positief bekrachtigen. De zorgverlener helpt de patiënt te onderzoeken hoe hij zijn gezondheid kan verbeteren, uitgaande van de ideeën en mogelijkheden van de patiënt zelf. De benadering is positief, zodat de patiënt het vertrouwen krijgt dat verandering mogelijk is.

- **Strategieën van Motivational Interviewing**
1. Empathische sfeer creëren. Door reflectief luisteren en laten weten dat hij de patiënt begrepen heeft kan de zorgverlener de patiënt de gelegenheid geven na te gaan of zijn gedrag de oorzaak is van zijn problemen.
2. Doelgericht zijn. De zorgverlener zorgt ervoor dat het gesprek over de verandering blijft gaan. Dit moet niet leiden tot weerstand bij de patiënt. De zorgverlener veert mee in het gesprek, als blijkt dat de patiënt behoefte heeft even van de kern van het onderwerp af te stappen, maar behoudt de focus op het doel. Discussies worden vermeden.
3. De ambivalentie opheffen. De patiënt weet vaak wel hoe hij is (gewoontegedrag) en wat hij zo willen (gewenst gedrag). De zorgverlener laat de patiënt benoemen wat de voor- en nadelen zijn van zowel het gewoontegedrag als het gewenste gedrag. De zorgverlener kan het verschil uitvergroten, zodat de discrepantie voor de patiënt nog scherper wordt

4. Het maken van een veranderplan. De zorgverlener en de patiënt ontwikkelen gezamenlijk meerdere acties die opgenomen worden in het veranderplan. Alleen acties waar de patient mee instemt komen in het plan. De nadruk ligt op de eigen verantwoordelijkheid van de patiënt om de acties uit te voeren. De rol van zorgverlener is er een van gids of coach en niet een van specialist.

7.3.5 Levensverhalen

De meeste veranderingen in het leven voltrekken zich geleidelijk waardoor mensen de tijd hebben zich aan te passen. Grote en plotselinge veranderingen in het leven, zoals verlies van een dierbare of chronische ziekte, maakt dat mensen ontredderd zijn en zich slachtoffer voelen. Om deze fase te kunnen overwinnen moeten mensen zich competent voelen de regie weer in handen te nemen zodat ze kunnen herstellen en zichzelf nieuwe doelen kunnen stellen.

- **Definitie van levensverhalenmethodiek**

Door het ophalen van herinneringen en die omzetten in woorden en verhalen herontdekken mensen die ontredderd zijn of zich slachtoffer voelen wie ze in het verleden waren en hoe ze toen problemen succesvol overwonnen. Vanuit dit hervinden van de eigen identiteit kunnen ze beter omgaan met de problemen van dit moment.

De levensverhaalmethode wordt vooral toegepast bij mensen die een breuk ervaren in hun leven of op een andere manier kwetsbaar zijn zoals ouderen, chronisch zieken, dementerenden, maar ook migranten. Door hun levensverhaal te vertellen kunnen de mensen hun situatie beter accepteren en krijgen ze nieuwe perspectieven. Dementerenden doen door het ophalen van herinneringen een beroep op hun langetermijngeheugen in plaats van op hun falende kortetermijngeheugen. Dit geeft zelfvertrouwen en gevoelens van eigenwaarde waardoor de wereld veiliger aanvoelt.

- **Therapeutische toepassing**

Levensverhalen worden binnen de gezondheidszorg steeds meer ingezet in de behandeling en bieden tegenwicht aan de biomedisch-wetenschappelijke benadering die doelgericht is en vanuit een smal perspectief opereert. De levensverhalen echter zijn breed en geven betekenis aan de ziekte van de patiënt. Vanuit biomedische-wetenschappelijk perspectief is het bijvoorbeeld in het geval van kanker logisch een operatie voor te stellen. Als de achtergrond van de wereld van de patiënt bekend is, hoeft deze keuze ineens niet meer zo logisch te zijn. De zorgverlener wisselt in de praktijk tussen beide perspectieven en komt zo tot de beste patiëntgerichte besluiten. De zorgverlener ziet de patiënt als een mens met een ziekte en niet alleen de ziekte zelf. De therapeutische waarde van het levensverhaal zit enerzijds in het vertellen zelf, anderzijds in het nieuwe perspectief dat wordt geschapen door het combineren van positieve en negatieve ervaringen. Het gaat in feite om coping: hoe kun je met deze ziekte zin geven aan het leven?

Binnen de methodiek van de levensverhalen worden vijf therapeutische toepassingen onderscheiden. Ze gaan uit van het ophalen van herinneringen en de verhalende benadering:
1. Reminiscentie: het naar boven halen van positieve herinneringen. Door het aanspreken van zintuigen met triggers als foto's, voorwerpen en muziek worden mooie herinneringen opgehaald. Het doel is het versterken van de eigen identiteit. Reminiscentie wordt vaak toegepast in verzorgings- en verpleeghuizen.
2. Life review: een evaluatieve terugblik. Dit is een terugblik op het leven waarbij het leven beoordeeld wordt. Het doel is om positieve en negatieve levensverhalen te herwaarderen

tot een nieuw positief geheel, ook wel re-shaping of re-storying genoemd. In tegenstelling tot de reminiscentie speelt de bestaande eigen identiteit een grote rol. Life review wordt daarom vaak toegepast bij levenscrisissen door therapeuten en psychologen/psychiaters zoals bij de behandeling van depressie, verstoorde rouw en onverwerkte negatieve ervaringen.
3. Autobiografie: geschiedenis schrijven. Bij autobiografie wordt het eigen levensverhaal geschreven vanuit de belangrijkste thema's. Een autobiografie schrijven wordt meestal gedaan vanuit een innerlijke behoefte en staat vooral in het teken van zelfreflectie. Het is geen behandeling, maar kan wel een heilzame werking hebben.
4. Life history: een casestudy door professionals. Life history is een casestudy van een individuele patiënt, waarbij het levensverhaal centraal staat. Door luisteren en observeren tekent de zorgverlener het levensverhaal van de patiënt op. Samen met de patiënt wordt het verhaal geverifieerd en geïnterpreteerd en worden nieuwe betekenissen gevormd. Het is een instrument voor de zorgverleners om te bepalen hoe de patiënt het beste benaderd kan worden en om samen met de patiënt behandeldoelen te stellen.
5. Narratieve coaching: een nieuw hoofdstuk in leven of loopbaan. Bij narratieve coaching wordt gezocht naar de keuzes die iemand gemaakt heeft in het leven en de verbanden tussen de verschillende levenservaringen, meestal met betrekking tot loopbaan en carrière. Het wordt daarom veel toegepast door humanresourcesmanagers. Het ordenen van de levenservaringen en gemaakte keuzes helpen de cliënt bij de overgang naar een andere fase in werk en leven.

De levensverhaalmethodes verschillen van elkaar in de manier waarop de herinneringen naar boven worden gehaald (groepsgewijs of individueel), de techniek die gebruikt wordt (mondeling of schriftelijk), soorten thema's (diepgravend, alledaags) of doelstelling (ontspanning, reflectie, coaching).

7.4 Strategieën voor psychosociale zorg

Leven met een (chronische) ziekte betekent in veel gevallen een fors beroep doen op het aanpassingsvermogen van patiënten. Het hebben van een ziekte brengt naast de ongemakken van de ziekte zelf zoals pijn, vermoeidheid en fysieke beperkingen ook andere stresssituaties met zich mee: onzekerheid, medische ingrepen, afhankelijkheid van zorgverleners en omgeving, onzekerheden ten aanzien van werk en inkomen. De patiënt krijgt te maken met (para)medische zorgverlening, maar ook met zelfzorg, zoals het structureel innemen van medicijnen. Al deze factoren verhogen de stress en vormen een grote belasting voor de patiënt.

7.4.1 Stressmanagement

De mate waarin de stress een rol speelt bij (chronisch) ziekzijn is niet voor elke patiënt hetzelfde en is afhankelijk van de betekenis die een patiënt eraan geeft. Bij stressmanagement gaat het om de aanpassingen die een patiënt moet doen om een goede kwaliteit van leven te behouden. Binnen de gezondheidszorg wordt vaak gesproken van 'adaptieve opgaven' in plaats van stress. Coping is de strategie die de patiënt kiest om met de adaptieve taken om te gaan.

7.4 · Strategieën voor psychosociale zorg

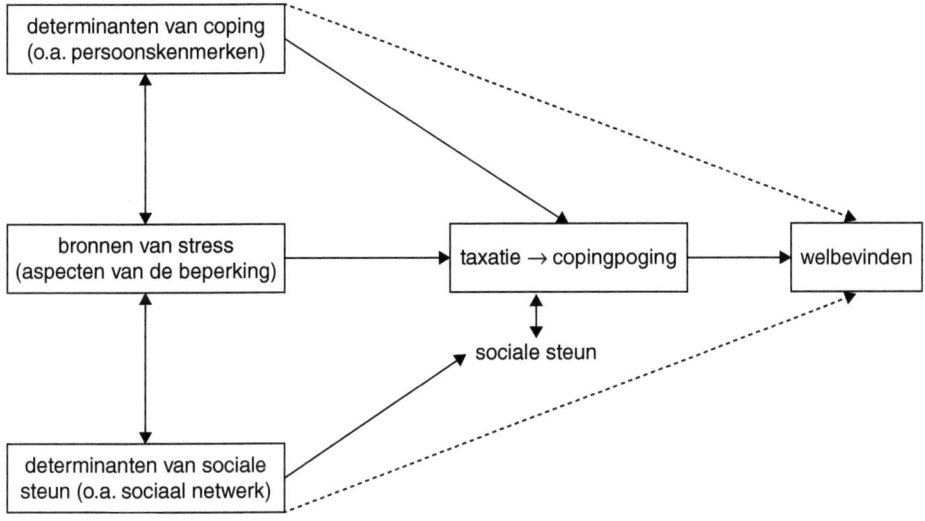

Figuur 7.9 Aangepast stresscopingmodel (bron: De Ridder: Coping en sociale steun).

- **Definitie adaptieve opgaven**

Adaptieve opgaven zijn 'die kenmerken van de situatie van het individu die zijn veranderd door een chronische ziekte en die aanpassingen vragen van een persoon om kwaliteit van leven te behouden of de minste schade aan te richten' (Haes, 2001). Enerzijds gaat het om fysieke en psychische factoren van de ziekte zoals pijn of levensbedreiging, anderzijds om de stressvolle consequenties op fysiek, psychisch of sociaal gebied. Het zijn aanpassingstaken waarvoor de patiënt zich gesteld ziet.

- **Coping**

Richard Lazarus en Susan Folkman ontwikkelden in 1984 een model voor stressmanagement. Dit model is door De Maes, Leventhal en De Ridder in 1996 aangepast voor de gezondheidszorg, zie ◘ figuur 7.9.

In dit aangepaste stressmanagementmodel wordt ziekte beschouwd als een verzameling van adaptieve opgaven die een copingproces uitlokken (horizontale as).

Het copingproces bestaat uit een inschatting van de situatie en van de mogelijkheden om de adaptieve opgaven het hoofd te bieden. De patiënt doet een cognitieve en gedragsmatige poging om de spanning als gevolg van de confrontatie met de stressvolle situatie te reguleren. De manier waarop dat gebeurt, heeft enerzijds te maken met de persoonlijkheidskenmerken van de patiënt, anderzijds met bronnen waarover hij kan beschikken zoals bepaalde vaardigheden of overtuigingen. Ook speelt de manier waarop sociale ondersteuning gegeven wordt een grote rol.

In het algemeen kan bij coping onderscheid gemaakt worden tussen confronterende en vermijdende strategieën, *fight or flight*. Beide vormen kunnen gericht zijn op de bedreigende situatie (probleemgericht) of op de emoties die er mee gepaard gaan (emotiegericht). Probleemgerichte coping wordt meer gehanteerd bij levensbedreigende ziekten zoals kanker en hart- en vaatziekten en in de fase direct na de diagnose. Patiënten reageren met informatie zoeken, oplossingen bedenken, sociale relaties behouden enzovoort. In latere fasen van de aandoening is de strategie meer gericht op beheersing van de emoties zoals aanvaarding, wensdromen of ontkennen. Bij ziekten met een min of meer voorspelbaar verloop, zoals multiple sclerose, staat het vermijden van emoties vaak voorop.

De adaptieve opgaven waarvoor een patiënt zich gesteld ziet, zijn maar gedeeltelijk afhankelijk van de aard van de aandoening. Adaptieve opgaven die aandoeningspecifiek zijn bestaan vaak uit het omgaan met pijn, de medische behandeling en de fysieke achteruitgang. Dit zal voor een patiënt die te maken heeft met de gevolgen van een diagnose als COPD anders zijn dan voor een patiënt die te horen heeft gekregen dat hij kanker heeft. Voor een groot deel zijn de opgaven echter niet aandoeningspecifiek, maar hebben vooral te maken met de mate waarin het leven verstoord is en de psychische en psychosociale gevolgen daarvan. Het gaat dan om het herstellen van de emotionele balans door behoud van zelfbeeld, zelfredzaamheid en sociale relaties en om voorbereiding op een onzekere toekomst.

7.4.2 Psychosociale zorg

De medische behandeling van ziekten is voornamelijk gebaseerd op evidence based medicine en gericht op noodzaak, effectiviteit, efficiëntie en haalbaarheid. Voor de psychosociale ondersteuning is dit minder duidelijk. Welke copingstrategie is het beste in dit individuele geval en welke sociale ondersteuning kunnen zorgverleners en naasten het beste bieden?

- **Uitgangspunten**

De (huis)artsen en (wijk)verpleegkundigen signaleren als basisbehandelaars als eersten de behoefte aan psychosociale ondersteuning. In de zorg voor chronische patiënten hanteren ze een systematische begeleiding die gebaseerd is op vier uitgangspunten:
1. gericht op de gevolgen van de ziekte;
2. uitgaand van het gezichtspunt, de behoefte en de ervaring van de patiënt en zijn naasten; om de zorgbehoefte te bepalen bekijkt de zorgverlener samen met de patiënt wat prioriteit heeft;
3. gericht op het bevorderen van de autonomie en het zelfmanagement van de patiënt, afhankelijk van de mogelijkheden van de patiënt;
4. aandacht aan het sociale systeem rondom de patiënt en de mantelzorg.

- **Signaleringsinstrumenten**

Psychosociale aspecten horen thuis in een verpleegkundige anamnese. Als hulpmiddel kunnen signaleringslijsten gebruikt worden. Signaleringslijsten zijn korte vragenlijsten waarin aandacht wordt besteed aan het lichamelijk, psychisch, sociaal-cultureel, maatschappelijk en spiritueel functioneren en aan de behoefte aan begeleiding (Haes, 2011). Het doel van signaleringslijsten is het tijdig, systematisch en adequaat signaleren van psychosociale problemen en het bevorderen van de communicatie over de gevolgen van de ziekte tussen zorgverleners en patiënten. Bij een hoge score of als de patiënt aangeeft behoefte te hebben aan begeleiding wordt de patiënt doorverwezen naar gespecialiseerde psychosociale hulpverleners zoals een psycholoog, maatschappelijk werker of geestelijk verzorger. Zoals ook de aandacht voor psychosociale ondersteuning nog slecht gestructureerd is in Nederland is ook het gebruik van signaleringsinstrumenten zeer versnipperd. Signalering van psychosociale problematiek is op dit moment vooral afhankelijk van de alertheid en deskundigheid van de zorgverlener en de bereidheid van de patiënt om erover te praten. Er is geen sprake van structurele inzet van signaleringslijsten. En voor zover dat wel gedaan wordt, is er sprake van veel verschillende lijsten die door verschillende zorgverleners en instellingen gebruikt worden. Welke lijst gebruikt wordt,

7.4 · Strategieën voor psychosociale zorg

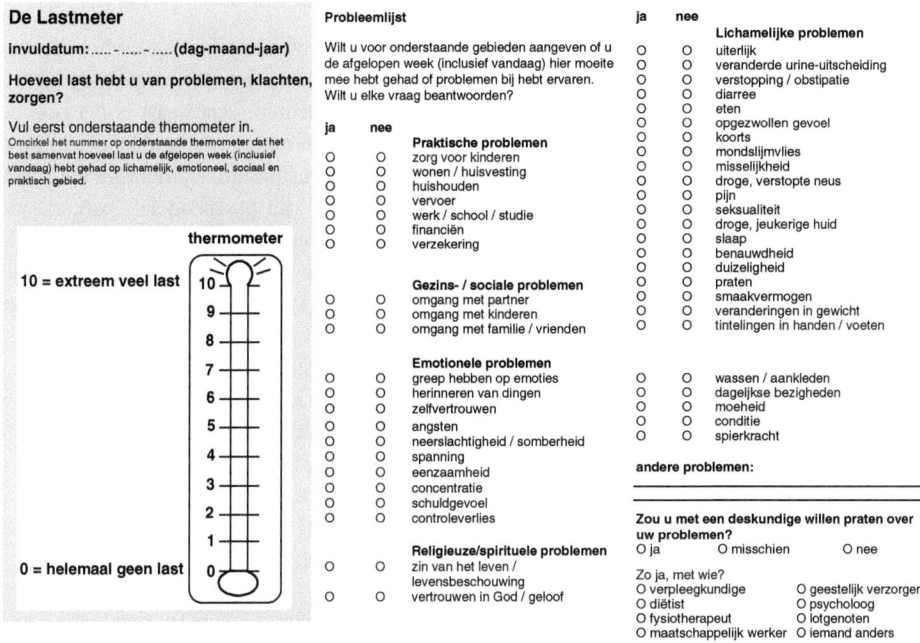

◘ Figuur 7.10 De Lastmeter en Probleemlijst (bron: IKNL).

hangt onder andere af van het doel, de praktische bruikbaarheid, de inhoud, de opnamemogelijkheid in anamneseformulier en de (internationale) validiteit. Tevens varieert de inhoud van de signaleringslijsten. Sommigen zijn gericht op de inventarisatie van risicofactoren, anderen meten voornamelijk de psychosociale problemen.

In dit hoofdstuk beschrijven we twee lijsten die internationaal veel gebruikt worden: de Hospital Anxiety and Depression Scale (HADS) en de Distress Thermometer (DT) of de Lastmeter.

- Hospital Anxiety and Depression Scale is een korte vragenlijst over angst en depressie. De HADS is een valide vragenlijst, voor volwassenen. Het bestaat uit 14 items met 7 vragen die angst betreffen en 7 vragen over somberheid. Hoewel de titel doet vermoeden dat deze vragenlijst alleen voor ziekenhuizen is bedoeld, is deze ook valide in de niet-klinische setting.
- De Lastmeter (distress-thermometer). In de richtlijn 'Detecteren behoefte psychosociale zorg' van het Integraal Kanker Instituut Nederland (IKNL) is de Lastmeter opgenomen als het instrument om de behoefte aan psychosociale of paramedische zorg te signaleren. Het instrument is gebaseerd op de Amerikaanse Distress Thermometer. De lastmeter (zie ◘ figuur 7.10 bestaat uit twee delen. In de thermometer kunnen patiënten aangeven op een schaal van 0-10 in welke mate ze last hebben van problemen: fysiek, emotioneel, sociaal, praktisch, spiritueel/levensbeschouwelijk en of ze daarvoor zorg willen ontvangen van een professional (▸ www.lastmeter.nl). Patiënten vullen de Lastmeter regelmatig in zodat er tijdig ingesprongen kan worden als de aard of de ernst van de klachten verandert. Naast een signaleringsinstrument is de Lastmeter ook een communicatiehulpmiddel om tot verheldering van problematiek te komen. Het verbetert de kwaliteit van de gesprekken tussen zorgverleners en patiënten.

- **Verpleegkundige diagnose**

In het beroepsprofiel van de verpleegkundige hoort het geven van begeleiding tot het domein van de verpleegkunde. Een van de competenties is het geven van psychosociale zorg bij ingrijpende gebeurtenissen, verliesverwerking en gedragsproblemen. Daarnaast is het ook de taak van de verpleegkundige de zorg te coördineren en af te stemmen met andere disciplines. De wijze waarop de zorg geleverd kan worden is nog weinig vastgelegd. De richtlijn voor verpleegkundige zorg aan oncologiepatiënten koppelt het geven van psychosociale zorg aan de elf functionele gezondheidspatronen van Gordon. In vier domeinen worden disfunctionele patronen beschreven die betrekking hebben op psychosociale zorg. Hieronder volgt een beknopte beschrijving van de vier domeinen en de mogelijke interventies die de verpleegkundige kan inzetten.

1. Zelfbeleving. Hieronder wordt o.m. het lichaamsbeeld verstaan: hoe de patiënt zich voelt, zichzelf ziet en over zichzelf denkt. Ook een verstoord lichaamsbeeld of een gevoel van machteloosheid vallen hieronder. De verpleegkundige kan de patiënt helpen door de fasen van verdriet heen te gaan, emotionele ondersteuning bieden door de patiënt zijn gevoelens te laten uiten en door het geven van betrouwbare informatie. In het geval van machteloosheid kan de verpleegkundige het controlegevoel van de patiënt bevorderen door hem te betrekken bij het opstellen van het behandelplan en te ondersteunen bij het nemen van beslissingen.
2. Rollen en relaties. Wanneer de verpleegkundige diagnose bijvoorbeeld 'sociaal isolement' luidt, kan de verpleegkundige de socialisatie bevorderen door de patiënt aan te moedigen betrokken te blijven bij bestaande relaties en door de naasten uit te leggen hoe zij de patiënt kunnen ondersteunen.
3. Stressverwerking. Hierbij gaat het veelal om ineffectieve coping. Dit gaat vaak gepaard met gevoelens als angst en boosheid. De verpleegkundige kan de coping bevorderen door de patiënt zijn gevoelens onder woorden te laten brengen en een objectief beeld te laten zien van de gebeurtenissen of door ontspanningstherapie in te zetten.
4. Waarden en levensovertuiging. Dit zijn de normen en waarden en overtuiging waarop een patiënt zijn besluitvorming baseert. De verpleegkundig kan geestelijke ondersteuning bieden door beschikbaar te zijn om erover te praten. Zo nodig kan er een geestelijk verzorger ingeschakeld worden.

- **Interventies**

Naast de psychosociale ondersteuning door de basisbehandelaars als artsen en verpleegkundigen worden ook andere vormen van psychosociale ondersteuning geboden. In toenemende mate worden zorgprofessionals ingeschakeld, maar ook alternatieve vormen van therapie worden aangeboden. De bewijslast voor de effectiviteit van deze interventies is in de meeste gevallen niet groot, maar ze dragen wel bij aan het welbevinden van patiënten. Schrameijer geeft in zijn boek 'Psychosociale interventies bij chronisch zieken' een top vijf:

1. Ontspanningstherapie. Hiervoor heeft met name de fysiotherapeut verschillende methodieken, waarvan de progressieve relaxatieoefeningen volgens Jacobson de bekendste zijn.
2. Voorlichtingsgesprekken. Voorlichting heeft vooral een positief effect op de emoties bij therapietrouw en zelfbehandeling.
3. Cognitieve gedragstherapie. Cognitieve gedragstherapie richt zich zowel op de denkwereld van de patiënt als op het gedragspatroon. Als een patiënt zich somber voelt, zijn vaak niet de feitelijke gebeurtenissen de oorzaak, maar de gedachten die de gebeurtenissen bij een patiënt oproept. Bij cognitieve gedragstherapie wordt het daaruit voortvloeiend gedrag onder de loep genomen en wordt een ander gedrag aangeleerd.

4. Groepstherapie. In de groepstherapie staat de interactie tussen de groepsleden centraal. Groepstherapie kan steun en veiligheid geven, maar ook confronterend zijn en kwetsbaarheid bloot leggen. Dit kan voor een bepaalde spanning zorgen met een positief therapeutisch effect als gevolg, mits in goede banen geleid door de groepstherapeut. De rol van de groepstherapeut is vaak terughoudend, maar kan ook meer bepalend zijn. Er worden twee soorten groepstherapie onderscheiden. Inzichtgevende groepstherapie: gericht op bewustwording, persoonlijke groei en zelfontdekking. De groepsleden zijn elkaars voorbeeld en kunnen ondersteuning bieden aan elkaar. Directieve groepstherapie: gericht op het aanleren van nieuwe gedragsvormen en gedachtepatronen.
5. Counseling. Counseling is gericht op de beleving van het individu. Het gaat om:
   - inzicht krijgen in eigen handelen, denken, voelen en beleven;
   - optimaal benutten van de tot nu toe ongebruikte mogelijkheden;
   - verkrijgen van kennis en ontwikkelen van vaardigheden om het functioneren te verbeteren.

Psychosociale interventies bij kankerpatiënten

In Nederland is veel aandacht voor psychosociale ondersteuning voor kankerpatiënten. Dit wordt vaak georganiseerd in ziekenhuizen, door psychologen en maatschappelijk werkers. Daarnaast zijn er ruim 70 gespecialiseerde centra voor psychosociale ondersteuning bij kankerpatiënten. Er worden therapieën aangeboden zoals counseling, psychosomatische fysiotherapie, haptotherapie, creatieve en muzikale therapieën, yoga, meditatie en mindfulness.

■ Herstel en Balans

Kanker wordt in toenemende mate succesvol behandeld. De behandeling is echter zeer zwaar en na afloop van de medische behandeling blijven patiënten vaak langdurig klachten houden die hen belemmeren in het dagelijks functioneren. Daarbij moet gedacht worden aan vermoeidheid, lymfoedeem, angst, depressie, slaapstoornissen en minder evenwichtig functioneren. Herstel en Balans is een revalidatieprogramma volgens het biopsychosociaal model. Dat wil zeggen dat naast lichamelijke revalidatie ook aandacht is voor cognitieve, emotionele en omgevingsfactoren. De verwerking van de ziekte wordt bevorderd door voorlichting, lotgenotencontact en psycho-educatie. De voorlichting en psycho-educatie is gericht op het verwerken van de ziekte en het vergroten van zelfvertrouwen en autonomie.

■ Verpleegkundige competenties

De competenties die een verpleegkundige moet hebben om psychosociale ondersteuning te bieden staan beschreven in diverse curricula en beroepsprofielen. Het Integraal Kankercentrum Nederland beschrijft vier hoofdtaken waar de competenties van de HBO-verpleegkundige goed in passen.
1. Advies en voorlichting. De verpleegkundige geeft feitelijke informatie aan de patiënt over onderzoek, behandeling, hulpverleningsmogelijkheden en deelt kennis over de ziekte. Dit wordt gedaan op een voor de patiënt begrijpelijke manier. De verpleegkundige neemt barrières weg die het de patiënt moeilijk maken wat met de informatie te doen en bewaakt de continuïteit en coördinatie als er meerdere disciplines bij de hulpverlening zijn betrokken.
2. Emotionele ondersteuning. De verpleegkundige schept een vertrouwd klimaat waarin de patiënt zijn emoties kan uiten. De verpleegkundige kan gesprekstechnieken toepassen en is op de hoogte van methoden van preventieve interventies. De verpleegkundige kan een inschatting maken van de wijze waarop de patiënt zich probeert aan te passen aan de ziekte en de gevolgen daarvan.

3. Ondersteuning bij keuzes en beslissingen. De verpleegkundige kan een probleemanalyse maken van de individuele patiënt en daarbij oplossingsrichtingen aandragen in begrijpelijke taal. Ze kan interventies inzetten die de patiënt stimuleren tot een bepaald wenselijk gedrag gericht op autonomie. De patiënt en zijn familieleden krijgen concrete aanwijzingen over de mensen en middelen die nodig zijn om de juiste zorg te realiseren.
4. Psychosociale signalering en verwijzing. De verpleegkundige maakt een inschatting of deskundigen ingeschakeld moeten worden voor de beheersing van angst en onzekerheid. De verpleegkundige kent daarbij de grenzen van haar eigen deskundigheid en schakelt indien nodig de juiste instellingen, disciplines en personen in en werkt daar mee samen.

7.5 Zorgconcepten: casemanagement, diseasemanagement, Chronic Care Model en zelfmanagement

7.5.1 Ontwikkelingen in vraag en aanbod

Ontwikkelingen in de zorg hebben er de laatste jaren toe geleid dat zorgvraag en zorgaanbod uit de pas zijn gaan lopen. De snelle medische en technologische ontwikkelingen zorgden er in de vorige eeuw voor dat de zorgsector vooral functiegericht is waarbij de huisarts fungeert als poortwachter en verwijst naar andere zorgverleners (praktijkondersteuners, (wijk)-verpleegkundigen, paramedici en psychologen). Met de toename van chronische zieken voldoet deze taakverdeling niet meer. De chronisch zieke patiënt heeft naast medische behandeling ondersteuning nodig op psychisch en sociaal vlak. De zorg moet daardoor veranderen van functie- of taakgericht naar patiëntgericht.

- **Ontwikkelingen in de vraag**

Demografische en epidemiologische ontwikkelingen zorgen ervoor dat de zorgvraag verandert. Het aantal zorgvragers neemt toe. Nederland heeft te maken met een dubbele vergrijzing: het aantal ouderen neemt toe en de gemiddelde leeftijd stijgt. Daarbij groeit het aantal chronisch zieken. Dit komt enerzijds door een ongezonde leefstijl zoals roken, te veel eten en drinken, stress en weinig bewegen, waardoor ziektes zoals diabetes, COPD, hart- en vaatziekten, obesitas en depressie toenemen. Anderzijds zijn de behandelmogelijkheden sterk verbeterd en overlijden mensen minder snel aan een ziekte die voorheen dodelijk was. De ziektes krijgen een meer chronisch karakter, zoals kanker en hiv/aids. De patiënten maken daardoor langer en meer gebruik van de zorg.

Het aantal chronisch zieken stijgt snel zowel in absolute zin als procentueel. In Nederland hebben 5,3 miljoen inwoners een chronische aandoening, boven de 65 jaar is dat zelfs 70%. Van de mensen met een chronische aandoening is in 35% van de gevallen sprake van meerdere chronische aandoeningen tegelijk (NIVEL). Onder een chronische aandoening wordt in dit kader verstaan: 'de toestand waarin voortdurende aanpassing wordt gevraagd van de patiënt en interactie met de gezondheidszorg'.

- **Ontwikkelingen in het aanbod**

Het zorgaanbod verandert eveneens. Met name de huisartsenzorg kan de groeiende zorgvraag niet aan en zorgtaken worden steeds meer gedelegeerd naar andere hulpverleners zoals de praktijkondersteuners en wijkverpleegkundigen.

- **Noodzakelijke veranderingen**

Binnen de geïntegreerde eerstelijnszorg werken de verschillende disciplines steeds meer gestructureerd samen. Als samenwerkingsverband werken zij op hun beurt weer samen met andere partijen, zoals de tweede lijn, welzijnsorganisaties en thuiszorg.

In de geïntegreerde eerstelijnszorg wordt de patiënt in zijn geheel behandeld, in zijn totale context, niet als een verzameling van aparte aandoeningen en zorgvragen. Dat vereist een integratie op het gebied van preventie, zorgverlening en welzijn. De populatie in een wijk is bepalend voor het zorgaanbod. Dit aanbod is maatwerk en zal in een achterstandswijk in de grote stad anders zijn dan in een klein dorp op het platteland en voor de ene bevolkingsgroep anders dan voor de andere. We spreken van geïntegreerde eerstelijnszorg als 'de zorg goed op elkaar is afgestemd en qua omvang en variatie in overeenstemming is met de zorgvraag in de wijk' (Voorham 2007). In de integratie zijn vijf vormen te onderscheiden (bron: Jan van Es-instituut):

1. Klinische integratie. De zorg wordt zodanig geleverd en gecoördineerd dat er continuïteit is en optimale afstemming: 'in hetzelfde proces, in de tijd, plaats en disciplines'.
2. Professionele integratie. Verschillende professionals gaan met elkaar (multidisciplinair) de zorg voor een bepaalde populatie regelen.
3. Functionele integratie. Ondersteunende activiteiten worden gecoördineerd tussen de organisaties.
4. Normatieve integratie. Een gedeelde missie, visie en cultuur staan aan de basis van de samenwerking.
5. Organisatorische integratie. Verregaande samenwerking is vaak lastig als organisaties hun autonomie willen behouden. Er moeten goede afspraken gemaakt worden over bestuur, financiële en juridische zaken, strategie en besluitvorming.

De patiënt heeft een centrale rol en krijgt een grotere eigen verantwoordelijkheid in het zorgproces. De organisatie van de zorg past zich daarop aan. In vernieuwende zorgconcepten leiden intensieve samenwerking tussen verschillende disciplines tot een hogere kwaliteit van de complexe zorg voor de chronisch zieke patiënt.

- **Nieuwe zorgconcepten**

De traditionele zorgverlening is voornamelijk gericht op symptoombestrijding en klachtafhandeling en schiet tekort bij de behandeling van chronische patiënten. Om beter te voldoen aan de veranderde zorgvraag zijn nieuwe zorgconcepten ontwikkeld waarvan we er vier behandelen: Chronic Care Model, diseasemanagement, casemanagement en zelfmanagement.

7.5.2 Chronic Care Model

Bij de zorg voor groepen chronische aandoeningen zoals diabetes, hartfalen, COPD en depressie komen zorgverleners een groot aantal belemmeringen tegen:
- Gebrek aan coördinatie en planning.
- De zorg wordt te veel georganiseerd rondom het (huis)artsen bezoek; de arts heeft onvoldoende tijd.
- Geen goede taakdelegatie.
- De zorgprofessionals hebben onvoldoende vaardigheden om de zorg rondom chronische patiënten te organiseren.
- Onoverzichtelijke en incomplete dossiervorming.
- Geen effectieve interventies.

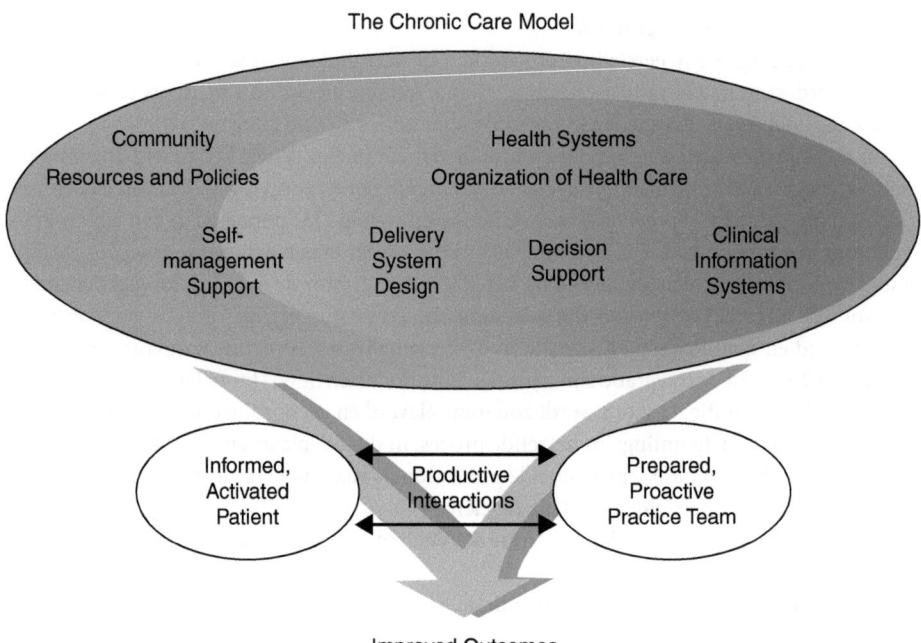

☐ **Figuur 7.11** Het Chronic Care Model (bron: Improving Chronic Illness Care; The MacColl Center (1996–2014). The Improving Chronic Illness Care program is supported by The Robert Wood Johnson Foundation, with direction and technical assistance provided by Group Health's MacColl Center for Health Care Innovation).

- Het zelfmanagement van de patiënt is niet adequaat.
- Het ontbreekt aan financiële middelen.

Om de zorg voor chronische patiënten werkelijk te verbeteren moet het systeem meer gericht zijn op preventie en veranderen van reactief naar proactief.

- **Definitie**

Het Chronic Care Model (CCM) is in 1996 ontwikkeld door de organisatie Improving Chronic Illness Care en is gebaseerd op de ideeën van Edward Wagner (zie ☐ figuur 7.11). CCM staat voor een geïntegreerde aanpak van eerstelijnszorgverlening voor chronisch zieke patiënten. De zorg is populatiegericht, dat wil zeggen gericht op doelgroepen en bestaat uit praktische, ondersteunende en effectieve interventies. De samenwerking tussen een goed geïnformeerde en actieve patiënt en een proactief zorgteam staat centraal. Het model bestaat uit elementen die tot doel hebben om de chronische zorg te verbeteren op het niveau van de gemeenschap, de organisatie, de praktijk en de patiënt.

- **Kenmerken**

In het model krijgt de patiënt met een (of meerdere) chronische aandoening(en) een centrale rol in het zorgproces en neemt de verantwoordelijkheid voor de eigen gezondheid. De zorgprofessional richt zich primair op de medische behandeling, maar ondersteunt eveneens de patiënt bij de sociale gevolgen van de ziekte. Daarbij worden ook de familie van de patiënt en zijn omgeving betrokken.

Het Chronic Care Model onderscheidt binnen het zorgsysteem zes elementen. Als deze zes onderdelen goed geïntegreerd worden, bestaat de zorg aan een patiënt niet uit een eenzijdig opgelegd plan door zorgprofessionals, maar uit een optimale samenwerking tussen patiënt en zorgteam.

1. De gemeenschap. De eerstelijnspraktijk is vaak het eerste aanspreekpunt voor een patiënt. Om te zorgen dat hij in zijn eigen omgeving kan blijven functioneren is samenwerking met andere organisaties nodig zoals de publieke gezondheidszorg en welzijnsorganisaties. Welzijnswerkers en (wijk)verpleegkundigen zijn de aangewezen personen om deze verbinding tot stand te brengen. Ook samenwerking met organisaties zoals de bedrijfsgezondheidszorg en re-integratie dragen er aan bij dat de patiënt zijn sociale functie kan behouden.
2. Het systeem van de gezondheidszorg. Het Chronic Care Model kan gebruikt worden in zowel kleine praktijken als grotere gezondheidscentra. De kleinere praktijken hebben het voordeel slagvaardig en snel te kunnen handelen, in grotere centra is multidisciplinaire samenwerking makkelijker te realiseren. De samenwerking kan zich ook uitstrekken tot de tweedelijns- en derdelijnszorg. In het algemeen kan de zorg het beste verleend worden door generalistische zorgverleners. Specialisten (artsen, paramedici) worden ingeschakeld wanneer dat nodig is. De richtlijnen en protocollen van de verschillende disciplines worden gebruikt in het zorgproces. Kennis en vaardigheden van de zorgverleners sluiten aan bij de vraag van de patiënten.
3. Zelfmanagement. De chronisch zieke patiënt moet zijn leven aanpassen aan zijn ziekte en beslissingen nemen die leiden tot gedrags- en leefstijlverandering. De beheersbaarheid van het ziekteproces hangt voor een groot deel af van de effectiviteit waarmee de patiënt zelf zijn ziekte kan managen. De zorgverleners hebben de taak om de patiënt te ondersteunen bij het nemen van die verantwoordelijkheid. Niet door simpelweg te vertellen wat hij moet doen, maar, uitgaande van de wensen en de mogelijkheden van de patiënt, informatie te geven, strategieën te bedenken en emotioneel ondersteuning te bieden.
4. Het zorgproces. Mensen met een chronische aandoening hebben vaak te maken met meerdere gezondheidsproblemen en beperkingen. Dit maakt de vraag complex. De zorg wordt daarom bij voorkeur geboden door zorgteams waarin meerdere disciplines vertegenwoordigd zijn, de interdisciplinaire samenwerking. De zorgcoördinator is de spin in het web. Zij staat dicht bij de patiënt en onderhoudt regelmatig contact. Wie in het zorgaanbod een bepaalde taak neemt staat niet meer van tevoren vast. De huisarts heeft de rol van specialist en regisseur, maar heeft niet automatisch de rol van zorgcoördinator. Die rol kan ook ingevuld worden door bijvoorbeeld de praktijkondersteuner of de wijkverpleegkundige. Naast medische kennis heeft de zorgcoördinator vaardigheden nodig op het gebied van management en sociale ondersteuning. In zeer complexe gevallen waarbij de patiënt niet in staat is om zelf te managen wordt een casemanager ingezet die de patiënt en zijn omgeving intensief begeleidt.
5. Het maken van keuzes. Het behandelplan is gebaseerd op evidencebased-richtlijnen en in het geval van een chronische ziekte zijn dat vaak meerdere richtlijnen tegelijk. De richtlijnen moeten in goed te begrijpen bewoordingen uitgelegd worden aan de patiënt. De zorgverlener heeft de taak op de hoogte te blijven van de laatste ontwikkelingen en dit te delen met de patiënt.
6. Klinische informatiesystemen. De zorg die geleverd wordt via het Chronic Care Model betreft meerdere disciplines, die niet hoeven te werken vanuit één organisatie. Een goedwerkend communicatiesysteem is essentieel. In Nederland stuit het Elektronisch Patiënt Dossier (EPD) op onovercomelijk bezwaren op het gebied van privacybescherming. Een

wetsvoorstel hierover is door de Eerste Kamer in 2011 afgewezen. Dit maakt het noodzakelijk te werken met beroepsgebonden of plaatselijke ICT-systemen. Daarnaast is het van belang dat de zorgverleners het registreren in het patiëntvolgsysteem vast onderdeel maken van hun werkwijze.

7.5.3 Diseasemanagement

- **Definitie**

Er zijn verschillende definities van diseasemanagement in omloop. Diseasemanagement is oorspronkelijk ontwikkeld in de Verenigde Staten, maar heeft in Nederland een andere lading gekregen door de reeds aanwezige sterke eerstelijnszorg. Cor Spreeuwenberg geeft in *Diseasemanagement in de Nederlandse context* de volgende definitie: 'de programmatische en systematische aanpak van specifieke ziekten en gezondheidsproblemen door middel van het gebruik van managementinstrumenten met als doel de kwaliteit en de doelmatigheid te bevorderen'.

- **Kenmerken**

De Disease Management Association of America (DMAA) geeft zeven kenmerken van Diseasemanagement:

1. De zorg heeft betrekking op één gezondheidsprobleem en is gericht op een omschreven (sub)populatie. Diseasemanagement richt zich op groepen patiënten met eenzelfde aandoening die een reeds bekend risico hebben. Het gaat om chronische aandoeningen die in negatieve zin beïnvloed worden door leefstijlfactoren zoals weinig bewegen, roken, alcohol- en drugsgebruik en overgewicht. De belangrijkste aandoeningen zijn diabetes, COPD, hartfalen, CVA, depressie, chronische gewrichtsklachten en rugklachten. Uitgangspunt zijn de problemen van de patiënt.
2. Samenhang. Diseasemanagement houdt continuïteit van zorg in. Niet losse onderdelen zijn belangrijk, maar de ketenvorming die zorgt dat afzonderlijke trajecten van preventie, tijdige opsporing, diagnostiek, behandeling en begeleiding op elkaar worden afgestemd.
3. Zelfmanagement wordt gestimuleerd door educatie. Een patiënt die goed geïnformeerd is zal eerder inzien dat het nodig is zijn gedrag of leefstijl te veranderen en eerder de verantwoordelijkheid nemen voor zijn eigen gezondheid. Naast informeren zijn zelfmanagementprogramma's nodig om tot werkelijke gedragsverandering te komen. Beweegprogramma's zijn hiervan een voorbeeld.
4. De diagnostiek en behandeling zijn evidence based en gebaseerd op protocollen. Het gebruik van protocollen maakt het makkelijker om een deel van de zorg te verplaatsen van de arts naar de verpleegkundige of praktijkondersteuner.
5. De indeling van patiënten in behandelstromen. Er wordt bij de instroom in een zorgprogramma rekening gehouden met specifieke kenmerken van de patiënt: in welk stadium is de ziekte, zijn er complicaties of is de patiënt in staat om te gaan met moderne technologieën? Diseasemanagement is niet van toepassing op mensen met alleen een hoog-risicoprofiel of mensen die zo ziek zijn dat ze intensieve medische behandeling nodig hebben. Om de geschikte patiënten te laten instromen wordt gebruikgemaakt van de registratiesystemen van huisartsen, apothekers, ziekenhuizen en andere zorgverleners. Ook gebeurt dit wel op basis van specifiek onderzoek.
6. Managementinstrumenten worden ingezet voor benchmarking en feedback. Benchmarking is het routinematig vergelijken van resultaten met die van collega's en met externe standaarden. Het gaat in dit geval om klinische resultaten, aantallen verrichtingen en

7.5 · Zorgconcepten: casemanagement, diseasemanagement, Chronic Care Model ...

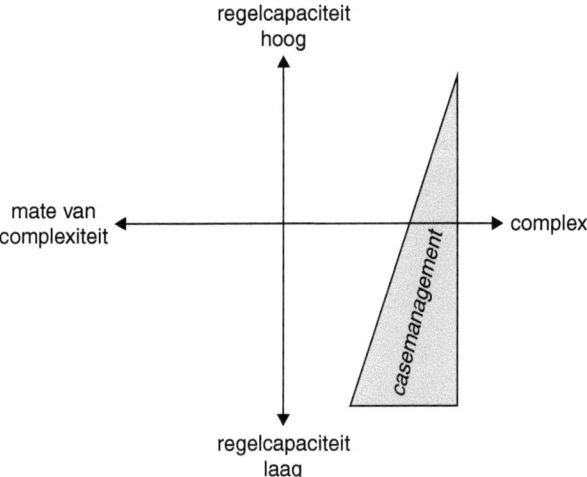

Figuur 7.12 Matrix casemanagement (bron: Frieslab).

gebruikte voorzieningen, financiële resultaten, kwaliteit en patiënttevredenheid. De resultaten zijn openbaar.
7. Taakherschikking. De zorg binnen diseasemanagement kan door andere mensen en op andere manieren geleverd worden dan voorheen. Door protocollair te werken kunnen verpleegkundigen en praktijkondersteuners bijvoorbeeld een deel van de medische behandeling overnemen. Soms is een andere vorm van ondersteuning nodig, bijvoorbeeld de (telefonische) leefstijlcoach, die patiënten helpt een gezonde leefstijl aan te nemen.

7.5.4 Casemanagement

Chronisch zieken zien door hun complexe zorgvraag en de vele verschillende behandel- en zorgmogelijkheden vaak door de bomen het bos niet meer. Casemanagement wordt ingezet enerzijds als de zorgvraag complex is, meerdere organisaties betrokken zijn en het meerdere domeinen betreft en anderzijds als de patiënt slecht in staat is zelf de situatie te managen.

- **Definitie**

» 'Casemanagement is een systematische werkwijze die toegepast wordt bij cliënten waar de zorgvraag hier aanleiding toe geeft en waarvan de inhoudelijke en organisatorische complexiteit de reguliere zorgverlening overstijgt en waarbij de regelcapaciteit van de cliënt en zijn systeem gezien de situatie te laag is. Casemanagement coördineert de zorg vanuit de behoefte van de cliënt.' (bron: Vilans 2013) «

Zie ◘ figuur 7.12.

- **Kenmerken**

De invulling van casemanagement is zeer wisselend en afhankelijk van de aandoening. Het varieert van zorgcoördinatie en mentorschap tot zeer intensieve begeleiding (bemoeizorg). Voor

mensen met een chronische ziekte is er geen leidend model waarin moment van start, inhoud en organisatievorm vastliggen. Casemanagement wordt alleen toegepast als geen eenvoudiger vormen van begeleiding mogelijk zijn. Uitgangspunt van casemanagement is dat de zorgvraag van de patiënt centraal staat. De patiënt heeft te maken met één persoon die onafhankelijk werkt, bekend is met de persoonlijke situatie van de patiënt en de benodigde zorg kan coördineren die vanuit verschillende organisaties geleverd wordt. Tot de taken van de casemanager worden gerekend:
- verhelderen van de zorgvraag;
- opstellen van een individueel zorgplan;
- uitvoeren en coördineren van het zorgplan;
- evalueren en bijstellen van het zorgplan;
- belangenbehartiging.

In Nederland worden binnen casemanagement drie onderdelen onderscheiden die de kern vormen:
1. Zorgdiagnostiek. De mogelijkheden en belastbaarheid van zowel de patiënt als zijn omgeving worden geïnventariseerd. Aan de hand daarvan worden de problemen benoemd en doelen vastgesteld. Er wordt een zorgbehandelplan opgesteld met maatregelen en benodigde materialen.
2. Zorgcoördinatie. Omdat casemanagement alleen wordt ingezet in complexe en instabiele situaties is het belangrijk dat één persoon het overzicht heeft, vooruit kan denken en de zorg proactief kan organiseren.
3. Monitoring, evaluatie en bijsturing. In complexe gevallen moet de casemanager de situatie voortdurend in de gaten houden en zo nodig direct bijsturen en interveniëren.

Casemanagement is een vorm van cyclisch werken. Als daar aanleiding toe is, wordt de zorgdiagnostiek herhaald en de coördinatie bijgestuurd.

7.5.5 Zelfmanagement

- **Definitie**

Zelfmanagement is het individuele vermogen van de mens met een chronische ziekte om goed om te gaan met symptomen, behandeling, lichamelijke en sociale consequenties en leefstijlaanpassingen (bron: CCM). Zelfmanagement is effectief wanneer mensen zelf hun gezondheidstoestand monitoren en de cognitieve, gedragsmatige en emotionele reacties vertonen die bijdragen aan een betere kwaliteit van leven (bron: Landelijk platform zelfmanagement).

- **Kenmerken**

Zelfmanagement is een breed begrip en het verschilt nogal wat er onder wordt verstaan. Afhankelijk van het vermogen van de patiënt en zijn omgeving kan de rol variëren van zelf de regie voeren over het leven met de aandoening en de behandeling ervan tot actief betrokken worden bij de besluitvorming rondom diagnostiek, behandeling en zorg. Dat laatste valt onder het begrip *Shared Decisionmaking* en gaat verder dan wat in het algemeen onder zelfmanagement wordt verstaan. Bij zelfmanagement gaat het ten minste om:
- acceptatie van de ziekte en de gevolgen ervan;
- therapietrouw;

- vergroten van zelfeffectiviteit door oefeningen en gebruikmaken van interventies en instrumenten;
- mobiliseren en behouden van sociale contacten en steun;
- behouden van emotionele steun;
- relatie met zorgverleners.

Niet iedere patiënt heeft hetzelfde vermogen om zelf de regie te nemen en niet alle omstandigheden zijn ervoor geschikt, denk aan acute situaties. Patiënten hebben een zekere mate van inzicht en intelligentie nodig en het vermogen om overzicht te houden.

Om de patiënt te ondersteunen bij het nemen van de regie hebben zorgverleners en patiënten verschillende interventies tot hun beschikking. Enerzijds zijn er interventies die de samenwerking tussen zorgverlener en patiënt bevorderen, anderzijds interventies die ingezet worden om de leefstijl te veranderen en vol te houden. We beschrijven een aantal veel gebruikte interventies:

1. Informatie. Informatie over het verloop van de ziekte en de behandelmogelijkheden wordt op maat aangeboden in goed te begrijpen bewoordingen. De patiëntenversie van de zorgstandaard is hierbij een goed middel.
2. Educatie. Het overbrengen van kennis en vaardigheden zodat de patiënt in staat is problemen op te lossen en zijn gedrag te veranderen. Lotgenotencontact is een van de middelen.
3. Goalsetting. Zorgverlener en patiënt stellen gezamenlijk behandeldoelen op zodat de patiënt met een concreet doel voor ogen op een effectieve wijze aan de slag kan. Een lijst met voorgedrukte doelen is daarbij een handig hulpmiddel.
4. Persoonlijk zorgdossier. Dit is nodig om het overzicht te bewaren van alle activiteiten die in het individuele zorgplan staan. De patiënt houdt zelf gegevens bij over ervaringen en ontwikkelingen.
5. Begeleiding op afstand. Als het nodig is kan de patiënt telefonisch of via email contact hebben met de zorgverlener. De drempel is dan lager. Een voorbeeld daarvan is de telefonische leefstijlcoach.

Om zelfmanagement effectief onderdeel te laten zijn van de zorgverlening moeten patiënten, hun omgeving en zorgverleners optimaal samenwerken, gebaseerd op partnerschap, communicatie, vertrouwen en respect. Dit vraagt vaardigheden van patiënt en zorgverlener. In het generiek model Zelfmanagement van het Landelijk Actieprogramma Zelfmanagement (figuur 7.13) wordt daaraan invulling gegeven vanuit verschillende invalshoeken:
- aandachtgebieden: organisatie van zorgprocessen, kwaliteitsdenken, ontwikkeling en onderzoek, opleiding en scholing, financiering, wet- en regelgeving, samenleving;
- randvoorwaarden: ervaringskennis, organiseren van zorg- en hulpbronnen, een eigen aandeel in de zorg, leven met de ziekte;
- competenties: ziektespecifieke kennis en vaardigheden, vermogen tot kennisoverdracht, coachvaardigheden, wegwijs in voorzieningen en vertrouwen in eigen kunnen.

7.5.6 Zorgstandaard, zorgprogramma en zorgplan

Een zorgstandaard wordt georganiseerd rond de patiënt en zijn omgeving en vormt het uitgangspunt voor een goede coördinatie van de zorg. In Nederland is een centraal model ontwikkeld waarop alle zorgstandaarden gebaseerd zijn.

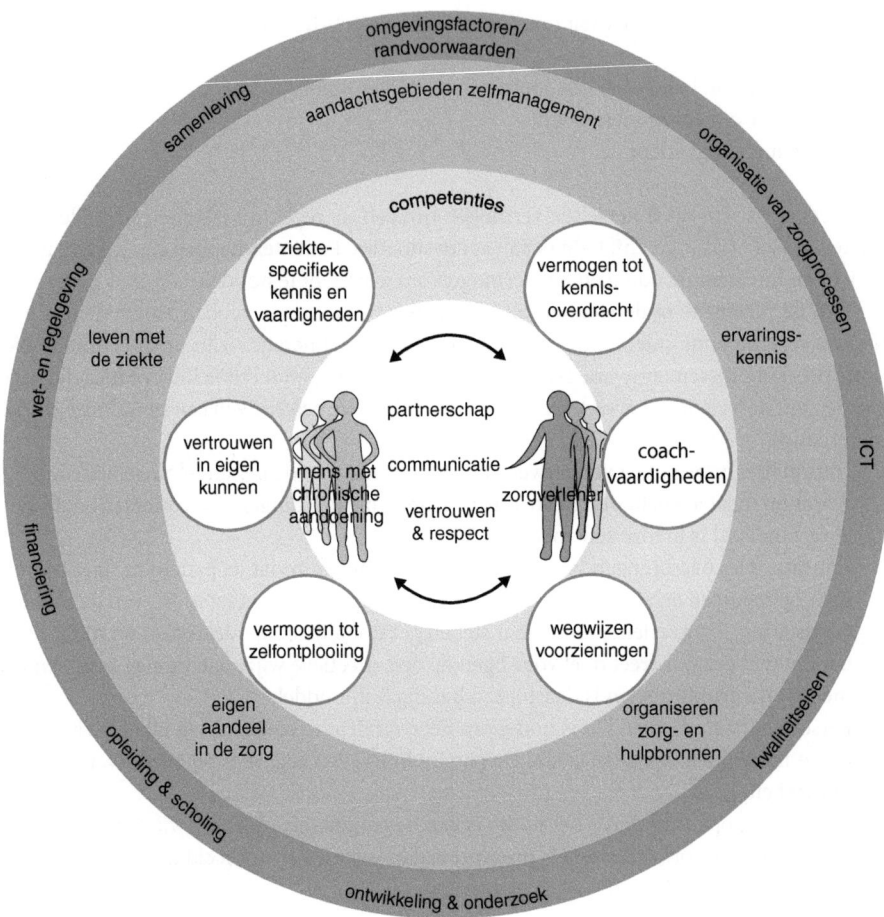

☐ **Figuur 7.13** Generiek Model Zelfmanagement (bron: Landelijk Actieprogramma Zelfmanagement 2010).

- **Definitie**

» 'Een zorgstandaard geeft vanuit het patiëntperspectief een op actuele en zo mogelijk wetenschappelijk onderbouwde inzichten gebaseerde functionele beschrijving van de multidisciplinair georganiseerde individuele preventie en zorg, ook inhoudende de ondersteuning bij zelfmanagement, voor een bepaalde chronische ziekte gedurende het complete zorgcontinuüm, alsmede een beschrijving van de organisatie van de betreffende preventie en zorg en de relevante kwaliteitsindicatoren' (bron: Coördinatieplatform Zorgstandaarden). «

- **Kenmerken**

De zorgstandaarden beschrijven in vier fasen de gehele zorg voor een chronische patiënt:
1. de vroegonderkenning en preventie;
2. diagnostiek;
3. opstellen individueel zorgplan en behandeling;
4. begeleiding, revalidatie, re-integratie, participatie en voorkoming van terugval.

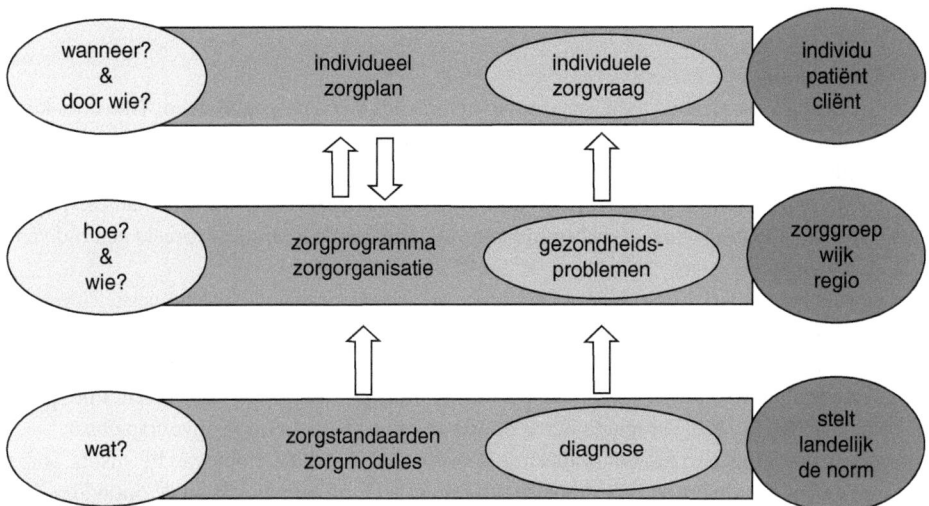

Figuur 7.14 Zorgstandaard in de praktijk (bron: Coördinatieplatform Zorgstandaarden).

De zorgstandaarden worden in vrij algemene termen opgesteld. In ieder geval worden beschreven: de inhoud van de zorg, de organisatie en de kwaliteitsindicatoren, zie figuur 7.14.

Op basis van de zorgstandaard kunnen zorgverleners hun eigen zorgprogramma maken, aangepast aan de lokale situatie. In het zorgprogramma staat welke hulpverleners worden ingeschakeld bij een onderdeel, wie de zorg coördineert en wie het aanspreekpunt is voor de patiënt. Nog een stap verder is het individueel zorgplan. De zorgverlener en patiënt stellen gezamenlijk een zorgvraag op, formuleren de doelen en spreken af wat de patiënt zelf gaat doen en welke ondersteuning hij daarbij nodig heeft.

7.6 Transities

7.6.1 Transities in het algemeen

- **Definitie**

Transities zijn overgangen van de ene levensfase naar de andere, van de ene fysieke of psychische gesteldheid naar de andere of van de ene sociale rol naar de andere. Ze ontwrichten het leven tijdelijk en vragen om aanpassing. Transities zijn een breed begrip. Er worden vier types onderscheiden:
- Ontwikkelingstransities. Dit zijn overgangen van levensfases, bijvoorbeeld adolescentie, menopauze.
- Situatiegebonden transities. Hier gaat het vooral om sociale veranderingen. Bijvoorbeeld werkeloos worden of met pensioen gaan.
- Transities in gezondheid en ziekte. Dit zijn overgangen in de verschillende fases van een ziekte en de daarmee samenhangende veranderde behoefte van zorg.
- Organisatietransitie. Hiermee worden veranderingen in de zorg bedoeld, bijvoorbeeld de verandering naar vraaggerichte zorg.

De verschillende transities kunnen tegelijkertijd voorkomen, het onderscheid is niet altijd even scherp. In dit hoofdstuk wordt dieper ingegaan op de transities in ziekte en zorg.

- **Kenmerken**

Transities zijn veranderingen die een omslag in iemands leven teweegbrengen. Transities kunnen vanuit verschillende kenmerken bekeken worden.
1. (Tijdelijk) Proces. Transities bestrijken een bepaalde periode met een begin- en een eindpunt. De periode wordt gekenmerkt door onrust en onzekerheid. Transitie kan een periode zijn van zowel voor- als achteruitgang. Als de transitie is voltooid, breekt een tijd van stabiliteit aan.
2. Gevoel van ontwrichting. Mensen verliezen in de transitieperiode hun houvast. Ze verliezen een deel van hun gezondheid, hun routines en hun referentiepunten. De mensen raken uit balans en dat zorgt voor stress en maakt kwetsbaar.
3. Persoonlijke perceptie. De beleving die de patiënt heeft van de transitie verschilt per persoon en per situatie. Dit maakt het verloop van een transitieperiode onvoorspelbaar.
4. Bewustwording. Een patiënt is alleen in transitie als hij zich daar ook van bewust is. Soms ontkent of bagatelliseert de patiënt de situatie en heeft hij hulp nodig bij de onderkenning.
5. Gedragspatronen. Patiënten reageren verschillend op de adaptieve opgaven die het omgaan met een chronische ziekte met zich meebrengt. Reacties zijn onder andere angst, depressie, desoriëntatie, maar ook euforie. De wijze van reageren zegt iets over de psychische gesteldheid van de patiënt, maar ook iets over de sociale omgeving.

- **Fasering in transities**

Transities kunnen zowel positief als negatief ervaren worden. Er is variatie in intensiteit en lengte. Hoewel iedereen deze periode anders ervaart, is er wel een min of meer een vast patroon in het verloop te herkennen:
1. functieverlies;
2. onzekerheid, soms met depressie;
3. reactie (vaak het begin van de omslag): vasthouden of loslaten, luisteren naar het lichaam;
4. confrontatie met het verlies;
5. betekenisgeving; terugkijken op het verleden na het losgelaten te hebben;
6. grenzen verleggen;
7. ontwikkelen van nieuwe mogelijkheden;
8. nieuw evenwicht.

Ergens gedurende de transitie komt het punt dat de patiënt 'het oude' los kan laten en de nieuwe situatie kan accepteren. Dan komt er ruimte om nieuwe mogelijkheden te verkennen en te ontdekken. Uiteindelijk komt er nieuw evenwicht. De patiënt ervaart dit meestal als positief, ook al heeft de transitie betekend dat de patiënt is achteruitgegaan, zie ◘ figuur 7.15.

7.6.2 Transities in ziekte

- **Definitie**

Onder transities in ziekte wordt verstaan de veranderingen in ziektebeloop, functieverlies en patiëntencarrière.

7.6 · Transities

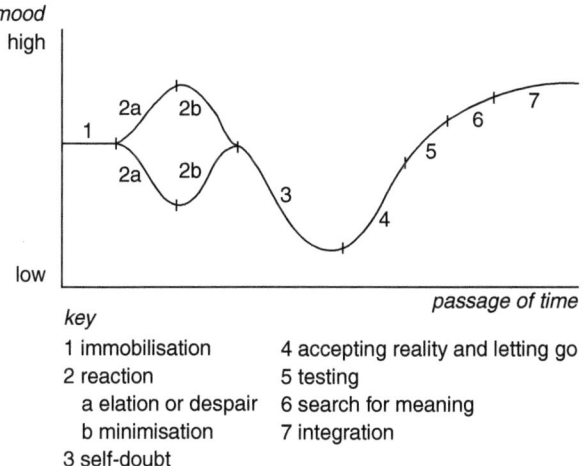

■ **Figuur 7.15** Model van Hopson: Fasering in de transitieperiode (bron: Chick & Meleis: A Nursing Concern, 1986).

- **Kenmerken**

Een patiënt die een transitieperiode doormaakt heeft te maken met stress en adaptieve opgaven. De patiënt en zijn omgeving staan voor aanpassingen die te maken hebben met het dagelijks functioneren, het verwerken van emoties en omgaan met een veranderd toekomstperspectief. Praktisch gaat het om veranderingen in taken zoals zichzelf verzorgen, huishouden en werk. Patiënten moeten veel energie steken in het onderhouden van sociale relaties en zoeken naar manieren om weer te kunnen genieten.

Adaptieve opgaven van een persoon in transitie (bron: De Lange & Van Staa, 2004):
- Leren omgaan met beperkingen/nieuwe situatie.
- Emotioneel in balans zien te blijven.
- Adequate relatie onderhouden met zorgverleners.
- Adequate relatie onderhouden met naasten en omgeving.
- Omgaan met een onzekere toekomst.

Voor het omgaan met de stress en de adaptieve opgaven is het stresscopingmodel van Lazarus en Folkman van toepassing zoals beschreven in par. 7.4.1. De patiënt moet zich leren aanpassen aan de nieuwe situatie en omgaan met de stress die dat met zich meebrengt. De patiënt is zelf actief bij dit proces en zijn perspectief staat centraal.

Of een transitie succesvol is verlopen, is niet altijd met zekerheid te zeggen. Het bereikte evenwicht is vaak wankel en de identiteitsvorming niet voltooid. Toch kenmerkt het einde van een transitieperiode zich door een relatief stabiele balans na een periode van verstoring. In het volgende schema worden de kenmerken van een al dan niet succesvol doorlopen transitie weergegeven.

- **Rol van de verpleegkundige**

In periodes van transities zijn vaak meerdere hulpverleners betrokken. Het is belangrijk dat zij de transitie herkennen en voldoende vaardigheden hebben om de patiënt en zijn omgeving te begeleiden. Factoren die een rol spelen bij het herkennen en ondersteuning bieden zijn: het type transitie, de ernst, de urgentie, de patiënt zelf en de sociale ondersteuning van de omgeving, zie ■ figuur 7.16.

● **Tabel 7.4** Kenmerken van succesvolle en niet-succesvolle transities (bron: Schumacher, 1999).

Succesvolle transitie:	Niet-succesvolle transitie:
Nieuwe betekenis toekennen	Verzet tegen nieuwe betekenissen
Verwachtingen bijstellen	Onrealistische verwachtingen
Gewoontes veranderen	Vasthouden aan oude gewoontes
Nieuwe kennis en vaardigheden	Niets bijleren
Continuïteit bewaren	Discontinuïteit ervaren
Nieuwe keuzes maken	Nieuwe keuzes vermijden
Kansen voor groei grijpen	Kansen voor groei niet grijpen

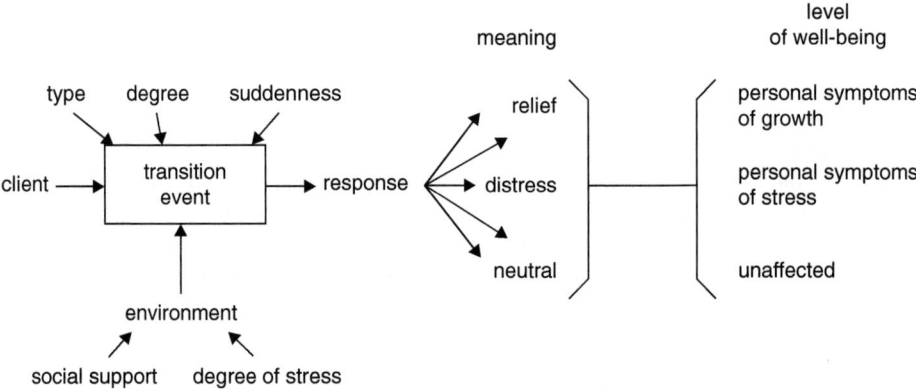

● **Figuur 7.16** Factoren van invloed op de transitie (bron: Meleis Transitiezorg, 1986).

Om de patiënt adequaat te ondersteunen tijdens de transitie moet de verpleegkundige zich behalve op de ziekte zelf ook richten op de interactie van de patiënt met zijn omgeving. De verpleegkundige interventies kunnen zowel therapeutisch als preventief zijn. Ze zijn gericht op betekenisgeving, coping met de adaptieve opgaven en zelfredzaamheid. Het doel is om de patiënt meer comfortabel en beter zelfredzaam te laten zijn, maar ook voor te bereiden op toekomstige gezondheidsproblemen. Meleis en Schumacher noemen transities als een van de centrale begrippen in het werk van de verpleegkundige. De taken van de verpleegkundige erbij zijn:
1. Onderzoeken of de patiënt 'klaar' is voor de transitie.
2. De patiënt zo goed mogelijk voorbereiden op de transitie.
3. Ondersteuning bieden tijdens de transitieperiode.
4. Ondersteunen bij het vinden van een nieuw evenwicht.

De verpleegkundige brengt eerst de zorgbehoefte in kaart. Vervolgens wordt vastgesteld wat de patiënt zelf wil aan hulp en ondersteuning. Het geven van informatie over zowel de ziekte als de zorgmogelijkheden is een belangrijk aspect van het werk van de verpleegkundige. De verpleegkundige biedt ondersteuning tijdens de transitieperiode en helpt de patiënt om aan het einde van de transitie een nieuwe rol op zich te nemen. Het uiteindelijke zorgaanbod is gebaseerd op het perspectief van de patiënt, maar ook de motieven van de zorgverlener zoals beroepsnorm en organisatie-eisen zijn belangrijk. Er wordt getracht deze twee perspectieven zodanig op elkaar af te stemmen dat de patiënt zijn eigenwaarde behoudt. Als bijvoorbeeld een patiënt niet toestaat dat een verpleegkundige hem gaat wassen, wordt geprobeerd te achterhalen waarom de patiënt dat niet wil en wordt gezocht naar een alternatief. Misschien is het niet nodig te douchen, maar voldoet wassen aan de wastafel.

7.6.3 Transities in zorg

- **Definitie**

Transities in zorg zijn de overgangen tussen de verschillende niveaus en instellingen van zorg. Het gaat naast transities in plaats, zoals de overgang van het ziekenhuis naar het verpleeghuis, ook over de overgang in zorgcultuur.

- **Kenmerken**

In de huidige tijd is er een tendens van het verplaatsen van de zorg van high care naar thuiszorg. Behandeling in een ziekenhuis vindt alleen plaats als dat strikt noodzakelijk is en de ligduur wordt zo kort mogelijk gehouden. De patiënt gaat zo snel mogelijk naar huis, eventueel voorafgegaan door een revalidatieperiode. Alleen als het niet anders kan wordt een patiënt opgenomen in een verpleeghuis. Bij thuiskomst is er nog een hoge behoefte aan zorg, fysiek, maar ook psychosociaal. Patiënten zijn vaak uit het veld geslagen door de ingrijpende ziekenhuisopname.

Ook de opname vanuit de thuissituatie in een andere instelling zoals een ziekenhuis heeft grote impact op een patiënt. In ziekenhuizen gaat de meeste aandacht uit naar de aandoening waarvoor een patiënt is opgenomen, maar is er minder aandacht voor de multiproblematiek waar met name oudere patiënten mee te maken hebben.

Patiënten ondervinden in de zorgverlening hindernissen die veroorzaakt worden door de 'muren' die om een zorgorganisatie heen staan. Patiënten hebben daardoor te maken met inefficiënte zorg, slechte overdracht, slechte planning en gebrek aan samenwerking. Om deze problemen op te vangen maken veel instellingen, met name ziekenhuizen, gebruik van een transferverpleegkundige (zie ▶ par. 3.5). Naast deze logistieke transities krijgt de patiënt te maken met een overgang in zorgcultuur. Waar in een ziekenhuis de meeste aandacht uitgaat naar de medische behandeling (de cure), ligt de nadruk in een verzorgings- of verpleeghuis meer op het verzorgingsaspect (de care). Een ander voorbeeld van verandering van zorgcultuur is de overgang van jongeren van de kinderzorg naar de volwassenenzorg.

Om de overgang van ziekenhuis naar huis soepeler te laten verlopen zijn nazorgtrajecten nodig waarin naast somatische zorg aandacht is voor reactivering en maatschappelijke en psychische ondersteuning.

> **Voorbeelden van nazorgtrajecten**
> *Transferafdelingen*
> Dit zijn speciale revalidatieafdelingen in een ziekenhuis of verbonden aan een derdelijnsinstelling waar de expertise van ziekenhuiszorg en thuiszorg gekoppeld worden. Patiënten die niet direct naar huis kunnen of een tijdelijke verpleeghuisindicatie hebben, krijgen hier de zorg die aansluit bij hun eigen behoeften.

> *Transmurale zorgpaden*
> Een voorbeeld van een transmuraal zorgpad is de Stroke service, een zorgketen voor CVA-patiënten. De CVA-patiënt doorloopt drie stadia: acute fase, revalidatiefase en chronische fase. In de acute fase ligt het accent op voorkoming van achteruitgang, in de revalidatiefase op het verminderen van stoornissen en in de chronische fase op het omgaan en leren leven met beperkingen. De patiënt krijgt te maken met meerdere zorginstellingen en zorgverleners. In de zorgketen wordt de zorg overstijgend over zorgverleners en zorginstellingen heen georganiseerd. Kernwoorden zijn tijdigheid, continuïteit en kwaliteit. 'De juiste zorg, op de juiste plaats, door de juiste professional, op de juiste tijd.'

7.7 Risicomanagement en risicosignalering

7.7.1 Risicomanagement in de gezondheidszorg

In 1999 kwam het Amerikaanse Institute of Medicine (IOM) met het rapport *To err is human – building on a safer Health System*. Dit rapport is leidend geweest voor het beleid over patiëntveiligheid in Nederland. Uitgangspunt is dat de gezondheidszorg vergelijkbaar is met hoogrisico-industrieën, zoals de luchtvaart, maar dat de aandacht voor veiligheidssystemen ver achterloopt. Fouten maken is menselijk en zullen altijd gemaakt worden, maar de gezondheidszorg moet de werkprocessen zodanig inrichten dat de kans op het maken van fouten minimaal is. In het daarop volgend rapport *Crossing the Quallity Chasm* (2001) beschrijft het IOM voorwaarden voor kwaliteitsverbetering en risicomanagement. Dit is nodig omdat er een kloof is ontstaan tussen kennis en praktijk. Medische en technologische ontwikkelingen hebben een enorme vlucht genomen, de vraag naar zorg is erg veranderd door een verschuiving naar chronische ziekten en meer dan 40% van de chronisch zieken heeft te maken met multiproblematiek. Dit vraagt om goede samenwerking, maar de geleverde zorg is gefragmenteerd en niet adequaat om de veranderde vraag op te vangen. Veel patiënten met een chronisch aandoening krijgen niet de zorg die ze nodig hebben. Het IOM geeft zes pijlers waaraan de kwaliteit van zorg moet voldoen:
- efficiënt;
- veilig;
- doelmatig;
- tijdig;
- patiënt centraal;
- toegankelijk.

Het doel van risicomanagement is de patiëntveiligheid. Organisaties kunnen alleen systematisch aan veiligheid werken als er inzicht is in alle mogelijke risico's die het realiseren van veilige zorg in de weg staan. Een incident is eigenlijk nooit het gevolg van één gebeurtenis, maar meestal van een reeks.

De oorzaken van fouten kunnen worden verdeeld in vier groepen:
- menselijke factoren;
- organisatorische factoren;
- technische factoren;
- patiëntgebonden factoren.

7.7 · Risicomanagement en risicosignalering

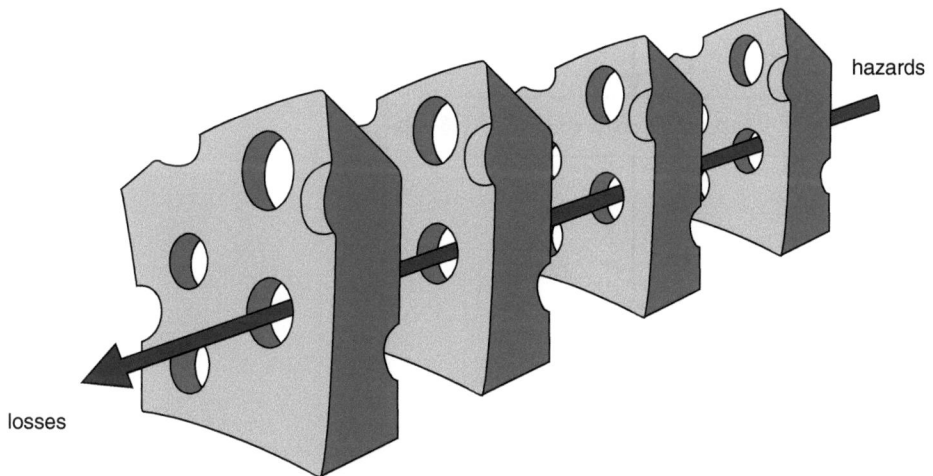

Figuur 7.17 Gatenkaasmodel van Reason (bron: UMC Utrecht).

Wat er fout gaat wordt duidelijk in het Geitenkaasmodel van Reason (zie figuur 7.17). Meestal lopen bijna-incidenten goed af doordat veiligheidsbarrières het incident voorkomen. In hoogrisico-organisaties moet gegarandeerd worden dat er geen incident plaatsvindt. Risicoanalyse zorgt ervoor dat de juiste veiligheidsbarrières worden opgeworpen – de gaten in de kaas worden kleiner.

- **Definitie patiëntveiligheid**

» Patiëntveiligheid is 'het nagenoeg ontbreken van de kans op aan de patiënt toegebrachte schade (lichamelijk/psychisch) die is ontstaan door het niet volgens de professionele standaard handelen van de hulpverleners en/of door tekortkoming van het zorgsysteem' (bron: IGZ). «

Fouten worden gemaakt bij de diagnostiek, behandeling en preventie. Ook fouten in de communicatie en instrumentuitval worden meegerekend. Uitgangspunt is dat fouten in de organisatie van zorg ook leiden tot fouten in het primaire zorgproces. Onder fouten worden ook de gebeurtenissen gerekend die tot schade hadden kunnen leiden, maar waar het gevaar op tijd onderkend is (bijna-fouten). Fouten zijn 'vermijdbaar', soms ook 'verwijtbaar'.

7.7.2 Risicomanagement op organisatieniveau

- **Definitie**

Risicomanagement is 'het geheel van gecoördineerde activiteiten om een organisatie te sturen en te beheersen met betrekking tot risico's'. (Bron: GGZ)

- **Kenmerken**

Risicomanagement is dus een proces waarbij een systematische analyse plaatsvindt van de risico's binnen een organisatie en de maatregelen die genomen worden om de risico's te beheersen. Het proces van risicomanagement bestaat uit zeven samenhangende processtappen (zie figuur 7.18):

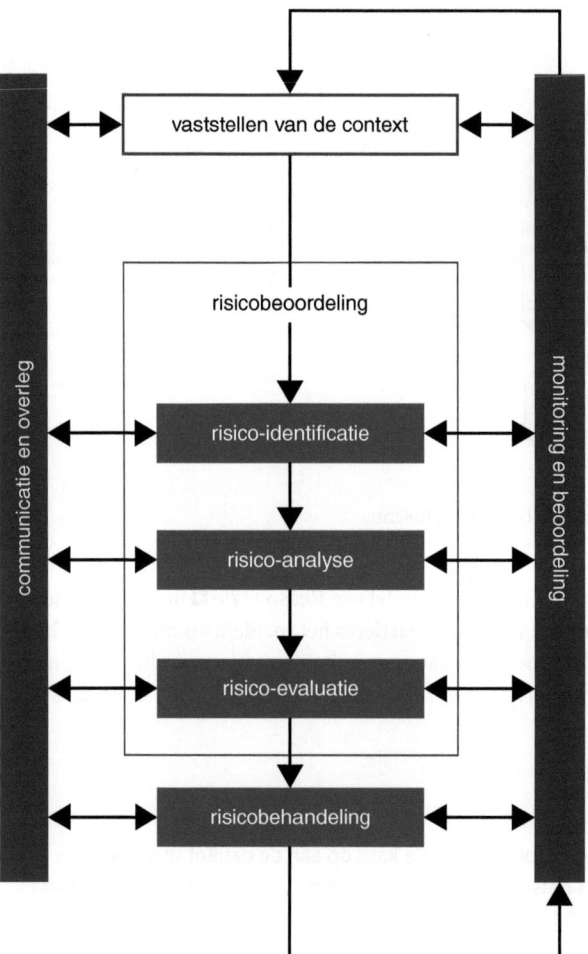

Figuur 7.18 Risicomanagementproces (bron: GGZ Handreiking risicomanagement).

1. Communicatie. Van belang is communicatie met alle belanghebbenden om draagvlak te verkrijgen.
2. Context. Een keuze maken voor de thema's waarop de grootste risico's worden verwacht.
3. Risico-identificatie. Dit gebeurt onder andere door prospectieve en retrospectieve risico-inventarisatie. Prospectieve risico-inventarisatie is het vooraf inschatten van risico's; retrospectieve risico-inventarisatie is het terugkijken op de risico's aan de hand van de meldingen die gedaan zijn.
4. Risicoanalyse. Hierbij wordt het proces ontrafeld en wordt in een matrix (zie ◘ figuur 7.19) weergegeven wat de kans van vóórkomen of herhaling is en wat de ernst van de gevolgen is. Op basis van de matrix wordt een classificatie gemaakt die de leidraad vormt voor de te nemen beheersmaatregelen.
5. Risico-evaluatie. Voor de te nemen beheersmaatregelen zijn verschillende mogelijkheden:
    - het vermijden van het risico;
    - het overdragen van het risico aan een andere organisatie;
    - het verminderen van het risico.

7.7 · Risicomanagement en risicosignalering

		ernst gevolgen				
		fataal	zeer ernstig	ernstig	minder ernstig	bijna incident
herhalingsrisico	vrijwel zeker	1	1	2	3	3
	waarschijnlijk	1	1	2	3	3
	mogelijk	1	2	2	3	4
	onwaarschijnlijk	1	2	3	4	4
	zeldzaam	2	3	3	4	4

◘ **Figuur 7.19** Risicomatrix (bron: GGZ Handreiking risicomanagement).

Als alle drie niet mogelijk zijn, kan een organisatie een risico accepteren en de gevolgen voor haar rekening nemen.
6. Risicobehandeling. Zodra alle risico's in kaart zijn gebracht, wordt er een afweging gemaakt voor welke risico's direct maatregelen nodig zijn. In de risicomatrix van ◘ figuur 7.19 zijn dit de nummers 1. Voor de risico's met nummer 2 of 3 moet op (korte) termijn actie worden ondernomen. Risico's met een 4 worden geaccepteerd. De maatregelen moeten in proportie zijn en passend bij de ernst en de aard van de situatie.
7. Monitoring en controle. De laatste stap in het proces van risicomanagement is het monitoren door tijdig te signaleren en na te gaan of de genomen beheersmaatregelen nog voldoende zijn of moeten worden aangepast. Dit is een continu cyclisch proces.

- **Veiligheidsprogramma's**

In Nederland bestaan er drie grote veiligheidsprogramma's:
1. VMS Veiligheidsprogramma (ziekenhuiszorg);
2. Veilige Zorg, ieders zorg (GGZ);
3. Zorg voor Veilig (eerstelijnszorg).

- - **VMS Veiligheidszorg**

Het Veiligheidsmanagementsysteem (VMS) is het systeem waarmee zorginstellingen continue risico's signaleren, verbeteringen doorvoeren en beleid vastleggen, evalueren en aanpassen. Het VMS bestaat uit zes basiselementen waardoor de patiëntveiligheid gegarandeerd wordt.
1. Sturing op veiligheid. Het proces wordt zodanig ingericht dat fouten die nooit gemaakt mogen worden ook niet voor kunnen komen.
2. Risicomanagement. De risico's die patiënten lopen worden onderkend en geminimaliseerd. Bij voorkeur door de risico's van tevoren goed in te schatten (prospectieve risico-inventarisatie).
3. Veilig Incident Melden (VIM). Als er een fout gemaakt is, moet deze goed geanalyseerd worden en verbetermaatregelen getroffen worden. De fouten kunnen laagdrempelig gemeld worden en worden behandeld in een VIM-team.
4. Een *blame free*-cultuur. Er is een veilig klimaat waarin fouten gemeld kunnen worden. Er wordt duidelijk over gecommuniceerd. Een zorgverlener die een fout meldt, doet dit vanuit de zekerheid dat het doel is verbeteringen aan te brengen, niet om beschuldigd of bestraft te worden.
5. Continu verbeteren. Patiëntveiligheid is een blijvend punt van aandacht op de agenda.
6. Patiëntparticipatie. De patiënt wordt betrokken bij het veiligheidsbeleid en -management.

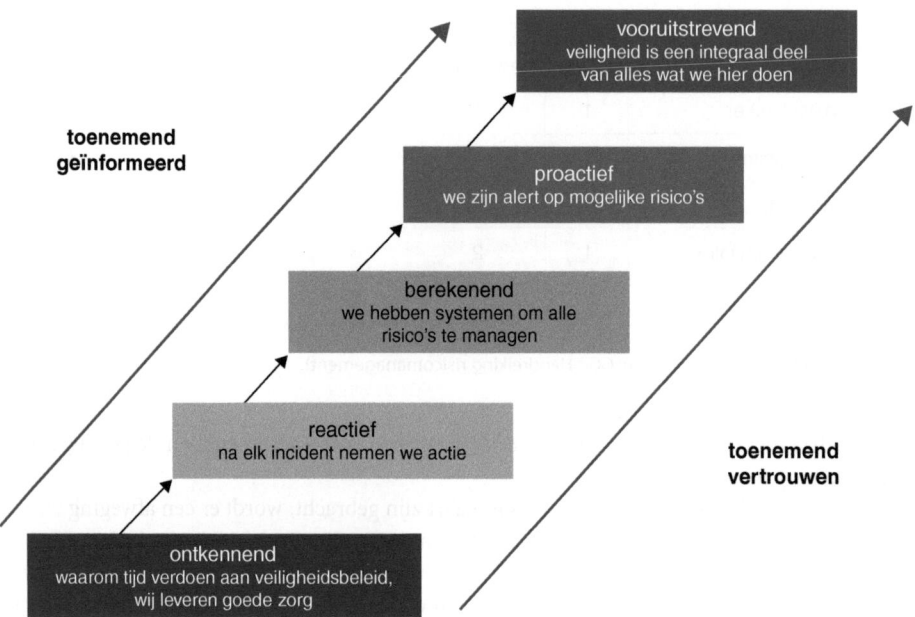

Figuur 7.20 Model veiligheidscultuur (bron: GGZ Nederland, 2012).

Veilige zorg, ieders zorg

Veilige zorg, ieders zorg is het veiligheidsprogramma van GGZ Nederland. De belangrijkste doelstellingen zijn het verbeteren van de veiligheid voor cliënten, het leren van incidenten die hebben plaatsgevonden en het verbeteren van de kwaliteit van zorg (zie figuur 7.20). Veilige zorg, ieders zorg kent naast twee randvoorwaardelijke speerpunten VIM, Veilig Incident Melden en VMS, Veiligheidsmanagementsysteem) zes inhoudelijke thema's: agressie, somatische comorbiditeit, suïcidepreventie, medicatieveiligheid, dwang en brandveiligheid.

Zorg voor veilig

Zorg voor veilig is het veiligheidsprogramma voor de eerstelijns zorg dat in 2013 is afgerond. Motto: 'Patiënten in de eerste lijn hebben recht op vanzelfsprekende veiligheid'. Centraal staan zaken als onderlinge communicatie, elkaar aanspreken op onveilige situaties en fouten bespreekbaar maken. Hierdoor wordt de zorg veiliger. De Zorg voor veilig-module bevat handvatten voor het verbeteren van de patiëntveiligheid door het (achteraf) leren van fouten en het (op voorhand) voorkomen van fouten. Het steekt in op het leren van fouten door het Veilig Incident Melden en het voorkomen van fouten door de focus op vier medicatiegebonden veiligheidsrisico's en vier eerstelijnsrisicogebieden: meervoudige problematiek, vallen, beginnende dementie en kindermishandeling.

7.7.3 Risicomanagement zorginhoudelijk

Het kwaliteitskader Verantwoorde Zorg VV&T stelt als norm dat de patiënt mag rekenen op adequate gezondheidsbescherming en -bevordering. Door het uitvoeren van risicosignalering worden gezondheidsrisico's en zorgproblemen tijdig herkend en kan adequaat actie ondernomen worden. De risicosignalering is onderdeel van het zorgleefplan.

7.7 · Risicomanagement en risicosignalering

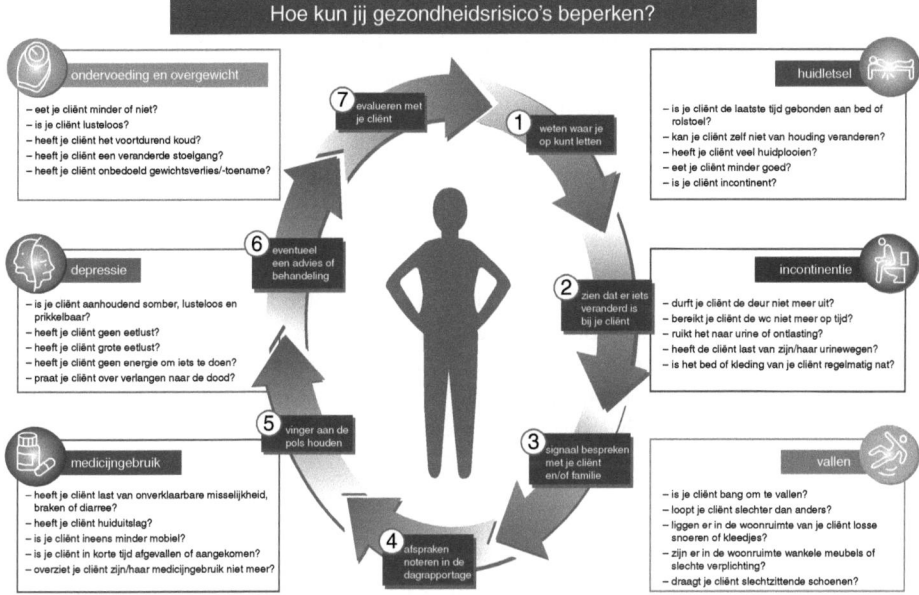

Figuur 7.21 Zorginhoudelijke risico's (bron: Actiz, 2011).

- **Aspecten van veilige zorg**
1. Zorginhoudelijke veiligheid. De verpleegkundige heeft een belangrijke rol in het tijdig signaleren van risico's bij de patiënt. Risico's kunnen vóórkomen op allerlei terrein, maar de volgende onderwerpen komen veel voor in de langdurige zorg (zie figuur 7.21):
    - vallen;
    - incontinentie;
    - huidletsel (inclusief decubitus);
    - voeding (onder- of overgewicht);
    - depressie;
    - medicatie.

    Voor de meeste van deze aspecten bestaan instrumenten om het risico te inventariseren. Voorbeeld daarvan is de SNAQ-score voor ondergewicht. Zie ook ► www.zorgvoorbeter.nl. Daar vind je signaleringsinstrumenten voor de verschillende onderwerpen en ook een verkorte checklist Veilige zorg.
2. Voorbehouden en risicovolle handelingen. De wet BIG eist dat alle handelingen die beroepsbeoefenaren in hun werk uitvoeren op zorgvuldige wijze worden verricht. Dat geldt zeker voor voorbehouden en risicovolle handelingen. In de Wet BIG zijn 14 voorbehouden handelingen opgenomen (bijvoorbeeld: injecteren, katheteriseren, infuus, puncties). Risicovolle handelingen zijn niet in de wet omschreven maar ze moeten op dezelfde zorgvuldige wijze worden uitgevoerd. De zorgverlener mag de voorbehouden of risicovolle handeling alleen uitvoeren als zij daarvoor opdracht heeft gekregen én als ze daarvoor bekwaam is.
3. Veilige hulpmiddelen. Als een (thuis)zorgorganisatie hulpmiddelen inzet is ze verantwoordelijk voor de veiligheid ervan. Het gaat hierbij om medische apparatuur, maar ook bijvoorbeeld om bedhekken en tilliften

4. Vrijheidsbeperkende maatregelen. In zorginstellingen zoals ziekenhuizen en verpleeghuizen mogen onder zeer strikte kwaliteitseisen in uitzonderlijke gevallen vrijheidsbeperkende maatregelen genomen worden, bijvoorbeeld bedhekken, sensoren, lage stoel waaruit de patiënt niet op kan staan. Ze mogen alleen toegepast worden als het voor de patiënt de minst ingrijpende maatregel is. In de thuissituatie is het wettelijk verboden vrijheidsbeperkende maatregelen te nemen. Het is wel belangrijk de dilemma's rond dit thema te benoemen in het beleid.

- **Rol van de patiënten**

Zorgverleners zijn verantwoordelijk voor veilige zorg. Patiënten kunnen echter ook een belangrijke bijdrage leveren aan patiëntveiligheid. De patiënt kan zelf een rol spelen door mee te denken en op tijd risico's te signaleren. Ook moet de patiënt duidelijke en volledige informatie geven aan de zorgverleners, bijvoorbeeld over het medicijngebruik. De patiëntenfederatie NPCF heeft daarvoor bijvoorbeeld patiëntenkaarten gemaakt Dit is een hulpmiddel om patiënten meer te betrekken bij hun eigen patiëntveiligheid. De NPCF stimuleert de rol van de patiënt door:

- preventie, onder andere door patiëntveiligheidskaarten, zie ◘ figuur 7.22;
- signalering door middel van een meldsysteem voor patiënten;
- opvang en nazorg van slachtoffers; openheid staat daarbij centraal.

7.8 Preventie en voorlichting

'Voorkomen is beter dan genezen' is een oude wijsheid. Toch is preventie in de gezondheidszorg pas echt een bekend begrip in de tweede helft van de twintigste eeuw. Vóór die tijd was iemand ziek en werd behandeld of hij was niet ziek en dan gebeurde er niets.

De reden waarom een persoon gezond of ziek is, is afhankelijk van de volgende factoren:
1. het menselijk lichaam, waaronder genetische factoren, leeftijd, geslacht, ras, et cetera;
2. fysieke, chemische of biologische elementen, bijvoorbeeld een bacterie of nicotine;
3. de omgeving, zowel de fysieke omgeving (bijvoorbeeld klimaat, luchtvervuiling) als de sociaal-culturele omgeving (armoede, opleiding).

Aanvankelijk bestond preventie in de zorg voornamelijk uit het voorkómen van uitbraken van infectieziekten door middel van landelijke inentingsprogramma's zoals polio, difterie, rode hond en griep. Later kwam er meer inzicht in risicofactoren die leiden tot ziektes als hart- en vaataandoeningen. Ook kwam er aandacht voor het vroeg opsporen van maligne aandoeningen zoals borstkanker en baarmoederhalskanker. De laatste decennia ligt de focus vooral op leefstijlgerelateerde preventieprogramma's.

In Nederland neemt het aantal chronisch zieken snel toe. Enerzijds komt dit door vergrijzing, anderzijds door verbeterde medische behandelingen en technologieën, waardoor ziektes die vroeger dodelijk waren nu een chronisch karakter krijgen. Leefstijl is de andere grote factor die ertoe bijdraagt dat het aantal chronisch zieken toeneemt. Roken, te weinig bewegen, ongezond eten, overmatig alcoholgebruik en stress zorgen voor toename van ziektes als diabetes, overgewicht, COPD en depressie.

7.8 · Preventie en voorlichting

Denk mee, praat mee, doe mee - voor een veilig medicijngebruik.

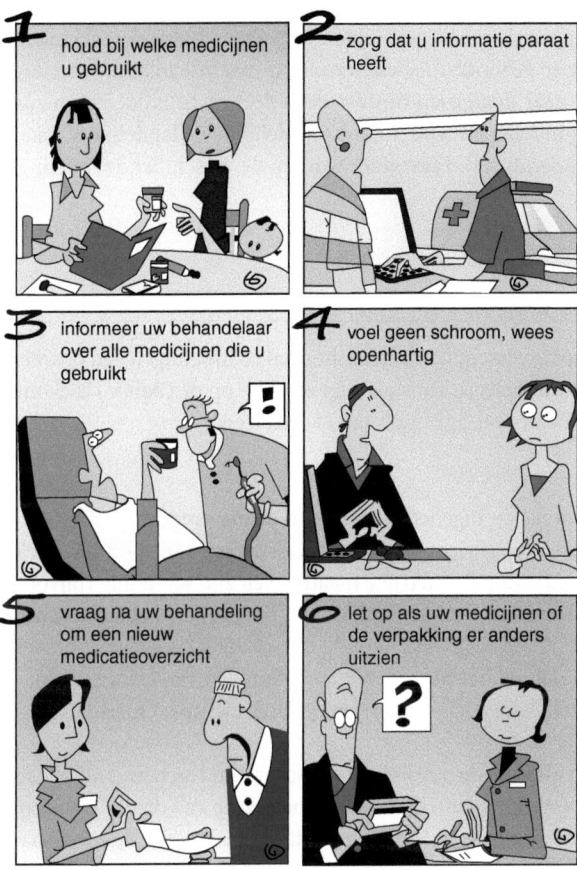

◘ **Figuur 7.22** Patiëntveiligheidskaart medicatie (bron: NPCF, 2010).

7.8.1 Definitie preventie

» 'Preventie in de sociale geneeskunde of epidemiologie is het geheel van maatregelen gericht op het terugdringen van risico's op ongevallen en ziekten en daarmee het voorkomen of beperken van gevolgen daarvan; naast het onderscheid in primaire, secundaire en tertiaire preventie is tegenwoordig een gebruikelijkere indeling in universele preventie, selectieve preventie, geïndiceerde preventie en zorggerelateerde preventie; de eerste twee vormen richten zich op groepen mensen (mensen met en zonder risicofactoren), de laatste twee vormen op het individu (Pinkhof Geneeskundig woordenboek, 2012).' «

Het doel van preventie is te zorgen dat mensen gezond blijven door hun gezondheid te bevorderen en te beschermen. Ook heeft preventie tot doel ziekten en complicaties van ziekten te voorkomen of in een zo vroeg mogelijk stadium op te sporen.

In de gezondheidszorg is overeenstemming over het feit dat preventie een belangrijk middel is om de gezondheid in het algemeen en dat van het individu te bevorderen. Er worden verschillende indelingen gebruikt. De drie meest gebruikten zijn: naar type maatregel (ziektepreventie, gezondheidsbevordering en gezondheidsbescherming), naar fase in het ziekteproces (primair, secundair en tertiair) en naar doelgroep (universeel, selectief, geïndiceerd en zorggerelateerd). Daarnaast zijn er nog indelingen naar verantwoordelijkheid (landelijk of lokaal) en naar bekostiging (collectief of individueel). Hieronder worden de verschillende indelingen verder toegelicht.

7.8.2 Preventiemodellen

In deze paragraaf wordt ingegaan op de verschillende invalshoeken en indelingen van preventie en worden de onderlinge verbanden uitgelegd. Tot slot volgt een blik op de (nabije) toekomst, waarbij de zorg en ook de preventie dicht bij de burger uitgevoerd wordt.

- **Indeling naar type maatregel**
Van oudsher worden preventiemaatregelen ingedeeld naar het type maatregel:
  - Ziektepreventie bevat maatregelen die gericht zijn op het voorkomen van specifieke ziekten of op de vroege signalering daarvan. Belangrijke maatregelen zijn screening (bijvoorbeeld op borstkanker), vaccinaties en preventieve medicatie (bijvoorbeeld cholesterolverlagers bij risicopatiënten).
  - Gezondheidsbevordering richt zich op het bevorderen en volhouden van een gezonde leefstijl en van een gezonde sociale en fysieke omgeving. Belangrijk aspect hierbij is gedragsverandering.
  - Gezondheidsbescherming heeft als doel de bevolking te beschermen tegen gezondheidsbedreigende factoren. Bekende maatregelen zijn de kwaliteitsbewaking van drink- en zwemwater en verkeersveiligheid. Gezondheidsbescherming vindt meestal buiten de zorg plaats.

- **Indeling naar fasen in het ziekteproces**
Dit is de klassieke indeling in de gezondheidszorg:
  - Primaire preventie. Het doel van primaire preventie is het voorkomen dat gezonde mensen een bepaalde ziekte krijgen. Primaire preventie bestaat uit gezondheidsvoorlichting en -promotie. Dit zijn bijvoorbeeld de gezonde-voedingscampagnes, maar ook het op de markt brengen van gezonde voedingsproducten. Onder primaire preventie vallen ook de vaccinatieprogramma's en maatregelen om te voorkomen dat ongelukken gebeuren, zoals het verplicht dragen van een helm op een bouwplaats.
  - Secundaire preventie. Bij secundaire preventie worden de symptomen bij risicopatiënten in een vroeg stadium opgespoord en behandeld. Het meest gebruikte middel hierbij zijn de screeningen. Een voorbeeld is het borstkanderonderzoek bij alle vrouwen van 50 jaar en ouder. Ook het opsporen van hoog-risicogroepen met determinanten die kunnen leiden tot een (chronische) ziekte valt onder secundaire preventie.
  - Tertiaire preventie. Bij tertiaire preventie is de ziekte al opgetreden, maar wordt getracht verergering of het optreden van complicaties te voorkomen. Bijvoorbeeld bij een diabetespatiënt met vaatproblematiek is de preventie erop gericht te voorkomen dat er een voet of been geamputeerd moet worden.

In het algemeen vindt primaire preventie plaats in het publieke domein (GGD en vrije markt) en secundaire en tertiaire preventie in het zorgdomein.

7.8 · Preventie en voorlichting

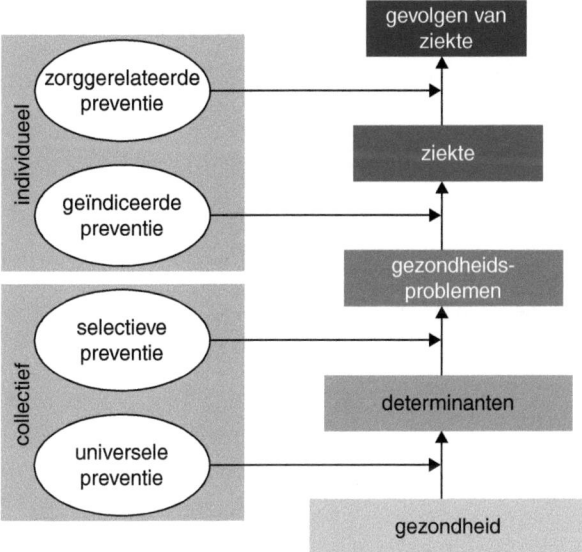

Figuur 7.23 Doelenboom preventie (bron: RIVM, 2010).

- **Indeling naar doelgroep**

De laatste jaren is preventie meestal gericht op een specifieke doelgroep: mensen die extra bescherming nodig hebben, of meer risico lopen ziek te worden door bijvoorbeeld hun leefstijl:
- Universele preventie. Universele preventie bevordert en beschermt actief de gezondheid van de hele bevolking. Het gaat niet specifiek om mensen met een verhoogd risico op een ziekte, maar het doel van universele preventie is om bij alle mensen de gezondheid te verbeteren en de kans op ziekte te verminderen. Universele preventie is gericht op de gehele bevolking.
- Selectieve preventie. Selectieve preventie richt zich op groepen personen met een verhoogd risico op een ziekte. Er is sprake van één of meer risicofactoren (ook wel determinanten genoemd) voor een bepaalde aandoening. De kans dat ze daadwerkelijk ziek worden is verhoogd.
- Geïndiceerde preventie. Geïndiceerde preventie probeert te voorkomen dat beginnende klachten verergeren tot een aandoening. Geïndiceerde preventie richt zich op mensen die nog geen gediagnosticeerde ziekte hebben, maar wel beginnende klachten of symptomen. Geïndiceerde preventie richt zich op heel specifieke groepen of op het individu, bijvoorbeeld binnen een huisartsenpraktijk krijgen alle patiënten met overgewicht voorlichting over een gezonde leefstijl.
- Zorggerelateerde preventie. Zorggerelateerde preventie is gericht op mensen die al een ziekte hebben en heeft tot doel om complicaties of comorbiditeit te voorkomen en de ziektelast te verlagen.

In figuur 7.23 wordt weergegeven welke preventie past bij welke doelgroep.

Hoewel de indelingen naar fase en naar doelgroep naast elkaar gebruikt worden, is de laatste jaren een verschuiving te zien naar de indeling naar doelgroep. Dit hangt samen met toenemende focus op risico-denken in plaats van ziekte/symptoom-denken. Hoe de indelingen zich tot elkaar verhouden is te zien in figuur 7.24.

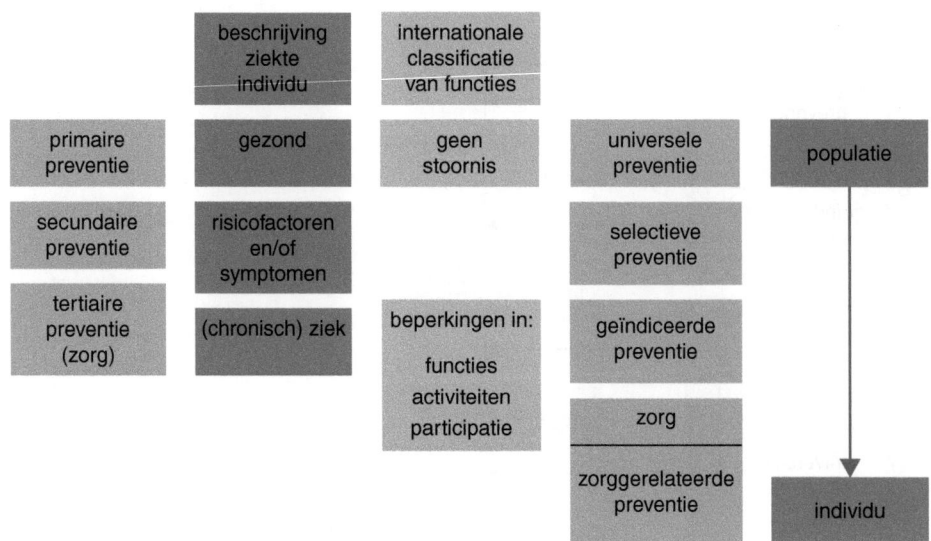

■ Figuur 7.24   Indelingen van preventie (bron: CVZ, 2007).

7.8.3 Bestuurlijke verantwoordelijkheid

Het uitvoeren van preventieprogramma's behoort tot de verantwoordelijkheid van de landelijke overheid als ook tot die van de regionale en lokale overheid. Om te voorkomen dat interventies versnipperd worden aangeboden, heeft het ministerie van VWS de regie genomen om de interventies op de verschillende niveaus op elkaar af te stemmen. Dit staat in de preventienota die het ministerie elke vier jaar uitbrengt.

— Landelijk worden de preventieactiviteiten door het RIVM gecoördineerd. Het RIVM richt zich op grote thema's zoals bestrijding van infectieziekten en bevolkingsonderzoek. Daarnaast ondersteunt het RIVM met het Loket Gezond Leven beleidsmakers en professionals in de zorg bij het uitvoeren van preventieactiviteiten. Organisaties als het Trimbosinstituut, het Nederlands Instituut voor Sport en Bewegen (NISB), de Hartstichting en het Diabetesfonds richten zich eveneens op preventie door middel van interventieontwikkeling en kennisoverdracht.

— Regionaal/lokaal. De GGD is op lokaal en regionaal gebied verantwoordelijk voor de publieke gezondheid. De gemeente brengt elke vier jaar een gemeentelijke gezondheidsnota uit. De GGD werkt samen met regionale en lokale partijen om de gezondheid te bevorderen en interventies te ontwikkelen. Welke partijen betrokken zijn hangt af van het onderwerp en de setting. Het gaat om thuiszorgorganisaties, scholen, sportverenigingen en zorgaanbieders.

■ **Bekostiging**

Universele en selectieve preventie zijn gericht op grote groepen en worden daarom collectief bekostigd. Landelijke preventieprogramma's zoals vaccinaties en screeningen worden bekostigd door de overheid of door de gemeente (Wmo). Geïndiceerde en zorggerelateerde preventie zijn (vooral) gericht op het individu en worden individueel bekostigd. In de veel gevallen vallen ze onder de zorgverzekeringswet.

7.8.4 Persoonlijke preventie

Persoonlijke preventie is het op basis van individuele behoeften en risicofactoren inschatten van de kansen op een ziekte en de bijpassende informatie of maatregelen om dit te voorkomen (bron: Jan van Es-instituut, 2013).

Sinds het begin van deze eeuw ligt binnen de preventie de nadruk op een gezonde leefstijl, waarbij de aandacht verschuift van ziekte en zorg naar gezondheid en gedrag (van ZZ naar GG, zie ▶ par. 6.6). Dit betekent dat de preventie dichter bij de burger zelf komt te liggen en dat hij zelf een groter aandeel moet nemen in de uitvoering. Een gezonde leefstijl heeft een positieve invloed op het voorkomen van ziekte of verergering daarvan. Om werkelijk en langdurig resultaat te bereiken is het nodig dat mensen hun gedrag veranderen. Niet terugvallen op kortwerkende maatregelen zoals een 'crash-dieet', maar daadwerkelijk een andere leefstijl aannemen. Dit vraagt om zelfkennis en zelfmanagement. Belangrijk is dat mensen geïnformeerd worden over wat gezond is en wat ongezond. Mensen kunnen door middel van testen (al dan niet met E-health) nagaan wat hun eigen risicoprofiel is. Vaak is daarbij ondersteuning nodig van zorgverleners of lokale netwerken van hulpverleners. Voorbeelden van ondersteuning zijn lokale gezondheidsmarkten en sport- en beweegprogramma's in de wijk en op scholen.

Om persoonlijke preventie in een wijk goed te laten verlopen, moeten een viertal stappen doorlopen worden:
1. Risicoprofilering van de doelgroep. De informatie om te bepalen op welke doelgroep de preventie gericht moet worden, komt uit bronnen als de gemeentelijke gezondheidsmonitor, maar ook uit de praktijk- en wijkscan. Uit de demografische gegevens en de gezondheids- en gedragsdeterminanten wordt bepaald welke doelgroep benaderd moet worden.
2. Het interventieaanbod in kaart brengen. De beschikbare preventie-interventies worden in kaart gebracht. Bronnen zijn de I-database van het centrum gezond leven, Vraag Aanbod Analyse Monitor (VAAM) en sociale kaarten.
3. Matching van risicoprofiel en interventies. De vraag van het individu op basis van het risicoprofiel wordt gekoppeld aan passend preventieaanbod. Het individu geeft zijn voorkeur voor een interventie aan.
4. Evaluatie en bijstelling. Op basis van evaluaties, klanttevredenheidsonderzoeken, panels enzovoorts wordt gekeken of het aanbod passend is voor de mensen uit de doelgroep en wat eventueel ontbreekt. Op basis hiervan wordt het preventieaanbod aangepast.

7.8.5 Voorlichting en gedragsverandering

Het veranderen van gedrag is zeker voor volwassen mensen niet makkelijk. Vaak zijn er nog geen directe gevolgen merkbaar van ongewenst gedrag en levert gedragsverandering niet direct positieve resultaten op. De belangrijkste boodschap is dat gezondheid niet vanzelfsprekend is en dat mensen een actieve houding moeten aannemen om gezond te blijven of te worden. Een aantal technieken om mensen tot gedragsverandering te stimuleren wordt hier opgesomd:
1. Wettelijk (stimulerings)maatregelen, zoals het verbieden van roken in openbare ruimtes, hoge alcohol- en tabaksaccijnzen.
2. Informatie geven over de gevolgen en gevaren van ongewenst gedrag. Mensen die goed voorgelicht zijn over de gevolgen van overgewicht zoals een verhoogde kans op het krijgen van diabetes kunnen op reële gronden keuzes maken voor hun eigen gezondheidsgedrag.

	Roken	Alcoholgebruik	Overgewicht	Diabetes	Depressie	SEGV
Gevolgen van ziekte	sterfte, kwaliteit van leven en beperkingen	sterfte, kwaliteit van leven, beperkingen en alcohol-gerelateerde ziekten	sterfte, kwaliteit van leven en beperkingen	sterfte, kwaliteit van leven en beperkingen en **complicaties**	sterfte (suïcide), kwaliteit van leven en beperkingen	**sterfte**, kwaliteit van leven en beperkingen bij **lage SES**
Ziekte	longkanker, COPD, hart- en vaatziekten	alcoholverslaving, alcoholafhankelijkheid	**diabetes**, artrose, hart- en vaatziekten	**diabetes**	depressie	ziek(t)en bij lage SES
Gezondheidsproblemen	rookverslaving, hoesten, kortademigheid	**problematisch alcoholgebruik**	**obesitas (en overgewicht)**	prediabetes (en/of **obesitas**)	subklinische depressie	gezondheids-problemen bij lage SES
Determinanten	**roken**	**overmatig alcoholgebruik**	veel en vet eten, weinig bewegen	veel en vet eten, weinig bewegen	stress, beperkte coping, aanleg etc.	ongezond gedrag, ongezonde woon- en werkomgeving bij lage SES
Gezondheid	niet-roken	niet of matig drinken	normaal gewicht	lichamelijke gezondheid	geestelijke gezondheid	gezondheid bij lage SES

◘ **Figuur 7.25** Gezondheidseffecten op basis van risicofactoren per speerpunt (bron: VTV, 2010).

3. Sociale marketing is een methodiek die mensen aanspreekt in hun eigen belevingswereld. Een succesvol voorbeeld hiervan is dat het sexy en sociale imago dat roken vijftig jaar geleden had, is veranderd in het imago van een verslaafde die op een regenachtige dag buiten kleumend staat te roken.
4. Methodieken zoals Motivational Interviewing en Shared Decisionmaking zijn erop gericht om mensen door een doelgerichte communicatiestijl een intrinsieke motivatie tot gedragsverandering te ontlokken.

7.8.6 Speerpunten in preventie

In de vorige eeuw was het doel van preventie vooral gericht op het verlengen van de levensverwachting en het verhogen van de kwaliteit van leven. De laatste jaren gaat de meeste aandacht bij preventie uit naar een gezonde leefstijl. Landelijk zijn speerpunten vastgesteld:
— roken;
— schadelijk alcoholgebruik;
— overgewicht;
— diabetes;
— depressie.

Deze risicofactoren komen veel voor, nemen toe en hebben grote gevolgen.
In ◘ figuur 7.25 worden de verschillende stadia van dit risicogedrag en de gevolgen ervan weergegeven in een schema.

> **Voorbeelden van interventies bij het speerpunt overgewicht**
> Universele preventie richt zich op de hele bevolking:
> — Wet- en regelgeving: bijvoorbeeld het verplicht vermelden van energiewaarden op verpakkingen het verbod van het richten van reclame op kinderen jonger dan zeven jaar.

- Aanpassing van de fysieke omgeving zorgt ervoor dat mensen worden uitgedaagd meer te bewegen, zoals fietspaden en beweegvriendelijke woonwijken.
- Massamediale campagnes zoals '30 minuten bewegen per dag' kunnen leiden tot gedragsverandering.

Selectieve preventie richt zich op groepen die risicogedrag vertonen. Hierbij gaat het voornamelijk om gedragsverandering:
- 'Lekker Fit'-scholen met een programma voor basisscholieren gericht op het voorkomen van overgewicht.

Geïndiceerde preventie richt zich op mensen die al gezondheidsproblemen hebben:
- richtlijnen met betrekking tot overgewicht; leefstijladvisering over gezonde voeding en voldoende bewegen;
- gecombineerde leefstijlinterventies: zorgverleners en sportaanbieders bieden gezamenlijk activiteiten aan die leiden tot afname van overgewicht en een gezonde leefstijl met meer bewegen en gezonder eten. De Beweegkuur is hiervan een voorbeeld.

Zorggerelateerde preventie:
- Een maagverkleining met een intensief revalidatietraject kan een uiterst redmiddel zijn om de kwaliteit van leven te verbeteren en sterfte voorkomen.

Literatuur

Altena, R., Kolk, N., Koningsberger, K., Meulmeester, M., & Wigersma, L. (2008). *Op weg naar dialooggestuurde zorg*. Verbindend Vernieuwen. Utrecht: NPCF, KNMG, V & VN.

Baan, C., & Struijs, J. (red.) (2010). Wat is diseasemanagement? In: *Volksgezondheid Toekomst Verkenning, Nationaal Kompas Volksgezondheid*. Bilthoven: RIVM.

Bakker, D., Polder, J., Sluijs, E., Treurniet, H., Hoeijmans, N., Hingstman, L. et al, (red). (2005). *Op één lijn. Toekomstverkenning eerstelijnszorg 2020*. Bilthoven: RIVM

Becket, C., & Taylor, H. (2010). *Human Growth and Development*. Londen: Sage Publications Ltd.

Becqué, Y. (2007). *Zorg Thuis. Goede voorbeelden van persoonsgericht werken*. Thuiszorg gevraagd. Geraadpleegd op 15 mei 2014, ▶ http://www.vankleefinstituut.nl/thuiszorg-gevraagd

Bensing, J.M., Schreurs, K.M.G., Ridder, D.T.D. de, & Hulsman, R.L. (2002). Adaptive Tasks in Multiple Sclerosis. Development of an Instrument to identify the Focus of Patients' Coping Efforts. *Psychology and Health*, 17(4), 475–488.

Berg, M. van den, & Schoemaker, C.G. (2010). *Effecten van preventie*. Deelrapport van de VTV 2010. Van gezond naar beter. RIVM rapport. Houten: Bohn Stafleu van Loghum.

Berg, M. van den, Post, N.A.M., Hamberg-van Reenen, H.H., Baan, C.A., & Schoemaker C.G. (red.) (2013). *Preventie in de zorg*. Themarapport Volksgezondheid Toekomst Verkenning 2014. Bilthoven: RIVM.

Bjelland, I., Dahl, A.A., Haug, T.T., & Neckelman, D. (2002). The validity of the Hospital Anxiety and Depression Scale. An updated literature review. *Journal of Psychosomatic Research*, 52:69–77.

Blok, J. de (2011). *Omaha als alternatief*. Buurtzorg. Geraadpleegd op 15 maart 2014, ▶ http://www.zorgvisie.nl/

Boesveld, I. (2013). *Documentatie Wijk- en Praktijkscan*. Almere: Jan van Es-Instituut.

Bouma, M. (2003). Begeleiding van chronisch zieken: Jaar in jaar uit, en dan nog een poosje. *Huisarts en wetenschap*, 46(2),110.

Bouman, S., & Welling, A. (red.) (2011). *Casemanagement: van idee naar model*. Leeuwarden: Frieslab.

Boxtel, R. van, Mastboom, F., & Hooft van Huijsduijnen, J. (2012). De ROS Wijkscan: startpunt voor samenwerking. *De Eerstelijns 2011; april*: 40–41.

Chick, N., & Meleis, A. (1986). Transitions: A Nursing Concern. In Chinn P. (ed.), *Nursing research methodology: issues and implementation*, 237–257.

Committee on Quality of health Care in America, Institute of medicine. (1999). *To err is human*. Washington DC: National Academy press.

Committee on Quality of health Care in America, Institute of medicine. (2001). *Crossing the Quality Chasm: A new Health care system for the 21st century*. Washington DC: National Academy press.

Dingemans, D., & Rutgers, E. (red.) (2011). *Risicomanagement in de Zorg. een praktische invulling voor een integrale aanpak*. Arnhem: Q-Consult.

ECRI Institute (2009). *Risk Management, Quality Improvement, and Patiënt Safety*. Health Risk Control. Geraadpleegd op 16 mei 2014, ▶ https://www.ecri.org/documents/secure/risk_quality_patient_safety.pdf

Engels, J., & Dijcks, B. (red.) (2010). *Zelfmanagement: verkenning en agendasetting. Oriënterend onderzoek onder patiëntvertegenwoordigers, professionals en onderzoekers naar de betekenis van zelfmanagement bij chronische aandoeningen*. Utrecht: Vilans.

Erp, J. van, Hinnen, C., & Sanderman, R. (2006). *Psychosociale zorg bij hart- en vaatziekten*. Bilthoven: Nederlandse Hartstichting.

Faber, M., Harmsen, M., Burg, S. van den & Weijden, T. van der (2013). *Gezamenlijke besluitvorming en zelfmanagement. Een literatuuronderzoek naar effectiviteit en voorwaarden voor succes*. Nijmegen: IQ Scientific Institute for Quality of Healthcare, UMC St. Radboud.

Gast, G.C.M., Spijkerman, A.M.W., & Schoemaker C.G. (2011). *Preventie van chronische ziekten in risicogroepen*. Bilthoven: RIVM.

GGZ Nederland (2012). *Handreiking veiligheidscultuur*. Amersfoort: GGZ Nederland.

GGZ Nederland (2013). *Handreiking risicomanagement in de GGZ*. Amersfoort: GGZ Nederland.

Gijsen, B.C.M., & Veenstra, M.Y. (2003). *Revalidatieprogramma Herstel & Balans biedt perspectief*. Maastricht: Integraal Kankercentrum Limburg.

Grundmeier, H. (2002). Preventie in de huisartsengeneeskunde; vroeger, nu en in de toekomst. *Huisarts en wetenschap, 45,* 76–80.

Haes, J.C.J.M., Gualtherie van Weezel, L.M., Sanderman, R., & Weil, H.B.M. van der (2001). *Psychologische patiëntenzorg in de oncologie. Handboek voor de professional*. Assen: Koninklijke van Gorcum BV.

Heerkens, Y.F. & Beer, J. de (2007). International Classification of Functioning, Disability and Health. Gebruik van de ICF in de logopedie. *Logopedie en Foniatrie, 4,* 112–119.

Heijmans, M., Rijken, M., Foets, M., Ridder, D. de, Schreurs, K., & Bensing, J. (2004).The Stress of Being Chronically Ill: From Disease-Specific to Task-Specific Aspects. *Journal of Behavioral Medicine, 27*(3), 255–271.

Hellema F. (2002). *De ICDH en de NANDA, NIC en NOC*. Geraadpleegd op 15 juni 2014, ▶ http://www.verpleegkunde.net/GORDON/bestanden/nic_noc_nanda%20hellema.pdf

Hirs, W.M. et al. (2011). *Internationale Classificaties in Nederland*. Rijksinstituut voor Volksgezondheid en Milieu. Bilthoven: RIVM Rapport 270553004/2011.

Hopman, A. (2011). *Standpuntrapport Casemanagement*. Diemen: College voor Zorgverzekeringen.

Huijben, M. (2011). *Het Chronic Care Model in Nederland*. Achtergrondstudie. Den Haag: Raad voor de Volksgezondheid en Zorg.

In voor Zorg. (2013). *Wijkgericht werken*. Geraadpleegd op 15 maart 2014, ▶ http://www.invoorzorg.nl/ivz/Bibliotheek/Bibliotheek-Wijkgericht-werken

Integraal Kankercentrum Nederland (2013). *De Lastmeter*. Amsterdam: Integraal Kankercentrum Nederland.

Integraal Kankercentrum Nederland (2014). *Oncoline. Richtlijnen oncologische zorg*. Amsterdam: Integraal Kankercentrum Nederland.

Jan van Es-instituut (2012). *Op weg naar populatiegerichte Zorg*. Whitepaper. Almere: JvE-instituut.

Jan van Es-instituut (2013). *Op weg naar populatiegerichte zorg*. Almere: JvE-instituut.

Jan van Es-instituut (2013). *Persoonlijke Preventie, samenwerken in de regio voor optimaal resultaat*. White paper. Almere: JvE-instituut.

Katz D.L. & Ali A. (2009). *Preventive Medicine, Integrated Medicine & the Health of the Public*. Commissioned for the Institute of Medicine. Geraadpleegd op 24 mei 2014, ▶ http://www.iom.edu/~/media/Files/Activity%20Files/Quality/IntegrativeMed/Preventive%20Medicine%20Integrative%20Medicine%20and%20the%20Health%20of%20the%20Public.pdf

Kennisbundel Vraaggericht werken in de langdurige zorg. (2013).Utrecht: Vilans.

Kok, E. de, Garssen, B., Kruijver, I.P.M., Kuiper, A.J., & Visser, A.P. (2006). *Het gebruik van signaleringslijsten voor psychosociale problematiek in de oncologie*. Utrecht: Helen Downing Instituut.

Kommer, K. (2013). Gebiedsanalyse met kenniscyclus. *De Eerstelijns, juli,* 32–34.

Landelijk Actieprogramma Zelfmanagement (2011). *Verkennend onderzoek Zelfmanagement 2010*. Bevindingen en adviezen vanuit de ziektespecifieke werkgroepen van het Landelijk Actieprogramma Zelfmanagement. Utrecht: NPCF CBO.

Literatuur

Lange, J. de, & Staa, A. van (2003). *Transities in ziekte en zorg. Op zoek naar nieuw evenwicht*. Rotterdam: Hogeschool Rotterdam.

Lange, J. de (2013). Transities in ziekte en zorg: kern van verplegen? In: *Omgaan met familieleden van mensen met dementie*. Rotterdam: Docentenhandleiding Hogeschool Rotterdam.

Madden, R., Sykes, C., & Bedirhan Ustun, T. (2007). *World Health Organization Family of International Classifications: definition, scope en purpose*. Geraadpleegd op 25 maart 2014, ► http://www.who.int/classifications/en/FamilyDocument2007.pdf

Mahler, M., Ruhl, A., & Cuijpers, M. (2013). *Casemanagement. Op weg naar passende zorg en ondersteuning dichtbij*. Utrecht: Vilans.

Mak, S. (red.) (2013). *Risico en dan?* Zorg voor Beter Kennisplein. Geraadpleegd op 2 april 2014, ► http://www.zorgvoorbeter.nl/ouderenzorg/Zvb-Werkplaats/Risico-en-dan.html

Martin, K.S., & Scheet, N.J. (1992). *The Omaha System: Applications for community health nursing*. Philadelphia: Saunders.

Mast, J., & Rutten, L. (2010). *Zichtbare kracht en Omaha*. Buurtzorg. Geraadpleegd op 18 februari 2014, ► http://www.invoorzorg.nl/docs/ivz/1.3.pdf

Maynard, J., Sousa, M. de, Needham, J., Smith, F., & McDonagh, J. (met toestemming van de Royal College of Nursing vertaald in het Nederlands) (2004). *Transitiezorg voor adolescenten. Richtlijn voor verpleegkundigen*. Londen. Geraadpleegd op 18 februari, ► http://www.opeigenbenen.nu/files/nederlandse-transitieprotocollen/transitiezorg_voor_adolescenten_-_richtlijn_voor_verpleegkundigen_rcn1.pdf

Meleis, A. (2010). *Transitions Theory. Middle-Range and Situation-Specific Theories in Nursing research and Practice*. New York: Springer Publishing Company.

Merwijk C. van Verpleegkundigen en verzorgenden 2020. (2012). *Deel 3. Beroepsprofiel verpleegkundigen*. Utrecht: V & VN.

Mies, L. (2007). *Levensverhalen in de praktijk. Interventies in gezondheidszorg en welzijn*. In: E. Bohlmeyer, L. Mies & G. Westerhof (red.), *De betekenis van levensverhalen: Theoretische beschouwingen en toepassingen in onderzoek en praktijk* (pp. 271-281). Houten: Bohn Stafleu van Loghum.

Moos, R.H., & Holahan, C.J. (2007). *Adaptive Tasks and Methods of Coping*. Geraadpleegd op 8 mei 2014, Op: ► http://link.springer.com/chapter/10.1007%2F978-0-387-48670-3_6#page-1

Nationaal Kompas Volksgezondheid (2014). *Preventie*. Versie 4.15. Bilthoven: RIVM.

Nederlandse WHO-FIC Collaborating Centre (2002). *ICF: Nederlandse vertaling van de 'International Classification of Functioning, Disability and Health*. Houten: Bohn, Stafleu Van Loghum.

Nictiz (2012). *ICT-standaarden in de zorg. Een praktisch overzicht*. Den Haag: Nictiz.

Patiëntenfederatie NPCF. Mijnzorgveilig.nl (website)

Raad voor de Volksgezondheid en Zorg (2011). *Naar een meer vraaggerichte zorg*. Zoetermeer: RVZ.

Ridder, D.T.D. de (2003). Coping en sociale steun. In: C.W. Aakster & J.W. Groothoff (red). *Medische Sociologie. Sociologische perspectieven in ziekte en zorg* (pp. 65-74). Groningen/Houten: Wolters-Noordhoff.

Ridder, D.T.D. de, Schreurs K.M.G. & Meyboom de Jong B. (1996). Coping en sociale steun van chronisch zieken. *Nederlands Tijdschrift voor Geneeskunde, 140*(14), 804–805.

Rijdt, van de-van de Ven, A.H.J. (2014). *Samenhangende zorg in de eerste lijn. De as huisartsen-wijkverpleegkundigen*. Bilthoven: LVG, ROS Wijkscan, RIVM.

Rijken, P.M., Heijmans, M.J.W.M., & Bensing, J.M. (2004). Adaptieve opgaven als uitgangspunt voor psychosociale zorg voor somatisch chronisch zieken. In: P.P. Groenewegen, G.A.M.B. Bos & P.J. Megchelen (red.), *Zorg, opvang en begeleiding van chronisch zieken* (pp. 19-32). Assen: Van Gorcum.

Rollnick, S., Miller, W.R., & Butler C.C. (2009). *Motiverende gespreksvoering in de gezondheidszorg*. Gorinchem: Ekklesia.

Rosendal, H., Ahaus, K., Huisman, R., & Raad, C. (2009). *Ketenzorg. Praktijk in perspectief*. Maarssen: Elsevier gezondheidzorg.

Saucier Lundy, K., & Janes, S. (2009). Epidemiology: The Science of Public Health. In: *Community Health Nursing. Caring for the Public's Health*. Burlington: Jones & Bartlett Learning.

Schaap-Visser, A., Veer, A. de, & Hamming, A. (2013). *Werken met zorgpaden in de eerstelijns gezondheidszorg*. Den Haag: ZonMw.

Schippers, G.M., & Jonge, J. de (2002). Motiverende gespreksvoering. *Maandblad Geestelijke volksgezondheid, 57*, 250–265.

Schnabel, P. (2011). *Prikkels in preventie*. Utrecht: KNMG.

Schrijvers, G. (2014). *Meer gezondheid bij gelijkblijvend budget*. Verschijnt eind 2014. Met toestemming onder bronvermelding: ► www.guusschrijvers.nl

Schrijvers, G., Spreeuwenberg, C., Laag, H. van der, Rutten, G., Nabarro, G., Schene, A., Linden, B. van der & Acampo, M. (2005). *Diseasemanagement in de Nederlandse context*. Utrecht: Igitur, Utrecht Publishing & Archiving Services.

Schumacher, J., & Mostert, H. (2011). *Sturen op ruimte voor dialoog*. Utrecht: Vilans.

Schumacher, J., Mostert, H., & Pool, I.A. (2004). *De kunst van het afstemmen*. Utrecht: Vilans.

Schumacher, K.I., & Meleis, A.I. (1994). Transitions: a Central Concept in Nursing. *Journal of Nursing Scholarship*, 26(2),119–127.

Sciacca, K. (2009). *Motivational Interviewing*- MI, Glossary & Factsheet. Geraadpleegd op 4 mei 2014, ▶ http://www.motivationalinterview.net/miglossary.pdf

Staa, A. van (2012). *Op Eigen Benen. Jongeren met chronische aandoeningen en hun preferenties en competenties voor de zorg*. [proefschrift]. Rotterdam: Erasmus Universiteit.

Star, M. (red). (2012). *Zorgstandaarden in Nederland, de balans opgemaakt*. Utrecht: Coördinatieplatform Zorgstandaarden.

Steenkamer, B. (2013). *Positionpaper 'Samenwerking rondom gegevensvoorziening en informatiekenniscyclus'*. Bilthoven: LVG, ROS Wijkscan, RIVM.

VV & T (2010). *Kwaliteitskader verantwoorde zorg*. Den Haag: VV & T.

Tahey, A. (2005). *Psychosociale zorg: Ons een zorg…? Een onderzoek naar de psychosociale begeleiding door verpleegkundigen aan oncologiepatiënten*. Adviesnota. Diemen: Hogeschool Inholland.

Terpstra, J., & Moerman, M. (2013). *Doorontwikkelen van een wijkprofiel. AMPHI project: proces en resultaat van de ontwikkeling van een gezondheidsprofiel*. Nijmegen: GGD Rivierenland, GGD Nijmegen.

The Common Wealth Fund (2011). *Reducing Care Fragmentation. A Toolkit for Coordinating Care*. Geraadpleegd op 4 mei 2014, ▶ http://www.improvingchroniccare.org/downloads/reducing_care_fragmentation.pdf

Themanummer Risicosignalering (red.) (2012). *Inzorg: juni 2012*.

Verhaag, S. (2013). *Kantelen als je krap bij kas zit, kan dat? Aandacht voor iedereen*. Utrecht: Vilans.

Vilans (2014). *Toolbox patiëntveiligheid in de zorgketen*. Utrecht: Vilans.

Visser, A., & Wildenbeest, M. (2012). Psychosociale begeleiding voor mensen met kanker. *Pallium, 1*, 8–10.

Visser, A., Wildenbeest, M., & Nieuwenhuizen, L. (2012). Evaluation of Psychosocial Support for People with Cancer. *Medical Encounte, 26*, 21.

Voorham, A. (2007). *De toekomst van de eerstelijn in Rotterdam: meer wijkgericht!* Openbare les. Rotterdam: Kenniskring Eerstelijnszorg, Hogeschool Rotterdam.

Vries, C. de, Hagenaars, L., Kiers, H., & Schmitt, M. (2014). *Beroepsprofiel Fysiotherapeut*. Amersfoort: KNGF.

Wal, G. van der, & Wagner, C. (2005). Patiëntveiligheid en kwaliteit van zorg. In: Wagner C. et al. (red.), *Patiëntveiligheid in Nederland. Verbeterinitiatieven en innovaties in de Zorg* (pp. 1-19). Assen: Koninklijke Van Gorcum.

Walters, B., Adams, S., Nieboer, A., & Bal R. (2012). Disease management projects and the Chronic Care Model in action: baseline qualitative research. *BMC Healthservices Research, 12*, 114.

WHO (2013). *How to use the ICF: A practical manual for using the International Classification of Functioning, Disability and Health (ICF)*. Exposure draft for comment. Geneva: WHO.

WHO-FIC (2006). *ICD-10: Internationale Statische Classificaties van Ziekten en met Gezondheid verband houdende Problemen: Tiende Revisie. Versie 2006*. Bilthoven: WHO–FIC.

Wildenbeest, M.B.W. (2013). *Effectiviness of Psychosocial Support for People with Cancer offered at De Vruchtenburg*. Rotterdam: Erasmus University Rotterdam.

Willemse, J. (2012). *Zorgstandaarden Zeldzame Aandoeningen. Transitiezorg bij zeldzame aandoeningen*. Soest: Vereniging samenwerkende ouder- en patiëntenorganisaties.

Zigmond, A.S., & Snaith, R.P. (1983).The Hospital Anxiety and Depression Scale. *Acta Psychiatrica Scandinavica, 67*, 361–370.

Zijlstra, W. (2012). *ISO 31000: Raamwerk voor riskmanagement*. Ede: ZBC kennisbank.

ZorgSaam (2009). *Belevingsgericht werken binnen ZorgSaam*. Terneuzen: ZorgSaam.

Websites
▶ www.aandachtvooriedereen.nl
▶ www.academischewerkplaatsamphi.nl
▶ www.biomedcentral.com
▶ www.buurtzorgjong.nl
▶ www.cardiometabool.nl
▶ www.ecri.nl

Literatuur

Feeks.dhs.org
- www.fysionet.nl
- www.ggdkennisnet.nl
- www.hdi.nl
- www.ihi.org
- www.improvingchroniccare.org
- www.invoorzorg.nl
- www.iom.edu
- www.jvei.nl
- www.kennisnetwerkcva.nl
- www.kennispleinchronischezorg.nl
- www.lvg.org
- www.meetinstrumentenzorg.nl
- www.motivationalinterview.net
- www.motivationalinterviewing.org
- www.nationaalkompas.nl
- www.ncbi.nlm.nih.gov
- www.nivel.nl
- www.ntvg.nl
- www.npcf.nl
- www.omahasystem.eu
- www.omahasystem.org
- www.oncoline.nl
- www.opeigenbenen.nu
- www.psychfysio.nl
- www.rivm.nl
- www.shg.org
- www.therapiehulp.nl
- www.umcutrecht.nl
- www.vankleefinstituut.nl
- www.veiligezorgiederszorg.nl
- www.venvn.nl
- www.verpleegkunde.net
- www.vilans.nl
- www.wijkscan.com
- www.who.int
- www.zbc.nu
- www.zorgimpuls.nl
- www.zorgsaam.org
- www.zorgvisie.nl
- www.zorgvoorbeter.nl

De verschillende patiënten-/ cliëntenpopulaties in de MGZ

Elly van Haaren, Anke Jeroense, Rachel van Wijngaarden

Samenvatting
Verpleegkundigen in de maatschappelijke gezondheidszorg komen met diverse doelgroepen in aanraking. De zorg vindt letterlijk in de maatschappij plaats: bij mensen thuis, op hun werk, in de huisartsenpraktijk of op school. De verpleegkundige treft de patiënt of cliënt dus in zijn eigen omgeving en heeft daardoor vaak te maken met mantelzorgers (partners, kinderen) en andere zorg- of hulpverleners met wie de patiënt contact heeft. In dit hoofdstuk bespreken we verschillende voorbeelden van patiënten en cliënten waarmee een MGZ-verpleegkundige in aanraking komt. Aan de hand van casussen ontstaat een goed beeld van de kenmerken en uitdagingen van het vak.

8.1	Kwetsbare ouderen met multipathologie	– 219
8.1.1	Kenmerken van ouderen met multipathologie in de thuissituatie	– 220
8.2	Mensen die lijden aan een dementiesyndroom	– 220
8.2.1	Kenmerken van mensen met dementie in de thuissituatie	– 222
8.3	Chronisch zieken	– 223
8.3.1	Kenmerken van chronisch zieken in de thuissituatie	– 224
8.4	Terminale patiënten	– 225
8.4.1	Kenmerken van terminale cliënten in de thuissituatie	– 227
8.5	Patiënten die 'ziekenhuisverplaatste' zorg ontvangen	– 228
8.5.1	Kenmerken van patiënten die ziekenhuisverplaatste zorg ontvangen	– 229
8.6	Kern van de zorg door de wijkverpleegkundige	– 229
8.7	OGGZ-cliënten	– 231
8.7.1	Kenmerken van OGGZ-cliënten	– 233
8.7.2	Kern van de verpleegkundige zorg	– 233

8.8 **GGZ-cliënten – 234**
8.8.1 Kenmerken van GGZ-cliënten – 235
8.8.2 Kern van de verpleegkundige zorg – 236

8.9 **Werkgevers en werknemers – 236**
8.9.1 Kenmerken van werkgevers en werknemers – 237
8.9.2 Kern van de verpleegkundige zorg – 237

Literatuur – 238

8.1 Kwetsbare ouderen met multipathologie

Wanneer een patiënt op somatisch, psychisch en/of sociaal gebied verschillende aandoeningen tegelijkertijd heeft, spreken we van meervoudige pathologie. Met multipathologie, multimorbiditeit of comorbiditeit wordt in de praktijk hetzelfde bedoeld. Toch hebben die twee laatste begrippen een verschillende betekenis: bij multimorbiditeit zijn er meerdere aandoeningen of ziekten tegelijk aanwezig, bijvoorbeeld hartfalen en diabetes. Bij comorbiditeit zijn meerdere aandoeningen gerelateerd aan één (chronische) ziekte. Bijvoorbeeld depressie bij dementie. Bijna twee miljoen Nederlanders hebben meer dan één chronische ziekte (11% van de totale bevolking). Multipathologie komt vaker voor naarmate mensen ouder worden. De helft van de mensen ouder dan 75 jaar heeft meer dan één chronische ziekte. Van deze mensen heeft 63% twee of meer chronische ziekten en 32% drie of meer.

De heer Verschoor

Sociale situatie
De heer Verschoor is 83 jaar, weduwnaar, en woont zelfstandig. Hij heeft drie kinderen, twee van hen wonen in dezelfde stad als hij, een in een dorpje verderop. Zijn vrouw is veertien jaar geleden na een lang ziekbed overleden. Hij heeft haar lange tijd zelf thuis verzorgd. De heer Verschoor is een statige, intellectuele man, was jaren wethouder en is nog altijd goed op de hoogte van wat er speelt in de politiek en de maatschappij. Hij leest graag en veel, houdt van praten en is zeer gesteld op zijn vrijheid en zelfstandigheid. Afgelopen maand kreeg hij na een rijtest het bericht dat zijn rijbewijs niet meer verlengd zou worden. Dat was voor hem een enorme teleurstelling. Met zijn scootmobiel probeert hij nu nog wel iedere dag naar buiten te gaan.

Gezondheidssituatie
Sinds het overlijden van zijn vrouw is hij zelf ook gaan kwakkelen met zijn gezondheid. Hij heeft diabetes type 2, hartfalen, polyneuropathie, is slechthorend en kan als gevolg van twee herseninfarcten de linkerhelft van zijn lichaam maar moeizaam bewegen en loopt met een rollator. Drie jaar geleden kreeg hij ook darmkanker. Hij werd geopereerd en heeft sindsdien een stoma. Het afgelopen jaar is de heer Verschoor behoorlijk achteruitgegaan. Hij kreeg steeds meer moeite met lopen en werd kortademig. In korte tijd is hij een paar keer gevallen in huis. Zijn kinderen merkten ook dat hij vergeetachtig werd. Hij hield zich niet aan afspraken met hen, bijvoorbeeld als hij zou komen eten. Ook vergat hij zijn medicijnen in te nemen.
    Door deze algehele malaise volgde een paar maanden geleden een ziekenhuisopname. Daar werd de diagnose vasculaire dementie vastgesteld. Om te revalideren van de valpartijen verbleef de heer Verschoor vervolgens nog twee maanden in een verpleeghuis. Zelf wilde hij maar één ding: weer zelfstandig thuis wonen. Zijn kinderen hadden echter hun twijfels: was het wel veilig om hem weer naar huis te laten gaan? Zij zagen liever dat hun vader in een verzorgingshuis ging wonen. Die discussie zorgde voor veel spanningen en zelfs ruzie binnen de familie. Uiteindelijk is in goed overleg met de specialist ouderengeneeskunde, de wijkverpleegkundige en familie besloten dat de heer Verschoor het toch nog eens thuis mocht proberen. Eerst een dag, vervolgens een paar keer een weekend en toen dat goed leek te gaan weer volledig.

Verpleegkundige zorg en begeleiding
In verband met de stomazorg komt er sinds drie jaar dagelijks een wijkverpleegkundige bij de heer Verschoor thuis. Nu helpt de wijkverpleegkundige de heer Verschoor ook twee keer per dag met zijn persoonlijke verzorging en medicijngebruik. Zijn kinderen bezorgen hem dagelijks om de beurt een maaltijd of zorgen ervoor dat hij bij hen kan eten.

8.1.1 Kenmerken van ouderen met multipathologie in de thuissituatie

Ouderen met multipathologie hebben een kwetsbare gezondheid en meestal veel klachten. Ze zijn snel vatbaar voor ziektes en vaak beperkt in hun functioneren. We beschrijven een aantal specifieke kenmerken van deze doelgroep in de thuissituatie:

- Ouderen met multipathologie worden geconfronteerd met toenemende afhankelijkheid, van zorg en van anderen. De acceptatie daarvan is voor hen vaak moeilijk. Ze koesteren hun autonomie, maar toch dwingt hun situatie hen meer en meer bepaalde vrijheden en verworvenheden op te geven. Bijvoorbeeld het zelf kunnen autorijden, zelf kunnen douchen en zelf naar bed gaan.
- Multipathologie vraagt van ouderen hun leven en ziekte met elkaar in evenwicht te brengen. Ze zijn steeds bezig zich aan te passen aan veranderende omstandigheden en balanceren tussen willen en kunnen, draaglast en draagkracht. Steeds zullen er nieuwe oplossingen gezocht moeten worden voor hun problemen en ter bevordering van hun zelfredzaamheid.
- Eenzaamheid maakt deze ouderen extra kwetsbaar, zowel geestelijk als lichamelijk. Op hoge leeftijd komen ze vaak alleen te staan. Familieleden en bekenden van hun eigen leeftijd vallen weg. De eventuele eigen kinderen zijn druk, wonen lang niet altijd in de buurt of zijn ook al op leeftijd.
- Polyfarmacie komt bij ouderen met multipathologie veel voor. Dat brengt risico's met zich mee: de therapietrouw daalt, er kunnen makkelijker fouten optreden bij de toediening en er is een grotere kans op bijwerkingen. Bovendien kunnen de effecten van medicatie op de ene ziekte de werking van andere medicatie voor een andere ziekte ongunstig beïnvloeden.

8.2 Mensen die lijden aan een dementiesyndroom

Mensen met het dementiesyndroom lijden aan stoornissen in het korte- en langetermijngeheugen, het abstractievermogen, het oordeelsvermogen en andere stoornissen waarbij de cognitieve functies achteruitgaan. Kenmerkend daarbij is dat het bewustzijn helder blijft. Op basis van verschillende oorzaken van deze cognitieve stoornissen worden typen van dementie onderscheiden. De twee belangrijkste typen dementie zijn de ziekte van Alzheimer (ongeveer 70% van alle gevallen) en vasculaire dementie (ongeveer 15%).

De oorzaak van de ziekte van Alzheimer is vrijwel niet bekend. Wel is duidelijk dat het proces zich afspeelt in de hersenen. De hersenen van Alzheimerpatiënten zijn iets verschrompeld. Er zijn afwijkingen te zien die bij sommige mensen zonder dementie ook voorkomen: de zogenoemde plaques en tangles. Dit zijn eiwitten die neerslaan tussen de hersencellen of in de wand van de hersenbloedvaten. Daardoor wordt de communicatie tussen de zenuwcellen belemmerd, wat het denken en het geheugen aantast.

Van vasculaire dementie wordt gesproken wanneer doorbloedingsstoornissen in de hersenen leiden tot een verminderd mentaal functioneren. De beschadiging van bloedvaten in de hersenen zorgt ervoor dat hersenweefsel afsterft. Mensen met vasculaire dementie hebben vaak een voorgeschiedenis van problemen als hypertensie, hartritmestoornissen, diabetes, vaataandoeningen of een TIA (Transiënt Ischaemic Attack).

Het beloop van dementie verschilt per oorzaak. De ziekte van Alzheimer begint meestal met een geleidelijke vermindering van het kortetermijngeheugen, vervolgens wordt ook het langetermijngeheugen aangetast. Daarnaast ontstaan er in de loop van de tijd problemen met andere cognitieve functies. Bij vasculaire dementie is het begin juist abrupt. De toestand verslechtert vervolgens schoksgewijs, in combinatie met langer durende stabiele perioden. Het beloop is niet alleen afhankelijk van de oorzaak, maar ook van de aanwezigheid van psychische problemen of gedragsproblemen.

Een dementiesyndroom verstoort het dagelijks functioneren van de patiënt aanzienlijk. Het heeft invloed op al zijn activiteiten en relaties. Mensen bij wie de diagnose net is gesteld, worstelen met gevoelens van ontkenning, angst en onzekerheid. Ook voelen ze zich vaak verdrietig, somber en wanhopig omdat ze beseffen dat ze het contact met hun dierbaren zullen verliezen. In een later stadium van de ziekte realiseren mensen zich slechts bij vlagen wat er met hen aan de hand is. Dan kunnen ze overspoeld raken door emoties. Uiteindelijk hebben ze geen besef meer van hun toestand.

Het aantal mensen met dementie in Nederland wordt geschat op 260.000 (Alzheimer Nederland, 2013). Hiervan zijn 12.000 mensen jong dementerend (jonger dan 65 jaar). Het aantal personen met dementie neemt sterk toe met het stijgen van de leeftijd. Van de mensen boven de 65 jaar lijdt ruim 10% aan dementie. Boven de 80 jaar heeft ruim 20% dementie, boven de 90 jaar ruim 40%. Door de vergrijzing van de bevolking en de stijgende levensverwachting is de verwachting dat het aantal mensen met dementie in Nederland oploopt naar meer dan een half miljoen in 2040.

De heer Bogerd

Sociale situatie
De heer Bogerd is 78 jaar en woont samen met zijn vrouw (77) in een oude arbeiderswoning aan de rand van de stad. Het is een artistiek, vrolijk stel en ze zijn nog altijd gek op elkaar. Vooral zij is wat chaotisch van aard. Hij werkte vroeger als pianoreparateur, zij was pianolerares. Samen hebben ze vier kinderen. Twee wonen er in de buurt, maar ze hebben niet veel contact met elkaar.

Gezondheidssituatie
Bij de heer Bogerd is na een TIA anderhalf jaar geleden de diagnose vasculaire dementie gesteld. Hij heeft ook hartfalen en artrose in de knieën. Mevrouw Bogerd heeft op zich nog een goede gezondheid. Wel voelt ze zich erg belast door de zorg voor haar man. Hij claimt haar behoorlijk, loopt het liefst de hele dag achter haar aan, praat voortdurend en stelt ontzettend veel vragen. Soms is hij zo verward dat hij denkt dat zijn vrouw zijn moeder is, of zijn zus. Die momenten zijn heel naar voor haar. Ook 's nachts is hij af en toe onrustig. Ze moet hem dan vaak naar de wc helpen. Hierdoor komt mevrouw Bogerd nachtrust te kort. Zelf lijkt ze de laatste tijd ook wat vergeetachtig te worden. Af en toe is ze de kluts kwijt, dan kan ze in paniek raken.

Zo is het al meerdere keren voorgekomen dat meneer en mevrouw voor een afspraak naar het ziekenhuis gingen, en bleek, daar aangekomen, dat de afspraak pas voor een week later gepland stond. En tijdens een avonddienst trof de wijkverpleegkundige hen allebei een keer volkomen van slag: het was hen maar niet gelukt om koffie te zetten, terwijl ze zo hechten aan hun kopje koffie om 20.00 uur. Mevrouw Bogerd bleek per abuis de koffie in het waterreservoir te hebben gedaan en wist niet meer hoe ze dat op moest lossen.

Verpleegkundige zorg en begeleiding
De wijkverpleging kwam een jaar geleden in beeld toen de heer Bogerd steeds slechter voor zichzelf ging zorgen. Hij waste zich nauwelijks, zag er onverzorgd uit en droeg vuile kleren. Hij bleek smetplekken te hebben in zijn liezen. Altijd had hij wel een smoes om die

dag niet te hoeven douchen. Zijn vrouw had daar weinig invloed op. Hij weigerde haar hulp bij zijn persoonlijke verzorging. En als zij er iets over zei, dan reageerde hij kribbig en kregen ze ruzie.

Nu wordt hij drie keer per week geholpen met douchen en komt er drie keer per dag een zorgverlener van de thuiszorg bij de familie langs voor het toedienen van medicatie en het bieden van structuur. Het echtpaar was vaak van alles kwijt. Het zorgdossier en de medicijnen liggen nu bijvoorbeeld op een vaste plek. En omdat het nogal eens mis ging met de medicatie, heeft de wijkverpleging een baxtersysteem geïntroduceerd. De heer Verschoor krijgt zijn medicatie nu op rol, met voorbedrukte datum en tijdstip van inname. Het is nog steeds geen garantie dat het goed gaat, want soms denkt meneer dat hij de medicijnen zélf in moet nemen, terwijl de verpleegkundige ze dagelijks toedient.

De wijkverpleegkundige heeft vanwege de artrose ook een fysiotherapeut ingeschakeld. Die komt nu eenmaal per week om met de heer Bogerd te oefenen. Ze heeft er ook voor gezorgd dat er dagelijks een vrijwilliger komt om een klein half uurtje een wandeling te maken met de heer Bogerd. Die dagelijkse beweging doet hem goed. En vreemde ogen dwingen: zijn vrouw krijgt hem niet mee naar buiten en ook zijn kinderen zijn hiervoor niet beschikbaar. Nu snijdt het mes aan twee kanten: in dat half uurtje heeft zijn vrouw even rust.

Een half jaar geleden heeft de wijkverpleegkundige in overleg met de casemanager dementie (verbonden aan het plaatselijke ziekenhuis) geregeld dat de heer Bogerd twee dagen per week naar de dagopvang kan. Dat bleek echt nodig om zijn vrouw te ontlasten. In het begin kon hij heel boos worden op de ochtenden dat hij weg moet. Meerdere keren bleef hij koppig in bed liggen: 'Ik doe toch niets, ik zit toch niemand in de weg?' Inmiddels lijkt hij iets meer gewend aan de nieuwe situatie. En op heldere momenten beseft hij ook: 'Oké, ik doe het voor haar.'

Omdat de wijkverpleegkundige zich ook zorgen maakt om de vergeetachtigheid van mevrouw Bogerd, heeft zij daarover bij de huisarts aan de bel getrokken. Mevrouw zal binnenkort worden onderzocht. De wijkverpleegkundige overlegt geregeld met casemanager dementie om te bespreken of de familie nog thuis kan wonen, hoeveel zorg daarbij nodig is en welke alternatieven er eventueel mogelijk zijn.

8.2.1 Kenmerken van mensen met dementie in de thuissituatie

Tweederde van de mensen met dementie woont thuis. Dit doet een groot beroep op hun mantelzorgers (vaak hun partners). Behalve met de zorg en de praktische problemen door de vergeetachtigheid en verwardheid, worden zij geconfronteerd met een geliefd persoon die geleidelijk onherkenbaar verandert. Ook krijgen ze te maken met de vaak heftige en wisselende emoties van de zieke. Ze moeten afscheid nemen van iemand die lichamelijk nog aanwezig is. We beschrijven een aantal specifieke kenmerken van deze doelgroep in de thuissituatie:

— Behandeling is vooral gericht op de kwaliteit van leven van de cliënt. Er wordt vaak naar gestreefd om mensen met dementie zo lang mogelijk thuis te houden in hun vertrouwde omgeving. Het aanbieden van structuur, psycho-educatie en emotionele en praktische steun staan daarbij centraal. Die steun is niet alleen gericht op de cliënt, maar juist ook op de mantelzorger(s); deze loopt immers risico op overbelasting en psychische problemen.
— Intacte functies zullen zo lang mogelijk benut moeten worden. In het begin kan de cliënt nog werken met geheugensteuntjes, soms met een agenda. De oriëntatie kan worden

verbeterd door duidelijke aanwijzingen over tijd en plaats met behulp van bijvoorbeeld een kalender, klok, vast dagritme en duidelijk gemarkeerde ruimten. Er moet wel steeds gelet worden op aanpassing aan de verslechtering die onvermijdelijk optreedt.
- Het kernsymptoom van dementie, verslechtering van het cognitieve functioneren, is in de meeste gevallen niet met medicijnen te behandelen. Eventuele medicamenteuze behandeling is in de praktijk vooral gericht op nevensymptomen van dementie, zoals wanen, depressieve stemming en gedragsstoornissen.
- Het optimaliseren van de lichamelijke conditie is belangrijk. Door te bewegen zijn er in de hersenen nog gebieden te reactiveren. Beweging doet mensen met dementie dus goed. Hun cognitie en stemming kunnen daardoor verbeteren.

De openheid over dementie neemt toe. Het is steeds gebruikelijker om de diagnose en het beloop van de ziekte ook met de cliënt zelf te bespreken (Wind et al., 2003). Er bestaan gespreksgroepen voor mensen met beginnende dementie om te leren omgaan met de gevolgen. Op veel plaatsen is tegenwoordig ook casemanagement voor ouderen met dementie en hun mantelzorgers beschikbaar. Daarnaast worden er ondersteuningsgroepen voor familieleden georganiseerd, bijvoorbeeld de Alzheimercafés. Hier kan men praten over de emoties die het verzorgen van een dementerend familielid oproept (boosheid, verdriet om het verlies, angst) en kunnen praktische tips worden uitgewisseld. Daarnaast bestaat de mogelijkheid van dagopvang of 'vakantieopvang' voor de dementerende cliënt, zodat de verzorgers ook eens tot rust kunnen komen.

8.3 Chronisch zieken

De doelgroep 'chronisch zieken' is verre van homogeen. Er zijn veel verschillende aandoeningen waarmee cliënten te maken kunnen hebben. Men spreekt van een chronische ziekte als er sprake is van een irreversibele aandoening zonder uitzicht op volledig herstel en met een relatief lange ziekteduur. Een chronische ziekte onderscheidt zich verder door een langdurig beroep op de zorg (▶ www.nationaalkompas.nl, 2013). Wanneer genezing (nog) niet mogelijk is, richt de behandeling zich vooral op het bestrijden van hinderlijke symptomen. Afhankelijk van de aard en het ziektebeloop, zijn er vier verschillende typen chronische ziekten te onderscheiden (Van den Bos et al., 2000):
- levensbedreigende ziekten, zoals kanker en beroerte;
- aandoeningen die tot periodiek terugkerende klachten leiden, zoals astma en epilepsie;
- aandoeningen die progressief verslechteren en invaliderend van aard zijn, zoals reumatoide artritis en chronisch hartfalen;
- chronische psychische stoornissen, zoals stemmings- en angststoornissen en schizofrenie.

In Nederland heeft bijna een derde van de bevolking een of meer chronische ziekten. Dit komt neer op 5,3 miljoen mensen. Deze schatting is gebaseerd op een selectie van 28 chronische ziekten, gemeten in de huisartspraktijk. Van de mensen met een chronische ziekte heeft 35% meer dan één chronische ziekte (multimorbiditeit). Dit komt neer op 1,9 miljoen mensen ofwel 11% van de totale Nederlandse bevolking (▶ www.nationaalkompas.nl, 2013). In de periode 2004-2011 is het aantal mensen met een chronische ziekte toegenomen met 12%. Dit geldt niet alleen voor de totale bevolking, maar ook binnen de verschillende leeftijdsklassen. Dat laatste is opmerkelijk en betekent dat de toename van het aantal chronisch zieken niet alleen komt door de vergrijzing. Er bestaan twee belangrijke verklaringen voor deze toename: meer aandacht voor chronische ziekten en eerdere opsporing en betere behandeling van ziekten, waardoor patiënten met ziekte langer blijven leven (▶ www.nationaalkompas.nl, 2013).

Anders dan vroeger, wonen chronisch zieken en gehandicapten steeds vaker gewoon thuis. Dat vraagt soms wel om de nodige ondersteuning vanuit hun omgeving (mantelzorg). Een opname in het ziekenhuis of verpleeghuis is in de meeste gevallen slechts van korte duur en alleen gericht op behandeling van symptomen. Patiënten die vroeger voor een behandeling moesten worden opgenomen in het ziekenhuis, kunnen steeds vaker thuis behandeld worden. Bijvoorbeeld patiënten met CAPD (thuisdialyse), ademondersteuning of een antibioticakuur per infuus thuis. Bij chronisch zieken die ernstig gehandicapt raken is opname in een verpleeghuis soms nodig. Dat geldt ook wanneer de mantelzorger niet langer in staat is de zorg nog langer te verlenen.

Mevrouw Hoekstra

Sociale situatie
Mevrouw Hoekstra is 30 jaar en door een spina bifida vanaf haar geboorte verlamd aan haar onderlichaam. Tot haar vijftiende levensjaar woonde ze thuis, samen met haar ouders en broer. Het was voornamelijk haar moeder die haar verzorgde. Toen die zorg haar moeder te zwaar werd, verhuisde mevrouw Hoekstra naar een woonzorginstelling voor lichamelijk gehandicapten. Naarmate ze ouder werd, groeide de wens om zelfstandig te wonen. Ze was weliswaar rolstoelafhankelijk, maar had inmiddels bewezen redelijk goed voor zichzelf te kunnen zorgen en wilde niets liever dan midden in de 'gewone maatschappij' leven. Twee jaar geleden werd die droom werkelijkheid. Nu woont mevrouw Hoekstra zelfstandig, midden in de stad. Het deed haar goed te ontdekken dat ze dat kon: zelfstandig wonen en een eigen leven opbouwen. Onlangs is ze zelfs gestart met een mbo-opleiding, daarvoor gaat ze twee dagen per week naar school. De overige dagen studeert ze vanuit huis, via internet. Haar moeder overleed twee jaar geleden. Haar vader en broer komen af en toe langs, maar bieden weinig steun. Omdat ze jarenlang in een vrij gesloten gemeenschap van gehandicapten leefde, heeft ze daarbuiten nog weinig sociale contacten. Haar nieuwe situatie dwingt haar om zelf meer initiatief te nemen. Ze doet echt haar best nieuwe contacten op te bouwen, maar vindt dat nog altijd lastig en voelt zichzelf soms eenzaam en alleen.

Gezondheidssituatie
Mevrouw Hoekstra is rolstoelafhankelijk en zal dat haar hele leven blijven. Haar handicap kost haar veel energie, zeker nu ze alleen woont en veel zaken zelf moet regelen. Haar appartement is volledig aangepast aan haar situatie en met haar elektrische rolstoel kan ze zelfstandig naar buiten, bijvoorbeeld om naar school te gaan en om boodschappen te doen.

Verpleegkundige zorg en begeleiding
Mevrouw Hoekstra heeft dagelijks hulp nodig bij de darmspoeling. Twee keer per week komt de wijkverpleging ook om haar te helpen bij het douchen. Op die momenten praat ze graag en veel over de worsteling om haar plek in de maatschappij terug te vinden.

8.3.1 Kenmerken van chronisch zieken in de thuissituatie

Chronisch zieken die afhankelijk zijn van thuiszorg, blijven meestal de rest van hun leven zorgbehoevend. Sommige ziekten kunnen heel lang stabiel blijven, waardoor ook de behoefte aan zorg gelijk blijft. Andere ziekten gaan gepaard met (geleidelijke) achteruitgang. We beschrijven een aantal specifieke kenmerken van deze doelgroep in de thuissituatie:

- Een chronisch zieke heeft geen uitzicht op (volledig) herstel.
- Chronisch zieken hebben vaak behoefte aan hulp bij huishoudelijk werk en/of lichte ADL-ondersteuning
- Chronisch zieken zijn over het algemeen heel mondige cliënten. Ze weten (meestal) veel over hun eigen ziektebeeld en houden graag de regie in eigen hand.
- Acceptatie van de ziekte kan moeilijk zijn en heeft tijd en begeleiding nodig. Het kan zijn dat de cliënt kampt met (complexe) psychosociale problematiek.
- Veel chronisch zieken zijn actief in de maatschappij. Ze hebben een baan, volgen een opleiding, doen vrijwilligerswerk of hebben nog opgroeiende kinderen thuis wonen.

8.4 Terminale patiënten

Wanneer bekend is dat patiënten niet lang meer te leven hebben (een levensverwachting van minder dan drie maanden), spreken we van patiënten in de terminale fase. Deze fase voor het levenseinde is voor patiënten en hun omgeving een intense, emotionele periode. De wijkverpleegkundige maakt hen daardoor mee op hun kwetsbaarst. De zorg en behandeling zijn vooral gericht op het verminderen van pijn en ander lijden: pijnbestrijding, behandeling van angst en verwardheid en bij kankerpatiënten soms palliatieve chemo- of radiotherapie. Ook kan palliatieve sedatie worden toegepast.

Per jaar overlijden in Nederland ruim 140.000 mensen (CBS, 2013), waarvan ongeveer 54% overlijdt aan een niet-acute aandoening (Van der Velden e.a., 2009). Voorbeelden van veel voorkomende niet-acute doodsoorzaken zijn kanker, chronisch hartfalen, COPD, dementie, CVA, diabetes en algehele achteruitgang als gevolg van hoge ouderdom.

Uit onderzoek is bekend dat ongeveer driekwart van de Nederlanders thuis de meest ideale plaats vindt om te sterven (Van den Akker e.a., 2005). Buitenlandse onderzoeken laten ook steeds zien dat de meeste mensen 'thuis' als de voorkeursplek zien om te overlijden.

In de laatste levensfase hebben zowel patiënten als hun naasten behoefte aan zorg en ondersteuning. Het Nederlands instituut voor onderzoek van de gezondheidszorg onderscheidt de volgende behoeften (► www.nivel.nl, 2014):
- pijn- en symptoombestrijding en communicatie hierover;
- informatie over het ziekteproces;
- emotionele steun;
- geestelijke begeleiding en rituelen;
- begeleiding bij beslissingen rondom het levenseinde;
- steun bij dagelijkse zorgtaken;
- mogelijkheden voor privacy en sociale contacten;
- zorg voor een veilige omgeving;
- goede hulpmiddelen en voorzieningen;
- steun bij afscheid en praktische zaken;
- nazorg en steun bij verliesverwerking.

Voor patiënten die de wens hebben om thuis te sterven, is terminale thuiszorg een goede optie. Bij mensen die alleen wonen komt terminale zorg aan huis minder vaak voor. Zij kiezen eerder voor een Bijna-thuis-huis of hospice. Ook als er wel één of meerdere huisgenoten zijn, wordt soms toch gekozen voor een hospice, bijvoorbeeld als de behandeling te complex wordt of de mantelzorger de zorg thuis niet meer aankan.

Meneer Nieuwelink

Sociale situatie
Meneer Nieuwelink is 66 jaar. Tot zijn pensioen, twee jaar geleden, werkte hij als grafisch vormgever. Zijn grote hobby is kunstschilderen. Zijn vrouw (63) was wijkverpleegkundige en is tegelijk met hem gestopt met werken. Het echtpaar heeft geen kinderen, een rijk sociaal leven en maakte bij aanvang van hun pensioen grootse plannen voor verschillende verre reizen. Ze voelden zich nog jong en vitaal en waren vastbesloten om lang van hun pensioen te gaan genieten. Zo bezochten ze al Indonesië en India. Hun laatste trip – van twee maanden – ging naar de Noordkaap.

Gezondheidssituatie
Tijdens hun laatste reis ontwikkelde meneer Nieuwelink wat algemene klachten. Hij voelde zich vermoeid, was soms duizelig, af en toe benauwd en had last van obstipatie. Ook bemerkte hij krachtverlies in zijn armen en benen. Terug in Nederland (in juli), ging hij direct naar de huisarts. Die vertrouwde het niet en stuurde hem door naar de internist. Na verschillende onderzoeken bij de internist en neuroloog bleek hij een hersentumor te hebben die niet meer te behandelen was. Om de zwelling van de tumor tegen te gaan en de symptomen te bestrijden, kreeg meneer Nieuwelink nog wel dexamethason voorgeschreven. Volgens de neuroloog had hij nog een paar maanden te leven. Ze spraken vooral over palliatief beleid met elkaar. Mevrouw Nieuwelink was vastbesloten om thuis zelf de zorg voor haar man op zich te nemen, ze was immers haar hele leven wijkverpleegkundige geweest. De eerste twee maanden na de diagnose ging meneer Nieuwelink hard achteruit. Hij werd in korte tijd bedlegerig. Voor zijn vrouw werd de zorg daardoor al snel erg zwaar, mede door zijn forse postuur. Langzaam groeide het besef dat ze dit toch niet alleen kon dragen. Daarom schakelde zij – zij het met tegenzin – wijkverpleging in.

Meneer Nieuwelink had in die eerste maanden na de diagnose weinig pijn, maar wel last van benauwdheid en misselijkheid. De kracht in zijn armen en benen nam steeds meer af. Ook werd hij incontinent. Na drie maanden kreeg hij ook last van buikpijn en buikkrampen. Zijn slaapritme raakte verstoord, waardoor hij 's nachts onrustig en angstig werd. Zelf vond hij het heel naar om te merken dat hij dan niet meer alles op een rijtje had. Om de nachten op te vangen, kregen ze hulp van familie en vrienden. Omstebeurt bleef er iemand slapen, zodat mevrouw Nieuwelink zelf op de logeerkamer toch een goede nacht kon maken.

In de laatste weken voor zijn overlijden raakte meneer Nieuwelink meer en meer verward, gedesoriënteerd en versuft – ook overdag. Een gevolg van zijn ziekte, in combinatie met de medicatie. Hij was heel apathisch en leek zich af te sluiten voor zijn omgeving, een gesprek was nauwelijks nog mogelijk. Voor zijn vrouw was dat erg zwaar en verdrietig. Ook de persoonlijke verzorging werd zwaar, omdat hij niet goed meer kon meewerken. Meneer Nieuwelink overleed uiteindelijk eind november in zijn slaap, na een ziekbed van vier maanden.

Verpleegkundige zorg en begeleiding
De wijkverpleging is de laatste twee maanden van deze terminale fase betrokken geweest en kwam in eerste instantie twee keer per dag langs voor de persoonlijke verzorging van meneer Nieuwelink. Ook regelde de wijkverpleegkundige de nodige hulpmiddelen: een ander bed en matras, een postoel en urinaal. Het voorkomen van decubitus, goede mondzorg en in een later stadium de pijnbestrijding, waren belangrijke aandachtspunten. Omdat mevrouw Nieuwelink zelf ook wijkverpleegkundige was, maakte de wijkverpleging met haar de volgende afspraak: wij helpen ú bij de zorg van uw man, geeft u maar aan hoe u het wilt. Op die manier hield mevrouw zo veel mogelijk zelf de regie in handen. In de laatste

> weken kwam de wijkverpleging vier keer per dag. Er was zowel op verpleegtechnisch als op psychosociaal vlak intensieve zorg nodig.
>
> Die nachtelijke onrust van meneer was een grote belasting voor zijn vrouw. De wijkverpleegkundige sprak veel met haar over de zorgen om haar man, zijn naderende levenseinde en hun wensen omtrent de laatste zorg. Zeker toen meneer Nieuwelink meer en meer in zichzelf keerde en er weinig contact meer mogelijk was, had zijn vrouw het erg moeilijk. Doel van de verpleging was vooral de pijn onder controle houden, de patiënt een rustig sterfbed te bieden en de mantelzorger daarbij te ontlasten en te ondersteunen.
>
> Na zijn overlijden brengt de wijkverpleegkundige nog een afsluitend bezoek en evalueert de zorg met mevrouw.

8.4.1 Kenmerken van terminale cliënten in de thuissituatie

Terminale zorg wordt door de wijkverpleegkundige in alle leeftijdscategorieën geleverd, hoewel het aantal terminale cliënten logischerwijs toeneemt met het stijgen van de leeftijd. Zorg in de terminale fase kan zeer complex zijn. Bij vrijwel alle cliënten is er sprake van meerdere problemen, zowel op het lichamelijke, psychosociale als spirituele vlak. De volgende kenmerken zijn specifiek voor deze groep cliënten:

- Iedere cliënt heeft lichamelijke klachten, soms veroorzaakt door de ziekte zelf of complicaties daarvan, soms door medicatie, stress of angst. Vermoeidheid, misselijkheid, obstipatie, verminderde eetlust en (een gevoel van) kortademigheid/benauwdheid komen veel voor. Meestal nemen de klachten in de laatste levensfase toe in hevigheid en frequentie. De symptomen zijn soms onvoorspelbaar en kunnen in een kort tijdsbestek veranderen.
- Er is sprake van verdriet om het naderende afscheid. Dat wat men niet meer mee zal gaan maken voelt als een gemis en er kan spijt zijn over wat men in het verleden geweest is of gedaan heeft. Vaak speelt de behoefte om nog 'in het reine' te komen – zowel bij de cliënt als bij de mantelzorgers.
- Er is angst voor lijden, aftakeling, het verlies van zelfredzaamheid, autonomie en waardigheid. Daarnaast kan ook angst voor de dood een rol spelen.
- Het feit dat er geen verklaring is voor de ziekte of het naderende einde kan een gevoel van zinloosheid geven. Het besef dat er niets meer aan te doen is kan zowel de cliënt als de mantelzorger wanhopig, cynisch of juist onverschillig maken.
- Bijna altijd speelt zorg om de achterblijvers, hoe zij zich zullen gaan redden in de periode na het overlijden. Dit speelt het meest hevig bij jonge terminale cliënten waar nog (jonge) kinderen in huis wonen. De cliënt heeft verdriet en vaak schuldgevoel dat hij niet langer voor de kinderen kan zorgen en hen het gemis van een ouder aandoet.
- Bij veel cliënten spelen vragen rondom geloof en zingeving. Rituelen en symbolen kunnen houvast bieden evenals het tijdig inschakelen van een geestelijk verzorger
- Mantelzorgers worden in een terminale zorgsituatie extreem belast. De confrontatie met de snelle lichamelijke achteruitgang van de cliënt, de emoties die dit bij de cliënt teweegbrengt en het weten dit gevoel niet bij de naaste weg te kunnen nemen brengt ook bij de mantelzorger heftige emoties. Daarnaast kan de toenemende praktische zorg aan het bed en het moeten regelen van 'zaken voor later' erg zwaar zijn. Bij een te grote belasting voor mantelzorgers (of bij afwezigheid van voldoende mantelzorgers) kan een Bijna-thuis-huis of een hospice uitkomst bieden. Soms kan de eigen wijkverpleegkundige ook daar de zorg verlenen.

8.5 Patiënten die 'ziekenhuisverplaatste' zorg ontvangen

Na een ziekenhuisopname hebben patiënten soms thuis ook nog zorg nodig. Denk bijvoorbeeld aan het toedienen van injecties, het inbrengen van sonde of infuus, wondverzorging en maag- of thoraxdrainage of hulp bij ADL (algemene dagelijkse levensbehoeften; bijvoorbeeld wassen en aankleden). Wanneer patiënten na ontslag in de thuissituatie verder verpleegd worden, heet dit ziekenhuisverplaatste zorg. Het wordt ook wel Medisch Specialistische Verpleging Thuis (MSVT) genoemd. Het gaat daarbij om verpleegkundige handelingen die noodzakelijk zijn voor de medisch specialistische behandeling. De medisch specialist van het ziekenhuis indiceert de inhoud en duur van deze handelingen en blijft eindverantwoordelijk totdat de verantwoordelijkheid voor de behandeling is overgedragen aan de huisarts. Hoe MSVT er de komende jaren uit gaat zien, is nog niet duidelijk.

Door inzet van MSVT kunnen patiënten uit het ziekenhuis eerder naar huis. De transferverpleegkundige van het ziekenhuis draagt zorg voor een goede overgang naar de thuissituatie. Zij indiceert de inhoud en omvang van de verpleging die thuis nodig is en stelt de juiste gegevens beschikbaar aan de zorgaanbieder die de zorg aan huis gaat leveren. Sommige thuiszorgorganisaties hebben hiervoor een speciaal team, met verpleegkundigen die gespecialiseerd zijn in medisch technisch handelen. De huisarts is dus niet direct betrokken en kan deze zorg ook niet zelfstandig indiceren of bijstellen. Voor de patiënt is het natuurlijk wel prettig als de huisarts een keer langskomt na ontslag uit het ziekenhuis.

Niet alle nog benodigde zorg na een ziekenhuisopname valt onder MSVT. Wanneer de cliënt bijvoorbeeld naast de verpleegkundige zorg voor het infuus ook hulp nodig heeft bij ADL wordt ook een 'gewone thuiszorgindicatie' aangevraagd.

Lizzy

Sociale situatie
Lizzy Goedhart is 17 jaar en zit in de vijfde klas van het vwo. Ze woont samen met haar moeder en twee jongere zusjes.

Gezondheidssituatie
Na een val op haar stuit ontstond een abces dat in het ziekenhuis operatief verwijderd moest worden. Twee dagen na de operatie wordt Lizzy ontslagen en mag ze weer naar huis. Gewoonlijk heeft een patiënt na zo'n operatie dan nog wel twee tot zes weken wondzorg nodig. In eerste instantie neemt haar moeder die zorg op zich, maar dat verloopt niet goed. Moeder ziet maar geen verbetering en wordt daar heel gestrest en onzeker van. Het herstel blijkt meer tijd te kosten dan zij hadden verwacht; ze vragen zich wanhopig af of de wond ooit zal genezen. Op advies van hun specialist schakelen ze dan toch de thuiszorg in.

Verpleegkundige zorg en begeleiding
Een wijkverpleegkundige die gespecialiseerd is in wondzorg neemt de zorg van moeder over. Lizzy krijgt een vacuümpomp. Twee keer per week moet het verband verwisseld worden. Het opvangreservoir (dat het wondvocht opvangt) wordt minimaal een keer per week vervangen, afhankelijk van de hoeveelheid vocht en de geur. De verbandwissel blijkt voor Lizzy heel pijnlijk, de wijkverpleegkundige adviseert haar daarom een half uur voor het zorgmoment pijnstilling in te nemen.

Ondertussen pakt Lizzy voorzichtig haar schoolleven weer op, ze kan alleen nog niet sporten. Het opvangreservoir neemt ze mee in een schoudertasje.

Omdat de ontsteking voortwoekert en er ook nog een fistel ontstaat, blijft de wijkverpleegkundige nog zo'n drie maanden betrokken. De wijkverpleegkundige heeft regelmatig

> contact met de specialist of wondverpleegkundige van het ziekenhuis. Tegelijkertijd houdt ze Lizzy en haar moeder zo goed mogelijk op de hoogte van het proces en stelt ze hen gerust. Zo krijgen Lizzy en haar moeder weer vertrouwen in herstel.

8.5.1 Kenmerken van patiënten die ziekenhuisverplaatste zorg ontvangen

De groep patiënten die nog niet volledig genezen uit het ziekenhuis wordt ontslagen is heterogeen: ze komen uit alle lagen van de bevolking en uit alle leeftijdsklassen. De mate waarin zij zorg nodig hebben ia afhankelijk van de reden van opname in het ziekenhuis en de eventuele ingreep die daar verricht is. Het weer zo zelfstandig mogelijk functioneren van de patiënt is daarbij uitgangspunt. We beschrijven een aantal specifieke kenmerken van deze doelgroep in de thuissituatie:

- Vooral de jongere patiënten uit deze groep moeten wennen aan het feit dat hun lichaam nog niet optimaal functioneert. Het herstel gaat hen vaak niet snel genoeg, wat frustratie kan opleveren. Zij worden geconfronteerd met het feit dat 'willen' alleen niet genoeg is om ook te 'kunnen'. Wanneer de patiënt acuut was opgenomen in het ziekenhuis kan het besef van de eigen kwetsbaarheid hard zijn binnengekomen.
- De zorg is bij deze patiëntcategorie tijdelijk van inzet, totdat de cliënt hiertoe weer zelf in staat is. Het kan zijn dat de patiënt, ook nadat de thuiszorg is afgebouwd, te maken krijgt met restverschijnselen van de aandoening of ingreep die zijn manier van leven zullen gaan beïnvloeden (bijvoorbeeld blijvende beperking van mobiliteit). Dan zal ook begeleiding in dit verwerkingsproces deel uitmaken van de zorg.
- Soms raken patiënten gewend aan de extra aandacht die hun ziekte met zich meebracht (ziektewinst). Wie langere tijd ziek is geweest moet weer wennen aan de normale dagelijkse gang van zaken. De patiënt kan onzeker of angstig zijn (thuis is anders dan in het ziekenhuis, immers niet altijd direct een zorgverlener beschikbaar). Het vertrouwen in het eigen lichaam en functioneren zal moeten herstellen. Met het groeien van dit vertrouwen zal de patiënt ook openstaan voor het weer zelf uitvoeren van handelingen of het aanleren daarvan (bijvoorbeeld het zelf verzorgen van een stoma).

8.6 Kern van de zorg door de wijkverpleegkundige

Een wijkverpleegkundige levert zorg bij alle in de voorgaande paragrafen beschreven cliëntgroepen. De cliënt komt niet naar haar toe: zij komt als gast in zijn of haar huis. Dat vraagt om een respectvolle houding; de cliënt is immers onlosmakelijk verbonden met zijn woonomgeving en zijn sociale omgeving. Goede zorg sluit hierbij aan en laat de cliënt én het cliëntsysteem (het netwerk rondom de cliënt, bijvoorbeeld familie, buren, vrienden, de voetbalvereniging) in hun waarde. Een wijkverpleegkundige kijkt naar de cliënt als onderdeel van dat systeem. Het is belangrijk dat de wond verzorgd wordt, maar ook of er eten in huis is. En wie verzorgt de poes, heeft de cliënt nog sociale contacten, is er een partner in huis en hoe is het met hem/haar? De wijkverpleegkundige maakt bij elke cliënt de afweging wat haar rol en inzet is en in hoeverre de zelfredzaamheid van de cliënt kan worden gestimuleerd. Het gaat om zorg op maat: de juiste hoeveelheid zorg, afgestemd op dat wat de cliënt nodig heeft en wil aanvaarden; steeds in samenwerking met en met oog voor zijn mantelzorgers, zijn sociale omgeving en andere betrokken hulpverleners. Daarbij is het streven dat regie over de zorg zo veel mogelijk bij de cliënt blijft, eventueel met hulp van iemand uit het cliëntsysteem of van de wijkverpleegkundige.

Het uiteindelijk doel van de wijkverpleegkundige zorg verschilt per cliëntcategorie. Bij de dertiger die na ontslag uit het ziekenhuis nog tijdelijk hulp nodig heeft is de zorg vooral gericht op het zo snel mogelijk weer zelfstandig en zonder hulp kunnen functioneren. De kwetsbare oudere en de chronisch zieke is gebaat bij het waar mogelijk voorkomen van verdere achteruitgang; focussen op datgene wat nog wel mogelijk is om zo lang mogelijk verantwoord thuis kunnen blijven wonen. Voor de terminale cliënt ligt de insteek vooral bij het bieden van comfort en het begeleiden van het ziekte- en stervensproces zodat hij waardig thuis kan sterven.

De zorg voor ouderen met multipathologie in de thuissituatie is complex. De vele problemen die zij tegelijk hebben, beïnvloeden elkaar. En wat helpt voor het ene probleem, kan soms schadelijk zijn voor het andere. Een ziektespecifieke benadering schiet voor deze doelgroep tekort. Bovendien is het behandelen van aandoeningen alleen niet voldoende. Het gaat er vooral om de kwaliteit van leven te waarborgen door te voorkomen dat ouderen verder beperkt raken in hun normale activiteiten en contacten met anderen. Voor ouderen hoeft het leven niet eindeloos voort te duren. Angst voor de dood staat meestal niet op de voorgrond, maar wel vaak de angst voor lijden, invaliditeit en afhankelijkheid. '*Add life to years, not years to life*' is bij deze doelgroep dus het devies. Ouderen met multipathologie hebben daarbij te maken met veel verschillende zorgverleners. Dan is het belangrijk dat iemand goed het overzicht houdt: wat doet iedereen en hoe beïnvloeden die behandelingen elkaar en gebeurt alles wat gebeuren moet?

De juiste attitude ten opzichte van de cliënt vereist respect, betrokkenheid en empathie. De cliënt hoort zo veel mogelijk alle beslissingen zelf te nemen om daardoor controle over zijn situatie te kunnen houden. Om verder functieverlies te voorkomen, zal de wijkverpleging zijn zelfzorg niet onnodig moeten overnemen. Soms is een cliënt lichamelijk nog wel in staat zichzelf bijvoorbeeld te wassen, maar kost dit zoveel energie dat er die dag geen ander activiteiten meer gepland kunnen worden. In overleg met de cliënt kan er dan voor worden gekozen de ADL-zorg over te nemen zodat er energie overblijft voor een sociale activiteit.

Jonge cliënten en cliënten met een chronische ziekte zijn veelal goed op de hoogte van de kenmerken, mogelijkheden en onmogelijkheden van hun ziekte. Zij kunnen aangeven wat zij van een zorgverlener verwachten. Deze verwachtingen komen niet altijd overeen met de professionele opvattingen van de wijkverpleegkundige. Het is voor de wijkverpleegkundige zaak om, met respect voor de ervaringsdeskundigheid en autonomie van de cliënt, gezamenlijk te komen tot een goed zorgplan. Om dat zorgplan zoveel mogelijk te laten aansluiten bij de zorgbehoefte zal regelmatig (ten minste eens per zes maanden) geëvalueerd moeten worden of de zorg nog op de behoefte aansluit en of de verwachtingen naar elkaar nog overeenstemmen. Bij geleidelijke of plotselinge achteruitgang moet het zorgplan worden aangepast aan de nieuw ontstane zorgsituatie.

Cliënten blijven soms jarenlang in zorg. Van de wijkverpleegkundige wordt verwacht dat zij met frisse blik naar de zorgsituatie blijft kijken en de balans weet te houden tussen betrokkenheid en professionele distantie. Dit voorkomt dat de cliënt zich te veel in zijn privacy aangetast voelt of dat de wijkverpleegkundige het gevoel heeft geclaimd te worden omdat zij al zo lang bekend is met de zorgsituatie.

Terminale cliënten zijn soms maar kort in zorg, maar de zorg is vrijwel altijd complex en intensief. Het overlijden zal binnen afzienbare tijd plaatsvinden en de cliënt en zijn omgeving bereiden zich daarop voor. De wijkverpleegkundige biedt begeleiding bij dit stervensproces en probeert daar waar mogelijk cliënt en familie te ondersteunen met praktische zorg (bijvoorbeeld het regelen van een hoog-laagbed, dagelijkse zorg, pijnbestrijding et cetera), informatie (wat doet morfine?) en coördinatie van de zorg. In deze fase kunnen klachten en symptomen snel opkomen en/of veranderen. Dit vereist een snelle en adequate reactie. Niet elke cliënt wil het naderende overlijden onder ogen zien waardoor een gezamenlijk toeleven naar het einde met de eventuele partner en mantelzorgers niet mogelijk is. De wijkverpleegkundigen zal zowel de cliënt als de mantelzorgers in dit proces moeten begeleiden en dit vraagt om veel inlevingsvermogen, tact en empathie.

In bijna alle zorgsituaties heeft de wijkverpleegkundige te maken met een partner en/of mantelzorgers. Door hun inzet kan een cliënt thuis aansterken of nog thuis blijven wonen. De relatie tussen wijkverpleegkundige en mantelzorger kan ingewikkeld zijn. Een mantelzorger voelt zich soms schuldig of teleurgesteld in zichzelf en vindt het moeilijk te accepteren dat zorg wordt overgenomen. De wijkverpleegkundige wordt dan gezien als een noodzakelijk kwaad. Het managen van verwachtingen is hierbij een belangrijke taak. Door de zorgverlening daar waar mogelijk uit te voeren zoals de mantelzorger gewend was en hem of haar, met toestemming van de cliënt, te betrekken bij het opstellen van het zorgplan, kan worden voorkomen dat de mantelzorger zich buiten spel gezet voelt. Dit vraagt van de wijkverpleegkundige vooral inlevingsvermogen en uitleg (waarom kan de zorg toch beter op deze manier gegeven worden, waarom kan de verpleegkundige niet elke dag op precies dezelfde tijd aanwezig zijn) en laat de regie zo veel mogelijk waar die hoort: bij de cliënt en zijn sociale omgeving.

Het risico op overbelasting van de mantelzorger speelt vooral bij terminale cliënten en cliënten die langdurig zorg nodig hebben: kwetsbare ouderen, chronisch zieken en cliënten met dementie. De wijkverpleegkundige heeft hierin een belangrijke signalerende functie. Zij kan, naast de praktische zorg aan het bed, ondersteuning bieden bij het (leren) omgaan met toenemende beperkingen van hun partner, gezins- of familielid en, eventueel in overleg met de huisarts, informatie geven over wat de cliënt en familie te wachten staat en wat er in de thuissituatie wel of niet mogelijk is. Soms is inzet van extra zorg (bijvoorbeeld hulp in de huishouding, dagopvang, nachtzorg, casemanager dementie) noodzakelijk om draaglast en draagkracht van de mantelzorger meer in balans te brengen. Periodiek verblijf in een somatische dagopvang of een logeerhuis kan mantelzorgers net dat beetje lucht geven dat noodzakelijk is om de zorg vol te kunnen houden. Daarnaast helpt het mantelzorgers vaak al te weten dat er iemand is die oog en oor heeft voor hun situatie.

8.7 OGGZ-cliënten

De Openbare Geestelijke Gezondheidszorg (OGGZ) is onderdeel van de publieke gezondheidszorg en valt onder de Wet op de maatschappelijke ondersteuning (Wmo). Het wordt in de meeste steden en regio's uitgevoerd door de Gemeentelijke Gezondheidsdienst (GGD) en soms door een andere partij, bijvoorbeeld RIBW. Elke GGD heeft zijn eigen werkwijze.

De OGGZ omvat preventieve zorg voor de gehele bevolking, preventieve zorg voor risicogroepen en zorg voor kwetsbare personen die zelf geen hulp zoeken, zoals dak- en thuislozen en zorgschuw geworden mensen (de zogenoemde zorgwekkende 'zorgmijders'). De zorg aan zorgmijders wordt bemoeizorg genoemd. Dat laatste onderdeel wordt in deze paragraaf uitgewerkt.

OGGZ wordt gedefinieerd als alle activiteiten op het terrein van de geestelijke gezondheid die niet worden voorafgegaan door een vrijwillige, individuele hulpvraag van een cliënt. In de wet worden de taken van de OGGZ omschreven als:
- het signaleren en bestrijden van risicofactoren op het gebied van de OGGZ;
- het bereiken en begeleiden van kwetsbare personen en risicogroepen;

- het functioneren als meldpunt voor signalen van crisis of dreiging van crisis bij kwetsbare groepen en risicogroepen;
- het bieden van psychosociale hulp bij rampen;
- het tot stand brengen van afspraken tussen betrokken organisaties over de uitvoering van de openbare geestelijke gezondheidszorg.

De primaire OGGZ-doelgroep bestaat uit de sociaal kwetsbaren. Dit zijn mensen die veelal een gemarginaliseerd bestaan leiden en onvoldoende in staat zijn om in de eigen bestaansvoorwaarden te voorzien. Daarnaast is er veelal sprake van meervoudige problematiek (zoals schulden, verwaarlozing, sociaal isolement). Ze stellen zelf geen reguliere hulpvraag. Anderen, zoals familie en buren, vragen meestal om hulp waardoor vaak sprake is van bemoeizorg. De exacte omvang van de groep OGGZ-cliënten is moeilijk vast te stellen:

- Het gaat om sociaal kwetsbare mensen, soms zonder vaste woon- of verblijfplaats die lang niet altijd bij instanties bekend zijn.
- De groep wordt gekenmerkt door multiproblematiek waardoor het lastig is ze te registreren. Bovendien krijgen cliënten hulp van meerdere instellingen waardoor dubbeltellingen plaatsvinden.
- De privacywetgeving bemoeilijkt de identificatie van personen.
- De definitie van OGGZ-cliënt is niet eenduidig waardoor regionale cijfers lastig met elkaar te vergelijken zijn (▶ www.toolkitvtv.nl).

Zorgmijders kunnen in zeer schrijnende situaties verkeren door een combinatie van ernstige problemen, zoals financiële problemen, GGZ-problematiek en dreigende huisuitzetting. Een deel van deze cliënten wordt aangemeld bij het meldpunt Zorg en Overlast van de GGD. De coördinator (vaak een verpleegkundige) zoekt samen met de cliënt en met partijen in de gemeente naar een oplossing. Ze werkt daarvoor samen met GGZ, verslavingszorg, maatschappelijke opvang, maatschappelijk werk, bewindvoerder, schuldhulpverlening, huisarts, wijkagent, sociale zaken, thuiszorg, schoonmaakbedrijven en gemeente (Wmo).

Kees

Kees van Zeist is een 55-jarige alleenstaande man met een lichte verstandelijke beperking. Zijn IQ is 85. Hij heeft geen werk en, buiten zijn ouders, weinig sociale contacten. Zijn ouders zijn inmiddels boven de 80 en het wordt voor hen steeds lastiger bij hun zoon langs te gaan, laat staan voor hem te zorgen. Bovendien zondert hij zich steeds meer af en gaat nauwelijks nog uit zichzelf de deur uit. Het contact wordt steeds minder en zijn ouders hebben geen vat meer op hem.

Kees rookt veel, eet slecht en is mager. Zijn huis wordt steeds rommeliger en vuiler. Zijn uitkering is gestopt omdat hij zijn papieren niet heeft teruggestuurd en hij niet heeft gereageerd op brieven van Sociale Zaken. Als hij door financiële problemen zijn huur niet meer betaalt en er een huisuitzetting dreigt, wordt hij door de woningbouwcorporatie aangemeld bij het meldpunt Zorg en Overlast. De verpleegkundige doet een netwerkanalyse en overlegt met betrokken instanties. Omdat er ook een vermoeden is van GGZ-problematiek en het op geen enkele manier lukt om met hem in contact te komen, wordt de GGZ gevraagd bij de ontruiming aanwezig te zijn. Naast de GGZ en de woningbouwcorporatie zijn ook de hulpofficier van justitie en de deurwaarder aanwezig. Als zij zijn huis binnengaan, ligt Kees op bed met een deken over zijn hoofd. De GGZ vermoedt dat hij ernstig depressief is. Ze besluiten zijn ouders te bellen en zijn vader betaalt alsnog de huur waardoor de uitzetting afgewend kan worden.

> *(Verpleegkundige) zorg en begeleiding*
> Kees wordt in behandeling genomen door de GGZ. De verpleegkundige van het meldpunt Zorg en Overlast neemt contact op met het maatschappelijk werk om de ouders van Kees te ondersteunen in de omgang met hun zoon en het begrenzen van zijn gedrag. Tevens vraagt ze een bewindvoerder het beheer van de financiën van Kees over te nemen nadat het maatschappelijk werk de uitkering met hem samen weer opnieuw heeft aangevraagd.

8.7.1 Kenmerken van OGGZ-cliënten

OGGZ-problematiek komt voor bij alle leeftijden, zowel bij mannen als vrouwen en bij alleenstaanden en (eenouder)gezinnen. De problemen komen wel vaker voor bij mannen en bij alleenstaanden. In bijna alle gevallen is er sprake van een combinatie van problemen. Financiële en psychosociale problemen komen het meest voor. Daarnaast kunnen de volgende problemen een rol spelen: GGZ-problematiek en/of verslaving, geen steunsysteem, alleenstaand, werkloos, beperkt in communicatie (soms agressief) en laag IQ. Door deze opstapeling van problemen wordt de situatie steeds moeilijker en komen mensen er alleen niet meer uit. Omdat ze niet goed in staat zijn op tijd aan de bel te trekken, dreigen huisuitzetting, afsluiting van gas, water en licht, vervuiling of overlast. Pas als het escaleert, komt de cliënt in beeld bij het meldpunt Zorg en Overlast.

8.7.2 Kern van de verpleegkundige zorg

De verpleegkundige bij het meldpunt Zorg en Overlast opereert behoedzaam. Ze houdt zowel de belangen van de cliënt als de mogelijkheden van hulpverleners en andere partijen in de gaten. Na een aanmelding doet de verpleegkundige een netwerkanalyse. Wie zijn betrokken bij de cliënt? Welke informatie hebben deze mensen? Is hij ergens in zorg? Welke mogelijkheden hebben zorginstanties? Hoeveel schuld heeft de cliënt? In veel gemeenten zijn convenanten afgesloten dat partijen zonder toestemming van de cliënt gegevens mogen uit wisselen als het gaat om bemoeizorg.

Een aantal cliënten heeft slechte ervaringen met de hulpverlening en is niet snel genegen opnieuw hulp te aanvaarden. Ook hulpverleners zijn in het verleden afgehaakt omdat de cliënt niet gemotiveerd was, zijn afspraken niet nakwam of problemen veroorzaakte. De verpleegkundige probeert contact te leggen met de cliënt. Dat gaat niet altijd even makkelijk; veel cliënten zijn achterdochtig of bang dat er voor hen beslist wordt. Als de cliënt niet opendoet, zal de verpleegkundige het contact op een andere manier tot stand proberen te brengen, bijvoorbeeld door een brief in de bus te doen waarin ze voorstelt op neutraal terrein af te spreken, door een briefje op de deur te plakken met contactgegevens, door de plaats te bezoeken waar een cliënt veel verblijft (soms is de wijkagent hiervan op de hoogte) of door contact met de buren. Ze weegt steeds goed af hoe ver ze gaat. Weegt het probleem op tegen schending van de privacy? Is het probleem zo groot dat actie moet worden ondernomen tegen de wil van de cliënt? Als een cliënt helemaal uit beeld verdwijnt, is iedereen verder van huis. Op een of andere manier contact blijven houden is belangrijk.

Als het contact lukt, luistert ze naar het verhaal van de cliënt en legt de melding en de bevindingen van betrokkenen voor en vraagt de cliënt om een reactie. Ze geeft aan wat de mogelijkheden zijn. Bijvoorbeeld dat ontruiming voorkomen kan worden als de cliënt meewerkt aan schuldsanering of dat Sociale Zaken bereid is de uitkering weer te starten als cliënt hulp gaat zoeken.

Met deze informatie en vanuit deze uitgangssituatie moet de verpleegkundige proberen alle partijen weer bij elkaar te brengen en samen een oplossing te zoeken voor de problemen. Dit vergt geduld en een lange adem. De verpleegkundige heeft een aantal belangrijke vaardigheden en eigenschappen:
- levenservaring;
- kennis van psychiatrische ziektebeelden;
- goede communicatieve vaardigheid;
- respectvolle benaderingswijze; niet oordelen;
- dienstbare opstelling zowel naar cliënten als naar hulpverleners;
- grenzen kunnen stellen.
- niet te hoge verwachtingen en besef dat een verhaal altijd meerdere kanten heeft.

Als alle partijen bij elkaar zijn gebracht wordt afgesproken welke partij de coördinatie doet. De verpleegkundige van de GGD houdt de grote lijnen in de gaten. Cliënt, verpleegkundige en hulporganisaties zoeken naar een oplossing op maat. Ook in deze fase zal de cliënt niet altijd meteen gemotiveerd zijn en moet hij 'verleid' worden tot acceptatie van zorg.

8.8 GGZ-cliënten

De Geestelijke Gezondheidszorg (GGZ) bestaat uit gespecialiseerde GGZ (klinische en ambulante behandeling voor mensen met ernstige psychische problemen), generalistische basis-GGZ (voor mensen met lichte tot matige, niet-complexe psychische problemen of mensen met stabiele langdurende problematiek), verslavingszorg, forensische zorg, beschermd wonen en ambulante begeleiding. De GGZ wordt vanuit verschillende bronnen gefinancierd:
- Wet langdurige zorg (Wlz, vanaf 2015) voor langdurig verblijf, beschermd wonen, Zorgverzekeringswet (Zvw) voor "geneeskundige" GGZ (behandeling);
- Wet maatschappelijke ondersteuning (Wmo) voor openbare GGZ en maatschappelijke ondersteuning, beschermd wonen en ambulante begeleiding;
- justitie voor GGZ aan cliënten met een strafrechtelijke maatregel.

In dit boek komt alleen de GGZ aan bod die valt onder de maatschappelijke gezondheidszorg en gefinancierd wordt vanuit de Wmo. In ▶ par. 8.7 is de Openbare GGZ (OGGZ) behandeld; in deze paragraaf komt de beschermende woonvorm en ambulante begeleiding aan bod.

De RIBW (Regionale Instelling voor Beschermd en Begeleid Wonen) is daarin een belangrijk partij. Zij bieden professionele begeleiding en ondersteuning aan GGZ-cliënten in een beschermende woonvorm of aan GGZ-cliënten die thuis wonen en ambulante begeleiding nodig hebben. In een RIBW wonen cliënten met primair GGZ-problematiek; sommigen hebben een wat lager IQ (licht verstandelijk beperkt). De zorg en begeleiding spitsen zich, naast de stabilisatie van de psychische problematiek en het leren leven met de beperkingen hiervan, in principe toe op terugkeer in de maatschappij. De gemiddelde verblijfsduur in een RIBW is 2,9 jaar. Een deel van de cliënten is niet in staat om zelfstandig te functioneren in de samenleving en blijft in een RIBW wonen. De cliënten kunnen ruwweg ingedeeld worden in een groep cliënten die na opname ontwikkelingsperspectief hebben en in staat zijn weer naar huis terug te keren, al dan niet met begeleiding, en een groep die een beschermende woonomgeving nodig hebben om stabiel te blijven.

De belangrijkste diagnoses zijn van cliënten in een RIBW zijn: psychotische stoornis, affectieve stoornis (angst, depressie, bipolaire stoornis), autisme, persoonlijkheidsstoornis, verslaving, ADHD en andere ontwikkelingsstoornissen en organische aandoening (NAH, dementie, Korsakov) (Brancherapport RIBW Alliantie, 2012, op: ▶ www.ribwalliantie.nl).

Lieke

Lieke is een vrouw van 45 jaar die sinds 2 jaar in een RIBW woont. Ze is twee keer psychotisch geweest en is daar één keer 4 maanden en één keer 7 maanden voor opgenomen geweest. Een verleden van verwaarlozing heeft bijgedragen aan haar psychose. Ze slikt nu antipsychotica. Na de eerste opname is ze naar huis teruggekeerd en onder behandeling geweest van een psychiater en spv. Maar thuis ging het niet: ze was veel alleen, kon niet meer werken, maakte een puinhoop van haar huis, gaf te veel geld uit en het contact met haar familie was verstoord. Het ging voor de tweede keer mis en ze werd weer opgenomen. Na deze opname leek het beter om naar een RIBW te gaan. Ze woont daar nu bijna een jaar. Samen met haar begeleider richt ze zich op terugkeer naar huis.

(Verpleegkundige) zorg en begeleiding
De hulpverleners van het RIBW begeleiden Lieke bij haar terugkeer in de samenleving. Hoe gaat haar dagbesteding eruitzien? Is ze in staat om, al dan niet in een beschermde omgeving, te werken? Zijn haar financiën op orde en hoe kan ze die op orde houden? Is ze in staat nieuwe sociale contacten te leggen? Is het mogelijk om de relatie met haar familie te herstellen? Hoe kan ze haar huishouden voeren? Allemaal aspecten die aan de orde komen en waarbij Lieke begeleiding nodig heeft. Daarnaast observeert de verpleegkundige de psychotische problemen van Lieke en haar medicatiegebruik en bijwerkingen en heeft ze aandacht voor lichamelijke gezondheid.

8.8.1 Kenmerken van GGZ-cliënten

Vaak zijn GGZ-cliënten psychisch kwetsbaar al voordat ze ziek worden. De ziekte manifesteert zich dan dikwijls na een ontwrichtende gebeurtenis. Ze raken bijvoorbeeld in een psychose na falen op school of na ontslag. Dit is geen wet van Meden en Perzen: cliënten kunnen ook 'uit het niets' psychotisch worden of op een andere manier psychisch ontregelen. Seksueel misbruik, verwaarlozing en een moeilijke jeugd komen veel voor in de voorgeschiedenis van de GGZ-cliënt.

GGZ-cliënten in beschermde woonvormen hebben altijd een geschiedenis in de psychiatrie achter de rug en zijn soms teleurgesteld in hun behandeling en/of behandelaars. De GGZ-cliënt overlijdt relatief jong. Ze zijn 'vroeg oud', met name door het gebruik van veel medicatie. Het medicatiegebruik leidt ook tot fysieke belemmeringen.

De meeste GGZ-cliënten in een beschermde woonvorm zijn normaal intelligent; een kleine groep heeft een lager IQ.

De begeleiding en behandeling van deze GGZ-cliënten is gericht op stabilisatie van de psychische problematiek, leren leven met de beperkingen hiervan en participatie: dagbesteding, werken, al dan niet in een beschermde omgeving, en terugkeer in de samenleving.

8.8.2 Kern van de verpleegkundige zorg

In een beschermde woonvorm werken vooral medewerkers met een sociaalpedagogische opleiding die zijn gericht op begeleiding. De verpleegkundige brengt kennis in op het verpleegkundige en medische deel van de psychiatrie en verricht de verpleegtechnische handelingen. Omdat cliënten steeds ouder worden en meer chronische ziekten ontwikkelen en omdat er meer cliënten in de RIBW komen met nog actieve en zwaardere psychische problemen, breidt het werkterrein van de verpleegkundige zich uit. Er wordt steeds meer gewerkt met vrijwilligers en ervaringsdeskundigen en dit vraagt van de professionals een hoger deskundigheidsniveau. Het aantal mensen op hbo-niveau (zowel pedagogisch als verpleegkundig) neemt toe.

8.9 Werkgevers en werknemers

De arboverpleegkundige werkt binnen de bedrijfsgezondheidszorg. Dit is de tak van de maatschappelijke gezondheidszorg die zich richt op veiligheid, gezondheid en welzijn van werknemers. Enerzijds gaat het om preventieve activiteiten: zorg voor goede en veilige arbeidsomstandigheden en het bevorderen van de fysieke en psychische gezondheid van werknemers. Anderzijds om het begeleiden van de zieke werknemer zodat hij kan re-integreren of uitstromen naar een andere baan. De arboverpleegkundige vervult hier, samen met andere arbeidsdeskundigen, een belangrijke rol in. Zij begeleidt zieke werknemers en adviseert werkgevers over goede arbeidsomstandigheden. Vanuit de wet Poortwachter hebben beide partijen verplichtingen. De werkgever moet zorgen voor goede arbeidsomstandigheden; de werknemer moet adviezen opvolgen om ziekte te voorkomen (bijvoorbeeld het gebruik van gehoorbescherming, handschoenen) en bij ziekte meewerken aan een zo spoedig mogelijke terugkeer.

De werkgever maakt gebruik van een arbodienst waarvan ook de arboverpleegkundige deel uitmaakt. Grote bedrijven hebben vaak een eigen arbodienst (denk aan ministerie van Defensie, KLM). Kleinere bedrijven huren een externe arbodienst in en sluiten met hen een verzuimcontract af. Het ziekteverzuim in Nederland schommelt tussen de 3,5 en 5%. Er zijn grote verschillen tussen de verschillende bedrijfstakken. Landbouw, bosbouw en visserij hadden in 2013 een verzuim van 2,7%; het onderwijs 5,0%. Gezondheids- en welzijnszorg zat in 2013 op 4,8% (CBS, 2013).

Of een werknemer ziek wordt hangt natuurlijk niet alleen af van de arbeidsomstandigheden, maar ook van zijn fysieke conditie en van privéfactoren of van een combinatie van deze drie. De arboverpleegkundige kijkt naar alle aspecten.

> **Marieke**
>
> Marieke Willems is 54 jaar en werkt als verpleegkundige in een algemeen ziekenhuis op de afdeling oncologie. Ze werkt 80% en doet alle diensten. Ze is getrouwd, heeft drie kinderen die het huis uit zijn en een kleinkind van 2 maanden. Ze zorgt regelmatig voor haar vader die bij haar in de straat woont.
>
> Ze is al maanden doodmoe, is snel gepikeerd en kan op haar werk weinig hebben. Als ze voor de derde keer bij haar collega in tranen uitbarst, stuurt die haar naar huis. Marieke meldt zich ziek bij haar leidinggevende. Haar leidinggevende belt haar na drie dagen op toont begrip voor de omstandigheden van Marieke, maar zegt ook dat ze het rooster niet rond krijgt in verband met personeelstekort. Er zijn zieken en er is een vacature. Marieke voelt zich onder druk gezet en gaat weer aan het werk. Dit houdt ze twee weken vol en dan stort ze in. Ze komt terecht bij de arboverpleegkundige.

> De arboverpleegkundige bespreekt met Marieke haar situatie. Marieke ervaart de fysieke en psychische belasting op het werk als zwaar. De patiënten op haar afdeling zijn ernstig ziek en regelmatig overlijdt er iemand, soms nog heel jong. Bovendien voelt ze zich erg verantwoordelijk, zowel tegenover haar patiënten als tegenover haar collega's. Thuis doet ze het huishouden alleen. Haar man heeft een drukke baan en ze wil, ondanks zijn aandringen, geen huishoudelijke hulp. Ze is erg precies en een hulp doet het vast minder goed. En dan is er nog de zorg voor haar vader. Ze gaat regelmatig bij hem langs, doet wat huishoudelijk werk en gaat met hem naar het ziekenhuis. Maar vooral maakt ze zich zorgen over hem. In de tijd die er nog over blijft, bezoekt ze haar dochter en kleinkind. Ook daar springt ze in als het nodig is.
>
> *(Verpleegkundige) zorg en begeleiding*
> In een gesprek bespreekt de verpleegkundige de situatie en de knelpunten. Vooral het feit dat Marieke veel ballen in de lucht moet houden, is onderwerp van gesprek. Ze leert veel bij, maar het lukt haar niet helemaal om haar leven anders in te richten. Daarop besluit de verpleegkundige door te verwijzen naar een psycholoog. Marieke krijgt hier concrete handvaten om anders met haar situatie om te gaan en beter voor zichzelf te zorgen.

8.9.1 Kenmerken van werkgevers en werknemers

Er is niet één type werkgever of werknemer: iedereen gaat anders met ziekte om.

De werkgever moet de zieke medewerker doorbetalen, los van de oorzaak van het ziekteverzuim. Hij heeft er dus belang bij dat de medewerker zo snel mogelijk weer aan het werk gaat. Verbetering van de arbeidsomstandigheden en begeleiding van de medewerker kunnen hiervoor zorgen en daarom zetten werkgevers hierop in. Ziekte leidt tot verlies van productie en dat wil een werkgever niet. Er moet bezuinigd worden, meer werk gedaan worden voor minder geld, de productiviteit moet omhoog. Dan kan hij geen zieke medewerker gebruiken. Hij zal daarom soms druk uitoefenen op zijn medewerker om snel weer aan het werk te gaan.

De verschillen tussen zieke werknemers zijn groot. Ten eerste is natuurlijk de aard en ernst van de ziekte van belang. Heeft iemand een griepje of een ernstige ziekte? Wat voor werk doet hij? Iemand die een kantoorbaan heeft zal wel door kunnen werken met een gebroken been; voor een verpleegkundige wordt dat lastig. Maar ook hoe werknemers met ziekte omgaan, verschilt van persoon tot persoon. De één meldt zich om niets ziek, de ander werkt door met een chronische ziekte. Bij een reorganisatie is de medewerker bang dat hij eruit vliegt als hij zich niet voor 100% inzet. Hij durft zich niet ziek te melden of nee te zeggen en kan zichzelf te zwaar belasten.

Werknemers hebben naast hun werk steeds meer sociale verplichtingen. Ook al hebben die niets met werk te maken, de totale overbelasting kan wel van invloed zijn op zijn fysieke en psychische gesteldheid.

8.9.2 Kern van de verpleegkundige zorg

De arboverpleegkundige houdt zich grof gezegd met twee onderwerpen bezig: verzuimbegeleiding en preventie van ziekte.

Bij verzuimbegeleiding begeleidt ze de werknemer tot re-integratie of eventueel een andere baan. Een grondige analyse van de situatie van de zieke medewerker is nodig om goed advies te geven. De arboverpleegkundige kijkt daarbij naar wat een werknemer nog wel kan. Welke mogelijkheden heeft hij, welke belemmeringen zijn er en hoe kan hij nog participeren? Als hulpmiddel gebruikt ze daarbij het ICF-schema (zie ▶ par. 7.1). Zowel persoonlijke factoren, omgevingsfactoren als de ziekte komen aan bod – allemaal kunnen ze van invloed zijn op het ziekteverzuim.

Preventie is een belangrijk onderdeel van het vak. In de dagelijkse praktijk betekent dit dat de arboverpleegkundige adviseert over arbeidsomstandigheden, werkplekergonomie en gezondheidsmanagement (beweegprogramma, gezonde voeding, health check). Verder geeft ze voorlichting, verricht metingen en begeleidt leidinggevenden.

Bedrijfsgezondheidszorg is een breed vakgebied dat deskundigheid vereist over veiligheid, arbeidshygiëne, werkplekhygiëne, gevaarlijke stoffen en geluid, licht, lucht en (binnen)klimaat.

Literatuur

Adriaansen M. (1998). *Verplegen van chronisch zieken, lichamelijk gehandicapten en revaliderenden (h. 1)*. Houten: Bohn Stafleu van Loghum.
Akker P. van den, & Luijkx K. (2005). *Waar wilt u doodgaan? Keuzen en overwegingen*. Tilburg: IVA.
Alzheimer Nederland (2013). *Cijfers en feiten over dementie*. Datum: 03-12-2013. Factsheet. Amersfoort: Alzheimer Nederland.
Boomen I.J.H.C. van den, & Vlaskamp A.A.C. (1996). *Onder voorbehoud*. Rijswijk: Ministerie van VWS.
Bos G.A.M. van den, Danner S., Haan R.J. de, & Schadé E. (red.) (2000). *Chronisch zieken en gezondheidszorg*. Maarssen: Elsevier Gezondheidszorg.
Eulderink, F., Heeren, T.J., Knook, D.L., & Ligthart, G.J. (2004). *Inleiding gerontologie en geriatrie*. Houten: Bohn Stafleu van Loghum.
Nictiz (2013). *Wet- en regelgeving in de zorg*. Den Haag: Nictiz.
NPCF (2012). *Uwrechten als patiënt (WGBO)*. Utrecht: NPCF.
Pel-Littel, R. (2010). *Een ziekte komt zelden alleen. Een verkenning van de organisatie van zorg voor chronisch zieken met comorbiditeit in de eerste lijn*. Utrecht: Vilans.
Poorter K. de (e.a.) (2012). *Handleiding Voorbehouden handelingen bij verpleging, verzorging en thuiszorg*. Utrecht: ActiZ, BTN, LHV, Verenso.
Poot, E., Mintjes-de Groot, J., Weststrate, J., & Eerden, L. van der. (2008). *Decubitus te lijf*. Houten: Bohn Stafleu van Loghum.
RIBW (2012). *Brancherapport 2012*. Utrecht: RIBW Alliantie
Rijksoverheid (2013). Hervorming van de langdurige ondersteuning en zorg (▶ www.rijksoverheid.nl).
Rijksoverheid (2014). Kamerbrief over samenhang hervormingen langdurige zorg (▶ www.rijksoverheid.nl).
Sesink E.M., & Jüngen, IJ.D. (red.) (2010). *De verpleegkundige in de AGZ. Algemene verpleegkundige zorg. Palliatieve zorg*. Houten: Bohn Stafleu van Loghum.
Velden L.F. van der, Francke A.L., Hingstman L., & Willems D.L. (2009). Dying from cancer or other chronic diseases in the Netherlands: ten-year trends derived from death certificate data. *BMC Palliat Care, 4*(8), 4.
V & VN Transferverpleegkundigen (2010). *Ziekenhuis Verplaatste Zorg vanaf 2010*. Notitie. Utrecht: V & VN.
V & VN (2011). *Richtlijn verpleegkundige verslaglegging*. Utrecht: V & VN.
VWS (1996). *De wet BIG. Hoofdlijnen van de wet Beroepen in de Individuele Gezondheidszorg*. Rijswijk: Ministerie van VWS.
Wind, A.W., Gusselkloo, J., Vernooij-Dassen, M.J.F.J., Bouma, M., Boomsma, L.J., & Boukes F.S. (2003). NHG-Standaard Dementie (tweede herziening). *Huisarts Wet, 46*(13), 754–767.

Websites
▶ www.aandachtvooriedereen.nl
▶ www.alzheimer-nederland.nl
▶ www.arboportaal.nl
▶ www.arboverpleegkunde.nl
▶ www.bigregister.nl
▶ www.cbs.nl (StatLine)
▶ www.ciz.nl

Literatuur

- www.codexmedicus.nl
- www.eerstekamer.nl/wetsvoorstellen
- www.fohneu.com
- www.ggznederland.nl
- www.hersenstichting.nl
- www.igz.nl
- www.innovatiekringdementie.nl
- www.invoering.wmo.nl
- www.movisie.nl
- www.nationaalkompas.nl
- www.nivel.nl/dossier-palliatieve-zorg
- www.psychischegezondheid.nl
- www.ribwalliantie.nl
- www.rijksoverheid.nl
- www.rivm.nl
- www.toolkitvtv.nl
- www.venvn.nl
- www.wetten.overheid.nl
- www.zorgvoorbeter.nl/vrijheidsbeperking

Kwaliteitsontwikkeling in de MGZ

Jasmijn Pronk

Samenvatting

Verpleegkundigen in de MGZ moeten zich bewust zijn van en meewerken aan kwaliteitsontwikkeling; zowel de kwaliteit van de zorgverlening als de eigen professionele kwaliteit en de kwaliteit van de organisatie. Landelijk zijn er kwaliteitskaders ontwikkeld, worden verschillende kwaliteitssystemen gehanteerd en speelt de Inspectie voor de Gezondheidszorg een belangrijke rol. Professioneel werken wil zeggen dat de verpleegkundige landelijke standaarden, richtlijnen en protocollen hanteert en op de hoogte is van de laatste stand van zaken van haar beroep. Casuïstiekbespreking en reflecteren dragen bij aan het hooghouden van de professionele kwaliteit.

9.1   **Kwaliteit van de organisatie** – 243
9.1.1   Definities – 243
9.1.2   Indicatoren – 243
9.1.3   Landelijke kwaliteitskaders – 244
9.1.4   Kwaliteitscyclus – 245
9.1.5   Kwaliteitssystemen en certificering – 246
9.1.6   Inspectie voor de Gezondheidszorg – 248

9.2   **Permanente educatie** – 249
9.2.1   Een leven lang leren – 249
9.2.2   Casuïstiek en case study – 250

9.3   **Reflecteren als kwaliteitsinstrument** – 251
9.3.1   Lerende organisatie – 252
9.3.2   Reflectief handelen – 253

9.4 Competentiemanagement en competentiebespreking – 255
9.4.1 Strategische personeelsplanning – 255

9.5 Professioneel werken – 259
9.5.1 Nationale Beroepscode – 260
9.5.2 Wet BIG – 261
9.5.3 Beroepsvereniging – 261
9.5.4 Zorgstandaarden – 263
9.5.5 (Multidisciplinaire) protocollen en richtlijnen – 264

Literatuur – 265

9.1 Kwaliteit van de organisatie

Zorginstellingen zijn in het kader van de Kwaliteitswet Zorginstellingen verplicht een kwaliteitsbeleid te voeren en aantoonbaar te werken aan de kwaliteit van de zorg. In deze paragraaf behandelen we eerst een aantal definities van kwaliteit en bespreken we wat indicatoren zijn. Daarna komen de kwaliteitscyclus, de landelijke kwaliteitskaders en de kwaliteitssystemen aan bod. Tot slot bespreken we het toezicht door de Inspectie voor de Gezondheidszorg.

9.1.1 Definities

Onder kwaliteit van medische zorg wordt verstaan: de juistheid van de wijze waarop geneeskundige kennis en vaardigheden zijn toegepast ter voorkoming, oplossing of beter hanteerbaar maken van gezondheidsproblemen (Mackenbach et al., 2012). Een internationale definitie waarnaar veel verwezen wordt, is de definitie van het Amerikaanse Institute of Medicine (IOM):

» 'Quality of care is the degree to which health services for individuals and populations increase the likelihood of desired health outcomes and are consistent with current professional knowledge.' (► www.iom.edu, 2014). «

Thesaurus Zorg en Welzijn geeft voor zorgkwaliteit de volgende definitie: 'kwaliteit van de geleverde zorg in de zin van tijdig beschikbaar en voor de cliënt passende zorg'.

Binnen het begrip kwaliteit worden verschillende kwaliteitsdomeinen onderscheiden. De domeinen effectiviteit, veiligheid, tijdigheid en vraaggerichtheid worden ook wel de kernaspecten van kwaliteit van gezondheidszorg genoemd (► www.nationaalkompas.nl, 2014). In tabel 9.1 staan de kwaliteitsdomeinen voor de publieke gezondheidszorg.

Bij het beschrijven en beoordelen van de kwaliteit is het van belang aan te geven welk organisatieniveau het betreft. Er kunnen vier niveaus worden onderscheiden:
- het gehele systeem;
- de instelling;
- de individuele professional;
- de specifieke interventie die wordt aangeboden.

9.1.2 Indicatoren

De kwaliteit van de zorg kan gemeten en beoordeeld worden aan de hand van indicatoren. Indicatoren zijn meetbare aspecten, uitgedrukt in een getal, percentage of ratio, die iets zeggen over de kwaliteit zorg. Meestal wordt een norm gesteld waaraan voldaan moet worden (Thesaurus Zorg en Welzijn, 2014). Indicatoren kunnen betrekking hebben op verschillende aspecten van de zorg(organisatie):
- Structuurindicatoren hebben betrekking op menselijke, fysieke en financiële middelen om goede zorg te verlenen zoals het aantal ingezette fte's, scholing van personeel en aanwezigheid van een kwaliteitscertificaat.
- Procesindicatoren geven informatie over de daadwerkelijke zorgverlening zoals het functioneren van zorgverleners en het aantal keer dat een bepaalde (preventieve) interventie is ingezet.
- Voor inzicht in het effect van de zorg worden uitkomstindicatoren gebruikt zoals mortaliteits- en morbiditeitscijfers (► www.nationaalkompas.nl, 2014).

Tabel 9.1 Kwaliteitsdomeinen publieke gezondheidszorg. Bron: ► www.nationaalkompas.nl

Kwaliteitsdomeinen	Definities
effectiviteit	de mate waarin (vooraf) geformuleerde doelstellingen in de praktijk worden bereikt
tijdigheid	op het juiste tijdstip aanbieden van (preventieve) zorg en voorkomen van onnodige wachttijden na een positieve screeningsuitslag
efficiëntie	zorg die verspilling vermijdt
veiligheid	vermijden van schade bij interventies die bedoeld zijn voor het bevorderen van de gezondheid
toegankelijkheid	toegang tot (zorg)voorzieningen en interventies wordt niet belemmerd door persoonlijke kenmerken zoals geslacht of etniciteit
doelgroepgerichtheid	respecteren van voorkeuren, noden, en waarden van doelgroepen en daarnaar handelen

9.1.3 Landelijke kwaliteitskaders

- **Kwaliteitsdocument goede zorg**

Instellingen of koepels van instellingen zijn zelf verantwoordelijk voor het aanleveren van meetgegevens om aan te tonen dat ze aan de eisen zoals gesteld in de Kwaliteitskader Zorg (KWZ) voldoen. Voor de verschillende branches binnen de zorgsector zijn kwaliteitsdocumenten ontwikkeld, ook voor de verzorging, verpleging en thuiszorg (zie ► www.igz.nl).

Het doel van het kwaliteitsdocument is door goede zorg de kwaliteit van leven van de cliënt te verbeteren. Uitgangspunt daarbij is de cliënt zelf. In het kwaliteitsdocument gaat het over externe verantwoording van de kwaliteit, maar de gegevens bieden ook bruikbare informatie om binnen de zorgorganisatie het gesprek aan te gaan over verbetering van de kwaliteit (Kwaliteitsdocument, 2013).

Het kwaliteitsdocument bestaat uit een visie op kwaliteit, normen voor goede zorg en het meten van kwaliteitsgegevens. De visie verwoordt hoe landelijke organisaties tegen de zorg aankijken. Normen bepalen wat vakbekwaam zorgen voor kwaliteit van leven is. In het document zijn de volgende normen voor verantwoorde zorg uitgewerkt:

- goede zorg;
- kwaliteit van leven;
- eigen regie en individuele inkleuring;
- verantwoordelijkheid zorgaanbieder.

Door te meten wordt inzicht verkregen of zorgorganisaties goede zorg leveren en of zij effectief bezig zijn met verbeteren van de zorg.

- **Indicatorensets**

In het kwaliteitsdocument zijn vier domeinen benoemd: lichamelijk welbevinden en gezondheid, woon- en leefsituatie, participatie en mentaal welbevinden. Per domein zijn indicatoren benoemd. Indicatoren worden, vanwege hun aard, op verschillende wijzen gemeten. Zo is de vraag of cliënten vinden dat zij voldoende informatie ontvangen een heel andere vraag dan de vraag wat het percentage cliënten met een valincident was. De eerste vraag kunnen alleen cliënten of hun familie beantwoorden. De tweede alleen de zorgorganisatie omdat deze

9.1 · Kwaliteit van de organisatie

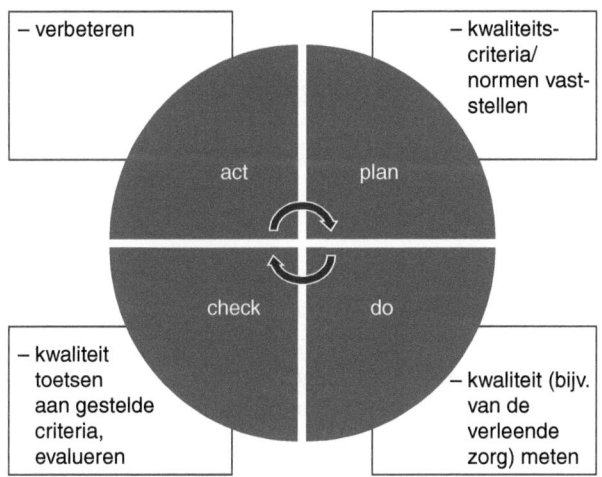

● **Figuur 9.1** PDCA-cyclus (bron: Jasmijn Pronk).

bijhoudt hoeveel cliënten er zijn gevallen (Kwaliteitsdocument, 2013). Er wordt daarom op twee manieren gemeten:
- Minimaal één keer per twee jaar laten zorgorganisaties meten hoe hun cliënten de kwaliteit van de zorg ervaren. Dat gebeurt door een onafhankelijk bureau met een vastgestelde vragenlijst (de CQ-index). Een CQ-meting is eens per twee jaar verplicht. Er zijn drie vragenlijsten voor de sector VV&T, een interviewlijst voor bewoners van verpleeg-/verzorgingshuizen, een vragenlijst voor vertegenwoordigers van psychogeriatrische bewoners en er is een vragenlijst voor de thuiszorg.
- Ieder jaar leveren zorgorganisaties gegevens aan waarmee zij de kwaliteit van zorginhoudelijke aspecten aangeven. Organisaties voeren een zelfevaluatie uit met behulp van een set registratievragen. Hiermee worden de zogenoemde *Zorginhoudelijke Indicatoren (ZI)* gemeten. Een ZI-meting is jaarlijks verplicht.

Zorgorganisaties krijgen hun meetresultaten teruggekoppeld. Zij geven openbaarheid over hun prestaties op de indicatoren voor goede zorg via het Jaardocument Maatschappelijke Verantwoording en via vergelijkingssites (Kwaliteitsdocument, 2013).

9.1.4 Kwaliteitscyclus

■ **Deming/PDCA-cyclus**

Het meten van de kwaliteit van zorg is geen doel op zich. Het doel is uiteindelijk de kwaliteit van de geboden zorg op die punten die verbetering behoeven, te verbeteren. Wanneer het meten en verbeteren systematisch in een kwaliteitszorgsysteem wordt aangepakt, is deze meestal gebaseerd op de kwaliteitscyclus. William Edwards Deming (1900-1993), statisticus, ontwierp de Plan-Do-Check-Act-kwaliteitscyclus (PDCA-cyclus: zie ● figuur 9.1). Deze cyclus is een methodisch stappenplan dat zich steeds weer herhaalt (een cyclisch proces):
- Plan. Bepalen van de richting, stellen van doelen/kwaliteitscriteria/normen vaststellen en plannen van de uitvoering.

- Do. Inzetten van medewerkers en middelen en uitvoeren van het werk. Meten van de kwaliteit van de feitelijk verleende zorg.
- Check. Meten of de gestelde doelen zijn gerealiseerd en de geleverde kwaliteit toetsen aan de gestelde criteria. Analyseren van de metingen.
- Act. Uitvoeren van een op grond van de metingen bijgesteld verbeterplan.

Vaak wordt ook een vijfde stap toegevoegd: communicatie.

9.1.5 Kwaliteitssystemen en certificering

Zorginstellingen zijn krachtens de Kwaliteitswet Zorginstellingen verplicht een kwaliteitssysteem in te richten. Er worden twee soorten kwaliteitssystemen onderscheiden:
- interne kwaliteitssystemen;
- externe kwaliteitssystemen.

Intern kwaliteitssysteem

Zorgorganisaties ontwikkelen zelf interne kwaliteitssystemen. Deze zijn gericht op het bewaken, beheersen en bevorderen van de kwaliteit van dienstverlening (klantbenadering en productiebenadering) en van de kwaliteit van de dienst zelf, de productbenadering. De instrumenten die deel kunnen uitmaken van een intern kwaliteitssysteem zijn bijvoorbeeld:
- het kwaliteitsplan, waarin is opgenomen wat de kwaliteitseisen zijn bij proces-, product- en klantbenadering en waarin is beschreven hoe die eisen bereikt worden;
- een systeem voor klachtensignalering en klachtenprocedures;
- een helder omschreven visie op zorg- en dienstverlening;
- mogelijkheden voor opleiding, vorming en scholing van personeel;
- goede taak-functieomschrijvingen voor personeel;
- protocollen waarin specifiek beschreven staat hoe te handelen in een bepaalde situatie;
- informatiesystemen die snel en actueel inzicht verschaffen in bijvoorbeeld personeelssamenstelling of afspraken en resultaten met betrekking tot trajecten van cliënten of klanten;
- intercollegiale toetsing, intervisie, supervisie;
- marktonderzoek gericht op het opsporen van nieuwe behoeften;
- klanttevredenheidsonderzoek;
- medewerkerstevredenheidsonderzoek;
- instelling van een kwaliteitscommissie (Schermer, 2013).

Extern kwaliteitssysteem

Externe kwaliteitssystemen zijn gericht op de beoordeling van kwaliteit door onafhankelijke instanties. Voorbeelden hiervan zijn:
- accreditatie, een officieel door de instelling verkregen kwalificatie door middel van externe toetsing;
- ISO-certificering volgens de ISO-normen;
- kwaliteitswetgeving vastgelegd door de overheid, zoals in de Kwaliteitswet Zorginstellingen;
- tuchtrecht/inspectie;
- overeenkomsten met verzekeraars of subsidieverstrekker (Schermer, 2013).

9.1 · Kwaliteit van de organisatie

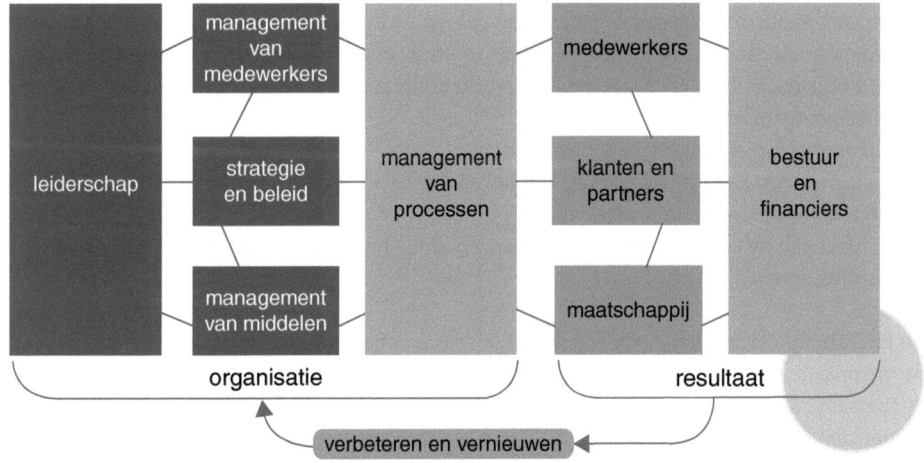

● **Figuur 9.2** INK-managementmodel (bron: ▶ www.ink.nl).

■■ INK

Het INK-managementmodel (zie ● figuur 9.2) is ontstaan vanuit de vraag van veertien presidenten van grote multinationals naar wat succesvol ondernemen is, zeker ook vanuit mondiaal perspectief gezien. Het EFQM Excellencemodel en het INK-managementmodel zijn daarvan het gevolg. De visie achter het INK-managementmodel heeft betrekking op het continu streven naar het balanceren tussen diverse stakeholders van de organisatie, het balanceren tussen de resultaten en de inspanningen die daarop betrekking hebben en voortdurend werken aan (kwalitatieve) groei. Dit om – in een veranderende omgeving met veranderende eisen en wensen – blijvend goede prestaties neer te zetten. Soms zijn daarbij meer, dan wel minder fundamentele veranderingen nodig. De kern van de INK-filosofie wordt gevormd door het werken aan de samenhang en groei op de tien aandachtsgebieden van het model en het bouwen aan vijf fundamentele kenmerken die organisaties succesvol kunnen maken (website INK, 2014). De aandachtsgebieden zijn: leiderschap, strategie en beleid, management van medewerkers, management van middelen, management van processen, klanten en partners, medewerkers, maatschappij, bestuur en financiers, verbeteren en vernieuwen.

Het INK-model maakt gebruik van de PDCA-cyclus. Om ook de niet-rationele processen die met verandering gepaard gaan goed in ogenschouw te nemen, wordt aan de PDCA-cyclus de IMWR-cirkel toegevoegd: inspireren, mobiliseren, waarderen en reflecteren. Het model is gericht op het toewerken naar een 'excellente organisatie'. Het is op verschillende manieren en in uiteenlopende bedrijven toe te passen en wordt gebruikt zowel in de profit als in de non-profit sector.

■■ HKZ

HKZ staat voor Harmonisatie Kwaliteitsbeoordeling in de Zorgsector. Het HKZ-certificaat geeft aan dat een instelling voldoet aan vooraf vastgestelde kwaliteitsnormen van de geleverde zorg. De Stichting HKZ heeft sectorspecifieke normen ontwikkeld zodat instellingen de kwaliteit van de zorg systematisch kunnen bewaken en verbeteren. Om voor een HKZ-certificaat in aanmerking te komen moet het kwaliteitsmanagementsysteem van de organisatie voldoen aan de HKZ-normen. Deze normen zijn gebaseerd op de internationaal erkende ISO 9001:2000-normen en aangevuld met branchespecifieke eisen (iedere branche beschikt over een eigen set normen). De HKZ-norm bestaat uit een aantal eisen op het gebied van zorg en

organisatie waaraan de zorgaanbieder moet voldoen. Deze eisen worden vastgelegd in een kwaliteitshandboek dat als basis dient voor het opzetten van een kwaliteitsmanagementsysteem. Als een organisatie het certificaat behaalt, betekent dit dat deze instelling:
- goed georganiseerd is;
- cliënten centraal stelt;
- continu werkt aan optimalisering van het aanbod;
- betrouwbare resultaten presenteert;
- voldoet aan de eisen die vanuit de sector zelf, door financiers, cliënten en de overheid worden gesteld.

Bij HKZ-certificering toetst een externe organisatie of het kwaliteitsmanagementsysteem van de organisatie voldoet aan vooraf vastgestelde HKZ-normen. Een door de Raad voor Accreditatie aangewezen instelling voert deze uit. De toetsing is gebonden aan strikte regels. Als de certificerende instelling constateert dat de organisatie aan de gestelde normen voldoet, geeft zij een HKZ-certificaat af. Het certificaat is drie jaar geldig, mits tussentijds opnieuw getoetst wordt. Na drie jaar vindt hercertificering plaats.

▪▪ PREZO

Perspekt heeft in opdracht van ActiZ een kwaliteitssysteem voor de Normen Goede Zorg ontwikkeld, onder de naam PREZO, wat staat voor PREstaties in de ZOrg. Het is een hulpmiddel voor zorginstellingen bij het sturen op goede zorg en het doorvoeren van kwaliteitsverbeteringen en betere prestaties op het gebied van innovatie, verbetercapaciteit en klantgerichtheid. Instellingen kunnen volgens PREZO worden gecertificeerd en een gouden of zilveren keurmerk krijgen. PREZO is als enig kwaliteitssysteem ontwikkeld vanuit de normen voor goede zorg. Het systeem gaat uit van cliëntprestaties zoals gemeten met de CQ-index en de ZI-meting en is daardoor een hulpmiddel voor het management en de medewerkers. In het systeem nemen de zorgrelatie met de cliënt en de activiteiten van de medewerkers een prominente plek in. Niet de randvoorwaarden staan centraal, maar de prestaties die voor de cliënt geleverd worden. Per prestatie voor de cliënt is concreet zichtbaar welke taken en verantwoordelijkheden bij de medewerker en bij de organisatie liggen. Voor het management levert PREZO relevante sturings- en verbeterinformatie op. Hierbij staat de sturing op prestaties, veiligheid en verantwoord ondernemen centraal. Naast een kwaliteitssysteem voor de VVT-sector, heeft PREZO kwaliteitssystemen ontwikkeld voor ergotherapeuten, de gehandicaptenzorg, hulp bij huishouden, informele zorg en palliatieve zorg.

9.1.6 Inspectie voor de Gezondheidszorg

- **Toezicht en handhaving**

De Inspectie voor de Gezondheidszorg (IGZ) is verantwoordelijk voor toezicht op de kwaliteit van zorg. De inspectie handhaaft vooral daar waar risico's het schadelijkst zijn voor de gezondheid en ze het snelst met betere naleving door ondertoezichtstaanden zijn te reduceren. Permanente aandachtsgebieden van de IGZ zijn:
1. spoedeisende, operatieve en intensieve zorg veiliger maken;
2. naleving effectieve preventie bevorderen;
3. opkomen voor kwetsbare groepen;
4. malafide aanbieders opsporen;
5. expliciter toezien op bestuurlijke verantwoordelijkheid.

Speerpunten van de IGZ zijn:
1. zorg voor ouderen verbeteren;
2. medicatieveiligheid verhogen;
3. disfunctionerende beroepsbeoefenaren aanpakken;
4. drang en dwang in de zorg terugdringen;
5. risico's nieuwe aanbieders verminderen.

Uitgangspunt is dat de zorgaanbieder primair verantwoordelijk is voor de kwaliteit van de zorg die hij levert. De inspectie gebruikt verschillende methoden om 'gerechtvaardigd vertrouwen in verantwoorde zorg' en haar doelen te realiseren. De belangrijkste inspectiemethoden zijn:
- systeemtoezicht (ST);
- thematoezicht (TT);
- risicoindicatorentoezicht (RT);
- incidententoezicht (IT);
- opsporing van strafbare feiten.

In toenemende mate inspecteert de inspectie zorgaanbieders onaangekondigd omdat zij dan eerder een reële praktijksituatie aan zal treffen dan een voor de gelegenheid opgepoetste situatie. De inspectie handhaaft risicogebaseerd en effectgericht. De grootste risico's op gezondheidsschade pakt ze het eerst aan. Ze ziet nalevingsbevordering bij ondertoezichtstaanden als haar kerntaak. Hoe beter de naleving, des te beter de risicobeheersing, des te groter de veiligheid voor de patiënt, des te minder gezondheidsschade, des te gerechtvaardigder het vertrouwen van de burger in de zorg (IGZ-handhavingskader Richtlijn voor transparante handhaving, 2013).

- **Risicoindicatorentoezicht (RT)**

De IGZ gebruikt de uitkomsten uit het kwaliteitsdocument om te kijken of de zorg veilig en verantwoord is. De IGZ gebruikt daarvoor het zogenoemde risicoindicatorentoezicht (RT) . Dit verloopt in drie fasen:
- Fase 1: signaleren van risico's op basis van analyse van kwaliteitsinformatie en op basis van aanvullende informatie over de zorg en zorgaanbieder, voorbereiding op de tweede fase.
- Fase 2: inspectiebezoeken, oordeelsvorming en maatregelenbepaling.
- Fase 3: bestuurlijke, tuchtrechtelijke en strafrechtelijke maatregelen (Kwaliteitsdocument, 2013).

9.2 Permanente educatie

9.2.1 Een leven lang leren

De verpleegkundige van nu is er niet met het volgen van een beroepsopleiding. Om op de hoogte te blijven van (wetenschappelijke) ontwikkelingen, om kennis en vaardigheden bij te houden, zich te specialiseren, zichzelf en de kwaliteit van het werk te verbeteren, is het nodig dat de verpleegkundige blijft leren en zich blijft ontwikkelen. Leren gebeurt via formele leertrajecten (zoals opleidingen en cursussen, bij- en nascholing). Maar buiten de formele leertrajecten om wordt misschien nog wel meer geleerd, bijvoorbeeld op de werkplek. Intervisie, klinische lessen, intercollegiale toetsing en casusbesprekingen zijn bekende voorbeelden van werkplekleren. Op het belang van casuïstiek komen we verder in de paragraaf terug.

Van verpleegkundigen wordt verwacht dat zij zich persoonlijk en professioneel blijven ontwikkelen: een leven lang leren. Ook wordt verwacht dat zij hierover transparant zijn naar bijvoorbeeld de werkgever, maar ook naar patiënten. Het is mogelijk om de ontwikkeling en deskundigheid bij te houden in het Kwaliteitsregister V&V. In dit online register kun je makkelijk bijhouden wat je hebt gedaan en nog gaat doen aan deskundigheidsbevordering (website V&VN). De deskundigheidsbevordering die wordt geregistreerd in het Kwaliteitsregister V&V, wordt verdeeld over de zeven CanMeds-rollen. Deze CanMeds-rollen zijn uitgewerkt in ▶ H. 3. Verpleegkundig specialisten en de (para)medische beroepen hanteren deze rollen ook. Het vernieuwde beroepsprofiel van de verpleegkundige (maart 2012) is eveneens gebaseerd op de CanMeds-rollen en de daarbij behorende competenties. De deskundigheidsbevordering moet bijdragen aan het verder ontwikkelen van deze competenties (bron: website Kwaliteitsregister V&V).

Leren in het beroep kan op veel verschillende manieren en met veel verschillende doelen. Het mag duidelijk zijn dat de beroepsgroep permanente educatie en continue professionele ontwikkeling zeer belangrijk vindt. Daarbij gaat het niet alleen om de individuele persoonlijke en professionele ontwikkeling, maar ook om de bijdrage die men levert aan de constructie van nieuwe kennis en de ontwikkeling van het beroep. Werkgevers spelen hierin een faciliterende en soms ook sturende rol. Dit laatste is vooral het geval wanneer het over organisatiedoelen gaat. Zoals gezegd gaat het er niet alleen om kennis te verwerven, maar deze ook toe te passen, te delen (met collega's, de organisatie, vakgenoten) en een bijdrage te leveren aan de constructie van nieuwe kennis. Een methode die hiervoor zeer geschikt is, is de case study.

9.2.2 Casuïstiek en case study

In de gezondheidszorg bestaat een lange en rijke traditie van het werken met casuïstiek. In de opleiding maak je als student al snel kennis met deze werkwijze. Bij opdrachten wordt bijvoorbeeld een probleem geanalyseerd of een theorie getoetst met behulp van een casus. Een casus zorgt er ook voor dat een onderwerp of theorie meer gaat leven: je kunt je er iets bij voorstellen. Door zelf een casus te beschrijven kun je reflecteren op je handelen of onderzoeken wat voor afweging je moet maken. In een casus kun je laten zien dat je de theorie toe kunt passen.

Ook op de werkvloer zijn er casuïstiekbesprekingen. Een casus is dan meestal een korte, realistische situatieschets van een praktijksituatie of -probleem. Het voorleggen van een casus stimuleert de aanwezigen om diverse oplossingen te bedenken in een veilige en open sfeer. Het gaat dan om het delen en leren van ervaringen en het gezamenlijk bedenken van oplossingsrichtingen. Naast deze toepassing van de casus als (praktijkgerichte) onderwijsstrategie, worden case studies ook gebruikt als praktijkgerichte onderzoeksstrategie, als een vorm van kwalitatief onderzoek. Dan wordt een case study toegepast om een complexe situatie binnen haar eigen holistische context te beschrijven en te bestuderen (Lavigne et al., 2013). In een case study wordt een precieze beschrijving gemaakt van wat zich in de case afspeelt. De case kan een persoon zijn, een gebeurtenis of een organisatie. Gegevens kunnen op verschillende manieren worden verzameld, bijvoorbeeld met vragenlijsten, interviews, observatie of geschreven verklaringen van onderzoeksdeelnemers (Nieswiadomy & Smeets, 2009). Er wordt gekozen voor een case study als onderzoeksstrategie wanneer men een afgebakend fenomeen in de diepte wil bestuderen (Vlaeminck, 2005). Afgebakend slaat op het feit dat het moet gaan om een specifiek geval, bijvoorbeeld een patiënt (case study wordt dan ook wel gevalsstudie genoemd), een specifiek probleem, binnen een bepaalde context, in een afgebakende tijd (meestal het heden).

De keuze van de case en de wijze waarop die beschreven wordt, hangen af van de onderzoeksvraag en de functie van de case study. De kwestie is altijd: levert het uitwerken van de casus mij gegevens op waarmee ik de onderzoeksvraag kan beantwoorden? Case studies kunnen verschillende functies hebben:

- Contextueel: het gaat om de aard en/of de betekenis van het fenomeen (het geval dat bestudeerd wordt).
- Verklarend: de uitwerking van de casus geeft motivaties voor de te nemen beslissing of actie.
- Evaluatief: de case study richt zich erop het effect te onderzoeken (Ritchie & Lewis, 2003)

Casuïstiek kan dus terugblikken op wat voorbij is, maar nodigt uit daaruit profijt te trekken voor de toekomst. Een casus is altijd de uitwerking van een uniek geval, maar vereist tegelijk een transfer naar andere situaties buiten de context van de casus (Vlaeminck, 2005). Daarmee zijn we weer terug bij leren: het 'geval' in de breedte bestuderen en een les trekken uit deze casus en het gebeurde. Een casus die bedoeld is om van te leren, bevat enkele essentiële kenmerken:

- De casus beschrijft een reëel praktijkgeval in de werkelijke context.
- De casus gaat over een specifieke situatie gebaseerd op een real life scenario.
- De casus moet gebaseerd zijn op authentieke gegevens die verkregen zijn door onderzoek of ervaring.
- De casus voorziet in deze data en documentatie om de casus te kunnen analyseren.
- De casus biedt de lezer/toehoorder plaatsvervangende ervaringen die hij kan omzetten in kennis, vaardigheden en attitudes.
- De casus bevat een open vraag of probleem die uitnodigt tot het zoeken naar mogelijke oplossingen (Lavigne et al., 2013).

Het doornemen van een casus roept op tot het bespreken van actuele real life situaties en verkleint de kloof tussen theorie en praktijk. Door met casussen te werken, werk je aan verbetering van je analytische en probleemoplossende vermogen. En door casuïstiek in groepsverband te bespreken (bijvoorbeeld in een multidisciplinair team of via een forum op internet) is er een mogelijkheid om kennis vanuit verschillende invalshoeken te combineren en tot nieuwe inzichten te komen.

9.3 Reflecteren als kwaliteitsinstrument

In ▶ par. 9.1 is aandacht besteed aan de kwaliteit van zorg, en hoe deze kwaliteit gemeten en bewaakt wordt. Een van de niveaus waarop kwaliteit beschreven en beoordeeld wordt, en waar kwaliteitsbeleid op gevoerd wordt, is het niveau van de individuele zorgprofessional. Van professionals in de zorg wordt professioneel gedrag verwacht. Zelfreflectie, goed omgaan met omgevingsfeedback en verantwoording willen en kunnen afleggen zijn daarbij van belang. Een tamelijk smalle definitie van reflectie is de volgende: 'nadenken over het eigen handelen om zwakke punten te verbeteren en sterke punten beter naar voren te laten komen' (Thesaurus Zorg en Welzijn, 2014). Een wat bredere beschrijving van reflectie, is de volgende: 'bereid zijn bewust na te denken over het handelen in de praktijk en met name over de kennis die uit dat handelen naar voren komt'. Het is ook 'een heroverweging van ideeën of ervaringen' en 'een weloverwogen proces van denken en interpreteren van ervaringen met als doel het eigen handelen beter te leren doorgronden en hiervan te leren'. Met behulp van reflectie kun je je ontwikkelen tot een kritisch analytisch beroepsbeoefenaar (Koetsenruijter et al., 2001).

Door reflectie op het eigen gedrag en handelen (of de eigen gedachten, gevoelens) wordt men zich bewust van dit gedrag en kan men dit bijsturen. Het is van belang goede feedback te krijgen van de omgeving (collega's, patiënten, de maatschappij) omdat het verschil tussen het oordeel van de omgeving en het eigen oordeel aanzet tot kritische reflectie.

In ▶ par. 9.4 wordt de in 1984 ontwikkelde leercyclus van Kolb nader uitgewerkt, maar het is handig er hier alvast notie van te nemen. Kolb beschreef dit ervaren, reflecteren en bijstellen namelijk in een leercyclus van vier stappen:
1. concrete ervaring opdoen;
2. observeren en reflecteren naar aanleiding van ervaringen;
3. conclusies trekken uit soortgelijke ervaringen;
4. conclusies actief omzetten in nieuw gedrag en hiermee experimenteren in nieuwe situaties (Jüngen & Sesink, 2010).

9.3.1 Lerende organisatie

Veel zorginstellingen hebben de ambitie om een 'lerende organisatie' te zijn. Hiermee willen zij zich onderscheiden van andere organisaties, ervoor zorgen dat de organisatie in kan spelen op veranderingen en de kans vergroten om de concurrent vóór te blijven. Een organisatie die een lerende organisatie is, maakt op alle niveaus gebruik van de bereidheid tot leren van de mensen die er werken. Peter Senge werkte in zijn boek *The fifth discipline* (1990, Nederlandse vertaling 1992) uit wat de principes zijn van een lerende organisatie. Het gaat om individueel leren en collectief leren. Beide leerprocessen zijn gericht op het vergroten van het vermogen tot effectief handelen. Kritische reflectie op het werk van de organisatie en op het werk van de professional in de organisatie is een vereiste in een lerende organisatie. Er moet bereidheid zijn kritisch naar de organisatie en naar zichzelf te kijken en naar gemaakte fouten: daar dient van geleerd te worden. Dit geldt voor alle lagen van de organisatie. Wil een organisatie zich ontwikkelen tot een 'lerende organisatie' dan zal er volgens Senge gebruikgemaakt moeten worden van de volgende vijf benaderingen:
1. Persoonlijk meesterschap. Probeer jezelf te ontwikkelen tot een goede vakman of vakvrouw door je persoonlijke visie te verhelderen en te verdiepen; blijf leren van jezelf en de ander en tracht een objectieve kijk op de werkelijkheid te houden. Persoonlijk meesterschap is de hoeksteen van de lerende organisatie.
2. Mentale modellen. Wees je bewust van de mentale modellen die je met je meedraagt. Dat zijn diepverankerde opvattingen, vooroordelen, veronderstellingen, aannamen die van grote invloed zijn op hoe wij de dingen duiden en er vervolgens op reageren. Onderzoek kritisch je eigen mentale modellen. Neem een open leerhouding aan ten aanzien van je eigen modellen en die van de ander.
3. Bouwen aan een gemeenschappelijke visie. Echt engagement ontstaat pas als er sprake is van een gedeelde gemeenschappelijke visie op de richting van de bedrijfsvoering. Het gaat er niet om de visie van de leider klakkeloos over te nemen, maar om met elkaar, in gezamenlijk overleg, aan visieontwikkeling te werken. Dat creëert commitment.
4. Teamleren. Het gaat erom met je teamleden in dialoog te treden, waarbij de leden van een team samen, in alle opzichten, nadenken over het totale functioneren van het team om er vervolgens gezamenlijk lering uit te trekken. Teamleren is essentieel. Pas als teams kunnen leren, kunnen organisaties leren.
5. Systeemdenken. Bedrijven en andere menselijke activiteiten zijn systemen. Tracht het functioneren van een organisatie in haar onderlinge samenhang, als een systeem te zien

in plaats van alleen naar het functioneren van losse (organisatie)onderdelen te kijken. Je kunt grote patronen dan duidelijker zien (Schermer & Quint, 2013).

De permanente educatie en de lerende professional die in ▶ par. 9.2 beschreven werden, passen goed bij de lerende organisatie. Maar hoe kun je er nu aan werken om zo'n lerende, reflexieve professional te worden? We zien in de genoemde vijf punten al dat het om meer gaat dan slechts reflecteren op het eigen handelen. Het gaat om je eigen kijk en die van anderen op de werkelijkheid, en het feit dat je je bewust bent van bijvoorbeeld vooringenomen standpunten die je beeld kleuren. Het gaat om reflectie op hoe je samenwerkt in een team, binnen een organisatie. Het gaat dus om veel meer dan handelen alleen.

9.3.2 Reflectief handelen

Wanneer je reflectief handelt, denk je na over wat je doet en hebt gedaan. Het is het tegenovergestelde van routinematig handelen. Wat je hiermee uiteindelijk wil bereiken, is effectief handelen: doelmatig en werkzaam, ervoor zorgdragend dat het zorgaanbod past op de zorgvraag. Hiervoor gebruik je je zelfkennis en zelfinzicht. Maar je brengt ook je eigen persoonlijkheid mee. Het gaat dan om je persoonlijke levenservaring en persoonlijke bestaansethiek en de manier waarop emoties daarin een plaats hebben (Jansen & Kuiper, 2007). Je bent als verpleegkundige zelf het belangrijkste instrument. Naast het kunnen en willen naleven van protocollen en richtlijnen wordt er vooral een groot beroep gedaan op je eigen inzichten en afwegingen. Je moet ethische afwegen kunnen maken, zelf een oordeel kunnen vellen en dilemma's goed kunnen verwoorden.

- **Reflectie in het werk**

Voor reflectie is aandacht en tijd nodig. De dagelijkse werkzaamheden zijn druk en hectisch. Er is niet vaak tijd om eens even stil te staan. Dat is zonde, want de dagelijkse werkzaamheden bieden tal van aanknopingspunten om van te leren. Wanneer reflectie niet tot stand kan komen door gebrek aan tijd, is het zaak momenten van reflectie te creëren, dit bewust te organiseren. In veel organisaties wordt reflectie georganiseerd, bijvoorbeeld in casusbesprekingen en intervisiebijeenkomsten. Waarom is het belangrijk reflectie te integreren in het dagelijks werk?

- Het is gericht op het dagelijkse werk en draagt eraan bij dat je je werkt beter doet.
- Het besteedt aandacht aan persoonlijke verhalen en emoties.
- Het is waarderend: je kijkt naar wat je al kunt, de talenten die je hebt en naar de successen die je zou willen behalen. Een positieve benadering werkt motiverender dan een focus op dat wat je (nog) niet beheerst.
- Het is gericht op de sociale aspecten van het leerproces: het is belangrijk met anderen en op een concrete situatie te reflecteren.
- Het kan plaatsvinden naar aanleiding van een gebeurtenis in het verleden, het heden of de toekomst. Leren van de toekomst (je een voorstelling maken van een situatie in de toekomst en daarop reflecteren) kan leerprocessen in gang zetten die verbetering en vernieuwing stimuleren (Verdonschot, 2007)

- **Reflecteren op morele problemen**

Als verpleegkundige heb je geleerd en ben je gewend verpleegproblemen op een methodische manier aan te pakken. In de werksituatie word je regelmatig geconfronteerd met morele problemen en het is dan belangrijk om met anderen te onderzoeken hoe je tegenover het dilemma staat en hoe je bij kunt dragen aan een oplossing. Morele problemen kunnen net als verpleegproblemen op een methodische wijze aangepakt worden.

▪▪ Ethische reflectie

De methodische aanpak van een moreel probleem wordt ethische reflectie genoemd. In een ethische reflectie wordt toegewerkt naar een concrete oplossing van een ethisch vraagstuk of een moreel dilemma. In de methodische benadering van een moreel probleem wordt gestreefd naar zorgvuldige begripsvorming, vaststellen van het probleem en inventariseren van de verschillende argumenten die relevant zijn voor de discussie. Op het moment dat alle verschillende onderdelen geïnventariseerd zijn, kan bekeken worden wat wel en wat niet relevant is voor de discussie (Blankman & Nicasie, 2000). Dit model kan als praktisch hulpmiddel worden gebruikt bij grote en kleine vraagstukken op ethisch gebied. Het is met name geschikt wanneer er sprake is van dilemma's en situaties waarbij je eigen waarden en normen een grote rol spelen. Het model bestaat uit zes stappen en kan zowel in groepsverband als individueel worden gebruikt.

1. Stellen van een ethische vraag.
2. Verzamelen van belangrijke feiten.
3. Beantwoorden van de ethische vraag. Een ethisch antwoord ontstaat door tegen de achtergrond van de ethische vraag de feiten in het licht te plaatsen van ethische waarden en ethische visies. Die elementen moet je in het argumentatieproces tegen elkaar afwegen.
4. Het plaatsen van het ethisch antwoord in een levensbeschouwelijk kader.
5. Aangeven van concrete handelingen die bij het ethisch antwoord horen. Geef concreet aan welke handelingen uitgevoerd moeten uitgevoerd worden, wie dat doet, hoe en wanneer.
6. Evalueren van de voorafgaande stappen. Kritisch terugkijken: is iedere stap voldoende uitgewerkt? Zijn er zaken blijven liggen? Wat is verkeerd gegaan? Waarover kan men tevreden zijn? (bron: website VGG-project).

▪▪ Moreel beraad

Moreel beraad is een andere wijze van reflecteren op ethische en morele kwesties. Het gaat om stilstaan bij een situatie en je gezamenlijk afvragen welke morele waarden er in het geding zijn en wat goed is om te doen. Moreel beraad is een gedisciplineerde gespreksmethode voor (multidisciplinaire) teams in de zorg om te reflecteren op concrete dilemma's uit de eigen praktijk. Moreel beraad is erop gericht mensen uit hun comfortzone te halen. Ethische vragen kunnen ongemakkelijk en confronterend zijn. Tijdens het moreel beraad wordt iedereen uitgenodigd om zijn overtuiging vrijmoedig uit te spreken. Welke waarde of norm geeft voor jou de doorslag in je keuzes? En hoe is het mogelijk dat je collega of je baas anders kiest? De gesprekken zijn een oefening in dialoog, goede vragen stellen, beter luisteren en je oordeel uitstellen. Het resultaat is meer helderheid in lastige morele vragen, meer begrip voor elkaars waarden en normen, en meer kans op een consensus bij dilemma's. Moreel beraad leert medewerkers beter naar elkaar te luisteren (website GGZ Academie, 2014). Deze methode wordt geregeld ingezet om de kwaliteit van het werk te verbeteren. Kwaliteit en ethiek hangen nauw met elkaar samen: kwaliteit draait om de vraag hoe we de dingen die we doen, beter kunnen doen. Ethiek draait om de vraag of de dingen die we doen de goede dingen zijn (Platform Moreel Beraad, 2010).

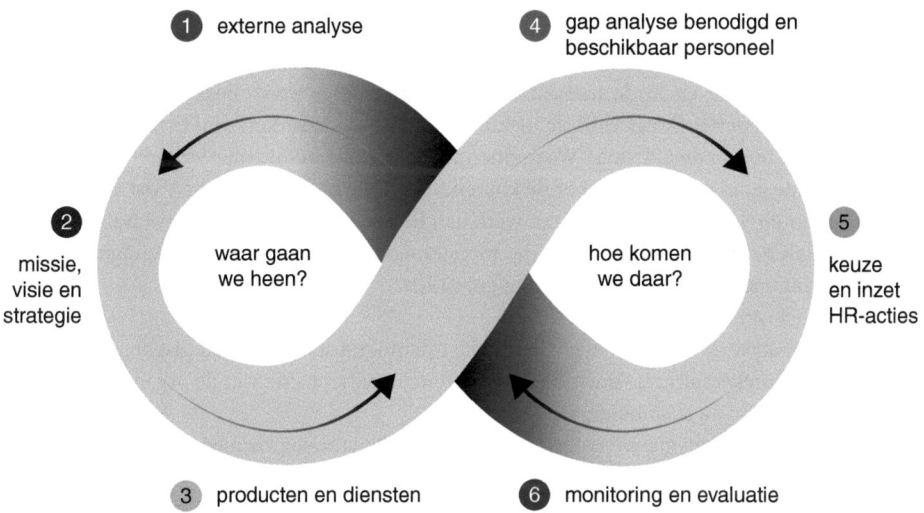

◘ **Figuur 9.3** Strategische personeelsplanning (model Berenschot).

9.4 Competentiemanagement en competentiebespreking

Competentiemanagement is onder andere door de intrede van de marktwerking gemeengoed geworden binnen de zorgsector. Bij competentiemanagement gaat het om 'personeelsbeleid en organisatiebeleid met als uitgangspunt de continue en geïntegreerde afstemming van competenties en talenten van werknemers in een organisatie, waarbij zowel de realisatie van organisatiedoelen als ontwikkelingsmogelijkheden voor de individuele werknemers centraal staan' (Thesaurus Zorg en Welzijn, 2014).

Omdat het overheidsbeleid erop gericht is binnen de zorgsector de marktwerking te stimuleren, en door de (komende) veranderingen in de zorg, houden zorginstellingen zich steeds meer bezig met hun concurrentiepositie binnen zorg en welzijn. Een sterke concurrentiepositie wordt verkregen of behouden als een organisatie zich kan profileren op die competenties waarin zij zich onderscheidt van soortgelijke organisaties. Veranderingen in de zorg (bezuinigingen, naderende vergrijzing, zelfregie door patiënten, et cetera) zorgen ervoor dat organisaties hun (strategische) doelen bijstellen en anticiperen op deze veranderingen. De vraag dringt zich dan, soms noodgedwongen, op of de organisatie wel de benodigde competenties in huis heeft om op deze veranderingen in te spelen en de doelen te verwezenlijken.

9.4.1 Strategische personeelsplanning

Strategische Personeelsplanning (SPP) maakt het verschil zichtbaar tussen de gewenste en de beschikbare personele inzet in de toekomst (kwalitatief en kwantitatief) (zie ◘ figuur 9.3). De term *strategisch* in SPP verwijst naar het feit dat SPP gericht is op de strategische koers van een organisatie. Welke richting gaat onze markt, de politiek, het werk en onze organisatie op, welke keuzes maken we, wat betekent dat voor de organisatie over een paar jaar? *Personeelsplanning* verwijst naar de beste inzet van mensen. Het gaat erom goed in beeld te hebben wat de gewenste kwaliteiten zijn om de organisatiestrategie te realiseren en om vast te stellen wat er moet gebeuren om deze in de toekomst beschikbaar te hebben. Daarvoor is het noodzakelijk om zicht te hebben en te houden op aanwezige kwaliteiten en ambities van mensen. Het gaat dus om het vinden van een goede balans tussen de behoefte van de organisatie en de behoefte van medewerkers, nu en in de toekomst. Op afdelingsniveau wordt bekeken hoe afdelingen ervoor staan: is iedereen klaar voor de toekomst? Welke medewerkers zijn toe aan een nieuwe stap binnen of buiten de afdeling? Waar zitten risico's? Door op die manier te kijken, kan een leidinggevende goed aangeven wat er de komende periode op hen afkomt en wat dat betekent voor de eisen en verwachtingen die het werk aan hen stelt. Er bestaan diverse hulpmiddelen voor Strategische Personeelsplanning, die meestal worden gebruikt door afdelingen P&O in samenwerking met management en leidinggevenden.

SPP-model van Berenschot:
1. Externe analyse: in kaart brengen van sociaal-demografische, technologische, economische en politieke/culturele ontwikkelingen, concurrentiepositie van de organisatie en verwachtingen van stakeholders.
2. Missie, visie en strategie: inventarisatie van de huidige missie, visie en strategie van de organisatie en op basis van stap 1 toetsen of aanscherping gewenst is.
3. Producten en diensten: op basis van scenario's het toekomstige producten- en dienstenaanbod in kaart brengen.
4. Gap-analyse benodigd en beschikbaar personeel: analyseren van het verschil tussen benodigd en beschikbaar personeel in termen van kwantiteit, kwaliteit, vast en flexibel. Prioriteren van knelpunten.
5. Keuze en inzet HR-acties: op basis van de prioriteiten tot een concreet actieplan komen met, afhankelijk van de knelpunten, aandacht voor onder meer: werven, behouden, ontwikkelen, opleiden, (externe) mobiliteit en tijdelijke inhuur.
6. Monitoring en evaluatie: tussentijds toetsen of uw organisatie op koers ligt met het dichten van de gap en of bijsturing gewenst is (website Berenschot, 2014).

Competentiemanagement kan een onderdeel zijn van die strategische personeelsplanning.

- **Competentiemanagement**

Onder competentiemanagement verstaan we personeelsbeleid en organisatiebeleid met als uitgangspunt de continue en geïntegreerde afstemming van competenties en talenten van werknemers in een organisatie, waarbij zowel de realisatie van organisatiedoelen als ontwikkelingsmogelijkheden voor de individuele werknemers centraal staan (Thesaurus Zorg en Welzijn, 2014). Bij veranderingen in de zorg, bijvoorbeeld wanneer een organisatie naast intramurale zorg ook extramurale zorg gaat aanbieden, wordt dit vertaald naar benodigde competenties van het personeel. Ook wanneer er gewerkt wordt met nieuwe doelgroepen of wanneer werkprocessen wijzigen, kan het nuttig zijn te kijken naar beschikbare en benodigde competenties. Het is van belang dat zorginstellingen zich regelmatig afvragen of zij beschikken over medewerkers met de juiste competenties om de veranderende vraag aan te kunnen. Interne en externe ontwikkelingen moeten goed gevolgd worden.

Vaak wordt competentiemanagement top-down aangepakt. Op strategisch niveau wordt in kaart gebracht op welke competenties de organisatie zich kan profileren. Deze aldus geformuleerde kerncompetenties worden vertaald naar de management- en staffuncties, en daarna naar het operationele niveau. Hiervoor wordt een competentieboek gemaakt, een bestand van benodigde competenties, die in termen van algemene gedragscriteria worden vertaald naar verschillende niveaus van beheersing. De niveaus van beheersing corresponderen daarbij met de verschillende functieniveaus (Managementkennisbank).

9.4 · Competentiemanagement en competentiebespreking

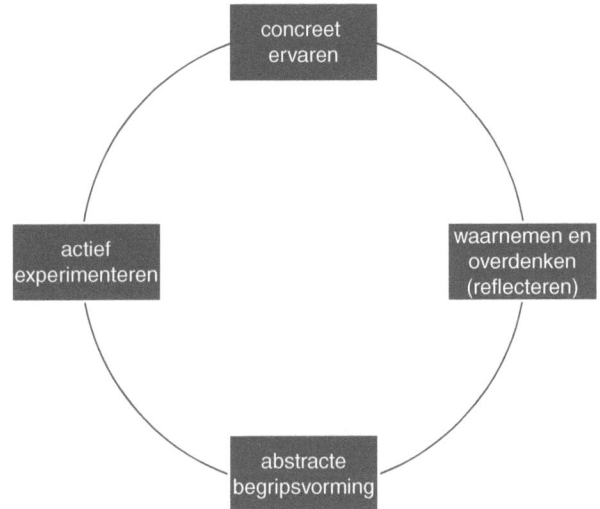

◘ **Figuur 9.4** Leercyclus van Kolb (bron: Jasmijn Pronk).

■■ **Competentieontwikkeling individuele medewerkers**

Het volgen van een cursus of opleiding is natuurlijk maar één manier waarop mensen zich nieuwe competenties eigen kunnen maken. Er zijn talloze andere manieren. Waarom en wat er geleerd moet worden, zijn bepalend voor de wijze waarop geleerd zal gaan worden. Daarnaast speelt ook de leerstijl een rol. Er zijn verschillende tests ontwikkeld op basis van de theorie van Kolb waarmee de eigen leerstijl bepaald kan worden en waarmee men zicht krijgt op de eigen voorkeuren. De psycholoog Kolb (1974) heeft een leertheorie ontworpen waarin vier manieren van leren en ontwikkelen zijn beschreven: de leercyclus van Kolb, zie ◘ figuur 9.4. In een effectief ontwikkelingsproces volgen deze vier fasen elkaar op. Het gaat om de volgende leerfasen:

1. Ervaring: concreet ervaren in de dagelijkse werkpraktijk.
2. Reflectie: door reflectief observeren (nadenken over de ervaringen) krijgt men een beeld over wat goed en minder goed ging en waarom.
3. Begripsvorming: integreren van waarnemingen en reflectie tot een logisch geheel (theorie). In deze stap zoekt men naar een verklaring van waarom iets wel of niet lukt en verbindt men daar conclusies aan.
4. Experimenteren: toepassen van de theorie in de werkpraktijk. Actief experimenteren, proberen met de nieuwe theorie effectiever te werken.

Deze fasen herhalen zich bij een goede ontwikkeling voortdurend; daarom is er sprake van een leercyclus. Het maakt niet uit waar men in de cirkel begint.

Mensen hebben meestal een voorkeur voor één van de fasen van de leercyclus. De bijbehorende vaardigheden hebben ze vaak meer ontwikkeld dan andere. Kolb noemt dit de leerstijl. De leerkansen worden vergroot wanneer iemand de vaardigheden behorend bij meer leerstijlen beheerst. Het verdient dus aanbeveling zich te ontwikkelen in de diverse leerstijlen. Een leerstijl wordt onder meer beïnvloed door opvoeding, omgevingsfactoren, opleiding, levens- en werkervaringen. De ene stijl is niet beter dan de andere, maar wie op verschillende plekken op de leercirkel kan insteken, vergroot zijn leerkansen. Doordat bepaalde vaardigheden meer ontwikkeld zijn dan andere kan er voorkeur voor een bepaalde leerstijl zijn. Eenzijdigheid

◻ Tabel 9.2　Competentiematrix. Bron: Jasmijn Pronk (naar Kolb).

	Medewerker A	Medewerker B	Medewerker C
Taak 1	senior	medior	medior
Taak 2	medior	medior	junior
Taak 3	junior	medior	junior

en eenzijdige ontwikkeling beperken de leerkansen. Kolb heeft vier verschillende leerstijlen onderscheiden. Hoewel iedereen gebruikmaakt van alle vier de leerstijlen, is er volgens Kolb meestal sprake van één of twee overheersende leerstijlen:

- Doener - Concreet ervaren (Accommoderen). Leert het beste van doen, nieuwe ervaringen, uitdagende taak.
- Bezinner - Abstracte begripsvorming (Divergeren). Leert het beste van achteraf na kunnen denken, eerst denken dan doen.
- Denker - Waarnemen en overdenken (Assimileren). Leert het beste van gestructureerde situaties met duidelijke doelstelling (college, boeken, seminar), intellectuele uitdaging, theoretische concepten en modellen.
- Beslisser - Actief experimenteren (Convergeren). Leert het beste van activiteiten met een duidelijk verband tussen leren en werken, praktische zaken en voorbeelden, oefenen en uitproberen onder leiding van een expert.

▪▪ Competenties in teams

In de zorg wordt veel in teams gewerkt. Dan is naast het werken aan de competentieontwikkeling van individuele medewerkers de volgende vraag ook van belang: welke bijdrage levert dit team aan de doelstellingen van de organisatie? Welke (team)competenties zijn daarvoor nodig? Beschikt het team over de benodigde competenties? Hoe kan ervoor gezorgd worden dat het team wel over de benodigde competenties beschikt? Incompetente teams kunnen ervoor zorgen dat competente medewerkers niet uit de verf komen, terwijl competente teams er voor kunnen zorgen dat incompetente medewerkers zich toch goed kunnen ontwikkelen. Ook is het mogelijk dat er onevenwichtigheid is in teams (bijvoorbeeld te veel of te weinig dynamiek, veel of weinig senioriteit). Het is dan wel zaak om ook met een helikopterblik te blijven kijken naar de organisatie: juist bij onevenwichtig samengestelde teams kan er veel verbetering optreden wanneer mensen bijvoorbeeld intern naar een ander organisatieonderdeel of een ander team overstappen of wanneer mensen gericht aan competentieverbetering werken.

Een manier om aanwezige competenties binnen een team inzichtelijk te maken, is via een competentiematrix (zie ◻ tabel 9.2). Deze werkwijze kan overigens los van de eerder behandelde top-down benadering gehanteerd worden. Als reactie op die tamelijk complexe werkwijze die niet altijd het gewenste resultaat oplevert op de werkvloer, is er door het Kenniscentrum Arbeid van de Hanzehogeschool Groningen een alternatieve werkwijze ontwikkeld die op teamniveau ingezet kan worden in de zorg. In deze alternatieve werkwijze wordt de vraag 'wie is competent of bekwaam?' als uitgangspunt genomen. Er wordt niet gevraagd op basis van welke competenties dat is. Omdat een functie bestaat uit meerdere taken, handelingsgebieden of kennisgebieden wordt de vraag verfijnd tot: 'wie is competent op welk handelingsgebied?' Vervolgens worden er drie niveaus onderscheiden:

- expert: senior;
- competent/bekwaam: medior;
- beheerst de taak niet of is in ontwikkeling: junior.

Het instrument is gebaseerd op zelfbeoordeling: teamleden geven zelf aan welke taken ze op welk van de drie niveaus beheersen. Het resultaat is een overzicht in matrixvorm van alle taken die het team moet uitvoeren en het competentieniveau waarop elk teamlid die taken beheerst.

Dit is een werkwijze die veel wordt gehanteerd door organisaties die met crossfunctionele teams gaan werken en van kennisintensieve organisaties die met projecten werken. In crossfunctionele teams dienen teamleden allround te worden in alle uitvoerende taken (Christis et al., 2013). Gesteld kan worden dat hoe meer teamleden competent zijn in meer taken, hoe flexibeler het team is. Competentieverwerving kan bereikt worden wanneer de senioren op een taakgebied de junioren begeleiden in hun ontwikkeling naar een competente taakuitvoering. Zij zijn bij uitstek degenen die de 'geheimen van het vak' (wanneer moet je iets wel of juist niet doen) aan hun collega's door kunnen geven (Christis et al., 2013). Zo is competentieontwikkeling een teamverantwoordelijkheid en een zaak van de professionals zelf.

9.5 Professioneel werken

Professionaliteit is eigenlijk een containerbegrip. Mensen geven hier veel verschillende betekenissen aan en hebben er ook verschillende ideeën over. Maar iedereen verwacht van een verpleegkundige dat die professioneel haar werk doet. En dat houdt meer in dan op vakkundige wijze het werk uitvoeren.

Er kan een brede en smalle betekenis aan het woord professionaliteit gegeven worden (V&VN, 2011). Iedereen die een opleiding heeft gevolgd en kennis en vaardigheden heeft geleerd die hij in zijn werk op een goede manier in de praktijk brengt, is in de brede betekenis een professional. Professionaliseren betekent dan: streven naar voortdurende verbetering van het werk (V&VN, 2011). Zo bezien zijn er natuurlijk heel veel mensen professional en zij oefenen op professionele wijze hun vak uit. Denk bijvoorbeeld aan een installatietechnicus of een personeelsadviseur. Beide zijn professional in een heel andere context. De context waarin de verpleegkundige werkt is weer een totaal andere. De verpleegkundige onderscheidt zich van veel andere beroepsgroepen omdat zij het beroep altijd uitoefent in een relationele context. De zorgrelatie die verpleegkundigen hebben met de zorgvrager stelt specifieke eisen aan de beroepsuitoefening. Dat doet dus ook een beroep op een ander soort professionaliteit. In de smallere betekenis van professionaliteit kunnen alleen degenen die bij een bepaalde beroepsgroep (professie) horen, aanspraak maken op de termen professionaliteit en professional. Het gaat bij deze soort professionaliteit om de status van de beroepsgroep in haar sociale omgeving (V&VN, 2011). De klassieke professies delen een aantal kenmerken:

- Toetreding tot zo'n professie is pas mogelijk na het volgen van een hoge opleiding (hbo, wo).
- Er is sprake van professionele autonomie, zowel van de individuele leden als van de professie als van het collectief.
- De beroepsgroep beheert redelijk autonoom het betreffende specifieke kennisgebied door bijvoorbeeld opleidingseisen en kwaliteitseisen vast te stellen, door te bepalen wie tot de opleiding wordt toegelaten, door bij- en nascholing te verzorgen, door te zorgen voor accreditatie.

- Bij professies is theoretische fundering van het professionele handelen belangrijk. Een professie heeft een beroepsvereniging die via een beroepscode uitdrukking geeft aan de beroepsmoraal. Leden van een professie leggen bij afronding van hun opleiding een eed of belofte af. Hierin spreken zij uit dat zij hun kennis in dienst stellen van de zorgvrager en de samenleving en dat zij het goede voor de zorgvrager nastreven en schade voor hem zullen vermijden.
- Deze professies dienen een algemeen belang of fundamentele waarde van de samenleving (en het individuele belang van leden van de samenleving) en laten dat belang in de samenleving doorwegen. Het gaat om de fundamentele waarden rechtsgelijkheid, rechtszekerheid, rechtvaardigheid en gezondheid (V&VN, 2011).

Op de beroepsgroepen van rechters, advocaten, notarissen en artsen zijn deze punten zeker van toepassing. Deze beroepsgroepen ontlenen een zekere status en macht aan het feit dat zij zich duidelijk onderscheiden van andere beroepsgroepen en een belangrijke maatschappelijke bijdrage leveren. Een aantal van bovenstaande punten gaat zeker ook op voor de beroepsgroep van verpleegkundigen en verzorgenden. Het professionele handelen is theoretisch gefundeerd, er is een beroepscode, men legt een eed af en de beroepsgroep is zeer betrokken bij opleiding en kwaliteit. En de beroepsgroep dient de fundamentele maatschappelijke waarde gezondheid.

9.5.1 Nationale Beroepscode

Beschreven visie op professionaliteit is uitgewerkt in een 'Nationale Beroepscode van verpleegkundigen en verzorgenden' (uitgegeven door Nu '91 en V&VN). In deze Nationale Beroepscode staan de waarden en normen van de beroepsgroep beschreven die verpleegkundigen, verzorgenden, helpenden of zorghulpen als uitgangspunt voor hun handelen dienen te zien. Belangrijke waarden zijn respect, vertrouwelijkheid, eerlijkheid, weldoen, geen schade toebrengen, autonomie en rechtvaardigheid. Juist omdat het bij de professionaliteit van verpleegkundigen om meer gaat dan alleen (technisch) vakmanschap en de rol die verpleegkundigen hebben in de samenleving, zijn deze waarden van belang. De zorgrelatie met de zorgvrager stelt speciale eisen aan de beroepsuitoefening. Als professional moet je in staat zijn om een morele afweging te maken: af kunnen wegen wat goede zorg is voor deze zorgvrager in deze specifieke situatie. Hierbij dient rekening gehouden te worden met de algemeen aanvaarde opvattingen in onze samenleving over wat goed is voor alle leden van de samenleving. En met de opvattingen van de beroepsgroep over het goede, die deels voortvloeien uit die maatschappelijke opvattingen over het goede (Nationale Beroepscode).

De kern van het professionele handelen komt in de Nationale Beroepscode op het volgende neer. Je bent een professional als je:
- je beroep op een vakbekwame manier uitoefent;
- je steeds afvraagt wat voor déze zorgvrager in déze situatie goede zorg is;
- daarover een weloverwogen afweging maakt samen met de zorgvrager of met anderen (afhankelijk van de situatie);
- naar die afweging handelt;
- dat doet op een zodanige manier dat de zorgvrager zich als persoon erkend voelt;
- je je over dat handelen kunt verantwoorden;
- van je ervaringen leert.

Vakkennis is uiteraard van belang om goede zorg te kunnen geven. Het beschikken over en het op peil houden van de benodigde en actuele kennis, vaardigheden en ontwikkelingen horen bij professionaliteit. Dat is ook een morele opdracht: het niet bijhouden van kennis en vaardigheden, kan nadelig of zelfs schadelijk zijn voor de zorgvrager (wat in strijd is met één van de belangrijke ethische principes in de zorg: schade voor de zorgvrager voorkomen) (Nationale Beroepscode).

9.5.2 Wet BIG

Verpleegkundigen (en artsen, tandartsen, apothekers, gz-psychologen, psychotherapeuten en verloskundigen) moeten geregistreerd zijn in een BIG-register om hun professie te mogen uitoefenen. De Wet op de beroepen in de individuele gezondheidszorg (Wet BIG), heeft als doel de kwaliteit van de beroepsuitoefening te bewaken en te bevorderen en de patiënt te beschermen tegen ondeskundig en onzorgvuldig handelen door beroepsbeoefenaren. Alleen diegenen die zijn ingeschreven in het BIG-register mogen de door de wet beschermde titel voeren en aanspraak maken op de bevoegdheden die met de titel samenhangen.

9.5.3 Beroepsvereniging

Het lidmaatschap van een beroepsvereniging voor verpleegkundigen kan bijdragen aan het bijhouden van relevante ontwikkelingen binnen de beroepsgroep, waarin meer en meer gewerkt wordt volgens professionele standaarden en gebruik wordt gemaakt van best practices (Jüngen & Sesink, 2010).

- **Evidence-based en practice-based**
- - **Evidence-based**

In de jaren tachtig van de vorige eeuw kwam in de Verenigde Staten een stroming op gang in de geneeskunde, die het medisch handelen baseerde op kennis verkregen uit wetenschappelijk onderzoek. Dit werd evidence-based medicine (EBM) genoemd. In de jaren negentig waaide deze manier van werken over naar andere zorgvelden. Paramedici gingen op deze manier werken, maar ook verpleegkundigen. We hebben het dan over evidence-based practice (EBP). We komen EBP overigens ook buiten de zorg tegen. Ook beroepsvelden als het maatschappelijk werk en het onderwijs maken gebruik van EBP. Deze sectoren hebben met de gezondheidszorg gemeen dat het om publieke taken gaat, gefinancierd met publiek geld. Daarnaast gaat het om mensenwerk dat gedaan wordt door relatief autonome professionals. Steeds meer komt er een druk te liggen om die interventies te kiezen die bewezen effectief zijn.

Evidence-based practice in de zorg is het nemen van klinische beslissingen op basis van het best beschikbare bewijs, in combinatie met de kennis en ervaring van de verpleegkundige en de waarde(n) en voorkeur van de individuele patiënt (Kuipers et al., 2012), zie ◘ figuur 9.5. Er wordt onderscheid gemaakt tussen evidence en bewijs, waarbij evidence wordt opgevat als kennis uit verschillende bronnen, die getoetst is en betrouwbaar is bevonden, en bewijs als de resultaten van wetenschappelijk onderzoek. Het gaat dus om de integratie van het best beschikbare onderzoeksbewijs met kennis en ervaring van de verpleegkundige (professionele kennis) en de ervaringskennis en waarden van de patiënten. Evidence-based practice is een handelwijze, een professionele houding.

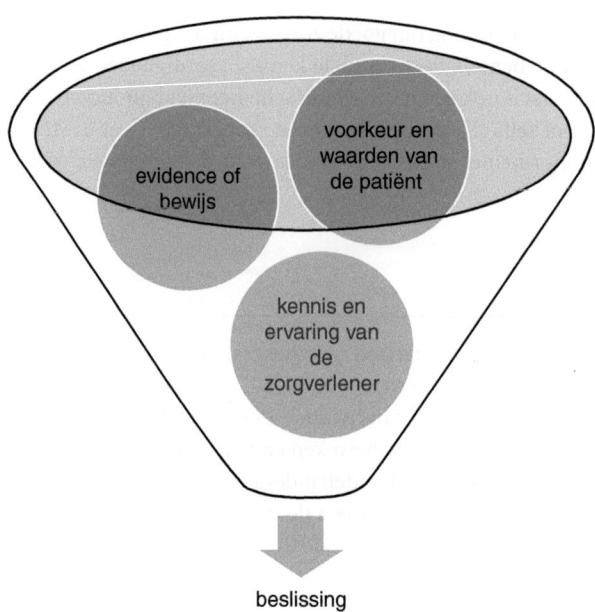

Figuur 9.5 Evidence-based practice: drie onderdelen die leiden naar een beslissing (bron: Jasmijn Pronk).

Het inzetten van evidence-based practice is om verschillende redenen van belang. Het is een manier waarop kwalitatief goede zorg geboden kan worden – dat is uiteraard het voornaamste doel. Daarnaast kunnen verpleegkundigen met deze manier van werken hun handelen verantwoorden tegenover patiënten, collega's, verwijzers en financiers. Er wordt een groter beroep gedaan op zorgverleners om keuzes in de zorg te onderbouwen met evidence in het kader van kosteneffectiviteit, de samenstelling van de basisverzekering, de kwaliteits- en prestatie-indicatoren in de gezondheidszorg. Een derde reden is dat men zo het beroep kan blijven ontwikkelen (zowel nationaal als internationaal), positioneren en financieren. Voor individuele verpleegkundigen kan deze manier van werken uitdagend zijn en mogelijkheden bieden zich te ontwikkelen. Een vierde reden ligt in het feit dat door internet informatie niet alleen toegankelijke is voor beroepsbeoefenaars, maar ook voor patiënten. Patiënten zijn steeds beter geïnformeerd, worden kritischer en verwachten dat zorgverleners over up to date informatie beschikken en daarnaar handelen. Door de snelle ontwikkeling van informatietechnologie worden informatie en nieuwe kennis steeds sneller ontwikkeld en verspreid. Voor verpleegkundigen is het van belang om daar goed mee om te leren gaan.

Om de methodiek van evidence-based practice te gebruiken, doorloopt men vijf stappen:
1. het (klinische) probleem vertalen in een beantwoordbare vraag;
2. het efficiënt zoeken naar het beste bewijsmateriaal;
3. het beoordelen van het gevonden bewijs op methodologische kwaliteit en toepasbaarheid;
4. het toepassen van het gevonden resultaat in de praktijk;
5. het regelmatig evalueren van het proces en het resultaat (Kuipers et al., 2012).

Om een beantwoordbare vraag te formuleren wordt vaak de PICO-regel toegepast. De vraag bevat volgens deze regel de volgende elementen:

- **P**atiënt of Probleem (wie): beschrijving van de patiënt(en) en/of het probleem, zoals diagnose, leeftijd, geslacht.
- **I**nterventie (wat): beschrijving van de toegepaste en/of onderzochte interventie.
- **C**o-interventie: eventuele andere (alternatieve) interventie, die vergeleken wordt met de interventie.
- **O**utcome of resultaat (waarom): beschrijving van wat de verpleegkundige hoopt te bereiken of welk effect de interventie voor de patiënt zou moeten hebben (Kuiper et al., 2012).

Na het formuleren van de vraag, wordt er gezocht naar bewijs en/of andere vormen van evidence. Dat kunnen de resultaten van een wetenschappelijk onderzoek zijn, maar ook (ervarings)kennis van een deskundige. Evidence-based practice wordt zo niet beperkt tot een praktijk die alleen maar gebaseerd is op wetenschap. De kennis en kunde die in de praktijk niet per se wetenschappelijk onderzocht en bewezen is, maar die een kwalitatieve waarde heeft voor zorgverleners of patiënten wordt hiermee erkend en gerespecteerd.

▪▪ Best practice

Best practice wordt gezien als een alternatief voor evidence-based practice. Best practices zijn vernieuwende en veelbelovende praktijkvoorbeelden die op basis van ervaring en (beperkte) evidentie kwalitatief goede zorg-, hulp- of dienstverlening of een verbetering van de kwaliteit van zorg-, hulp- of dienstverlening bevorderen; het gaat om een werkpraktijk, een goede aanpak of een goed voorbeeld dat in een bepaalde context tot succesvolle resultaten heeft geleid en dat daardoor de moeite waard is om wijder ingezet te worden in andere organisaties (Thesaurus Zorg en Welzijn, 2014).

Wanneer wetenschappelijk bewijs ontbreekt of niet bruikbaar is in de gegeven situatie, dan zal de professional een besluit moeten nemen op grond van ervaring. Voor dit soort pragmatische keuzes is het van belang dat in overleg met collega's, artsen en patiënten te doen. Naar best practices die het handelen kunnen ondersteunen moet je, net als naar evidence, op zoek. Er bestaat veel kleinschalig onderzoek waar niet breed over gepubliceerd wordt, maar waarvan de kennis vastgelegd is in protocollen binnen een organisatie. Dit soort kennis wordt via sommige websites (zoals de site van V&VN) en binnen netwerken steeds vaker uitgewisseld (Kuiper et al., 2012).

9.5.4 Zorgstandaarden

Om verantwoorde en kwalitatief goede zorg te bewerkstelligen, te meten en ook te verbeteren zijn er zorgstandaarden. Zorgstandaarden beschrijven vanuit het perspectief van de patiënt waaraan kwalitatief goede zorg moet voldoen. Het gaat om:
- de inhoud van de zorg;
- de organisatie van de zorg;
- de ondersteuning van zelfmanagement.

Een zorgstandaard is een hulpmiddel voor zorgverlener, verzekeraar én patiënt (Zorginstituut Nederland, 2014). Zorgstandaarden worden op landelijk niveau ontwikkeld en vastgesteld. Daaraan werken de patiëntenorganisaties, beroepsverenigingen of platforms van alle betrokken partijen en beroepsgroepen mee. Patiëntenorganisaties hebben een belangrijke rol: bij het ontwikkelen van zorgstandaarden hebben zij de mogelijkheid als gelijkwaardige partij in de

Tabel 9.3 Verschillen tussen protocollen en richtlijnen.

Protocol	Richtlijn
Geeft stap voor stap aan *hoe* iets gedaan *moet* worden.	Geeft aan *wat* er gedaan *kan* worden.
Beperkte vrijheid van handelen; het gaat om voorschriften (met name protocollen die betrekking hebben op voorbehouden en risicovolle handelingen).	Ruimere vrijheid van handelen; het gaat om aanbevelingen.
Lokaal (vaak afgeleide van landelijke richtlijn).	Landelijk.

zorgdriehoek (zorgaanbieders, zorgverzekeraars en zorggebruikers) op te treden. Zij brengen veel ervaringsdeskundigheid mee op het gebied van zorgbehoeften en zorgwensen.

Elke zorgstandaard is gericht op één specifieke (chronische) aandoening en stelt voor die aandoening de norm voor goede zorg. Er zijn zorgstandaarden ontwikkeld voor een aantal veelvoorkomende chronische ziekten, zoals astma, diabetes en obesitas. Ook zijn (en worden) er zorgstandaarden ontwikkeld voor een aantal zeldzame aandoeningen. Omdat voor de zorg van zeldzame aandoeningen richtlijnen en evidence-based medicijnen veelal ontbreken, bieden de zorgstandaarden voor zeldzame aandoeningen houvast in de zorgverlening. Zo kunnen zorgstandaarden voor zeldzame aandoeningen als sturingsmechanisme fungeren voor een goede doorverwijzing van patiënten.

Naast ziektespecifieke informatie, kan een zorgstandaard ook generieke modules bevatten. Bijvoorbeeld een zorgmodule 'stoppen met roken' die voor verschillende zorgstandaarden wordt gebruikt.

9.5.5 (Multidisciplinaire) protocollen en richtlijnen

Protocollen en richtlijnen

Richtlijnen vormen het uitgangspunt van handelen door zorgverleners. Ze beogen de diversiteit van handelen te verminderen, waar mogelijk meer te laten aansluiten op evidence-based medicine en daarmee de kwaliteit van zorg te verbeteren. In de eerste lijn worden richtlijnen ook wel standaarden genoemd, zoals de wijkverpleegkundige- of NHG-standaarden (V&VN, 2014). In *Richtlijn voor richtlijnen* wordt de volgende definitie gegeven van een landelijke richtlijn:

» 'Een richtlijn is een document met aanbevelingen, gericht op het verbeteren van de kwaliteit van zorg, berustend op systematische samenvattingen van wetenschappelijk onderzoek en afwegingen van de voor- en nadelen van de verschillende zorgopties, aangevuld met expertise en ervaringen van zorgprofessionals en zorggebruikers.' (Regieraad Kwaliteit van Zorg, 2012) «

In protocollen wordt vooral aangegeven hoe in de dagelijkse praktijk gehandeld moet worden. In de praktijk worden lokale protocollen vaak afgeleid van landelijke richtlijnen. Het zorgproces, de verschillende stappen die moeten worden doorlopen en de klinische beslismomenten worden meer in detail vastgelegd (V&VN, 2014). Er zijn dus duidelijke verschillen tussen protocollen en richtlijnen (zie tabel 9.3).

Er zijn verschillende redenen waarom richtlijnen ontwikkeld worden.
Richtlijnen worden ontwikkeld om:

- de snel groeiende informatiestroom hanteerbaar te maken;
- de variatie in handelen tussen zorgverleners te verminderen;
- het klinisch handelen meer te baseren op wetenschappelijk bewijs (bijvoorbeeld in het geval van evidence-based richtlijnen);
- om transparanter te kunnen werken.

Protocollen dienen meerdere doelen:
- een bijdrage leveren aan eenduidige transparante uitvoering van handelingen;
- het vermelden van praktische implementatie van landelijke richtlijnen en onderzoeksresultaten;
- ondersteuning bieden bij scholing, instructie en toetsing van medewerkers;
- ondersteuning bieden bij de instructie aan de cliënt;
- aanvulling bij het maken van samenwerkingsafspraken met andere disciplines, zoals de huisarts.

■ ■ **Afwijken van protocollen**

Van een richtlijn of protocol mag men afwijken mits dit goed beargumenteerd en gedocumenteerd wordt. Soms is afwijken zelfs noodzakelijk: richtlijnen zijn gebaseerd op de 'gemiddelde patiënt' en het kan voorkomen dat de aanbevolen aanpak niet toereikend of passend is. Het komt dus altijd aan op de waarneming en professionaliteit van de zorgverlener en goed overleg met de patiënt en collega's.

Literatuur

Blankman, H., & Nicasie, E. (2000). *Verplegen van zorgvragers met een psychiatrische ziekte*. Houten: Bohn Stafleu van Loghum.
Christis, J.H.P., Moesker, H.M., & Kersjes R.W.L. (2013). *Competentieontwikkeling op teamniveau voor de zorg*. Groningen: Hanzehogeschool, Kenniscentrum Arbeid.
INK (2008). *Handleiding Positie en Ambitie bepalen*. Utrecht: INK.
Inspectie voor de Gezondheidszorg (2013). *IGZ-handhavingskader Richtlijn voor transparante handhaving*. Utrecht: IGZ.
Inspectie voor de Gezondheidszorg (2013). *Kwaliteitsdocument 2013 Verpleging, Verzorging en Zorg Thuis*. Utrecht: IGZ, Zorgverzekeraars Nederland en LOC.
Jansen, M.G.M.J., & Kuiper, M.S.L. (2007). *De Expertverpleegkundige*. Houten: Bohn Stafleu van Loghum.
Jüngen, IJ.D., & Sesink, E.M. (2010). *De verpleegkundige in de algemene gezondheidszorg*. Houten: Bohn Stafleu van Loghum.
Koetsenruijter, R., W. van der Heide, & K. Wit, (2001). *Reflectie in de verpleegkundige beroepsuitoefening*. Utrecht: Lemma B.V.
Kuiper, C., Cox, K., Louw, D. de & Verhoef, J. (2012). *Evidence-based practice voor verpleegkundigen. Methodiek en toepassing (derde druk)*. Den Haag: Boom/Lemma.
Lavigne, E., Vanderplancke, T., & Myny, D. (2013). *Het gebruik van casussen: literatuurstudie*. Kortrijk: Katholieke Hogeschool Vives.
Mackenbach, J.P., Stronks, K. (red.) et al. (2012). *Volksgezondheid en gezondheidszorg (zesde druk)*. Amsterdam: Reed Business.
Moonen, H. (2012). *HOE-boek voor Strategische Personeelsplanning*. Zaltbommel: Thema.
Nieswiadomy, R.M., & Smeets, I. (2009). *Verpleegkundige onderzoeksmethoden (vijfde editie)*. Amsterdam: Pearson Education.
Nu '91 & V & VN (2007). *Nationale beroepscode van Verpleegkundigen en Verzorgenden*. Utrecht: Nu '91 & V & VN.
Pool, J. (2002). *Sturen op competentieontwikkeling*. Houten: Bohn Stafleu van Loghum.
Regieraad Kwaliteit van Zorg (2012). *Richtlijn voor Richtlijnen. 20 Criteria voor het ontwikkelen en implementeren van een klinische richtlijn*. Rijswijk: Ministerie van VWS.

Ritchie, J., & Lewis., J. (red.) (2003) *Qualitative research practice. A Guide for Social Science Students and Researchers*. Londen: Sage Publications.

Schermer, K. (2013). *De organisatie als hulpmiddel (vijfde druk)*. Houten: Bohn Stafleu van Loghum.

Schermer, K., & Quint, P. (2013). *De organisatie als hulpmiddel*. Houten: Bohn Stafleu van Logheum.

Senge, P. M (1992). *De vijfde discipline. De kunst en praktijk van de lerende organisatie*. Schiedam: Scriptum.

Verdonschot, S.G.M. (2007). Reflectie op het werk om leren te bevorderen. In A. Grotendorst et.al. (red.), *Verleiden tot leren in het werk* (pp. 67-79). Houten: Bohn Stafleu van Loghum.

Vlaeminck, H. (2005). *Het gebruik van casuïstiek in het sociaal werk*. Gent: Academia Press.

V & VN Commissie Ethiek (2011). *De morele lading van individuele professionaliteit*. Utrecht: V & VN.

Wollersheim, H., Bakker, P.J.M., Bijnen, A.B., Gouma, D.J., & Wagner, C. (2011). *Kwaliteit en veiligheid in patiëntenzorg*. Houten: Bohn Stafleu van Loghum.

Websites
- www.berenschot.nl
- www.btsg.nl
- www.deggzacademie.nl
- www.hkzcertficaat.nl
- www.hulpgids.nl
- www.ink.nl
- www.iom.edu
- www.kwaliteitsregistervenv.nl
- www.managementkennisbank.nl
- www.nationaalkompas.nl
- www.rijksoverheid.nl
- www.venvn.nl
- www.weekvanreflectie.nl
- www.zorgstandaarden.nl
- www.zorgvoorkwaliteit.com

Register

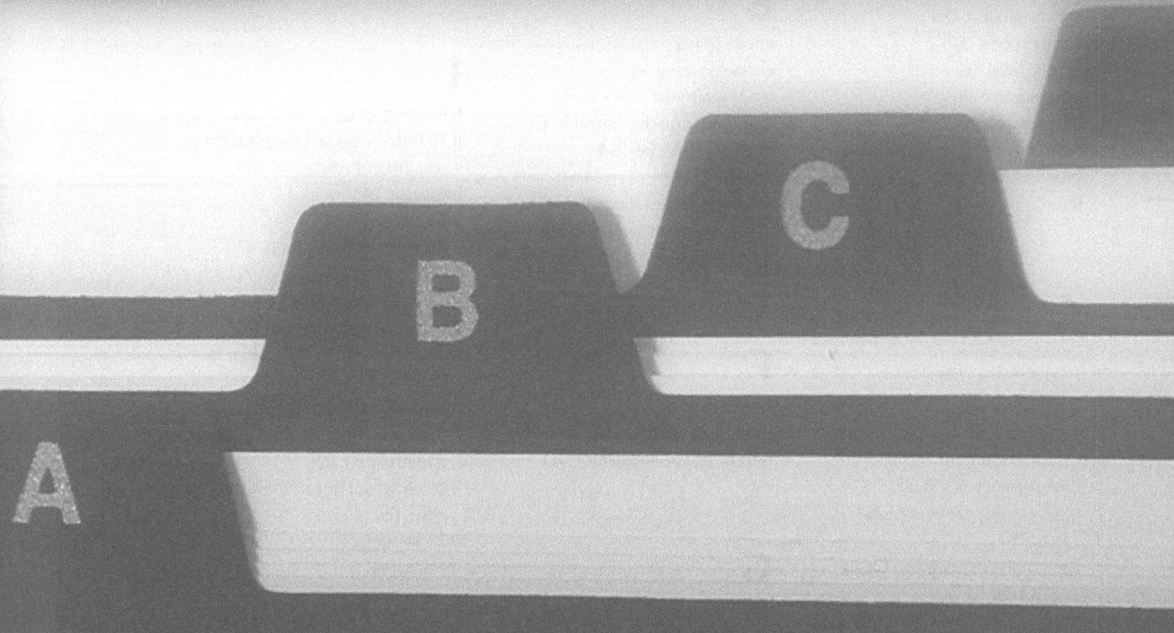

A

adaptieve opgave 179
adl 228
afdelingsverpleegkundige 56
AGZ 5
alcohol 113
Algemene Wet Bijzondere Ziektekosten (AWBZ) 91
allochtoon 140
Alzheimer 220
Arbeidsomstandighedenwet (Arbowet) 100

B

basiszorgteam 74
bekwaamheid 96
belevingsgerichte zorg 173
belevingspeiler 173
bemoeizorg 50, 231
benchmarking 188
Beroepscode 260
beroepstitel 96
best practice 263
BIG-register 261
bron- en contactopsporing 47
bronopsporing 48
Buurtzorg 79

C

CanMeds 45
CanMEDS-rol 250
care 5
CanMeds 250
casemanagement 52, 189
casemanager 53, 55, 82
casemanager dementie 222
casus 250
Centrum voor Jeugd en Gezin (CJG) 50
Chronic Care Model (CCM) 186
chronische ziekte 223
classificatiesysteem 157, 162
cliëntsysteem 229
communicatie 45
comorbiditeit 219
competentiemanagement 255, 256
consulent GGZ eerste lijn 53
coping 177, 178
cure 5

D

dak- en thuisloze 50
DALY 123
ICF (International Classification of Functioning, Disability and Health) 157
decentralsatie 70
decubitus 226
dementiesyndroom 220
derde lijn 5
determinant 105
dialooggestuurde zorg 171
discriminatiemodel 144
diseasemanagement 188
diversiteit 145
diversiteitsmodel 144
drugs 113
dysmatuur 114

E

eerste lijn 5
eerstelijnszorg 73
empowerment 139
epidemiologische transitie 126
ethische reflectie 254
etniciteit 140
evidence-based medicine 261
evidence-based practice 261
extramuraal 5

F

familienetwerk 150
functionele zelfstandigheid 96
fysieke omgevingsfactor 110

G

gebrekmodel 144
Geestelijke Gezondheidszorg (GGZ) 234
geheimhoudingsplicht 97
geïndiceerde preventie 207
geïntegreerde eerstelijnszorg 185
gemengd netwerk 150
generalist 59
genetische factor 105
gereguleerde marktwerking 129
geriatrie 56
gezondheid 70
gezondheidsbeleid 124
gezondheidsbescherming 206
gezondheidsbevordering 206
gezondheidsdeterminant 160
gezondheidsvaardigheid 108
gezondheidszorg 124
gezondheidszorgstelsel 124
GG/ZZ-visie 137
GGZ 5
globalisering 145

H

heteroanamnese 54
HKZ 247
hospice 83
Hospital Anxiety and Depression Scale 181
hygiëne 49
hygiënerichtlijn 49
hygiënisch gedrag 49

I

iatrogenese 135
ICHI (International Classification of Health Interventions) 157
indicator 243
infectieziekte 47
infectieziektebestrijding 47
informatiekenniscyclus 165
informele zorg 7, 148
INK-managementmodel 247
Inspectie voor de Gezondheidszorg (IGZ) 248
International Classification of Diseases, Injuries and Causes of Death (ICD) 157
intersectoraal gezondheidsbeleid 126
interventies 182
intramuraal 5

J

Jeugdgezondheidszorg (JGZ) 50
jeugdverpleegkundige 50

K

kennis en wetenschap 45
ketenzorg 55

Register

kwaliteit van medische zorg 243
kwaliteitscyclus 245
kwaliteitsdocument 244
kwaliteitssysteem 246
Kwaliteitswet Zorginstellingen (KWZ) 95
kwetsbare oudere 122

L

laatste levensfase 225
Lalonde 105
Lastmeter 181
leefstijlfactor 73, 107
leercyclus van Kolb 252, 257
leerstijl 257
lerende organisatie 252
LESA 76
LESA Palliatieve zorg 84
levenseinde 225
levensloopperspectief 112
levensverhaalmethode 177
levensverwachting 122
liaisonverpleegkundige 62

M

maatschappelijk handelen 45
maatschappelijke determinant 111
Maatschappelijke Gezondheidszorg (MGZ) 1
mantelzorg 149
mantouxtest 48
mediagebruik 119
medicalisering 134
Medisch Specialistische Verpleging Thuis (MSVT) 228
medisch-technisch handelen 228
medische milieukunde 49
meervoudige pathologie 219
meldingsplicht 47
meldpunt Zorg en Overlast 232
MGZ 5
milieu 49
milieufactor 49
model van het Jan van Es-instituut 8
moreel beraad 254
Motivational Interviewing 175
motiverende gespreksvoering 48
multimorbiditeit 120, 219, 223
multipathologie 219

N

Nationaal Programma Preventie 72
naturalistische ziekteverklaring 147
nazorgverpleegkundige 62
Netwerken Palliatieve Zorg 84
nulde lijn 5
Nurse Practitioner 57

O

Omaha-systeem 162
Openbare Geestelijke Gezondheidszorg (OGGZ) 50, 231
opgroeien 50
opleidingstitel 96
opvoeding 50
organisatie 46
outbreakmanagement 47
overgewicht 115

P

palliatieve zorg 82
participatiemaatschappij 70
patiëntveiligheid 199
personalistische ziekteverklaring 147
persoonlijke preventie 209
pijnbestrijding 225
plaque 220
POINT 62
polyfarmacie 220
praktijkassistente 56
praktijkondersteuner 51
praktijkscan 167
praktijkverpleegkundige 51
praktijkverpleegkundige GGZ 52
praktijkverpleegkundige huisartsenzorg asielzoekers 53
praktijkverpleegkundige Somatiek 52
preconceptiezorg 112
prematuur 114
preventie 5, 71, 205
preventiemodel 206
PREZO 248
primaire preventie 206
professionaliteit 259
professionaliteit en kwaliteit 46
professioneel netwerk 150

prospectieve risico-inventarisatie 200
protocol 264
psychosociale hulp bij rampen 50
psychosociale probleem 115
psychosociale zorg 180
publieke gezondheidszorg 7

Q

QALY 124

R

reflectie 251
reizigersvaccinatie 47
respijtzorg 150
retrospectieve risico-inventarisatie 200
richtlijn 264
risicoindicatorentoezicht 249
risicomanagement 198
risicosignalering 202
roken 117

S

samenredzaamheid 7
sanisering 136
secundaire preventie 206
seksualiteit 118
seksueel overdraagbare aandoeningen (soa) 48
seksuele gezondheid 48
selectieve preventie 207
signaleringslijst 180
soa-bestrijding 48
soa-zorg 49
sociaal domein 70
Sociaal wijkteam (SWT) 60, 74, 80
sociaaleconomische status (SES) 141, 143
sociaal-psychiatrisch verpleegkundige 56
sociaal-verpleegkundige 46
sociale omgevingsfactor 110
specialistentitels 97
spilnetwerk 151
sterven 225
Strategische Personeelsplanning 255

stressmanagement 178
stressmanagementmodel 179
surveillance 47

T

tangle 220
tbc-bestrijding 48
technische hygiënezorg 49
teratogeen 113
terminale fase 225
terminale zorg 83
tertiaire preventie 206
WHO Family of International Classifications (FIC) 157
titelbescherming 96
transferbemiddelaar 62
transferconsulent 62
Transferpunt Zorg 62
transferverpleegkundige 61, 197, 228
transitie 193
transitie in ziekte 194
transitie in zorg 197
transmurale zorg 80
Triple Aim 8
tuberculose (tbc) 48
tuchtrecht 97
tweede lijn 5

U

universele preventie 207

V

vakinhoudelijk handelen 45
ZZ naar GG 8
vangnet 72
vasculaire dementie 220
Veiligheidsmanagementsysteem (VMS) 201
veiligheidsprogramma 201
vergrijzing 122
verschilmodel 144
verworven factor 105
verzorgingsstaat 70, 127
volksgezondheid 123
Volksgezondheid Toekomstverkenning 124
voorbehouden handeling 96
vraaggerichte zorg 170
vraaggestuurde zorg 130
vrijwilligerszorg 151
vroeggeboorte 114

W

welfare state 127
Wet Bescherming persoonsgegevens (Wpb) 98
Wet Klachtrecht Cliënten Zorgsector (Wkcz) 98
Wet langdurige zorg 91
Wet maatschappelijke ondersteuning (Wmo) 93
Wet Medezeggenschap Cliënten Zorginstellingen (Wmcz) 98
Wet op de beroepen in de individuele gezondheidszorg (wet BIG) 95, 261
Wet op de Geneeskundige Behandelingsovereenkomst (WGBO) 98
Wet Verbetering Poortwachter (Wvp) 64, 100
Wet Werk en Inkomen naar Arbeidsvermogen (WIA) 101
Wet Zorg en dwang 99
wijkscan 165
wijkverpleegkundige 56, 58

Z

zelfmanagement 190
zelfredzaamheid 6
Zichtbare schakel 79
ziekenhuisverplaatste zorg 228
ziektepreventie 206
zorgconcept 185
zorggerelateerde preventie 207
zorgketen 169
zorgkwaliteit 243
zorgmarkt 133
zorgmijder 50
zorgpad 77, 169
zorgplan 193
zorgprogramma 193
zorgstandaard 192, 263
Zorgverzekeringswet (Zvw) 92

If you have any concerns about our products,
you can contact us on
ProductSafety@springernature.com

In case Publisher is established outside the EU,
the EU authorized representative is:
**Springer Nature Customer Service Center GmbH
Europaplatz 3, 69115 Heidelberg, Germany**

Printed by Libri Plureos GmbH
in Hamburg, Germany